临床医师诊疗丛书

名誉总主编 夏穗生 黄光英
总 主 编 陈安民 徐永健

医院感染预防与控制指南

主 编 熊 薇 赖晓全 徐 敏

科学出版社

北 京

内 容 简 介

本书为《临床医师诊疗丛书》新增分册,按照国家卫生行业最新医院感染标准和国内外医院感染最新动态,系统介绍了医院感染的基本概念、常见类型及诊断治疗,医院感染预防与控制,医院感染监测,消毒灭菌与隔离技术,医务人员职业暴露和防护等内容。本书内容重点突出、方便阅读,可供各级医疗保健机构的医务人员及相关专业医学生参考使用。

图书在版编目(CIP)数据

医院感染预防与控制指南 / 熊薇,赖晓全,徐敏主编.—北京:科学出版社,2013

(临床医师诊疗丛书 / 陈安民,徐永健总主编)

ISBN 978-7-03-037887-3

Ⅰ.医… Ⅱ.①熊… ②赖… ③徐… Ⅲ.①医院-感染-预防(卫生)-指南 ②医院-感染-控制-指南 Ⅳ. R197.323-62

中国版本图书馆 CIP 数据核字(2013)第 129707 号

责任编辑:刘丽英 咸东桂 / 责任校对:宣 慧
责任印制:李 彤 / 封面设计:范璧合

科学出版社 出版

北京东黄城根北街 16 号
邮政编码:100717
http://www.sciencep.com

北京凌奇印刷有限责任公司 印刷
科学出版社发行 各地新华书店经销

*

2013 年 6 月第 一 版 开本:787×960 1/32
2023 年 7 月第八次印刷 印张:16
字数:443 000
定价:48.00 元
(如有印装质量问题,我社负责调换)

《临床医师诊疗丛书》
编委会

《医院感染预防与控制指南》
编写人员

主　编　熊　薇　赖晓全　徐　敏

编　者　(按姓氏笔画排序)

王洪波　艾冬云　许　川

徐　敏　韩　颖　谢红艳

赖晓全　熊　薇

《临床医师诊疗丛书》第3版前言

《临床医师诊疗丛书》于1999年第一次出版,共32个分册;2005年经过修订增至35个分册。本丛书出版至今,大部分分册累积印数均上万册,获得各方好评,深入人心。

随着近年来医学科学飞速发展,临床上新理论、新技术和新方法不断出现,第2版中的内容已显陈旧,难以全面反映学科发展水平和当前临床现状。因此,根据客观形势的变化情况对本丛书加以修订补充,既是时代迅猛发展的迫切要求,也是学科逐步完善的必经步骤。

此次修订保持了前两版的编写风格,仍是在反映学科最新进展的基础上,侧重疾病的诊断与治疗,坚持"使用方便"的原则。我们对35个分册进行了全面的修改,重点突出临床实践部分以及近几年来疾病诊断与治疗的一些新理论、新技术和新方法(特别是国内外新的诊断与治疗标准的介绍和医学名词的更新)。另外,本次改版新增《重症医学临床诊疗指南》、《医院感染预防与控制指南》、《过敏性疾病诊疗指南》、《临床输血指南》、《临床营养指南》、《创伤外科临床诊疗指南》6个分册,根据学科发展将原《胸心外科疾病诊疗指南》细分为《心血管外科疾病诊疗指南》和《胸外科疾病诊疗指南》,共计42个分册。此次改版还增加了线条图、流程图、影像图和表格等,便于读者理解和记忆。

　　本丛书十余年来一直受到医学界同仁的广泛支持和帮助，我们再次深表感谢；同时也恳请大家继续关注和喜爱《临床医师诊疗丛书》第 3 版，并提出宝贵意见，以便我们持续改进。编委会对科学出版社的精心编辑表示衷心感谢。

陈安民　　徐永健
华中科技大学同济医学院附属同济医院
2013 年 4 月

《临床医师诊疗丛书》第2版前言

　　《临床医师诊疗丛书》1999年出版了第1版，共32个分册，本次对32个分册进行了全面的修改，另外增加了《老年疾病诊疗指南》、《临床病理诊断指南》、《临床护理指南》3个分册。第2版共35个分册，保持了第1版的编写风格，重在临床"使用方便"四字。本次修改过程中，突出了近几年来疾病诊断与治疗的一些新理论、新技术、新方法。

　　本丛书自出版以来，受到了广大读者的欢迎。各个分册都进行了重印，不少分册多次重印。我们感谢大家对本丛书的厚爱，同时也恳求广大读者再次提出宝贵意见，以便再版时修正。编委会对原总主编夏穗生、黄光英、张良华三位教授对本丛书第1版所做出的贡献，对科学出版社的精心编辑一并表示感谢。

　　　　　　陈安民　　徐永健
　　　　　　华中科技大学同济医学院附属同济医院
　　　　　　2005年5月

《临床医师诊疗丛书》第1版前言

　　临床医学参考书籍可谓浩如烟海。从大型的学术专著到简明的临床应用手册，内容和形式层出不穷。然而对大多数工作在临床一线的中青年医师来说，尚缺一类便携式专科参考书。这类书在内容上应介乎前述两类参考书之间，既不像大型学术专著那样从基础到临床，庞杂繁复，查阅不便，又不至于像综合性的临床手册过于简单，不能满足临床诊断治疗细则的需要。有鉴于此，我们组织各临床专业科室的专家编撰了这套《临床医师诊疗丛书》。

　　同济医科大学建校已近百年，一直是国家卫生部直属重点高等医科院校。同济医院是同济医科大学的附属医院，为卫生部第一批评定的三级甲等医院，也是全国文明窗口十家示范医院之一。我们编撰这套《临床医师诊疗丛书》是以这所综合性大型教学医院多年来不断修订的临床诊疗常规为依据，博采各临床专业专家学者们的经验及心得，集临床医学精髓之大成，以现代性、实用性为特色，面向临床一线专业医师和技术人员。

　　全书由32个分册组成，包括26个临床医学二、三级专业学科和6个临床诊疗辅助专业分册。各分册结合综合性医院的诊疗常规，自临床的一般性问题到专科性疾病，从病因、病理至诊断、治疗，从常用的诊疗技术到高新专科手术及疗法，层次分明地予以阐述，重点在于实用性强的临床诊断、鉴别诊断及治疗方式、方法。

我们的目的及愿望是既为综合性大型医院提供一套全面系统的诊疗常规参考书，又能为临床主治医师、住院医师、研究生、实习医师奉献一套"新、全、实用"的"口袋"书。

全书编写历经一年，全体参编人员付出了艰辛的劳动，经过科学出版社编辑同志们的精心雕琢，全书各分册得以先后面世，我们谨对上述同仁的勤奋工作致以衷心的谢意。本丛书参编人员达数百人之多，故文笔文风殊难一致；限于编写者的水平，加之时间紧迫，疏误之处在所难免，祈望读者不吝赐教，以便再版时予以订正。

夏穗生　黄光英　张良华
同济医科大学附属同济医院
1998 年 9 月

目　　录

第一篇　医院感染概论

第三篇　消毒、灭菌与隔离技术

第五篇　医院感染监测

第六篇 医务人员的职业暴露与防护

第一篇

医院感染概论

第一章　医院感染的概况

随着现代医学的发展,大量介入性诊断、治疗方法的开展,在提高医疗水平的同时也不同程度地损伤了人体防御系统,为病原侵入打开了门户;抗菌药物的广泛应用,诱导细菌产生耐药性,杀伤正常菌群,引起机体菌群失调;免疫抑制剂、皮质激素、化学治疗、放射治疗等降低人体对感染的反应能力,增加医院内感染(简称"医院感染")的危险。这一切都使医院感染日益严重和复杂,已为国际医学界所关注,并成为现代感染性疾病的重要研究课题之一。

一、国内外医院感染概况

无论国内或国外都在加强对医院感染的各种预防和控制措施,医院感染发病率却仍维持在一定水平上。1983～1985年,世界卫生组织(WHO)在4个洲的14个国家、47所拥有250～750张床位的医院进行了医院感染发病率调查,发现不同国家、不同地区和不同医院有很大差异,平均9.9%(3.0%～20.7%)。

我国医院感染发病情况:2008年全国医院感染监测网现患率调查结果显示,医院感染率为4.29%;2010年,耐甲氧西林金黄色葡萄球菌(methicillin resistant *Staphylococcus aureus*,MR-SA)医院内感染诊治策略新进展会议报道,中国内地医院感染发生率约为8%。

近年来,我国医院感染暴发事件时有发生。2006 年,安徽省宿州市市立医院发生 10 例接受白内障手术治疗的患者眼球医源性感染,其中 9 名患者单侧眼球被摘除的恶性医疗损害事件。2008 年,西安交通大学医学院第一附属医院新生儿科发生医院感染,9 名新生儿死亡。2009 年,天津市蓟县妇幼保健院发生新生儿医院感染事件,6 例重症感染患儿中 5 例死亡。2009 年 12 月,广东汕头市潮阳区谷饶中心卫生院发生 18 例剖宫产患者手术切口分枝杆菌感染等事件,均给患者造成了直接的伤害。

目前患者安全越来越受到全社会的重视,保障患者安全真正成了医院工作的重点。世界卫生组织(world health organization,WHO)于 2005 年提出了医院感染与患者安全的问题。我国卫生部 2007 年正式启动了医院感染与患者安全活动。

2011 年 4 月 7 日,世界卫生日的主题是"抵御耐药性——今天不采取行动,明天就无药可用"。我国卫生部与 WHO 当日在北京联合举办了首届合理用药会议,呼吁社会各界行动起来,共同抵御细菌耐药。细菌耐药性已经成为全球严重的公共卫生问题,随着抗菌药物在医疗、农业、养殖、畜牧等各领域的广泛使用,细菌的耐药性也在不断增强。近年来,部分国家和地区甚至出现了几乎对所有抗菌药物均耐药的多重耐药细菌,这使得人类再次面临着感染性疾病的威胁。许多国家正在采取行动,但需要做出紧急和巩固的努力,以避免倒退到发现抗菌药物之前的时代。感染预防和控制情况不佳会加重耐药菌感染的蔓延。住院病人是耐药微生物的主要宿主之一。携带耐药微生物的病人可能成为其他人的感染源。因此在 2011 年的世界卫生日,WHO 推出六点政策一揽子计划,制止抗菌药物耐药性病原体的传播。当无其他抗菌药物疗法可用时,感染防控措施对控制抗菌药物耐药性病原体的蔓延至关重要。

二、医院感染的损失

医院感染给国家、社会、家庭及个人均可造成巨大损失。首先是增加病人痛苦,甚至直接或间接促成死亡;其次是增加病人经济负担和国家或集体医疗费用,再加上住院时间延长,病床周转率下降,加重医务人员工作量,有时会引起严重的医疗纠纷。根据 WHO 报告,据估算每年由于医院感染和医源性感染增加的费用,在美国为 45 亿～57 亿美元;在英国为 10 亿英镑;在墨西哥为 15 亿美元。

三、控制医院感染的效益

有人怀疑医院感染控制工作是否值得做,有无效益问题。为了评价医院感染监测和控制是否能有效地降低医院感染发病率,1985 年,美国疾病预防与控制中心(Centers for Disease Control and Prevention,CDC)在全国进行了大样本抽样调查和统计分析,从不同角度、不同侧面对几十个因素进行回归分析之后,得出影响感染率最明显的综合指标。这项庞大的调研结果表明,在监测和管理下,外科切口感染率减少 20%～41%,尿路感染率减少 31%～41%,菌血症减少 15%～35%,肺部感染减少 27%,总计各种医院感染 32% 得到预防。

对于效益和费用的关系,不能只考虑预防医院感染所产生的费用,更应考虑控制了医院感染所带来的经济效益和社会效益。

(一)降低感染率

Pittet 和其同事在配备有 2600 张病床的医院开展研究,测定 1994～2001 年使用酒精类手消毒剂的直接成本、其他手卫生促进的直接或间接成本和医院感染的年发生率。1995～2001 年,手卫生项目的所有成本为 131 988 瑞士法郎,或每入院病人 3.29 瑞士法郎,医院感染的发生率从 1994 年的 16.6%(入院病人)降至 2011 年的 9.5%。可以看出手卫生这一项措施有如此明显的效果,说明单从成本效果分析来看,医院感染控制是一项很好的投资项目。

(二)提高生命质量及延长寿命

众所周知,医院感染可增加患者痛苦,甚至导致死亡。尤其是婴幼儿因医院感染的病死率非常高。因此,无论医院感染的控制成本是多少,与人的生命比起来,成本多高都是值得的。

（三）节省卫生资源

医院感染除了引起经济损失以外,还可增加卫生资源的负担。若发生医院感染,必然会延长住院时间,增加检查、治疗的机会,不仅增加患者经济负担,也导致额外卫生资源的投入。1例患者因医院感染导致增加的卫生资源有可能会满足1例新入院患者的需求。因此,控制医院感染的重要性不言而喻,成本投入所产生的效果之大毋庸置疑。

（四）提高医院声誉

随着社会的发展、科技的进步,人们对医院感染的认识越来越深。若发生医院感染,难免会引起医疗纠纷,这对医院不仅是经济上的损失,更使名誉上受到影响,导致的后果可想而知。若发生医院感染暴发,被媒体曝光,严重影响医院的声誉和生存。因此,控制医院感染的成本与整个医院的命运比起来,微不足道。

四、医院感染控制发展趋势

随着现代医学和医院的发展,医院感染问题变得日益严重和复杂。为了诊断或治疗目的,不断引进先进技术,如各种监护仪、导管、内镜、血液透析等,特别是一些高精而复杂的仪器需要采用侵入性诊断或治疗,不同程度地损伤机体防御系统,为病原体侵入提供了门户,而且为精密器材的有效消毒提出了新的要求,否则将大大增加医院感染的危险。医疗水平提高以后,有些过去的不治之症现在可以延长存活时间,这些患者大多处于低免疫水平,极易受到感染,最主要是一些恶性肿瘤患者接受放疗、化疗或免疫抑制剂治疗而造成的严重免疫力低下状态。第15届国际器官移植学术会议(1994年8月28日至9月2日,日本京都)亚洲国家器官移植现状专题报告会对肾脏移植的感染问题提出:由于免疫抑制剂的应用,移植后感染容易发生,严重的全身性感染是对患者生命最大的威胁;巨细胞病毒、人类免疫缺陷病毒及结核菌的感染明显增加,尤其是结核的发病率较高。临床上抗菌药物的广泛应用和不合理应用，促使细菌产生耐药性和耐药基因转移；杀伤正常菌群，发生菌群失调；降低机体免疫力，使机体处于易感状态，从而引起感染，甚至发生耐药菌感染的暴发流行。在易感人群大量增加和多重耐药菌(multidrug-resistant organism, MDRO)普遍存在的情况下，医院感染日益严重。因此，医院进入现代化阶段，医院感染也以不同于以往的特点，严重地影响着医疗实践，使得我们必须重视和着手解决这个问题，深入开展对医院感染控制理论、技术和实验的研究。

（熊　薇）

第二章 医院感染的基本概念

第一节 医院感染的定义、分类、诊断

一、医院感染的定义

医院感染(nosocomial infection)亦称医院获得性感染(hospital-acquired infection),系指在医院内发生的一切感染,即在入院时不存在,也不处于潜伏期,而是在医院内获得的感染。医院工作人员在医院内获得的感染也属医院感染。

医源性感染(healthcare-associated infection,HAI)是近年来医院感染管理工作发展的结果,是指病人的感染发生在任何开展诊疗活动的机构,如急性病综合医院、慢性病医疗机构、流动诊所、透析中心、门诊手术中心、家庭护理单位等,也包括与诊疗活动有关的感染,即发生感染不是在诊疗活动的当时,而是与诊疗活动相关的感染。因此更恰当地应该称之为诊疗相关性感染。WHO 和美国近年已有将医源性感染取代医院感染的趋势,这更能体现医院感染防控的目的和意义。

二、医院感染的分类

根据医院感染病原体来源的不同,将医院感染分为外源性感染和内源性感染。

(一)外源性感染

外源性感染(exogenous infection)又称交叉感染,是指引起病人发生医院感染的病原体来自病人身体以外的地方,如其他病人、医务人员手、医疗器械、医院环境、探视陪护人员等。病人通过直接或者间接接触带菌或污染的人(其他病人、医务人

员和探视陪护人员)、物(医疗器械、医院环境)、空气或者飞沫而发生感染。通过采取严格的消毒隔离措施,如器械的清洗消毒灭菌、医院环境的清洁消毒和干燥、感染病人的隔离、与病人接触者的手卫生和医务人员的无菌操作等,大部分外源性医院感染可得到有效预防和控制。

(二)内源性感染

内源性感染(endogenous infection)又称自身感染,是指引起医院感染的病原体来自病人自身的某个部位,如来自病人的皮肤、口咽部、肠道、呼吸道、泌尿道、生殖道等常居菌或暂居菌,即机体腔道或体表正常菌群或条件致病菌在一定的条件下发生移位或者菌群数量发生改变而致病人发生感染。这类感染尽管采用了严格的消毒隔离措施,仍难免发生。随着医学科学的不断发展,大量侵入性医疗器械和大量抗菌药物的广泛应用,导致内源性感染不断增加,也给医院感染控制带来了新的难题。

三、医院感染的诊断

(一)医院感染的诊断步骤

1. 首先依靠临床资料、实验室检查及各种辅助检查,判断是否存在感染。

2. 按医院感染诊断标准判定是否属于医院感染。

3. 流行病学调查是否有传播链。临床资料包括直接观察感染部位及患者体征和症状,或通过检查病案而得出结论;实验室检查包括病原体的直接检查、分离培养及抗原抗体的检测等;其他还包括X线、超声波、CT扫描、磁共振(MRI)、内镜、组织活检和针刺抽吸物检查等。

(二)医院感染的诊断原则

1. 对有明确潜伏期的感染性疾病,自入院第一天算起,超过潜伏期后发生的感染为医院感染;潜伏期不明确者,一般认为入院48小时后发生的感染可初步判定为医院感染;本次感染与上次住院有直接关系者,亦为医院感染。

2. 由损伤产生的炎症反应或物理性、化学性刺激导致的炎症不能判定为医院感染；在皮肤、黏膜的开放性伤口或分泌物细菌培养阳性，但无任何临床症状和体征者，只能认为有细菌定植，而不能判定为医院感染；若在分泌物中检出 10^5 个/ml(g) 细菌或脓细胞 10 个/ml(g) 或其他生物病原体者，可判定为医院感染。

3. 一般的慢性感染性疾病在医院内急性发作，如未发现新的病原体，虽可诊断为感染病，但不能判定为医院感染。当患者身体其他部位发生感染时，必须排除慢性感染迁徙性病灶的可能性，才能判定为医院感染。

4. 入院时已发生感染性疾病，在住院期间从原发病损或继发性病灶检出与前不同的新病原体，包括菌株的新种、属、型，则可判定为医院感染。

5. 在免疫力低下的患者中发生的医院感染，其临床表现不典型，甚至体温也未升高，有时在诊断时较困难，因此，体温及脉搏变化等不能作为是否为医院感染的指标。

6. 先天性感染不属于医院感染，如胎儿在子宫内通过胎盘而感染者；新生儿经产道获得的或发生于分娩 48 小时后的感染可判定为医院感染。

7. 在免疫力低下的患者中可先后发生多部位或多系统的医院感染。在计算感染次数时，应分别计算。例如，肺部感染或尿路感染同时或先后发生时，应算作 2 次。

8. 任何医疗机构中工作人员的职业性感染属于医院感染。

9. 在任何卫生医疗保健机构中的探视者所获得的感染也属于医院感染。

第二节　医院感染的危险因素

一、医院感染危险因素的分类

医院感染的危险因素是指危险人群中使免疫功能低下、抵抗力下降而易导致医院感染发生的因素。医院感染危险因素根据不同的医院、不同的科室、不同的病种、不同的诊疗方法、不同的致病菌等而不同。

医院感染大致有4方面的危险因素,即宿主方面的因素、现代诊疗技术和侵入性诊疗方面的因素、直接损害免疫系统功能方面的因素及其他因素。

(一)宿主方面的因素

医院感染的宿主是指暴露于医院感染危险因素的危险人群(主要是住院患者)。危险因素包括患者的年龄、性别、基础疾病、意识状态等。

1. 年龄因素:主要是老年人和婴幼儿。老年人随着年龄的增长,各种器官功能老化,机体免疫功能降低,抵抗力下降,各种慢性疾病不易彻底治愈,发生医院感染后临床表现多不典型,而且易与原发病、慢性病互相混淆或被其表现所掩盖。婴幼儿主要是半岁以下的小儿,母体免疫消失,各种器官和免疫功能发育不完全,易发生医院感染。

2. 性别因素:有人认为性别也是医院感染的危险因素,但多数学者不肯定这一观点。

3. 基础疾病:造成机体抵抗力下降的原发病和基础疾病包括恶性肿瘤、血液病、糖尿病、肝硬化、慢性阻塞性肺疾病。这些疾病易导致患者免疫功能下降、营养不良等,且需采取手术、化疗、放疗、侵入性诊疗等手段进行诊断和治疗,是医院感染的主要危险因素。

4. 意识状态:昏迷或半昏迷患者易发生误吸而引起吸入性肺炎,或长期卧床引起肺部感染,昏迷患者的鼻饲也是引起感染的原因,而且引起昏迷的原发病和基础疾病往往也是引起医院感染的危险因素。

(二)现代诊疗技术和侵入性诊疗方面的因素

现代诊疗技术和侵入性诊疗方面的因素包括器官移植、血液净化、血管插管、留置导尿管、气管切开和插管、人工机械通气、手术植入等因素。这些因素破坏皮肤和黏膜的屏障,损害了宿主的防御系统,把致病菌带入或者为致病菌侵入创造了条件。

（三）直接损害免疫系统功能方面的因素

包括放疗、化疗和肾上腺皮质激素的应用。均直接破坏或抑制机体的免疫功能而导致易发生医院感染。

（四）其他因素

包括外科手术、各种引流、抗菌药物的应用和住院时间等。

二、医院感染危险因素研究的意义

医院感染与传染病不同，是随着医院的出现而出现的。医院感染的发生机制与传统传染病的发生机制完全不同，传统传染病的发生机制中，传染源起着重要作用；而在医院感染的发生机制中，免疫功能低下、抵抗力下降的患者的危险因素起着重要作用。不同的科室、不同的病种和不同的诊疗手段等，都影响医院感染率的高低。总之，对医院感染率起决定作用的是危险因素。一般情况下，每个医院的规模、科室设置和收治对象是相对比较恒定的，即医院感染率的高低是相对固定的。因此，通过流行病学的调查方法和监测方法，找出医院感染的危险因素，对于有效预防和控制医院感染是非常有效的。当医院规模扩大、科室设置增加、新的侵入性诊疗技术的应用等变化出现时，可能会引起医院感染率的增加，需要及时找出危险因素，及时采取措施来有效预防和控制医院感染。危险因素的研究需要采取正确地科研设计和正确应用统计学处理方法，采取循证医学的方法，才能获得正确的数据，正确地指导临床采取有效的预防与控制措施，达到控制医院感染的目的。

三、医院感染预防与控制策略

预防与控制医院感染的着力点必须放在预防和控制医院感染危险因素上，减少了危险因素才能降低医院感染率。

1. 正确把握和恰当处理原发性、基础性疾病及其并发症，尤其是老年人、婴幼儿、免疫功能低下的患者，要注意他们是医院感染高发人群。这些人群医院感染的特点是：

（1）临床表现往往不典型，易被原发病、其他慢性疾病的临床表现干扰或掩盖。

（2）引起感染的多为条件致病菌或真菌，仍需进一步鉴别是致病菌、污染菌或细菌携带者。

（3）这些条件致病菌大多对多种抗菌药物呈现耐药，因此需要按照药物敏感试验选择敏感的抗菌药物进行治疗。

2. 严格掌握侵入性和介入性诊疗的适应证和禁忌证。原则上尽量减少使用不必要的侵入性诊疗方法，必须使用时需注意以下问题：

（1）严格执行消毒隔离制度，规范清洗消毒重复使用的器械；规范无菌操作；加强手卫生。

（2）保护肠道菌群、维持微生态平衡和提高患者免疫力，以减少细菌移位所致的内源性感染。

3. 严格掌握放射治疗、抗肿瘤化疗和激素治疗的适应证、疗程、剂量及方法。

4. 合理使用抗菌药物。

（熊 薇）

第三章　医院感染的病原学

掌握医院感染病原学特征、明确医院感染的病原体是及时有效地控制和治疗医院感染的关键。医院感染的病原体随着治疗方法、药物种类和诊断技术的发展而不断变化。20世纪60年代前，医院感染的病原体以革兰阳性（G⁺）球菌为主；进入20世纪60年代，革兰阴性（G⁻）菌取代G⁺球菌成为医院感染的主要病原体。近年来，头孢菌素尤其是第三代头孢和广谱抗菌药物的大量应用以及侵入性操作的增多，在G⁻杆菌得到有效控制的同时，G⁺球菌感染呈上升趋势，同时真菌在各类病原体中所占比例越来越大。医院感染病原体的菌种分布及其耐药性发生了很大变化，尤其是MDRO的出现，如MRSA和耐万古霉素肠球菌（vancomycin resistant enterococcus，VRE）等，给临床治疗和控制感染带来很大困难。

第一节　医院感染病原体特征

医院感染病原体有细菌、病毒、真菌、衣原体、支原体、立克次体和螺旋体等。引起医院感染的病原体绝大多数为细菌，以需氧菌为主，其中G⁻杆菌占优势。偶见毒力强的细菌，如沙门菌、志贺菌等，易致暴发流行。近年来G⁺球菌所致的医院感染呈上升趋势，真菌、病毒、支原体等也是医院感染的重要病原体，尤其是真菌引起的医院感染发病率为20世纪80年代的2～5倍。具有以下特点：

（一）多数为人体正常菌群或条件致病菌

皮肤、口腔、呼吸道、消化道、泌尿道和阴道等与外界相通的腔道长期存在着正常菌群，而皮肤与黏膜在人类进化适应的演化过程中，已具有控制正常菌群繁殖和侵袭的正常防御机制,甚至还能抵抗外界菌的侵入和定植。因此,正常菌群之间、正常菌群与宿主之间处于一个动态平衡状态。但是如果宿主免疫力下降,或正常解剖的抗感染防御屏障受损,或滥用抗菌药物,微生态平衡被破坏,医院环境中一些致病力弱的正常菌群或非致病菌可能转化为条件致病菌,进入非正常寄居部位引起感染。目前医院感染 90% 为条件致病菌引起,主要是铜绿假单胞菌、不动杆菌、大肠埃希菌、金黄色葡萄球菌、克雷伯菌属、肠球菌、凝固酶阴性葡萄球菌和白假丝酵母菌等条件致病菌,其中 G⁻ 杆菌感染发生率超过 50% 。另外,引起医院感染的病原体随着时间的推移在发生不断的变化,包括细菌的种类、毒力、耐药性等。

(二) 常为 MDRO 株

同一种细菌,医院感染与社区感染(community-acquired infection)有着不同的耐药性,前者耐药性较高,耐药谱较广,原因是在医院环境中,反复接触抗菌药物而诱生出耐药性。研究还发现即使许多医院感染是自身感染,但感染的细菌是病人在住院期间从医院环境中获得的。尽管细菌耐药性产生的原因复杂,但主要是因为广谱抗菌药物的使用常常抵制或杀灭了宿主的一些敏感菌,而相应地筛选出耐药菌株,导致人体菌群失调,使得病人对医院流行的耐药菌株变得更加易感,耐药菌株趁机侵入病人的皮肤、黏膜和肠道中,经大量繁殖后,取代了敏感菌株的地位而引起感染。可见抗菌药物的过度使用和滥用是医院感染发生率居高不下的重要原因。抗菌药物广泛应用导致的耐药性不断增加已成为当今感染性疾病治疗的一大难题。北京、上海等发达地区医院细菌耐药性监测显示 MRSA 已超过了 50% ;产超广谱 β-内酰胺酶(extended-spectrumβ-lactamase,ESBL)的 G⁻ 菌呈上升趋势,多重耐药的非发酵菌的感染不断增加,耐万古霉素肠球菌(VRE)的感染也在增多,而且国际上已经出现了耐万古霉素的金黄色葡萄球菌(VRSA)的感染。

(三) 病原体因基础疾病、感染部位而异

恶性肿瘤和其他免疫缺陷者病原主要为 G⁻ 菌,如铜绿假单胞菌、肠杆菌、变形杆菌、沙雷菌等,尚有假丝酵母菌属、曲菌属、隐球菌属及卡氏肺孢子虫、巨细胞病毒等引起腹膜炎、腹腔感染及妇科术后盆腔感染,病原菌多为 G⁻ 杆菌与厌氧菌混合感染。心脏手术或人工心瓣膜置换术后感染性心内膜炎,表皮葡萄球菌占 50%,金黄色葡萄球菌占 15%～20%,其余为铜绿假单胞菌、类白喉杆菌和假丝酵母菌等。脑部手术后或腰椎穿刺后主要为铜绿假单胞菌、葡萄球菌,不动杆菌及肠杆菌科细菌。一种病原体可引起不同部位的感染,如大肠埃希菌可引起病人的肺部感染、血液感染、泌尿道感染、肠道感染和手术切口感染等。

(四)对外环境有特殊适应性

这一特性常是引起医院感染的重要因素,如表皮葡萄球菌具黏附于塑料表面的能力,继而在其上生长繁殖,并能免遭机体免疫系统的清除。如果塑料材质的静脉插管受到该菌污染,可使心脏手术和插静脉管的病人引起败血症和感染性心内膜炎;大肠埃希菌能黏附于泌尿道的黏膜上皮细胞,引起泌尿道感染;铜绿假单胞菌常侵袭用呼吸机治疗的病人,该菌在新鲜蒸馏水中仍能繁殖,经蒸馏水传代后,并对一些常用消毒剂产生抗性。随着毒力的增长,细菌能攻击抵抗力并未受损的病人,甚至最后能攻击原本健康的宿主。

(五)医院感染病原体的可变性

患者在住院过程中,引起感染的病原体可发生变化,乙菌取代甲菌或乙菌、甲菌同时存在的混合感染现象十分常见。由于应用广谱抗菌药物或联合使用抗菌药物 1 周以上就可出现菌群失调而出现真菌感染,使用抗真菌药后又将加剧体内菌群失调,导致 G⁻ 杆菌和 G⁺ 球菌(如肠球菌)的混合感染,并多为MDRO,形成难治性局面。

(六)病原菌诊断较困难

从送检标本中分离和判定是病原菌、污染菌抑或正常携带菌,对社区感染来说并非十分困难,但从免疫力低下的病人或医院高危区病人中检出的细菌,鉴别以上 3 种情况常很困难。除考虑正常菌群在人体的分布有无移位,采样用的器材及无菌技术是否符合要求,可作为污染的参考外,尤其对平时无菌的部位如蛛网膜下腔、胸腹腔、关节腔等部位的标本采集更为重要。直接涂片染色镜检、定量培养、多次培养、耐药谱型、血清凝集反应、菌型鉴定及核酸探针杂交法等从实验诊断方面考虑,尚需要与临床医师共同探讨,有时还可以从临床流行病学资料中获得重要参考。

（七）主要侵犯抵抗力低下的宿主

这是医院感染病原体的另一特点,即感染主要发生在抵抗力弱的老年人、新生儿及患有血液病、肝硬化、糖尿病、结缔组织病及恶性肿瘤等慢性病患者;以及接受尿道插管、气管插管、内镜检查、器官移植、瓣膜置换的患者。他们易于遭受机会致病菌袭击。肾移植患者在术后不同时期中发生的感染,其病原体不同:术后1个月感染的病原体与通常手术后感染相似,术后1~6个月感染的主要病原体为疱疹病毒、巨细胞病毒、EB病毒、腺病毒、奴卡菌、结核分枝杆菌、李斯特菌、曲霉菌、隐球菌、弓形体及肺囊虫等。这类患者容易发生混合感染,如放化疗、晚期恶性肿瘤、糖尿病等患者和老年患者容易发生多种细菌的混合感染,如铜绿假单胞菌和大肠埃希菌引起的肺部感染。

（八）引起医院感染的病原体常存在于医院中

包括住院病人、医务人员、探视者等所携带有微生物,医院环境中存在的微生物即所谓的医院定植菌,以及未彻底消毒灭菌或污染的医疗器械、血液制品及生物制品等。

（九）医院感染的病原体有地区差异

不同地区、同一地区的不同医院、同一医院的不同科室,其引起医院感染的病原体,以及病原体对抗菌药物的敏感性均不同。因此,应根据本院的细菌耐药监测资料经验性选用抗菌药物。

第二节　医院感染常见的微生物及其特点

（一）G⁺球菌

1. 葡萄球菌属:种别众多(至少有36个种或亚种),广泛存在于自然界,半数种别寄居人体。人群中致病性金黄色葡萄球菌的鼻咽部带菌率为 20% ~ 50% ,而医务人员的带菌率可高达 70% 。耐药菌株逐年增多,MRSA 相当多见,在一些大医院中可占临床分离葡萄球菌的 60% 以上,同时可在医院的某些病区造成暴发流行。对万古霉素中度敏感的金黄色葡萄球菌(vancomycin intermediate *S. aureus*,VISA)者亦时有发现。过去认为无致病力或致病力弱的多种凝固酶阴性葡萄球菌(coagulase negative staphylococci,CNS)也在医院感染中占有一定比例,其耐药现象亦相当突出,并出现了耐甲氧西林的凝固酶阴性葡萄球菌(meticillin resistant coagulase negative staphylo-cocci,MRCNS),其中以耐甲氧西林的表皮葡萄球菌(meticillin resistant *Staphylococcus epidermidis*,MRSE)为主。主要引起多种医院内化脓性炎症。它的一个重要特点是对外界环境因素的抵抗力强,如在干燥的痰液、脓液中可活存 2 ~ 3 个月。

2. 肺炎链球菌:肺炎链球菌仅少数菌株有致病力,多数不致病或致病力较弱。经常寄居在正常人的鼻咽腔中。儿童和老年病人易蒙受此菌感染。耐青霉素肺炎链球菌(penicillin re-sistant *Streptococcus pneumoniae*,PRSP)菌株的增多已成为当前治疗中的新困难。

3. 肠球菌属:肠球菌属包括 19 个种,主要以粪肠球菌为主,占 80% ~ 90% ,屎肠球菌次之。肠球菌普遍存在于自然界,是人体与动物正常菌群组成部分之一,在人类存在于结肠、阴道、口腔等部位,一般不致病。自 20 世纪 80 年代开始,肠球菌成为医院感染的病原菌之一;到了 90 年代,已成为医院感染的主要病原菌之一。国内部分资料显示,肠球菌已居医院感染病原菌第 5 位。肠球菌感染的发生主要与长时间的住院、大量头孢菌素类和其他广谱抗菌药物的应用有关。肠球菌对多种抗菌药物呈固有耐药性,如头孢菌素类、耐酶青霉素、克林霉素、氨基糖苷类,而对氯霉素、红霉素、四环素、喹诺酮类药物呈获得性耐药,甚至耐万古霉素,并出现多重耐药性。肠球菌由于其内在固有的耐药性与不断获得的新的耐药性,可在应用抗菌药物的环境(如医院)中存活较长时间,医务人员在医疗活动中可为其提供传播机会。自20世纪80年代中期,开始出现VRE,以后耐药株检出率逐年增加。至90年代初期,VRE引起的医院感染增加近20倍。有些医院发生过多重耐药葡球菌感染的流行,重症监护病房(intensive care unit,ICU)是高发区。VRE主要危害有两方面:一是它造成的威胁生命的感染目前还缺乏有效的抗菌药物治疗;二是它可能将万古霉素耐药性转移到毒力更强的细菌,如金黄色葡萄球菌、链球菌,造成对人类健康更大的威胁。

(二)G⁻杆菌

1. 埃希菌属:大肠埃希菌简称大肠杆菌,是人和动物肠道中正常菌群的重要组成部分,可随人和动物的排泄物广泛分布于周围环境、水源,并可污染食物。大肠埃希菌对多数抗菌药物易产生耐药性,耐药性可通过质粒传递。目前,已知大肠埃希菌为产超广谱β-内酰胺酶(ESBL)的主要细菌之一。

大肠埃希菌是最常见的医院感染病原菌。在宿主抵抗力下降或防御机制遭到破坏时,或由于各种原因引起的肠道缺血,大肠埃希菌可发生易位,突破解剖或生理屏障而侵入邻近组织或肠道外的组织和器官,形成内源性感染;在医院内还可以通过病人之间、医务人员与病人之间的接触、呼吸道气溶胶吸入或各种侵入性诊治操作(如尿道插管、静脉导管)而引起外源性感染。

2. 克雷伯菌属:克雷伯菌属一般不致病。对人类关系密切的是肺炎克雷伯菌,它可分为肺炎亚种、鼻硬结亚种和鼻炎亚种,是目前除大肠埃希菌外的最重要的G⁻条件致病菌,已成为医源性感染的重要细菌,感染发生率逐年增加。肺炎克雷伯菌存在于人类肠道、上呼吸道以及水体中,当宿主免疫力降低、应用免疫抑制剂或长期大量使用抗菌药物时,导致菌群失调而引起感染。肺炎克雷伯菌是较常见的产ESBL的菌种之一。

3. 肠杆菌属:肠杆菌属主要包括阴沟肠杆菌、产气肠杆菌、聚团肠杆菌、杰哥维亚肠杆菌和阪崎肠杆菌,前三者是医院感染重要的病原菌,可从人与动物肠道、土壤、乳品中分离到。肠杆菌属是肠杆菌科中最常见的环境菌群,但不是肠道的常居菌群。近年来,肠杆菌属引起的医院感染发生率有逐年上升趋势。

肠杆菌属常有由染色体介导的 β-内酰胺酶而对氨苄西林、羧苄西林及哌拉西林耐药,对多种抗菌药物耐药的菌株还可在医院内通过质粒传递,造成耐药菌流行或局部流行。肠杆菌属中的产气肠杆菌是产生 AmpC 型酶的重要菌之一,故对部分第三代头孢菌素耐药,抗菌治疗多首选碳青霉烯类亚胺培南或第三代头孢菌素/β-内酰胺酶抑制剂的复方,阿米卡星亦有效。

4. 沙雷菌属:沙雷菌属广泛存在于水体、土壤、垃圾以及污物、食品中。代表菌株为黏质沙雷菌。它们是免疫缺陷者发生医院感染的常见菌。使用肾上腺皮质激素及化疗后较易发生此属菌所致的感染。

5. 假单胞菌属:假单胞菌属是非发酵的 G⁻ 需氧杆菌,对人与动物有致病性的有 10 多种,根据 RNA 的同源性,可分为 RNA Ⅰ、Ⅱ、Ⅲ、Ⅳ、Ⅴ 5 个主要型别,其中铜绿假单胞菌属 RNA Ⅰ型荧光型,嗜麦芽窄食单胞菌属 RNA Ⅴ型。

(1) 铜绿假单胞菌:俗称绿脓杆菌,分布广泛,除存在于水、土壤、污水和空气中外,也存在于麻醉-复苏装置(包括呼吸机、抽吸器、雾化器)、室内增湿器等,以及各种诊断、治疗、消毒用液,在正常人皮肤、肠道和呼吸道中也常检出。能产生多种水溶性色素,主要有绿脓色素、脓荧光色素、脓黑色素、脓黄色素。营养要求不高,能利用多种碳源和氮源,甚至能在新鲜蒸馏水中生存。铜绿假单胞菌在天然环境中多以生物膜形式存在,即细菌首先与一定的固体表面相连,通过产生外部多糖多层包被,形成不可逆粘连;通过细菌分裂使粘连的细菌不断增多,形成小的菌落;多个菌落相互融合,最终形成具有复杂结构的生物膜。由于抗菌药物难以穿透生物膜对深层的细菌发挥作用,加之铜绿假单胞菌存在多种耐药机制,细胞膜通透性较高,并有主动外排系统,故耐药性明显提高。铜绿假单胞菌对多种抗菌药物呈天然耐药性,并易出现获得性耐药。由于该菌能产生 β-内酰胺酶,因而对青霉素类与某些头孢菌素均不敏感,对链霉素及卡那霉素亦耐药。铜绿假单胞菌有较强的致病力,可使人体任何组织和部位发生感染,该菌为重要的医院感染病原菌,感染后可产生特异性抗体。

(2) 嗜麦芽窄食单胞菌:嗜麦芽窄食单胞菌广泛分布于水、土壤、植物根系,在人与动物体上也可发现。该菌为专性需氧的非发酵型 G⁻杆菌。常呈多重耐药,对包括碳青霉烯类在内的 β-内酰胺类、氟喹诺酮类、氨基糖苷类等都可表现为耐药性,其中对泰能(亚胺培南-西司他丁)为天然耐药。耐药机制与渗透屏障、产生 β-内酰胺酶与细菌的靶位改变等有关。嗜麦芽窄食单胞菌为条件致病菌,是目前医院感染较常见的病原菌之一,在非发酵 G⁻杆菌中,其分离率仅次于铜绿假单胞菌。90% 以上的感染为医院感染。

6. 不动杆菌属:不动杆菌属至少有 6 个种,它们是醋酸钙不动杆菌、鲁菲不动杆菌、鲍曼不动杆菌、溶血不动杆菌、琼氏不动杆菌和约翰逊不动杆菌。不动杆菌属基本上为腐生菌,广泛存在于自然界,新鲜水标本中 100% 有不动杆菌生长,是环境污染的标志菌。由于自来水中多含有不动杆菌,用自来水清洗医疗器械后,若未经彻底烘干即用于病人身上,则可能是污染的来源。除湿化瓶外,吸痰器、呼吸机、空调机、输液系统均可被污染而将病菌传播给病人。也易在潮湿环境如浴盆、洗手液、肥皂盒及拖把中生存。另外,由于不动杆菌对常用抗菌药物具有较高的耐药性,且具有多重耐药性,因此,所致医院感染日益增多,已成为免疫功能低下病人中较常见的难治性感染。该菌专性需氧,营养要求不高。能产生青霉素酶,对青霉素耐药。近年来,一些不动杆菌对临床常用的抗菌药物产生耐药性,对磺胺类药物、链霉素、氯霉素及红霉素均耐药,四环素耐药株也在增加,一些菌株对氨基糖苷类也高度耐药。多重耐药的鲍曼不动杆菌(multidrug resistant *Acinetobacter baumanii*,MDRAB)、广泛耐药鲍曼不动杆菌(extensively drug resistant *A. baumannii*,XDRAB)、全耐药鲍曼不动杆菌(pan-drug resistant *Acinetobacter baumannii*,PDRAB)在世界范围内呈逐年上升趋势。由于缺乏有效的抗菌药物治疗,PDRAB 所致的全身感染已成为医院感染致死的一个主要原因。

7. 嗜肺军团菌:军团杆菌属型别多,目前至少有 27 个种 43 个血清型。代表菌为嗜肺军团菌。低水平的其他寄生原虫以及较高的温度均有助于嗜肺军团菌的生长。嗜肺军团菌广泛存在于自然水与自来水等自然环境中,在自来水中可生存 1 年以上,易在供水系统与设备中生长。从淋浴释放的气溶胶曾检出该菌。污染的水经冷却塔雾化为微小雾粒,经由空调系统播散至室内,吸入后引起感染。嗜肺军团菌不能在常规培养基上生长,要求含半胱氨酸和铁的培养基。对酸有较强抵抗力,但对一些化学消毒剂较敏感。常见的医院感染类型为肺炎,1%~3% 的流行性肺炎由嗜肺军团菌引起,10% 的医院内肺炎由嗜肺军团菌引起。主要感染途径为通过吸入带菌气溶胶进入呼吸道而感染。此外,还可以通过吸入含菌微粒而感染。目前尚无人与人之间传播的报道。易感因素主要为吸烟或有慢性阻塞性肺部疾病。饮酒过度、使用空调设施、使用肾上腺皮质激素或其他免疫抑制剂、老年亦为易感因素。近年来医院病房安装空调后,有关嗜肺军团菌引起的急性肺炎报道较多,值得重视。

(三)结核分枝杆菌和非结核分枝杆菌

人型和牛型结核分枝杆菌是人们熟知的致病菌,非结核分枝杆菌(nontuberculous mycobacteria,NTM)是广泛分布于自然界的腐物寄生菌,它分为四群,即Ⅰ群(如堪萨斯分枝杆菌)、Ⅱ群(如瘰疬分枝杆菌)、Ⅲ群(如鸟-胞内分枝杆菌)及Ⅳ群(如龟分枝杆菌)。前三群生长缓慢,Ⅳ群生长快速。NTM 是医院感染的常见菌,快速生长的 NTM 易出现暴发流行。如手术、介入治疗、血管内插管、人工透析液或注射用具及气管插管等污染,则可引起医院感染暴发流行。

(四)厌氧菌

绝大多数厌氧菌为人体正常菌群,可存在于皮肤、口腔、肠道、阴道、呼吸道、下尿道等部位。当正常生理屏障被破坏,或应用肾上腺皮质激素、广谱抗菌药物和抗代谢药物时,可引起各种感染。脆弱拟杆菌是临床最常见、致病力最强的厌氧菌。在医院感染中,厌氧菌感染也占有重要地位,但在实际工作中,由于厌氧菌标本采集、运送、分离培养及鉴定有特殊要求,加之培养时间长(一般需 3 ~ 7 天,有的需 2 ~ 3 周),实际感染率可能比临床检测得到的数据还要高。厌氧菌感染中 1/3 ~ 2/3 为混合感染,且多数为内源性感染,主要为无芽孢厌氧菌感染,约占 90% 。无芽孢厌氧菌通过手术、创伤、穿刺或经血液、淋巴液等途径,迁徙到易感部位引起感染。例如,腹腔感染、肝胆道感染的病菌大多来自胃肠道,口腔、胸部、胸膜及颅内感染主要是口腔菌群。厌氧菌感染者一般为抵抗力下降者,如老年患者、肝硬化、血液病、肿瘤、器官移植、接受肾上腺皮质激素和长期使用广谱抗菌药物的患者等。

（五）病毒

能引起医院感染的病毒有乙型肝炎病毒(hepatitis B virus,HBV)、丙型肝炎病毒(hepatitis C virus,HCV)、人类免疫缺陷病毒(human immunodeficiency virus, HIV)、巨细胞病毒 (cytomegaoviyns,CMV) 等较常见。严重急性呼吸综合征(severe acute respiratory syndromes,SARS)相关病毒为新发现的可引起医院感染的病毒。其他病毒,如流感病毒、麻疹病毒、柯萨奇病毒、埃可病毒、水痘-带状疱疹病毒等,亦可引起医院感染。它们可经血液-体液传播,也可经飞沫传播,还可经器官移植传播(如 CMV)。

（六）真菌

与医院感染密切相关的真菌主要包括假丝酵母菌、曲霉菌、新型隐球菌、毛霉菌等,前者占 70% 以上。卡氏肺孢菌原称卡氏肺孢子虫,亦为与医院感染有关的真菌之一。真菌在自然界分布广泛,如土壤、植被中,特别是在阴暗潮湿的环境中更多见。假丝酵母菌是人体皮肤、咽喉、消化道与阴道的正常菌群,还可存在于奶制品、自来水、水果及蔬菜中。新型隐球菌多存在于土壤与鸽粪中,在水果、牛乳及正常人体中也可分离到。鸽子是人隐球菌病的重要传染源。曲霉菌是实验室中最常见的污染菌之一,常可在土壤、植物、空气、实验室、正常人的甲板面、趾间和外耳道中分离到。除可直接经皮肤、黏膜传播外,也可经呼吸道侵入。毛霉菌在粮食及水果中尤为多见,除通过空气、饮食传播外，还可通过皮肤黏膜交界处、呼吸道、消化道、手术、插管及破损皮肤侵入人体。

近年来，真菌感染在医院感染中占有越来越重要的地位。据报道，某综合医院 1997 年 1 月至 1999 年 12 月间分离到 3744 株医院感染病原菌，其中真菌感染率在 3 年间由 9.1% 上升到 13.3% 。多数医院报道近年的真菌医院感染率也在 10% 以上。易感因素包括年老、长期住院的慢性消耗性疾病、恶性肿瘤、血液病、血液透析与器官移植、导管介入，以及长期应用广谱抗菌药物、肾上腺皮质激素与免疫抑制剂等。特别多见于免疫抑制病人及用万古霉素或亚胺培南治疗者。真菌性医院感染中，绝大多数为内源性感染，是由于宿主消化道正常菌群中的真菌引起感染，或由于以往感染后潜伏下的真菌再度活化而播散所致的感染。外源性感染是由于人体接触外界真菌而感染，如尘土污染环境及经静脉导管和某些诊治措施带入人体。

第三节　医院感染部位分布及微生物种类的变化

医院感染发生率因身体部位不同而异，无论医院规模大小或隶属关系，某一部位的感染发生率大体一致，但感染率因院内科室的不同而不同。国外统计是以泌尿系统感染占首位，其次是呼吸道感染、外科手术切口感染和血流感染。国内则以呼吸道感染较多。不同部位的感染，其常见病原体不同。全国医院感染监控网资料表明，在我国引起下呼吸道感染的常见菌依次为铜绿假单胞菌、不动杆菌属、克雷伯菌属、白假丝酵母菌和金黄色葡萄球菌；引起泌尿系感染的常见菌依次为大肠埃希菌、肠球菌属、白假丝酵母菌、肠杆菌属和克雷伯菌属；引起菌血症的常见菌依次为大肠埃希菌、凝固酶阴性葡萄球菌、金黄色葡萄球菌、克雷伯菌属和不动杆菌属；引起手术切口感染的常见菌依次为大肠埃希菌、金黄色葡萄球菌、肠球菌属、铜绿假单胞菌和克雷伯菌属；引起胃肠道感染的常见菌依次为白假丝酵母菌、枸橼酸杆菌、克雷伯菌属、肠球菌属和其他真菌等。

医院感染的微生物种类随治疗方法、药物种类和诊断技术的发展而变化,并有着周期性改变。20 世纪 60 年代中期以前,在采用青霉素和磺胺之后,金黄色葡萄球菌、沙门菌和大肠埃希菌占主导地位;70 年代后,头孢菌素类和氨基糖苷类抗菌药物的应用,耐药的 G⁻ 杆菌,如大肠埃希菌、克雷伯菌属、铜绿假单胞菌的检出率明显上升;80 年代后,MRSA、VRE、ESBL 阳性的 G⁻ 杆菌和广泛耐药结核分枝杆菌(extensive drug resistant TB, XDRTB)感染增多。近年来,随着侵入性操作的增多以及免疫抑制剂和抗菌药物的大量应用,真菌感染率不断上升,居各种病原体感染率上升的首位。Rodriguez Tudela 等综述了西班牙国内近 20 年的真菌感染情况,结果发现自 1970 年至今,假丝酵母菌病和曲霉菌病的发病率分别上升了 40 倍和 6.5 倍,占医院感染菌血症的 5%～10%。感染的真菌中以白假丝酵母菌最多。我国对真菌引起医院感染尚缺乏具体评价,对真菌感染的检测和控制水平与真菌的发病情况相比还较为滞后。

总的来说,医院感染菌从毒力较强的药物敏感株向毒力低的耐药菌株(尤其是 MDRO 株)转化。

(熊　薇)

第四章　医院感染的流行病学

第一节　医院感染的流行病学特点

医院感染的流行病学是研究医院人群中医院感染的分布及影响分布的因素,为制定医院感染的预防和控制措施提供科学依据。与社区感染比较,医院感染的发生、发展以及预防与控制有着相似的规律性,但又有其自身的特点。

一、医院感染的分布

（一）医院感染的人群分布

发生医院感染的人群可能因其不同的年龄、性别、基础疾病,有无某种危险因素、是住院病人还是医务人员等,医院感染的发病率有所差别。

1. 医院感染多数与年龄有关:大量的调查表明,婴幼儿和老年人感染率高,如有调查表明,心外科手术后病人 0~10 岁组的医院感染率是 10~20 岁组的 4.7 倍,心瓣膜替换术 50~70 岁组是 20~50 岁组的 2.4 倍。这主要与婴幼儿和老年人抵抗力低有关。

2. 医院感染多数与性别无关:多数调查发现医院感染与性别无关,但某些部位的感染有性别差异,如泌尿道感染女性病人较男性高。

3. 患不同基础疾病的病人医院感染发病率不同:全国医院感染监控系统的监测报告以血液造血系统疾病病人发病率最高,达 9.9%,其次为恶性肿瘤、内分泌、营养代谢、免疫疾病类、神经系统和感觉器官类疾病病人;以良性肿瘤、妊娠及产褥期并发症病人、未定性肿瘤及精神病的发病率较低,均在 3.0% 以下。

4. 有无危险因素的病人医院感染发病率不同:有危险因素的病人其医院感染发病率较无危险因素者高,如心外科手术后行气管插管病人,插管时间>4日者为<4日者的20.1倍,手术时间>5小时者为<5小时者的3.7倍。

(二)医院感染的地区分布

1. 医院感染的科室分布:医院感染发病率随科室不同而异,我国医院感染发病率以内科最高,其次为外科与儿科,以五官科发病率最低。1976年美国堪萨斯大学医学院的调查显示医院感染发病率的科室分布与我国不同,其以外科最高(5.7%),其次为内科(3.3%)及妇科(2.5%)。

同一科室由于专业不同,其医院感染发病率也不相同。如在内科中,以血液疾病组和肾病组最高,在外科中以神经外科和胸外科最高,医院感染发病率还随手术切口类型不同而异,手术切口污染程度越重,医院感染发病率越高。

医院感染的高危科室有各类型的ICU、新生儿病房、危重病人抢救室、神经外科病房、烧伤科、心胸外科、呼吸病房、血液病房和肾病病房等。

2. 不同级别、性质及床位数的医院感染分布:医院感染发病率在不同级别的医院不同,医院等级越高,床位数越多,医院感染发病率越高。教学医院高于非教学医院,大医院(>1000张病床)高于小医院(<500张病床),这主要是由于级别高的医院、教学医院与大医院收治的病人病情重,有较多的危险因素和侵入性操作。

3. 医院感染的地区分布:医院感染在各地区、国家之间分布不同。各国医院感染的发病率波动在3%~17%,如美国为5%,英国为7.5%,日本为5.8%,比利时为10.3%,这与当地的经济、医学发展水平有关,也与是否重视医院感染的预防与控制有关。我国的医院感染报告发病率在5%~10%,高于发达国家,低于发展中国家。

(三)医院感染的时间分布

1. 医院感染的季节分布:医院感染发病率的季节变化不明显,但也有报道医院感染的发生有季节性。如美国一所大学医院 1972 年 9 月至 1973 年 8 月医院感染发病率的分析显示,医院感染月发病率波动在 4%~9% ,秋冬季感染率较高,而夏季的感染率较低。医院感染的季节分布因感染部位不同有所差异,有调查报道下呼吸道感染在冬春季发病率较高,手术切口部位感染在夏季发病率较高。

2. 医院感染的长期趋势:医院感染的长期趋势是指从一个较长时期来考察医院感染的演变情况,包括感染率、病原体及其耐药性等方面的变化趋势,如美国全国医院感染监测网(The National Nosocomia Infection Study, NNIS) 1970~1979 年医院感染监测资料的总结分析,描述了医院感染的长期趋势,从 1970 年开始,平均每年有 81 所医院(范围为 71~87)参加 NNIS,年监测病人数达 116 万,发生医院感染 39 610 人,医院感染率从 1970 年的 3.12% 上升到 1975 年的高峰 3.58% ,然后感染率稳定地降低到 1979 年的 3.29%(降低了 8.1%),这期间医院感染监测方法无明显改变;10 年间,社区教学医院和市立医院的感染率呈下降趋势,而社区医院和大学医院则相对稳定;从感染部位看,外科切口部位的感染率从 1.70% 的最高水平下降至 1.37%(降低了 19%);不同感染部位的构成比无明显变化;引起感染的病原体的构成比也没有明显的变化。

(四)医院感染部位分布及构成比

不同地区及国家发生医院感染的主要部位有所不同。美国医院感染发病率为 5.7% ,其感染部位的顺序为泌尿道感染、外科切口部位感染、肺炎、菌血症和其他部位感染。其中泌尿道感染、外科切口部位感染分别占整个感染部位的 42% 和 24% ;而我国医院感染的主要感染部位为下呼吸道感染、泌尿道感染、切口感染和胃肠道感染,这些部位的感染占整个医院感染的 90% ;与美国不同,我国泌尿道感染占第 2 位,这除了泌尿道感染发病上的差异外,还可能与我国病原体检验水平不同有关,在我国,大部分无症状菌尿因未做病原学检验而被漏诊。

(五)医院感染的病原学特点

医院感染的病原体与社区感染的病原体不同,有其自身的

特点,主要体现在以下几方面:

1. 引起医院感染的病原体,主要为 G⁻菌,G⁺菌次之,真菌感染所占比例有上升趋势。如2007年全国医院感染监控网的监测资料表明,G⁻菌占整个病原菌的近60%,阳性菌占20%以上,真菌占15%左右。在 G⁺菌中主要为金黄色葡萄球菌、表皮葡萄球菌、肠球菌等;在 G⁻菌中,主要为大肠埃希菌、克雷伯菌属、铜绿假单胞菌、不动杆菌属和肠杆菌属,泛耐药的鲍曼不动杆菌感染有上升趋势;真菌以白假丝酵母菌为主。

2. 引起医院感染的病原体多数为条件致病菌。如在医院感染病原体中,铜绿假单胞菌、不动杆菌、大肠埃希菌、凝固酶阴性葡萄球菌等,成为医院感染的主要病原体,致病菌占少数,如鼠伤寒沙门菌等。

3. 多数病原体对抗菌药物呈现高度耐药或多重耐药。如MRSA 的比例在经济发达地区如北京市、上海市已经超过60%,甚至更高;产 ESBL 的 G⁻菌呈现上升趋势,多重耐药的非发酵菌的感染不断增加,VRE 的感染在增多,而且国际上已经出现了耐万古霉素金黄色葡萄球菌的感染,抗菌药物对其已经无可奈何。

4. 一种病原体可引起不同部位的感染。如大肠埃希菌可引起病人的肺部感染、血液感染、泌尿道感染、肠道感染和手术切口感染等。

5. 免疫功能低下的病人容易发生病原体的混合感染。如放化疗病人、晚期恶性肿瘤病人、糖尿病病人、老年病人等容易发生多种细菌的混合感染。

6. 人体的正常菌群也可成为医院感染的病原体。当抗菌药物使用不当,导致病人机体内的微生态失调,即可导致内源性感染,即常称的菌群失调或二重感染,如由难辨梭状杆菌引起的假膜性肠炎,或当病人的抵抗力降低、正常菌群易位也可导致医院感染的发生。因此当检验到人体的正常菌群时,应结合临床进行综合判断;同时当病人发生感染时,应按有关要求采集双份以上标本送检,并注意采样时的无菌操作,预防标本的污染。

7. 引起医院感染暴发的病原体可为同一病原体,也可为不同的病原体。如2007年冬春在北京地区某些医院流行的腹泻,就是由诺如病毒引起的感染。有些医院感染的暴发则由不同的病原体引起,如由于消毒灭菌失败,导致医院的手术切口感染的暴发,其病原体多数情况是不同的病原体,这是与社区感染暴发的区别。

8. 不同部位的感染,其常见病原体不同。这对于临床抗菌药物的经验用药非常重要。全国医院感染监控网的资料表明,在我国引起下呼吸道感染的常见菌依次为铜绿假单胞菌、不动杆菌属、克雷伯菌属、白假丝酵母菌和金黄色葡萄球菌;引起泌尿道感染的常见菌依次为大肠埃希菌、肠球菌属、白假丝酵母菌、肠杆菌属和克雷伯菌属;引起菌血症的常见菌依次为大肠埃希菌、凝固酶阴性葡萄球菌、金黄色葡萄球菌、克雷伯菌属和不动杆菌属;引起手术切口感染的常见病原体依次为大肠埃希菌、金黄色葡萄球菌、肠球菌属、铜绿假单胞菌和克雷伯菌属;引起胃肠道感染的常见菌依次为白假丝酵母菌、枸橼酸杆菌属、克雷伯菌属、肠球菌属和其他真菌等。

9. 引起医院感染的病原体常存在于医院中,包括住院病人、医务人员、探视者等所携带的微生物,医院环境中存在的微生物即所谓的医院定植株,以及未彻底消毒灭菌或污染的医疗器械、血液、血液制品及生物制品等。

10. 引起医院感染的病原体随时间的推移在不断地变化,包括细菌的种类、毒力、耐药性等。因此,当发现一种细菌原来不致病时,不要轻易放弃,应结合病人的临床表现认真对待。

11. 医院感染的病原体有地区差异:不同地区、同一地区的不同医院、同一医院的不同科室,其引起医院感染的常见病原体,以及病原体对抗菌药物的敏感性均不同,有其自身的特点。因此,外地、外院的经验仅供参考,更重要的是应对本院引起医院感染的病原体及其耐药性进行监测,及时分析并反馈临床,为指导临床经验选用抗菌药物和医院感染的控制提供科学依据。

二、医院感染的传播过程

医院感染的传播过程包括 3 个环节,即感染源、传播途径和易感人群,缺少或中断任一环节将不会发生医院感染。这是就外源性感染而言,而内源性感染或自身感染则有所不同,它的传播过程是感染源(自身)、易位途径和易感生态环境,需从微生态角度进行描述。

（一）感染源

感染源或病原微生物储源,是指病原微生物自然生存、繁殖并排出的宿主(人或动物)或场所。医院感染的感染源主要有病人、带菌者或自身感染者、感染的医务人员、污染的医疗器械、污染的血液及血液制品、环境储源和动物感染源,但动物感染源少见。

1. 已感染的病人:已感染的各类病人是最重要的感染源,其体内有病原微生物的生长繁殖,并可从感染部位不断排出。这类病原体经过一定的传播途径,较易在另一易感宿主体内定植或引起感染。

2. 带菌者或自身感染者:带菌者是指病原体侵入人体后,继续生长繁殖并不断向外界排出,而人体不出现任何临床症状。带菌者又可分为病后带菌(暂时或慢性)者与健康带菌者。由于带菌者本身无临床症状,但都在不断地向外排出、播散病原体,其临床意义较显性感染者更大,因此带菌者是医院感染的重要感染源。

自身感染,又称内源性感染,其感染源就是病人自身。而引起感染的微生物,有的是病人自身的正常菌群,由于抵抗力降低或菌群易位而引起感染;有的是身体其他部位感染的微生物;还有一部分是在病人入院后从其他病人或环境中获得后定植的微生物。医院内医务人员及病人陪护中,也有条件致病微生物的带菌者,尤其是金黄色葡萄球菌、B 群链球菌、铜绿假单胞菌及肠杆菌科细菌等,在一定条件下如新生儿室、ICU、免疫功能严重缺损病人的病室中,它们也可成为重要的感染源。

3. 环境储源:有些病原微生物兼有腐生菌的特性,能在环境中生存繁殖,这类环境场所称为病原微生物的环境储源。医院环境中常有微生物污染,可通过一定的方式将微生物传播给易感人群。

4. 动物感染源:在动物感染源中,以鼠类的意义最大。鼠类在医院的密度很高,是沙门菌尤其是鼠伤寒沙门菌的重要宿主,由其粪便污染食品导致医院感染已有很多报道。鼠类还可导致鼠疫、流行性出血热等医院感染的发生。

(二) 医院感染的传播途径

医院感染的病原体从感染源排出后,经过一定的方式再侵入其他易感者,所经过的途径称为传播途径。传播途径可由单一因素组成,如金黄色葡萄球菌可经接触传播,也可由多个因素组成,如鼠伤寒沙门菌可经接触、共同媒介或生物媒介传播。医院中被病原体污染的环境物品如仪器设备、病人的日常用品等则称为传播因素。医院感染的传播途径主要有以下几种:

1. 接触传播:为医院感染最常见也是最重要的传播方式之一,包括直接接触传播和间接接触传播。直接接触传播指病原体从感染源直接传播给接触者如病人之间、医务人员与病人之间、医务人员之间,都可通过手的直接接触而感染病原体;病人的自身感染也可认为是自身直接接触传播,如病原体从已感染的切口传播至身体其他部位,粪便中的 G⁻ 杆菌传播到鼻咽部等。间接接触传播指病原体从感染源排出后,经过某种或某些感染媒介如医务人员手、医疗仪器设备、病室内的物品等传播给易感者。在间接接触传播中,医务人员的手在传播病原体中起着重要作用,因为手经常接触各种感染性物质及其污染物品,很容易再经接触将病原体传播给其他医务人员、病人或物品。目前由于我国手卫生设施差、医务人员手卫生意识与知识不高,因此医务人员的手在接触传播中起着重要作用。我国卫生部已经颁布了"医务人员手卫生规范",并在 2009 年 12 月 1 日正式实施,这必将对加强我国医务人员的手卫生与防控医院感染起到至关重要的作用。

2. 飞沫传播:咳嗽、打喷嚏或谈笑时,可从口腔、鼻孔喷出很多微小液滴;医务人员在进行诊疗操作如支气管镜或吸痰操作时也能产生许多液体微粒,这些液体微粒称为飞沫(直径>5μm)。许多细菌和病毒可通过飞沫传播,如 2003 年春夏流行的 SARS 以及其他一些严重感染如 B 型流感病毒、脑膜炎球菌、腺病毒感染等即为飞沫传播。因飞沫在空气中悬浮时间短,播散距离一般小于 1m,所以不需空气隔离或消毒。

3. 空气传播:空气传播是以空气为媒介,在空气中带有病原微生物的微粒子(直径≤5μm),随气流流动,也称为微生物气溶胶传播。空气中微生物气溶胶主要来源于飞沫水分蒸发后形成的微小粒子核和物体表面的传染性物质干燥后形成的菌尘。某些呼吸治疗装置(如湿化器或雾化器)、微生物实验室操作及空调系统等也可产生微生物气溶胶,引起感染。空气传播在结核分枝杆菌感染等呼吸道传播疾病和手术切口部位感染中起着重要作用。

4. 医源性传播:因各种诊疗活动所致的医院感染的传播称为医源性传播,这是医院感染传播的特点之一。常见的传播方式有以下几种:

(1) 血液及其制品:如果血液及其制品含有病原体,病人使用后可发生医院感染。经血传播的病原体常见的有乙型肝炎病毒、丙型肝炎病毒、巨细胞病毒、艾滋病病毒及弓形体等。随着乙型肝炎表面抗原(HBsAg)敏感检测方法的应用,乙型肝炎得到控制,但丙型肝炎病毒的感染多见报道。

(2) 输液制品:各种输液制品在生产、使用过程中受到病原微生物的污染时,病人使用后可导致医院感染的暴发或散发。这些病原微生物多数能在溶液中生长,且常为条件致病菌及 G⁻杆菌,因消毒不合格而致医院感染。

近年来,静脉高能营养液在临床上应用日益广泛。这种液体易受微生物的污染,常导致病人产生菌血症甚至败血症,因此在生产、使用过程中尤应注意防止微生物的污染。

(3) 药品及药液:口服液及各种用液易被污染,常可检出铜绿假单胞菌、克雷伯菌、沙雷菌、肠杆菌、不动杆菌等各种条件致病菌,使用这些含有病原微生物的药液,可导致医院感染的发生,如泌尿科氯己定冲洗液中因有假单胞菌污染,结果导致病人发生尿道感染,眼科眼药中铜绿假单胞菌的污染也很常见。

(4)诊疗器械和设备:医院内有很多诊疗器械与设备,如各种纤维内镜、血液透析装置、呼吸治疗装置、麻醉机以及各种导管、插管等,这些仪器设备因其结构复杂、管道细长,不耐热,难以清洗与消毒,或在使用过程中被各种用液污染如冲洗液、雾化液、透析用液、器械浸泡液等,当病人接受这些仪器、设备的诊疗操作时,即可发生医院感染。而且这些介入性的诊疗操作常损伤人体皮肤、黏膜的防御屏障,增加病人的感染机会。

据美国 CDC 1970 ~ 1975 年的医院感染流行因素分析,在流行事例中,42%与器械装置的污染有关;在病原学上,约70%为 G⁻杆菌,17% 为乙型肝炎病毒,金黄色葡萄球菌仅占少数。

有人统计,由器械装置涉及的医院感染暴发中,由导尿管引起的占26% ;血液透析装置引起的占 19% ;呼吸治疗装置(包括雾化器)引起的占 11% ;各种静脉导管、检测器械或输液装置引起的占4% 。

(5)一次性使用无菌医疗用品:一次性使用无菌医疗用品在生产、运输、储存和使用过程中,如受到微生物污染,极易导致医院感染的发生,因一次性无菌医疗用品常进入人体无菌组织或接触有创伤的皮肤、黏膜。

5. 生物媒介传播:医院常见的媒介昆虫及其可能传播的病原体如下:

(1)蚊:疟原虫、乙型脑炎病毒、登革热病毒、血丝虫等。

(2)蚤:鼠疫杆菌、莫氏立克次体等。

(3)虱:普氏立克次体、回归热螺旋体等。

(4)螨:流行性出血热病毒。

(5)蝇及蟑螂:肠道传染病病原体。

在虫媒传染病流行地区的医院,当缺乏环境卫生措施包括杀虫、灭鼠等基本设施及病区卫生条件较差时,在医院内上述几种媒介昆虫常可广泛存在。在流行区的医院内已有疟疾、乙型脑炎、登革热、流行性出血热或流行性斑疹伤寒等医院感染的报道。

苍蝇及蟑螂在医院中的密度很高时，可机械携带病原体，污染食品、手术切口、注射器械或药液，引起医院感染的发生。

（三）医院感染的易感人群

病原体传播与宿主后，是否引起感染取决于病原体的毒力和宿主的易感性。医院感染的易感人群主要有以下几类：

1. 机体免疫功能严重受损者：如各种造血系统疾病、恶性肿瘤、糖尿病、慢性肾病及肝病等，这些疾病对人体体液免疫、细胞吞噬能力等均有明显影响，使病人对病原微生物易感。

2. 婴幼儿及老年人：因婴幼儿免疫功能的发育尚未成熟，而老年人生理防御功能减退。

3. 接受各种免疫抑制剂治疗者：如抗癌药物、皮质激素、放疗等，均可损伤病人的免疫功能。

4. 长期使用广谱抗菌药物者：长期使用广谱高效抗菌药物，可使病人产生菌群失调和细菌产生耐药性，从而对病原微生物易感，因此临床上应加强抗菌药物的合理使用及其管理。

5. 接受各种侵袭性操作的患者：各种侵袭性操作可直接损伤机体皮肤与黏膜的屏障作用，给病原微生物的侵入提供了有利的途径。同时如果无菌操作不严或器械污染，则可直接将病原体带入病人机体内而导致感染。

6. 住院时间长者：住院时间越长，病原微生物在病人体内定植的机会越大，病人发生医院感染的危险性就越大，因此缩短平均住院日，有利于降低医院感染的发生。

7. 手术时间长者：手术时间越长，手术切口感染的危险性越高。因随着手术时间的延长，手术切口组织受损加重，局部及全身抵抗力下降、切口中污染的微生物数量增加以及术者疲劳手术操作致准确性降低等，这些均使病人对病原微生物易感。

8. 营养不良者：病人营养不良，会影响皮肤黏膜的防御功能、抗体生成能力以及粒细胞的吞噬能力，从而使病人易发生医院感染。

第二节 医院感染流行病学的调查方法

医院感染流行病学调查研究在我国起步较晚,但发展较快,尤其是改革开放以来开展得比较广泛,目前这种研究方兴未艾。但是,因对医院感染流行病学调查的认识不同,对所采取的方法评价也不一致。

一、按调查方法分类

(一)医院感染暴发流行的调查方法

医院感染通常为散发性,但有时也可出现暴发流行。实际上流行(epidemic)与暴发(out-break)不是一回事。如霍乱或流行性感冒在一段时间、在某一地区流行,发生率明显高于上一年同期的水平,此称之为流行。这种情况多发生在医院外,当然医院内也可以发生。暴发又称病例聚集性发生,是短时间同一病原体引起同种医院感染病例的发生。近年来国家卫生部通报了几起医院感染的暴发,其病原体主要是丙型肝炎病毒、乙型肝炎病毒、艾滋病病毒及分枝杆菌等。造成医院感染暴发流行的原因,几乎都与领导不重视,卫生设施差,消毒、隔离、灭菌制度不落实,工作人员素质差和抗菌药物应用不合理等因素有关。

暴发流行的调查目的一方面是尽快确定是否暴发,找出感染源、传播途径;另一方面又要边调查边采取控制措施,以防止感染的进一步蔓延,所以有其急迫性。此点与现患率调查(prevalence surveys)和发生率调查(incidence surveys)有区别,但调查步骤又大同小异。暴发率的计算多以周为单位,也可以日或月来计算。如某新生儿室暴发流行鼠伤寒,两周内发生 15 例,其间共有 50 名新生儿住院,则其暴发率为 30% 。

(二)现患率调查方法

现患率调查的对象为住院病人。根据调查的时间不同可分为时点现患率(point prevalence),如一日现患率和阶段现患率(period prevalence)调查,后者调查时间可为 1 周、2 周或1 个月、3 个月不等,所以要明确调查的开始时间及观察终点时间。现患率调查一般为调查一家医院或几家医院的全体正在住院的病人,而不是抽查某几个科室的住院病人。现患率调查又称横断面调查,计算现在住院病人新发生(正在感染中)和感染已治愈的实际感染病例数,所以现患率是准确的,而且应高于发生率。

(三)医院感染的发生率调查方法

包括前瞻性调查方法和回顾性调查方法。

前瞻性调查(prospective surveys)的对象是新入院病人,一般规定调查时间为 3～6 个月。在调查期间,所有新入院病人均为观察对象,观察终点最好为最后一位病人出院,或者连续观察 3 个月。因为前瞻性调查和现患率调查一样,要求医院感染管理人员深入临床查房,与临床医护人员共同研究确定感染病例,而且几乎能观察到住院全过程。所以医院感染发生率是准确的,并且能对感染控制中出现的薄弱环节及时采取改进措施,以降低医院感染率,提高医疗、护理质量。但前瞻性调查所耗费的人力、物力、时间是很巨大的,一般医院难以承受或不能连续不断地进行,即使是发达的欧美国家,除非专门研究机构,多数医院也很少采用前瞻性调查,而多采用现患率调查。

回顾性调查(retrospective surveys)的对象是出院病人,多为采取回顾或检查病案的形式进行,所以也能了解病人住院的全过程,或医院内感染的全过程。但目前多数医院的病案质量不高,临床上检查不全,观察不详细,记录不认真,影响对医院感染的确定,有 1%～3% 的可疑病例最后也不能确诊,所以医院感染率不能做到十分准确,往往是偏低的。另一个缺点是发现预防和控制医院感染的措施有薄弱环节也无法及时纠正,只能最后以反馈的形式来改进控制方案。因此在现阶段,国内有的医院若刚开始进行或者准备进行流行病学调查,可以先进行回顾性调查,以达到培训骨干,熟悉调查过程和步骤的目的。因为这种方法并不需要太多的设备和投资,可以结合检查病案进行,时间也不受限制,但要尽量减少可疑病例,使医院感染率接近实际。总的来讲,推荐临床上应用现患率调查方法,科研上应用前瞻性调查方法。

二、按调查内容分类

（一）全面的流行病学调查

又称综合性调查,大致有以下内容:

1. 调查一家医院或一个地区的医院感染率,各科室的医院感染率,各部位的医院感染率,以明确预防和控制医院感染的目标和重点,降低医院感染率。在医院等级评审中要求医院感染率三级医院<10%、二级医院<8%、一级医院<7%,达到这一要求必须经过认真努力。由于每家医院的科室设置不同,医院感染发生率也不同。内科系统以血液科、呼吸科、老年病科,外科系统以神经外科、泌尿外科、烧伤科发病率高。国外常见的医院感染部位依次为泌尿道感染、下呼吸道感染、切口感染和血液系统感染。国内常见的医院感染部位依次为下呼吸道感染、泌尿道感染、切口感染和胃肠道感染。医院感染发生率高的科室和部位是预防和控制的重点。

2. 危险因素分析。

3. 医院感染致病菌和细菌耐药性的调查:医院感染致病菌大多数为条件致病菌,近3年来调查的结果是 G^- 杆菌占57.66%,其中以铜绿假单胞菌、肺炎克雷伯菌、大肠杆菌、阴沟肠杆菌和硝酸盐阴性杆菌为主。G^+ 球菌占26.62%,其中以肠球菌、金黄色葡萄球菌和表皮葡萄球菌为主。真菌类占15.70%,白假丝酵母菌为主。随着抗菌药物工业的发展,不断地有新的抗菌药物投入临床,医院感染的致病菌也不断变化,耐药性也不断增加。因此,调查医院感染致病菌及耐药性变迁对于指导临床治疗和合理应用抗菌药物具有指导性意义。

4. 抗菌药物合理应用的调查:随着抗菌药物的广泛应用,临床上滥用抗菌药物的情况也越来越多。Frieden 等总结,近 20 年美国各医院应用抗菌药物不合理的占 24% ~ 66%。抗菌药物应用是否合理,必须根据病人的具体情况和具体给药方案来判定。我们把判定标准具体分解为以下几条:适应证、预防用药、应用疗程、配伍、剂量及给药途径、药物不良反应。

医院感染发生机制的研究、致病菌对抗菌药物耐药性的研究和抗菌药物对致病菌作用机制研究会对抗菌药物合理应用具有变革性意义。

5. 医院感染的经济损失研究:目前调查主要针对延长住院天数和住院费用两个指标。实际上并不止这些指标,还有医院感染病死率,给病人造成痛苦和丧失工作能力所创造的财富和效益,给家庭及医院工作人员所造成的损失及耗损等。

6. 医院感染漏报率调查:医院感染的漏报率为同一时期内漏报的医院感染率(实际医院感染率与上报医院感染率之差)与实际医院感染率的百分比,亦即漏报的医院感染例数(实际医院感染例数与上报医院感染例数之差)与实际医院感染例数的百分比。漏报率能准确反映一家医院对医院感染的管理、控制和监测的质量水平。计算漏报率要注意,实际医院感染率必须是通过流行病学调查所取得的可靠数据,要与同一时期、同一批病人的科室自报率进行比较才能准确。除了计算一个医院漏报率外,还要计算出每个科室的漏报率。

7. 其他:专为提供本院医院本底感染率为目的的调查;判断医院或某个科室是否有医院感染流行的调查;为评价某种感染控制措施和效果而进行的调查;为卫生行政领导机构制定或修改某种政策条例提供依据的调查;为研究某家医院的感染问题而进行的专题调查等。

(二)目标性调查

上述全面性调查每次仍不可能把所有问题都调查清楚,只能调查其中几个问题;而目标性调查也称重点调查,每次可以集中人力物力只调查一两个问题。如专门调查留置导管相关性感染率,或者专门调查各科室的感染部位分布等。

三、按调查对象分类

(一)全面性调查

调查对象为全体暴露的危险人群,所谓全体病人也仅是指在调查期间的全体病人,而且要注意计算医院感染率,或填写"医院感染流行病学登记表"时,要除外入院不到 48 小时的病人。前瞻性调查也要注意除外入院不到 48 小时出院或死亡的病人,他们不能列为观察对象。

(二)随机抽样调查

按抽样方法不同又可分为以下 3 类:

1. **按医院感染率高低来区分**:从科研设计来讲又可分为两种方法。由于感染控制科的人力、物力所限,不能一次完成全院所有科室调查的,一种方法是先调查医院感染率高的科室,后调查感染率低的科室。通过这样有计划的安排,最后各科室都能调查到;另一种方法是把医院按科室感染率高、中、低分成几组,每次都有高、中、低感染率科室参加,最后得出的结论应该和上述的方法一致。特别应该指出的是,所有抽样调查方法在规定时间内进入观察的对象都不能人为地增加或减少,这样得出的结论和数据才客观和可靠。

2. **按科室自然分布来区分**:如内科临床部(点)、外科临床部(点)和其他临床部(点)的科室按 1、4、7 或 2、5、8 或 3、6、9顺序进行抽样调查,连续进行 3 次就可以把所有科室都调查完。这种方法适合于中小医院的本底调查,调查完一轮就可以明确各科室医院感染发生率的高低。

3. **按危险因素多少来区分**:这种选择办法要明确危险因素的多少。危险因素很难量化,所以实际上是按病情危重程度来安排,如老年病房、血液病房、新生儿病房、ICU、CCU、器官移植病房等。这种把有限的力量放在重点科室的办法,可以取得事半功倍的作用,但还应考虑到其他科室,否则所取得的结论和数据不客观、不可靠,也达不到监测预测暴发流行的目的。

总之,随机抽查方法要严格按科研设计要求来进行,这一客观规律是不能违反的。

第三节　医院感染调查分析中常用的统计学方法

在医院感染研究中，离不开医学统计方法，如在医院感染监测中收集到大量的资料，但原始资料是很难看出它们之间有何联系，存在什么规律，此时必须运用统计学知识加以整理、归纳和总结，才能看出医院感染的特征、发生的一般规律、各因素之间的相互联系等。因此，医学统计学知识是医院感染工作中一个非常有用的工具。本节主要介绍在医院感染调查分析中常用的统计学基础知识。

一、基本概念

(一)总体与样本

根据研究目的确定的研究对象的全体称为总体，它是由性质相同(同质)的个体所构成，例如要了解某医院某年度住院病人医院感染的情况，那么该医院该年度全部的住院病人就是一个总体。从总体中取出部分个体，这些个体就是样本，在一个样本里可以有不同的个体数，我们把一个样本中的个体数称为样本含量。

总体与样本的概念是相对的。如上所述，某年度某医院全部住院病人是一个总体，我们从中抽出600人进行研究，这600名住院病人就是一个样本，但是如果我们对该医院所在地区的医院感染进行调查，那么上述医院的全部住院病人就成为一个样本。

(二)计量资料和计数资料

医院感染调研所获得的资料可以分为两大类，即计量资料和计数资料。

1. 计量资料：对每个观察单位用定量方法测定某项指标的数值大小所得的资料，即为计量资料，如体温(℃)、住院时间

（日）、年龄（岁）、血压 $[kPa(1mmHg=0.133kPa)]$、空气中细菌数（cfu/m³）、医院感染所致的经济损失（元）等。

2. 计数资料：先将观察单位按性质或类别进行分组，然后清点各组观察单位的个数所得的资料。例如切口分为清洁、清洁-污染、污染等3类，然后计算不同类别的手术次数；再如计算各科室住院病人的感染率，先将病人分科室，然后按科室计算感染及未感染人数。

区分统计资料的类型十分重要，因为计量资料和计数资料所要计算的统计指标和采用的统计分析方法完全不同，所以我们进行资料分析的第一步就是要区别资料属于什么类型，只有区别了资料类型，才能决定采用哪一种统计方法。

（三）误差

统计学上将测得值与真实值之差统称为误差，误差来源主要有3种。

1. 系统误差：在收集资料过程中，由于仪器不准、标准试剂未经校准、医师掌握疗效标准偏高或偏低、调查者诱导式提问等原因，可使观察结果的倾向性偏大或偏小，这种误差称为系统误差。系统误差是不可能用统计方法使其减小或消除的，如已发生就要尽力查明原因并予以校正。

2. 随机测量误差：在经过校正的条件下，由于种种偶然因素的影响造成同一对象多次测量结果不完全一致，这种误差往往没有固定的倾向，时高时低，故称为随机测量误差。随机测量误差是不可避免的，但可以通过主观努力，控制试验条件，使误差降低到允许范围。

3. 抽样误差：当消除了系统误差并控制了随机测量误差之后，样本数值和总体指标，一个样本数值和另一样本数值之间仍有差异，这是由样本个体差异造成的，这种误差称为抽样误差。统计学中的显著性检验，即检验两指标之间的差异是抽样误差造成的，还是确实存在的。

（四）概率

概率是指某事件出现机会（或可能性）的大小，可用分数、小数或百分数表示。例如我国医院感染的发病率为 9.7%，即住院病人发生医院感染的概率为 0.097,而不发生医院感染的概率为 0.903。概率用符号"P"表示。若某事件绝对不会发生时,P 等于 0;某事件一定会发生时,P 等于 1;而大多数随机事件的概率都在 0~1 波动,P 越接近 1,则表示发生某现象的可能性越大。统计分析的大多数结论都是建立在概率大小的基础之上的。

二、计量资料的分析

平均数和标准差是计量资料统计分析时最常用的指标。平均数表示一群同质观察值的集中趋势,标准差则表示观察值的离散趋势。

(一) 平均数

在医院感染科学研究中,常用的平均数有算术平均数和几何平均数。

1. 算术平均数:一般简称为均数,即观察值的总和除以观察值的个数所得的商。

当资料呈正态分布或近似正态分布时,计算算术平均数。在医学上,许多生理、生化指标的频数分布都是近似正态分布的,如血压、脉率、身高、体重、血糖含量等。

2. 几何平均数:当资料的频数分布呈偏态时,应当选择几何平均数,如研究医院感染所致住院时间的延长和增加的医院费用,由于少数病人发生多部位的感染或因感染对治疗措施具有抵抗力(如病原菌具有耐药性),使得这部分病人住院时间很长和医疗费用很高,导致这类资料呈偏态分布,此时应计算几何平均数。如果选择算术平均数,则会产生偏差,尤其是当样本量较小时,使估计的数字产生偏离。几何平均数用符号"G"表示,其计算方法是 n 个观察值连乘积的 n 次根或是将数据转换成对数,计算对数值的平均数,然后再取其反对数。如 Green 等采用病例对照配对的方法,对 57 例普通外科和矫形外科的医院感染病人延长住院日的调查,其 30 例泌尿道感染者的住院日呈典型的偏态分布,此时就应采用几何平均数,如采用算术平均数,则会使计算出的因医院感染延长的住院日偏高。

(二)标准差

均数说明一组资料的平均水平和集中趋势,但却不能说明资料的分散程度。现有甲、乙两组资料

甲:98   99   100   101   102 $X_甲 = 100$

乙:80   85   100   115   120 $X_乙 = 100$

两组数据平均数完全一样,但其组成却不同,前者集中而后者较分散。因此我们引入标准差的概念,用于说明资料的分散程度(变异程度)。用 S 表示样本的标准差,通过计算,上述甲组 $S_甲 = 1.58$,乙组 $S_乙 = 17.68$,由此可见标准差的大小可反映资料的分散程度(变异程度)。标准差越小,说明观察值的变异程度越小;反之,标准差越大,说明观察值的变异程度越大。

(三)均数与标准差的应用

1. 均数与标准差是反映一群观察资料特征的两类统计指标:均数是描述频数分布的集中趋势这一特征;标准差是描述观察值离集中趋势的程度。平均数的代表性如何,可以从标准差的数值大小得到反映。标准差越大,平均数的代表性越小;标准差越小,说明变异越小,平均数的代表性就越大。

2. 用标准差计算变异系数:用标准差作为变异指标进行组间比较时,要求比较的样本具有相同的单位且均数比较接近。如 A 组体重(kg)与 B 组身高(cm)之间就不能比较;两组变量虽然单位相同但如果均数悬殊,也不能直接进行比较,此时可引用变异系数(CV),其计算公式为:

$$CV(\%) = 标准差/均数 \times 100\%$$

变异系数越大,则观察值的变异程度越大;反之,变异系数越小,则观察值变异程度越小。

例:某地 20 岁男子 160 人,身高均数为 166.06cm,标准差为 4.95cm;体重均数为 53.75kg,标准差为 4.96kg,试比较 20 岁男子身高与体重的变异程度。

身高 CV(%) = 4.95/166.06×100% = 2.98%

体重 CV(%) = 4.96/53.75×100% = 9.23%

如果单从标准差数值看,两者变异相差甚小,而转换成变

异系数后就有很大差异。从变异系数可知体重的变异程度比身高的变异程度大。

3. 估计观察值的频数分布:医学资料的频数分布可分为正态分布和偏态分布两大类。正态分布曲线是一条高峰位于中央(即总体均数所在处),两侧逐渐下降并完全对称,两端永远不与横轴相交的钟形曲线。曲线下面积有一定分布规律,以正态曲线下全部面积为100%,则:均数减一个标准差到均数加一个标准差,包括全部面积的68.27%,超出此范围的面积占31.73%;均数减1.96个标准差到均数加1.96个标准差,包括全部面积的95%,超出此范围的面积占5%;均数减2.58个标准差到均数加2.58个标准差,包括全部面积的99%,超出此范围的面积占1%。如果资料呈正态分布或近似正态分布,按正态分布曲线下面积分布规律,可估算出95%或99%正常值范围。

4. 用标准差计算均数标准误:在医院感染科研中常采用抽样研究的方法,通过对从总体中随机抽取出来的样本的研究来推断总体。即使严格遵守随机化原则,所得的各样本统计量与总体参数也不完全相同。这是由于总体各样本间存在着差异。可能由于多抽到一些数值较大或较小的个体而造成样本统计量与总体参数有所不同。这种由于抽样所引起的差异称为抽样误差。抽样误差的大小通常用样本均数的标准误来表示。如果把样本均数看成一个变量,那么标准误就是样本均数标准差;标准误表示一组数的离散程度。

(四)计量资料的显著性检验

实际工作中常遇到这种情况,即需进行感染组、非感染组某项指标的比较;发生感染前、后某项指标的比较;两种消毒方法哪一种较好等,这就会出现两组均数不同,需要进行比较的情况。对于两组均数的不同,我们要考虑两种可能性。

1. 这两个样本是从同一总体中抽出,其差别是由抽样误差引起的,实质上两个均数之间不存在差别。

2. 这两个样本不是来自一总体,其差别是其他原因所造成的。

判断两个均数之间的差异属上述哪一种,就要进行显著性检验。常用的计量资料的显著性检验主要是 t 检验。具体方法详见统计学书籍。

t 检验的适用条件:总体为正态分布而且所比各组的方差是相同的;但在实际工作中与上述条件略有偏离时对结果影响不大。

(1) 配对资料的 t 检验:在医院感染研究中,我们常常对感染病人感染前后的某些生理、生化指标进行测量,以观察这些指标与感染的关系,也可将感染病人按年龄、性别、入院时间等与非感染病人配对,以研究某项指标和医院感染的关系;也可对同一批样本用两种消毒法进行消毒以比较两种方法的优劣。上述几种设计属于配对,其资料显著性检验应用配对资料的 t 检验,具体方法详见统计学书籍。

(2) 两个样本均数差别的 t 检验:在日常工作中,经常遇到没有经过配对设计的资料,这类资料应按非配对资料进行显著性检验,具体方法详见统计学书籍。

(3) 两样本含量较大时,均数比较的 u 检验:当两个样本含量较大时($n > 100$),可用 u 检验代替 t 检验,以简化计算,具体方法详见统计学书籍。

(4) 显著性检验的注意事项:①t 检验的适用条件为总体是正态分布、各总体方差相同,实际上很难完全达到此两项要求,但稍有偏移时结果影响不大,故只需近似正态分布或方差基本齐同即可,可用正态检验与方差齐性检验来确定。②进行显著性检验应考虑被比较样本的可比性,除了对比的主要因素外,其他影响观察值的所有条件应尽可能相同。③应根据资料的特点和分析的目的选用相应的显著性检验方法。④在统计分析前要依据研究目的确定用单侧检验还是双侧检验,单侧检验用 t 值表上 P_1 的概率,双侧检验用 t 值表上 P_2 的概率。⑤判断结果不能绝对化,即使 $P < 0.05$ 仍然可能发生 5%的错误。但 P 越大就越没有理由拒绝无效假设,P 越小越有理由否定无效假设。因此在进行显著性检验时,当 P 值在 0.05 临界范围内,最好不要匆忙下结论,而是增大样本含量

后再做显著性检验。

三、计数资料的分析

相对数是计数资料的统计指标,也就是在同一基础上两个有联系的指标之比值。相对数在医院感染科研中应用相当广泛,常用的有率和构成比。

(一)率的意义与计算

率又称频率指标,它表示在一定条件下某种现象实际发生的例数与可能发生该现象的总例数的比,用来说明某种现象发生的强度和频率。在医院感染研究中常用百、千等为比例基数,故称百分率(%)或千分率(‰)。其计算公式为:

率=某种现象实际发生的例数/可能发生某种

现象的总例数×100%(或1000‰)

注意:当计算多个单位的总率时,不是将单个率相加后平均,而是用实际发生例数之和与可能发生某种现象的总例数之比。

医院感染研究中,常用的率有下述几种:

1. 医院感染发病率:发病率是指在一定的时期,处在一定危险人群中新发病例的频率。

发病率(%)=新发病例数/处于危险中的人群人数×100%

在医院感染的监测中,一个病人可以发生多次或多种感染,使发病率的计算稍加复杂些,但基本上有两种计算和表示方法。

(1)感染病例发病率:感染病例发病率是指在一定时期,处在一定危险人群中新发病例的频率。

感染病例发病率(%)=新发病例数/处于危险中的

人群人数×100%

(2)感染例次发病率:感染例次发病率是指在一定时期,处在一定危险人群中新发感染的例次频率。

感染例次发病率(%)=新发感染的例次数/处于危险中的

人群人数×100%

　　某些调查材料指出,大约有18%的医院感染病人发生多部位或多次感染(即超过一个部位的感染)。故感染例次发病率常大于感染病例发病率1.27倍。因此,在写报告时要指明用的是何种发病率,以便进行比较。

　　2. 医院感染罹患率:罹患率是一种特殊的发病率,总是以百分率表示,并且多用在暴发流行中。

　　罹患率(%)=观察期间新病例数/观察期的暴露人数×100%

　　如新生儿护理室有100名新生儿,3周内14人因某种共同原因发病,可以说暴露某种危险因素的新生儿罹患率为14%。

　　3. 医院感染患病率:患病率是指在一定时间里,处在一定危险人群中的实际病例频率。

　　患病率(%)=实际病例数/处于危险中的人群人数×100%

　　患病率可分为点患病率和阶段患病率。很显然,点和阶段患病率的区别是人为的,某一时间过程,在一种时间尺度上看作一点,而在另一种不同时间尺度上看则认为是一个阶段。由于患病率调查包括新、老病人,因此,患病率总是大于发病率的。

　　4. 医院感染死亡率:死亡率是指一定时间内住院病例中因医院感染导致死亡的例数所占的比例。死亡率据其分子或分母定义的住院病人不同,又可计算粗死亡率、年龄别、性别及死因别死亡率。这些率可更确切地描述医院感染的死亡分布情况,反映医院感染的严重性。

　　死亡率=因各种医院感染所致的死亡例数/观察期间的
　　　　　　　住院病人数×100%(或1000‰)

　　如某医院某年共有10 000住院病人,因医院感染直接或间接死亡10人,那么其医院感染死亡率为10/10 000×100%=0.1%。

　　5. 医院感染病死率:病死率是指在一定时期内医院感染的全部病例中因医院感染死亡例数的比值。

　　医院感染病死率=因医院感染而死亡的例数/同期医院
　　　　　　　　　　感染的病例数×100%(或1000‰)

　　该指标反映了医院感染的严重程度,同时还说明了对医院感染的诊断及治疗的水平。它适用于严重的医院感染,如1993

年9月,10月间某市妇婴医院发生新生儿柯萨奇B族病毒感染,共有44名新生儿发生感染,死亡15名,则病死率为34.09%(15/44)。

（二）构成比的意义与计算

构成比又称构成指标,是事物内部某一部分值对内部各部分数值总和的比例,它表示事物内部各构成的比重。常用100作为比例基数,故称百分比。其计算公式为:

构成比=事物内部某一构成部分的总和/事物各构成
部分数值的总和×100%

（三）应用相对数的注意事项

1. 要注意率与构成比的不同:不要把构成比当作频率指标使用,评定医院感染发生的频率高低,应以感染率的高低为准。

2. 计算相对数的分母不宜过小:即调查和观察单位应有一定的数量。一般地说,样本数量较多,计算的相对数可靠性也较大。

3. 用率或构成比作对比分析:此时,要检查相互作比较的两组或几组资料是否可比,如发现病例的方法、诊断标准是否一致等。

4. 要正确选择分子和分母的数值:要能说明事物的特点和性质,如计算男性住院病人的医院感染率,分子为男性住院病人发生感染的例数,分母为男性住院病人总数。

5. 分组资料计算总率时,不能由各组率相加所得,而应该用有关的合计数进行计算。

6. 当两组或两组以上率进行比较时,不要凭表面数值大小下结论,一般应做率的显著性检验。

7. 对时间、地点、条件均相同的两个事物(或两个总率)进行比较时,如果两个事物有影响的内部构成不同,就不能直接比较,如果要比较,则先计算事物内部各组的率进行比较,或将总率标准化后再做比较。

（四）计数资料的显著性检验

计数资料同计量资料一样也存在抽样误差,率的抽样误差可用率的标准误(S_p)表示,它可反映率的抽样误差的大小,是衡量样本率稳定性与可靠性的指标。率的标准误小,说明抽样误差较小,表示样本率与总体率较接近;率标准误大,说明抽样误差较大,表示样本率与总体率相距较远。由于抽样误差的存在,因此当进行率(或构成比)的比较时,必须进行显著性检验。计数资料显著性检验常用的方法有卡方(χ^2)检验和 u 检验。

χ^2 检验是一种用途较广的显著性检验方法,常用于两个或多个率(或构成比)的比较,可分为四格表(2×2 表)资料 χ^2 检验、配对资料 χ^2 检验、行×列表资料 χ^2 检验,具体方法详见统计学书籍。

在进行两个率显著性检验时,除运用四格表 χ^2 检验外,当样本足够大时,还可选用 u 检验。

四、统计表和统计图

科研资料经过整理和计算后,用统计表、统计图的形式说明资料在数量方面的大小、变动趋势、分布情况以及相互关系,以代替冗长的文字叙述,使结果一目了然,便于阅读、分析和比较,所以统计表和统计图是表达资料数量关系的重要方法。

(一) 统计表

统计表对统计分析的质量有重要的影响,一个制作正确的统计表,要做到主谓分明,清晰明了。统计表可分为简单表和组合表,简单表是只按一个因素分组,而组合表则是按两个或两个以上的研究因素分组。

制作统计表的基本要求如下:

1. 标题:标题的作用是说明表的内容。必要时注明资料的时间和地点。标题一般写在表的上端,让人一看便知道该表要阐述的问题。如"1988 年 9 月……感染发病率"即为标题。

2. 标目:标目是统计分组的标志,统计表的标目有横标目和纵标目,如表中的科室、出院人数等。标目要做到简明扼要,必要时注明单位。横标目位于表的左侧,它说明同一横行数字的意义;纵标目位于表的上方,它说明同一纵行数字的意义。

纵横标目的排列次序可按时间先后、数字大小、事物重要性等有规律地排列。

3. 线条:线条不宜过多,一般由顶线、底线、纵标目下面的横线组成,其余都不宜使用线条。

4. **数字准确**:表内数字应正确无误,小数点的位数应一致,每3位数空格,以便阅读,表内不应有空格,数字不详或无数字时可用"…"或"-"符号表示。

5. 必要时作适当注解,位于表的下方。

(二)统计图

统计图是我们分析资料的又一种表现形式,它是利用线条高低、面积大小来代表数量,较统计表能更直观、形象和明了地反映事物间的数量关系。

各种统计图有不同的绘制要求,但其基本原则如下:

1. 资料的性质和分析目的:选择适当的图形。

2. 标题:简明扼要地说明资料的内容、时间、地点,一般写在图的中间位置。

3. 标目:纵横两轴应有标目和标目单位。

4. 尺度:纵轴尺度自下而上,横轴尺度自左到右,一般由小到大。

5. 图线:图线应粗细适当,绘制时定点要准确,不同事物采用不同的线条(实线、虚线等)来代表。

6. 图例:若图中用两种以上的不同线条、长条或颜色代表不同的事物时,则需要用图例说明。图例一般放在图内右上角空隙处或适当位置。

7. 绘制要准确、美观,给人以清晰印象。要注意图形的纵、横轴比例,一般以5∶7为宜,过大或过小易造成错觉。

(赖晓全)

第五章 医院感染暴发的
调查与处理

医院感染暴发在医院内不常发生，其感染病例占整个医院感染病例的 1%~5%，但是一旦发生，则对社会、医院和病人造成巨大的损失和影响。如 2003 年 SARS 医院感染的暴发，导致某些科室甚至整个医院被迫关闭，社会反响强烈。又如近期发生在西安某医院的严重医感染事件，9 名新生儿发病，其中 8 例死亡的悲剧，给医疗领域造成巨大影响，为此卫生部将此事向全国通报。因此，如何做好医院感染暴发的早期发现与识别、及时报告、及时采取有效的治疗与控制措施，是医院感染防控的重要工作，不仅对提高医疗质量、保障患者安全具有重要意义，同时对医院的信誉和社会的稳定都将产生重要的影响。

第一节 医院感染暴发的概念

要做好医院感染暴发的早期发现与识别，首要问题是确定医院感染暴发的定义，在 2006 年卫生部颁布的《医院感染管理办法》中规定，医院感染暴发"是指在医疗机构或其科室的患者中，短时间内发生 3 例以上同种同源感染病例的现象"。为了进一步规范医院感染暴发报告和处置的管理工作，最大限度地降低医院感染对患者造成的危害，保障医疗安全，卫生部和国家中医药管理局在 2009 年 7 月又颁布了《医院感染暴发报告及处置管理规范》，在该规范中除了要求进一步做好医院感染暴发的报告与处理外，增加了对"疑似医院感染暴发"的报告与处置要求，并明确了"疑似医院感染暴发"的定义，在该文件中规定：疑似医院感染暴发"是指在医疗机构或其科室的患者中，短时间内出现 3 例以上临床征候群相似、怀疑有共同感染源的感染病例;或者 3 例以上怀疑有共同感染源或感染途径的感染病例现象"。

在实际工作中,医院感染暴发较《医院感染管理办法》中规定的情形要更为复杂和多样,如表现为感染总发病率增加、某种特定感染性疾病发病率增高或某种特定微生物感染发病率增加。这与社区传染病暴发不同,传染病暴发通常是由同种病原体引起的某一传染病发病率增高,而医院感染暴发可由同一病原体或多种病原体所致,更强调感染途径或流行因素的一致性。医院感染暴发通常有下述几种表现形式:

1. 同种病原体所致医院感染暴发:由同种病原体引起,但感染部位等可不相同;如为呼吸道感染,也可为手术切口、血液、泌尿道等部位的感染。如临床常见的 MRSA 医院感染暴发就是较典型的例子,还有 2006 年冬季至 2007 年春季发生在北京某些大医院的诺如病毒医院感染暴发。这类暴发就是《医院感染管理办法》中规定的那一类。

2. 同一医疗机构总感染发病率上升:医院感染暴发表现为在某一科室或某医疗机构,医院感染总发病率与上年的同期或常规发病率比较有明显增加,经统计学分析有显著差异。发生感染的类型、感染的部位、引起感染的病原体可相同也可不同。如消毒供应中心压力蒸汽灭菌不合格时,同一批灭菌物品会引起不同科室病人不同部位的感染,且感染的病原体可能不同。

3. 同一感染部位发病率增加:感染暴发集中发生在病人的相同部位,如手术切口、注射部位等,引起感染的病原体可相同也可不同。如 1998 年发生在某妇儿医院手术切口的龟分枝杆菌感染,在 298 例手术患者中发生了 166 例感染,罹患率高达 56% ;又如某医院外科发生手术后切口感染暴发,在 69 例乳腺手术中发生 5 例感染,罹患率为 7.2% ,远较平时不到 0.5% 的发病率高出许多倍,而引起此次感染的病原体分别为金黄色葡萄球菌和铜绿假单胞菌。

医院感染暴发可局限在某个科室,也可发展到整个医院、局部地区、全国甚至累及全球,如 2003 年 SARS 在全球医院内的暴发。

第二节　医院感染暴发的报告及管理

一、医院感染暴发的报告

当某部门或医疗机构出现医院感染暴发时,应及时向医院有关领导和上级主管部门报告,《医院感染管理办法》和《医院感染暴发报告及处置管理规范》中明确规定:

1. 医疗机构经调查证实发生以下情形时,应于 12 小时内向所在地的县级地方人民政府卫生行政部门报告,并同时向所在地疾病预防控制机构报告:

(1) 5 例以上疑似医院感染暴发。

(2) 3 例以上医院感染暴发。

2. 省级卫生行政部门接到报告后组织专家进行调查,确认发生以下情形的,应当于 24 小时内上报至卫生部:

(1) 5 例以上医院感染暴发。

(2) 由于医院感染暴发直接导致患者死亡。

(3) 由于医院感染暴发导致 3 人以上人身损害后果。

3. 医院发生以下情形时,应当按照《国家突发公共卫生事件相关信息报告管理工作规范(试行)》的要求,在 2 小时内向所在地县级卫生行政部门报告,并同时向所在地疾病预防控制机构报告。所在地的县级卫生行政部门确认后,应当在 2 小时内逐级上报至省级卫生行政部门。省级卫生行政部门进行调查,确认发生以下情形的,应当在 2 小时内上报至卫生部:

(1) 10 例以上的医院感染暴发。

(2) 发生特殊病原体或者新发病原体的医院感染。

(3) 可能造成重大公共影响或者严重后果的医院感染。

4. 医疗机构发生的医院感染属于法定传染病的,应当按照《中华人民共和国传染病防治法》和《国家突发公共卫生事件应急预案》的规定进行报告和处理。当病房出现医院感染暴发趋势时,应及时电话报告感染管理科及医院的管理部门。

医院感染暴发报告的内容包括:医院感染暴发发生的时间

和地点、感染初步诊断、累计感染人数、感染者目前健康状况、感染者主要临床症候群、疑似或者确认病原体、感染源、感染途径及事件原因分析、相关危险因素、主要检测结果、采取的控制措施、事件的初步结果等。

二、医院感染暴发的管理

医院感染暴发的管理非常重要,它能使对暴发的控制得到有力、科学的指导与支持,是暴发控制工作有条不紊地进行的基础与前提。《医院感染管理办法》对医疗机构和不同部门与人员的职责明确规定如下:

1. 医院感染管理委员会应研究并制定本医院发生医院感染暴发及出现不明原因传染性疾病或者特殊病原体感染病例等事件时的控制预案。

2. 医院感染管理部门应对医院感染暴发事件进行报告和调查分析,提出控制措施并协调、组织有关部门进行处理。

3. 医疗机构应当及时发现医院感染病例和医院感染暴发,分析感染源、感染途径,采取有效的处理和控制措施,积极救治患者。

4. 医疗机构发生医院感染暴发时,所在地的 CDC 应协助调查,查找感染源、感染途径、感染因素,采取控制措施,防止感染源的传播和感染范围的扩大。

第三节　医院感染暴发的特点

医院感染暴发与社会传染病暴发相比,具有以下特点:

1. 医院感染暴发必备 3 个基本环节:感染源、感染途径和易感人群,缺少其中任一环节,医院感染暴发会自动终止。

2. 医院感染暴发的病例数相差较大:不同类型的感染暴发,发生的病例数可相差较大。在大流行时,可出现很多病例,如 2003 年 SARS 暴发,发生了大量的医院感染病例,仅在某市 175 例的 SARS 感染病人中,165 例为医院感染。也可仅有数例,如在某医院的 ICU 出现 4 例铜绿假单胞菌感染,表明有医院感染暴发或存在暴发趋势,需积极采取措施开展调查。

3. 流行过程可长可短:当引起暴发的因素消失快时,暴发可仅持续数小时,如由于医院食堂某餐供应的食物不洁导致的感染性腹泻,如果发现控制及时,流行会很快结束;若引起感染的某因素长期存在而又未被及时发现时,暴发可持续较长时间甚至数个月。

4. 暴发波及范围可大可小:医院感染暴发可以是局部性,如局限在某科室或某医院,如某医院 ICU 发生耐甲氧西林金黄色葡萄球菌感染的暴发;也可以波及整个地区甚至全国,如2006 年由诺如病毒引起的腹泻在某些大城市多家医院中的暴发。

5. 暴发感染具有多样性的特点:医院感染暴发可为不同部位的感染暴发,如手术切口部位感染暴发、与呼吸机使用有关的呼吸道感染的暴发;也可为单一病因引起的同一感染暴发,还可以是同一病原体引起的不同部位的感染。

6. 病原体:引起医院感染暴发的病原体多为条件致病菌,如大肠埃希菌,也有传染病病原体引起医院感染暴发;引起暴发的病原体可为同一病原体,也可为不同病原体所致。

7. 感染源:可为病人、病原携带者或环境储源,其确定较传染病暴发困难。

8. 复杂性:由于医源性因素的多样性与复杂性,引起医院感染暴发的因素很复杂,在进行调查和分析时要认真仔细,才能真正发现引起暴发的原因。

9. 可预防性:医院感染暴发大多为外源性感染,有明确的传播方式,多数属于可预防性感染。

第四节　医院感染暴发的发现与识别

一、医院感染暴发的发现

医院感染暴发的早期发现对及时采取措施控制其传播、降低罹患率具有十分重要的意义。早期发现方法主要有以下3点：

1. 医院感染监测：监测是发现医院感染暴发的有效方法。当医院感染的发病率较平时或上个月或上年同期明显增高，并经统计学分析具有显著性意义（$P<0.05$），或医院感染在其一病区出现聚集现象时，则可能存在医院感染的暴发，应及时进行调查。

2. 临床医师、护士的日常诊疗工作：医务人员在日常的诊疗、护理工作中发现医院感染病例增多的现象，应意识到是否存在医院感染暴发的可能，应及时向科主任与感染管理部门报告，以便及时进行调查。

3. 临床微生物实验室的检验报告：当临床微生物室在病原体培养、分离的工作中发现某种感染的病原体增多或分离到特殊的病原体或新病原体，均应警惕有医院感染暴发的发生或聚集性感染发生的趋势。

二、医院感染暴发的识别

在做好发现医院感染暴发的同时，应认真甄别是否真的存在医院感染暴发，下列情况易导致暴发假象：

1. 医院感染监测系统的改变：医院感染监测系统的改变可以导致暴发假象的发生，如医院感染的定义、监测方法、发现医院感染病例的方法等的改变，可导致医院感染病例数发生较大的变化，从而使人产生医院感染暴发的假象。

2. 实验室方法的改变：如引进新的方法或对原有检验方法的改进，提高了病原体检测的敏感性，使临床上分离出的病原体较以前增加，使人产生暴发的假象。

3. 标本被污染：标本在收集、运输和实验室处理的过程中的任何一个环节都有可能被污染，使某一分离出的病原体增多，产生一种暴发的假象。要识别这种假象，需要结合临床表现综合考虑，如临床表现与实验室结果不符，则应考虑是污染所致。

第五节　医院感染暴发的调查与分析

医院感染暴发的调查,与普通传染病暴发的调查具有相似性,但由于医院感染有其自身的特点,因此又有其特殊性。不同的医院感染暴发事件的特点不尽相同,因此其调查方法与步骤也不一致,但一般包括以下几点:

一、核实诊断

对怀疑患有医院感染的病例进行确诊,确诊的依据主要是临床资料、实验室检查和流行病学信息,应综合分析这些资料,做出正确的判断。在核实诊断时,我们应明确规定医院感染病例的定义。定义病例的方法如下:

1. 根据感染病人的临床症状和体征确定病例定义,常用于病原体不明时。根据感染症状和体征确定病例的定义,可将不同病原体引起的具有相同临床表现的病人纳入调查范围。

2. 根据病原体确定病例的定义,如果已经知道引起医院感染暴发的病原体,我们可根据暴发事件的特点,确定不同的感染病例定义,如一起由 MRSA 引起的医院感染暴发,Haley 和 Bregman 确定的病例定义为"任何由 MRSA 引起的医院感染",通过调查表明,工作人员过少和病人过于拥挤是引起这次感染流行的主要因素。

在制订感染病例定义时我们应注意,充分考虑临床上的轻症病例和不典型病例,这对调查结果具有重要的影响。

确诊感染病例对调查十分重要,因其影响调查方向和处理方法。在进行病例的确诊时,应以大多数病例的临床表现(如感染部位、症状和体征)为依据,并结合流行病学特征(病例发生的时间和病人群体)以及细菌学或血清学结果。

二、证实暴发

根据确诊病例,在流行范围内计算医院感染的罹患率,若医院感染的罹患率显著高于该科室、病房、医院或某一地区历年医院感染一般发病率水平（$P<0.05$），则证实有医院感染暴发。

三、提出初步假设

在收集和初步分析首批暴发病例原始资料的同时，我们应查阅和参考有关文献资料，并提出引起本次感染暴发的感染源和感染途径的假设。建立假设是进一步调查的基础，对整个调查过程具有指导作用，因此假设是否正确对调查影响很大。

四、确定调查目标

医院感染暴发调查的目标是查明感染的性质、发生的范围、程度和可能的原因。

1. 调查感染发生的性质：包括调查感染发生的种类及其诊断，是否属于医院感染，所涉及病原体的种类及其特性（致病力、对抗菌药物的敏感性），感染传染性的大小。

2. 调查感染发生的范围、程度和可能原因：调查人员应详细了解感染发生的病例数，首例病例发生的时间、病例发生的时间顺序，以前有无类似现象的发生；病例的分布，其他病房有无类似病例的发生；病例主要集中发生在哪类病人，其特点包括年龄、基础疾病、发病前有无特殊诊疗操作或处理等。

根据医院感染发生的性质、范围和程度，可推测暴发发生的原因。

五、现场调查

现场调查主要包括调查病例、查明感染源及感染途径、采集标本、采取应急的治疗与控制措施等。

1. 病例调查：应制定统一的调查表进行医院感染病例调查，逐项登记有关资料。调查内容一般包括：

（1）病人的一般资料：包括姓名、年龄、性别、病历号、入院日期和入院诊断等。

（2）感染发生情况：如感染日期、临床症状、体征、感染部位、病原体培养及其他相关检查结果。

（3）病人的地区分布：如科室、房间号和床号。

（4）手术病人应详细记录手术间号、手术时间、是否为接台手术、手术者及麻醉师、所用手术器械的情况等。

（5）病人接受的特殊诊疗操作：如使用的各种导管，动、静脉插管，呼吸机的使用，内镜检查等。

（6）病人使用药物的情况：包括局部用药，如使用眼药水、伤口清洗液、膀胱冲洗液等。

在进行感染病例调查时，应同时对相同地区、同时期处于相同条件下那些未发病的病人按照同样的内容进行调查，这对查明感染发生的原因十分重要。

2. 采集标本及进行检验：采集标本包括采集医院感染病例标本、可疑感染源标本和感染媒介物标本。病例标本以感染部位标本为主；可疑感染源标本包括可疑携带者和环境储菌所标本；感染媒介物标本包括医务人员手、鼻咽部标本，各种诊疗器械，药液，一次性使用无菌医疗用品及各种与病人密切接触的可疑生活用品等。对病人的密切接触者如陪护人员，必要时也应进行采样。

对分离到的病原体应进行鉴定和药敏试验，有条件的单位应进行进一步的分析，如质粒分型和 DNA 序列分析，这对感染病人的治疗、分析暴发的性质、感染的控制和预防具有重要意义。

3. 收集其他有关资料：应调查医院感染暴发期间同期的住院病人人数，以便计算罹患率；此类感染既往的发生情况，该感染病原体以往的分离率，本院其他科室类似感染的发生情况，以及暴发期间人员的流动和环境的改变等。

六、调查分析与总结

对调查工作中获得的所有资料，应及时进行整理分析，为判定暴发的性质提供科学依据。但在资料分析前，应对资料进行有效的审核，保证资料的质量，以免产生误导。资料的分析

一般包括下述几方面:

1. 临床资料的分析:根据病例资料,统计本次暴发病例的主要症状、体征出现的频率,以分析感染暴发的临床类型。一般在同源暴发中,临床类型一致。

2. 流行病学资料的分析

(1)感染的时间分布:以感染的病例数为纵轴,以发病时间为横轴来描述感染的流行曲线。通过对流行曲线的分析,可判断病原体的感染方式和流行开始的时间。医院感染暴发常见的流行曲线有下述几种:

1)一次性同源暴发:在感染的流行过程中,如果全部病例均在该病的最长和最短潜伏期内出现,则该次流行为一次同源感染。其特点是病例数增加快,迅速达到高峰,然后下降快。

2)人与人接触传播:病人或携带者作为感染源,病原体通过直接或间接接触感染疾病。其特点是首例感染病人出现后,病例数缓慢增加,高峰平坦,下降也较缓慢。

3)同源暴露后继发人与人接触传播:该种流行曲线的特点是第一峰为"同源暴露"所致,继后发生人与人之间的接触传播,高峰平坦,增加与下降均较缓慢。

4)间歇传播:病原体在一段时间内不断从同一感染源播散,其特点是病例数散在分布于整个流行期间。

(2)感染的地区分布:将感染病例按发生感染时所在的病室、病区进行发病数统计,或按病例来自不同的手术室或手术因素统计,计算罹患率进行比较;从病例的分布特点,发现感染高发区,根据高发区与普通区之间的差异特点,发现感染流行的因素。

(3)感染的人群分布:将感染病例按年龄、性别、基础疾病、接受某种侵入性操作、手术危险因素、所用药物、某种特殊的治疗措施等进行分组,分别计算各组的罹患率,根据罹患率的高低可以发现高危人群。发现高危人群是形成病因假设及制定感染控制措施的基础。

(4)病例对照研究:将发生医院感染的病例组与未感染的对照组进行暴露因素的比较,如果两组之间的差异具有统计学意义,即可初步确定该感染暴发的流行因素。此方法是验证感染暴发因素假设常用的方法。

(5) 定群研究:比较暴露于某因素的人群与未暴露于该因素的人群感染发病率的高低,得出两组之间感染发病率的差异,并计算相对危险性,找出感染暴发的高危因素。如在一次乙型肝炎医院感染流行事件中,Polish 等提出,糖尿病病人使用的某种侵入性操作可能是感染的流行因素。他们对流行期间60 例住院的糖尿病病人进行定群研究,采过指血的病人为一组,未采指血为对照组,结果发现病例组的发病率明显高于对照组($P=0.08$),证实采指血是引起本次乙型肝炎流行的危险因素。

3. 实验室资料的分析:调查者对可疑感染源进行采样培养,如果检出的病原体与暴发菌株相同,则可证实假设,不需进行分析流行病学研究,直接对感染源采取措施可终止感染的暴发。但在多数情况下,原始资料不足以提示感染源的存在,这时则应进行分析流行病学研究(病例对照研究和定群研究),以便识别可能的感染源和感染途径,然后再对假设的感染源采集标本进行病原学研究,为证实假设提供有力的证据。

4. 总结报告:在医院感染暴发调查分析中,最终目的是发现引起暴发的因素,因此在调查工作中应认真进行总结并写出报告。报告的内容一般包括感染暴发的程度、范围和结果;调查的进展和感染控制的情况;人力、物力和财力等方面的支持,采取的重大临时措施如关闭病房甚至关闭医院等重大举措;暴发控制措施的效果与事件的结局;经验教训;薄弱环节和不足等。

第六节 医院感染暴发的控制措施及效果评价

当医院感染暴发时,采取的控制措施越早越好,但要注意在采取控制措施前应及时留取各种标本。每次医院感染暴发事件,其感染源、感染途径、感染因素和易感人群都不尽相同,

因此,应根据所掌握和推测可能的原因,采取有针对性的措施。医院感染暴发的控制措施一般包括以下几方面:

1. 加强感染源的管理:当引起感染暴发的病原体毒力大、传染性强如 MRSA 感染,或为不明原因的病原体引起的感染如 2003 年初期 SARS 流行时,在采取积极治疗措施的同时,应及时隔离感染病人,以预防其他病人和医务人员发生感染。

2. 切断传播途径:由于医院感染的暴发多数为外源性感染所致,因此可通过加强消毒,包括加强医疗用品的灭菌、环境物品的清洁消毒、医务人员的无菌操作和手卫生、一次性使用无菌医疗用品的管理、消毒药械的管理等措施,控制暴发的发生与蔓延。

3. 保护易感人群:对抵抗力低下的人群可采取保护性的隔离措施,或对密切接触者实行预防接种等。

4. 其他控制措施:包括加强医院感染的监测,及时发现医院感染暴发的趋势、采取控制措施、总结和反馈临床上分离的病原体及其对抗菌药物的敏感性,加强临床上抗菌药物的管理,尤其是某些特殊抗菌药物的应用等。

总之,具体情况应具体分析,应根据每次医院感染暴发的特点,采取有针对性的措施,并对控制措施的效果进行评价。如果在采取控制措施后,暴发没有得到控制或下降缓慢,说明采取的措施不当或是措施未得到有效的落实或是假设错误,应重新审视。在医院感染暴发终止前,调查者不应停止调查,应继续收集有关资料进行总结分析,直到无继发病例的发生或医院感染罹患率降至散在发病率水平。

(赖晓全)

第六章 医院感染与抗菌药物的合理应用

第一节 抗菌药物的使用现状

抗菌药物使细菌感染性疾病得到了很好的治疗,但其滥用不仅增加药物不良反应和毒性反应,还会加重患者的经济负担,也促使细菌产生耐药性,导致二重感染和难治性感染。医院感染病原菌的变迁与抗菌药物特别是新的广谱抗菌药物的使用是分不开的,因此抗菌药物的应用与医院感染密切相关。

据 WHO 对全球不同地区的监测报告中指出,中国住院患者抗菌药物使用率达80%,其中联合用药和使用广谱抗菌药物占58%,远高于30%的国际平均水平。抗菌药物费用占全部药费的40%,高居全球榜首。李大魁等对40所综合性大医院购入药品分析表明,在经常应用的100种药品中,抗菌药物有23种,其使用率高达70%,购置费用占全部药品支出的33.3%以上。

一、抗菌药物滥用及不合理使用

抗菌药物的不合理应用表现在许多方面,主要有以下几点:

1. 不重视病原学检查,盲目使用抗菌药物:病原学检查是合理使用抗菌药物的保证,病原学送检率低,影响到抗菌药物的正确选择。

2. 擅自扩大预防用药指征:一些病毒感染无抗菌药物使用指征,如常见的上呼吸道感染。无指征的预防用药不仅对病情无帮助,相反极易诱发细菌耐药性的产生。

围手术期预防用药范围过广:围手术期应根据术野有无污染或污染可能,以决定是否需要预防应用抗菌药物。对于清洁手术,术野无污染,通常无需预防应用抗菌药物;而对于手术范围大、时间长、污染机会多的手术,以及涉及重要脏器、异物植入、高龄或免疫缺陷等高危人群手术,则需考虑适当应用抗菌药物。但是目前国内各级医疗单位围手术期抗菌药物预防性应用范围过大,且联合应用抗菌药物的问题异常突出。据报道,广东省某医院 1235 例外科、妇科、眼科无菌手术围手术期抗菌药物应用率为 100%,抗菌药物二联应用率高达 94%。

3. 抗菌药物选择、剂量、给药疗程、给药途径等不合理:没有做药敏试验,盲目选择新的昂贵的抗菌药物,特别是第三代或四代头孢菌素与碳青霉烯类。抗菌药物用药时间不正确,如 β-内酰胺类抗菌药物是时间依赖性的,需每日多次给药,而临床常见每日一次给药的现象。

为追求疗效而加大剂量。但药效学研究证明,并不是所有药物的剂量-效应都是呈正比的,应该根据抗菌药物的药动学知识正确选择药物剂量。

4. 抗菌药物不合理联用和无指征的联合用药:抗菌药物的合理联用,可获协同或相加作用,并能避免耐药菌株产生,盲目联用则适得其反。临床抗菌药物联用率很高,且常见繁殖期杀菌剂与快速抑菌剂联用、作用机制相同的抗菌药物联用等不合理联用现象。

5. 忽视特殊人群的合理用药:针对不同的患者须选用不同的抗菌药物,尤其是对于特殊人群。如肝、肾功能不全患者用药时,应根据其肝、肾功能损伤程度,确定可用、慎用或禁用的抗菌药物品种,并确定是否按正常剂量或降低剂量应用。这些问题往往很容易被某些临床医师忽视,如给肾功能不全患者应用万古霉素造成肾功能衰竭,给肝功能损害患者应用异烟肼造成肝功能衰竭等。对氨基糖苷类等有明显耳毒性、肾毒性的抗菌药物,小儿患者应尽量避免应用,只有当临床提供了明确的用药指征且无其他毒性低的抗菌药物可供选择时,方可选用该类药物,且在治疗过程中须随时严密观察不良反应。另一类特殊群体是老年人,因其组织器官呈生理性退行性改变,免疫功能减退,故在用药时也应予以充分注意。老年人肾功能呈生理性减退,药物自肾排出减少,导致在体内蓄积,血药浓度增高,很容易导致药物不良反应的发生。因此老年患者尤其是高龄患者在接受主要自肾排出的抗菌药物时,应按轻度肾功能减退情况减量给药,且宜选用毒性低和具有杀菌作用的抗菌药物,尽可能避免应用毒性大的氨基糖苷类、万古霉素、去甲万古霉素等。

二、抗菌药物不合理应用的危害

1. 增加患者对感染的易感性:机体免疫力是抵抗感染的决定因素,医院感染的主要对象是体弱、重病(如肿瘤)等抵抗力极弱的患者。多种抗菌药物可引起皮疹、皮炎、黏膜出血等不良反应,破坏皮肤和黏膜的正常组织结构,为机会致病菌创造感染途径。长期应用抗菌药物可影响患者机体巨噬细胞的吞噬作用、淋巴细胞转化过程、体液免疫过程及粒细胞生成等。应用抗菌药物的麻疹患儿肺部感染发生率高于未预防性应用抗菌药物的相应患者,认为是抗菌药物抑制机体的免疫功能所致。抗菌药物还可通过改变酶系活性或免疫介导等途径对肝、肾、心、肺等造成损伤,导致体内毒性物质的蓄积,降低生理功能和防御能力。

综上所述,抗菌药物对机体免疫的不同环节有不同程度的抑制作用。这些作用不仅不利于原有感染的控制,并且会因为机体防御功能下降而导致新的感染。

2. 抗菌药物对人体重要代谢器官的毒性反应:抗菌药物对人体重要代谢器官的毒性作用干扰了机体新陈代谢过程,使毒性产物不易转化或排除,导致机体防御能力下降,对细菌易感性增加。

3. 抗菌药物对机体微生态的影响:长期应用广谱抗菌药物后,敏感菌受到抑制甚至被清除,而耐药菌乘机大量繁殖,导致菌群失调甚至引起二重感染(superinfection)。抗菌谱越广,发生微生态平衡失调甚至二重感染的概率越大。医院中相当一部分感染患者属于长期应用或滥用抗菌药物引起的二重感染。

4. 抗菌药物治疗中细菌耐药性的问题：由于抗菌药物的滥用，导致耐药菌株也不断出现。新的抗菌药物用于临床，一方面给细菌感染的治疗带来突破性的进展，一方面又重新陷入耐药的恶性循环。人类开发新药速度远远赶不上细菌耐药的速度，耐药菌的增多与治疗的棘手，为人类敲响了警钟。全球范围内细菌耐药形势不容乐观，以 ESKAPE 菌为例（屎肠球菌、金黄色葡萄球菌、肺炎克雷伯菌、鲍曼不动杆菌、铜绿假单胞菌和肠杆菌科细菌被合称为 ESKAPE 菌），最常见的耐药菌是产 ESBL 的肠杆菌、PDRAB 和铜绿假单胞菌、MRSA 等。以色列的一项荟萃分析显示，产 ESBL 菌的感染将使患者的病死率增加 2 倍以上。此外，多重耐药不动杆菌的广泛存在也成为临床抗感染治疗的关注热点，不动杆菌几乎对现有的全部抗菌药物（包括 β-内酰胺类、氨基糖苷类、喹诺酮类、四环素类和多黏菌素类）均具耐药性，且具有灵活获取新耐药决定簇的能力。随着耐药 G⁻杆菌感染的增多，以及其对 β-内酰胺类及喹诺酮类等抗菌药物耐药性的增强，未来将更多依赖碳青霉烯类药物，或者以碳青霉烯类药物为基础的联合治疗方案。

第二节 抗菌药物合理应用的评价标准

合理应用抗菌药物是提高疗效、降低药物不良反应发生率及减少或减缓细菌耐药性发生的关键措施。国家卫生部、国家中医药管理局及中国人民解放军总后勤部 2004 年 10 月联合颁布了《抗菌药物临床应用指导原则》，为临床医生合理应用抗菌药物提供了依据。

一、抗菌药物治疗应用基本原则

1. 诊断为细菌性感染者方有指征应用抗菌药物，由真菌、结核分枝杆菌、非结核分枝杆菌、支原体、衣原体、螺旋体、立克次体及部分原虫等病原微生物所致的感染亦有指征应用抗菌药物。缺乏细菌及上述病原微生物感染的证据,诊断不能成立者及病毒性感染者,均无指征应用抗菌药物。

2. 尽早查明感染病原菌,根据病原菌种类及细菌药物敏感试验结果选用抗菌药物。

3. 按照药物的抗菌作用特点及其体内特点选择用药。

各种抗菌药物的药效学(抗菌谱和抗菌活性)和人体药动学(吸收、分布、代谢和排出过程)特点不同,因此各有不同的临床适应证。临床医师应根据各种抗菌药物的上述特点,按临床适应证正确选用抗菌药物。中枢神经系统感染选择易通过血脑屏障的药物;泌尿系感染选择经肾排泄的抗菌药物;胆道感染选择青霉素、头孢菌素等在胆汁中浓度高的抗菌药;骨组织感染选择骨组织中浓度较高的红霉素、环丙沙星等;肠道感染选择口服难吸收且肠壁血药浓度高的药物。

4. 抗菌药物治疗方案应综合患者病情、病原菌种类及抗菌药物特点制订。

(1) 根据患者生理、病理、免疫等特点选择

1) 年龄:新生儿体内酶系统发育不成熟,且肾功能发育不全,应避免应用肾毒性明显的药物,如氨基糖苷类、多黏菌素类、四环素及氯霉素;老年人肝、肾功能减退,药物易蓄积,应减少治疗剂量,并尽量避免肝、肾毒性大的药物。

2) 孕妇:孕期选用抗菌药物应考虑药物对胎盘屏障的通透性和不良反应对胎儿及母体的影响。某些抗菌药可透过胎盘屏障对胎儿产生严重不良反应,如氨基糖苷类可致胎儿耳、肾功能损伤,氟喹诺酮类可致软骨发育障碍。

3) 肝、肾功能状态:肝功能损害或肝病患者应避免应用或慎用在肝中浓度高或在肝内代谢、经肝胆系统排泄或具有肝毒性的抗菌药;肾功能损害时,应延长抗菌药物给药时间间隔或减少用量。

4) 过敏体质:选用抗菌药物前应了解患者既往过敏史,进行皮肤敏感试验。

（2）抗菌药物的剂量、给药途径、给药次数、疗程及联合用药等

1）剂量：按各种抗菌药物的治疗剂量范围给药。治疗重症感染（如败血症、感染性心内膜炎等）和抗菌药物不易达到部位的感染（如中枢神经系统感染等），抗菌药物剂量宜较大（治疗剂量范围高限）；而治疗单纯性下尿路感染时，由于多数药物尿药浓度远高于血药浓度，则可应用较小剂量（治疗剂量范围低限）。

2）给药途径：轻症感染应选用口服给药；重症感染、全身性感染首先采取静脉途径给药，病情好转应及早转为口服给药；局部给药仅限于少数情况，如血液供应较少的部位、中枢神经系统感染时鞘内注射抗菌药治疗、眼科感染的局部用药等。

3）给药次数：应根据药动学和药效学相结合的原则给药。青霉素类、头孢菌素类和其他 β-内酰胺类、红霉素、克林霉素等消除半衰期短者，应一日多次给药。氟喹诺酮类、氨基糖苷类等可一日给药一次（重症感染者例外）。

4）疗程：一般用至体温正常、症状消退后 72～96 小时。但是，败血症、感染性心内膜炎、化脓性脑膜炎、伤寒、布鲁斯菌病、骨髓炎、溶血性链球菌咽炎和扁桃体炎、深部真菌病、结核病等需较长的疗程方能彻底治愈，并防止复发。

抗菌药物的联合用药适用于以下几种情况：①病原菌尚未查明的严重感染，包括免疫缺陷者的严重感染；②单一抗菌药不能控制的混合感染；③单一抗菌药不能有效控制的败血症或感染性心内膜炎等重症感染；④需长程治疗，病原菌易产生耐药的感染，如结核病、深部真菌病；⑤具有协同抗菌作用的药物可联合应用。

联合用药注意事项：①通常用两药联合，一般不超过 3 种；②短期（1 周内）用药，耐药菌出现机会少；③不要配伍使用对同一器官有毒性作用的药物；④配伍时不应发生理化反应。

抗菌药物分类及相互作用见表6-1。

表 6-1   抗菌药物分类及相互作用

第 1 类	繁殖期杀菌药(速效杀菌药)	如青霉素类、头孢菌素类、磷霉素、喹诺酮类、万古霉素、利福霉素类
第 2 类	静止期杀菌药(缓效杀菌药)	如氨基糖苷类、多黏菌素类
第 3 类	速效抑菌药	如四环素类、氯霉素类、林可霉素、大环内酯类
第 4 类	慢效抑菌药	如磺胺类

注:第 1 类 + 第 2 类,协同;第 1 类 + 第 3 类,拮抗;第 3 类 + 第 4 类,相加;第 2 类 + 第 3 类,相加;第 1 类 + 第 4 类,无关或相加。

氨基糖苷类抗菌药物彼此间不宜合用,与多黏菌素也不宜联用,主要原因是对肾脏的毒性作用过大。

二、抗菌药物预防应用原则

1. 内科及儿科抗菌药物的预防应用

(1) 用于预防一种或两种特定病原菌入侵体内引起的感染,可能有效;如目的在于防止任何细菌入侵,则往往无效。

(2) 预防在一段时间内发生的感染可能有效;长期预防用药,常不能达到治疗目的。

(3) 患者原发疾病可以治愈或缓解者,预防用药可能有效。原发疾病不能治愈或缓解者,预防用药应尽量不用或少用。

(4) 病毒性疾病、昏迷、休克、心力衰竭、肿痛、应用糖皮质激素的患者不宜常规预防用药。

2. 外科围手术期预防用药

(1) 外科手术预防用药基本原则:根据手术野有否污染或污染可能,决定是否预防用抗菌药物。

1) 清洁手术:手术野为人体无菌部位,局部无炎症、无损伤,也不涉及呼吸道、消化道、泌尿生殖道等人体和外界相通的器官。手术野无污染,通常不预防应用抗菌药物。仅在下列情况时可考虑预防用药:①手术范围大,时间长,污染机会增加;②手术涉及重要脏器,一旦发生感染将造成严重后果者,如头颅手术、心脏手术、眼内手术等;③异物植入手术,如人工心瓣膜植入、永久性心脏起搏器放置等;④高龄或免疫缺陷者等高危人群。

2)清洁-污染手术:上、下呼吸道,上、下消化道,泌尿生殖道手术,或经以上器官的手术,如经口咽部大手术、经阴道子宫切除术、经直肠前列腺手术,以及开放性骨折或创伤手术。由于手术部位存在大量人体寄殖菌群,手术室可能污染手术野引致感染,故此类手术需预防用抗菌药物。

3)污染手术:由于胃肠道、尿路、胆道体液大量溢出或开放性创伤未经扩创等易造成手术野严重污染的手术。此类手术需预防用抗菌药物。手术前已存在细菌性感染的手术,如腹腔脏器穿孔腹膜炎、脓肿切除术、气性坏疽截肢术等,属抗菌药物治疗性应用,不属于预防应用范畴。

外科预防用抗菌药物的选择及给药方法:抗菌药物的选择视预防目的而定。为预防术后切口感染,应针对金黄色葡萄球菌选用药物。预防手术部位感染或全身性感染,则需依据手术野污染或可能的污染菌种类选用,如结肠或直肠手术前应选用对大肠埃希菌和脆弱拟杆菌有效的抗菌药物。

(2)预防用药的抗生素选择条件:安全有效;不良反应少;易于给药;价格低。

(3)给药方法:接受清洁手术者,在术前0.5~2小时内给药,或麻醉开始时给药,使手术切口暴露时局部组织中已达到杀灭手术过程中入侵切口细菌的药物浓度。如果手术时间超过3小时或失血量大(>1500ml),可手术中给予第2剂。抗菌药物的有效覆盖时间应包括整个手术过程和手术结束后4小时,总的预防用药时间不超过24小时,个别情况可延长至48小时。

对手术前已形成感染者,抗菌药物使用时间应按治疗性应用而定。

(4)某些手术的抗菌药物预防应用:妇产科手术感染预防

宜选用第二代头孢菌素和甲硝唑,应于夹住脐带后静脉滴注;关节置换术中,预防用药常选用头孢唑林或头孢呋辛,对头孢类过敏者可选用克林霉素。MRSA 流行的医疗机构,可选用万古霉素预防感染。

三、抗菌药物应用的管理

其管理主要措施包括:①建立健全管理组织和制度;②加强抗菌药物使用的监测、监督与反馈;③加强医务人员的培训;④对抗菌药物实行分级管理并逐步建立临床应用预警机制;⑤重视病原微生物检测等。

为加强医疗机构抗菌药物临床应用管理,规范抗菌药物临床应用行为,提高抗菌药物临床应用水平,促进临床合理应用抗菌药物,保障医疗质量和医疗安全,卫生部从 2011 年起在全国医疗机构进行抗菌药物临床应用专项整治活动方案。活动的重要指标包括:

1. 加强抗菌药物购用管理:①三级医院抗菌药物品种原则上不超过 50 种;②二级医院抗菌药物品种原则上不超过 35 种;③同一通用名称注射剂型和口服剂型各不超过 2 种,处方组成类同的复方制剂 1~2 种;④第三代及第四代头孢菌素(含复方制剂)类抗菌药物口服剂型不超过 5 个品规,注射剂型不超过 8 个品规,碳青霉烯类抗菌药物注射剂型不超过 3 个品规,氟喹诺酮类抗菌药物口服剂型和注射剂型各不超过 4 个品规,深部抗真菌类抗菌药物不超过 5 个品规。

2. 抗菌药物使用率和使用强度控制在合理范围内:①住院患者抗菌药物使用率不超过 60%;②门诊患者抗菌药物处方比例不超过 20%;③抗菌药物使用强度力争控制在 40DDD 以下;④Ⅰ类切口手术患者预防使用抗菌药物比例不超过 30%;⑤住院患者外科手术预防使用抗菌药物时间控制在术前 30 分钟至 2 小时;⑥Ⅰ类切口手术患者预防使用抗菌药物时间不超过 24 小时。

3. 二级以上医院根据临床微生物标本检测结果合理选用抗菌药物,接受抗菌药物治疗的住院患者,微生物检验样本送检率不低于30%。

在前期工作基础上,卫生部于2012年2月13日经审议通过《抗菌药物临床应用管理办法》。重点规定了以下内容:一是建立抗菌药物临床应用分级管理制度。《医院感染管理办法》明确规定了以安全性、有效性、细菌耐药情况和价格因素等4方面作为抗菌药物临床应用分级管理的基本原则,将抗菌药物分为非限制使用、限制使用与特殊使用三级管理。规定医师、药师要经抗菌药物临床应用知识和规范管理培训,考核合格后方可取得相应级别抗菌药物处方权和调剂资格。二是明确了医疗机构抗菌药物遴选、采购、临床使用、监测和预警、干预与退出全流程工作机制。规定卫生部、省级卫生行政部门建立国家级和省级抗菌药物临床应用监测网和细菌耐药监测网,动态监测、分析抗菌药物临床应用和细菌耐药形势,有针对性地开展抗菌药物临床应用质量管理与控制工作,指导临床合理用药。三是加大对不合理用药现象的干预力度,建立细菌耐药预警机制。《医院感染管理办法》要求医疗机构及时掌握本机构及临床各专业科室抗菌药物使用情况,评估抗菌药物使用适宜性;对抗菌药物使用趋势进行分析,对抗菌药物不合理使用情况及时采取有效干预措施。四是明确监督管理和法律责任。明确县级以上卫生行政部门是医疗机构抗菌药物临床应用情况监督检查的主体,要求县级以上卫生行政部门建立抗菌药物临床应用情况排名、公布和诫勉谈话制度,将医疗机构抗菌药物临床应用情况纳入医疗机构考核指标体系。依法依规对医疗机构、医师和药师出现违反本办法的相应情形给予相应处理。

第三节　细菌耐药性及抗菌药物选用

一、细菌耐药性的类型及遗传基础

1. 细菌的耐药性可分为:①固有耐药(intrinsic resistance),即染色体遗传基因介导的耐药性,由细菌染色体基因决定的天然突变形成的耐药性;②获得性耐药(acquired resistance)或质粒介导的耐药性。后者所带的耐药基因易于传播,在临床上有重要地位。固有耐药为遗传基因 DNA 发生突变的结果,细菌的这种耐药性发生率很低($10^{-5} \sim 10^{-9}$)。通常是对一种或两种类似药物较稳定地耐药,可由紫外线、X 射线等物理因素和氮芥等化学因素诱发。在自然界的耐药菌中居次要地位。

2. 质粒介导的耐药性:质粒是一种染色体外的环形双链 DNA 分子,耐药质粒广泛存在于 G^+ 和 G^- 细菌中,几乎所有致病菌均可具有耐药质粒,因此是细菌遗传进化和耐药基因散播的有力工具。耐药质粒在细菌间的转移方式有转化、转导、接合、转座 4 种方式。

二、耐药性的发生机制

1. 灭活酶或钝化酶的产生

(1) β-内酰胺酶:此酶主要破坏 β-内酰胺类抗菌药物的活性中心,使该类抗菌药物失活。近年来陆续分离的 β-内酰胺酶已达 4 组 213 种,其中染色体和质粒介导的 AmpC 酶、ESBL 和碳青霉烯酶是临床上重要的 β-内酰胺酶。①染色体和质粒介导的 AmpC:AmpC 酶属 BJM1 组,分子分类的 C 类。作用于头孢菌素、且不被克拉维酸所抑制的 β-内酰胺酶,故 AmpC 酶又称为头孢菌素酶,其治疗已成为临床面临的严重问题。目前对 AmpC 酶稳定的药物主要有碳青霉烯类(亚胺培南)和第四代头孢菌素(头孢吡肟、头孢匹罗)以及某些喹诺酮类和氨基糖苷类抗菌药物。②ESBL:据目前研究所知,该类酶系质粒介导的 TEM 和 SHV 酶基因点突变发生氨基酸替换衍化而来的系列酶。主要特征是水解第三代头孢菌素和氨曲南并波及第四代头孢菌素,仅对头霉素、碳青霉烯类及酶抑制剂复合物如奥美汀敏感。ESBL 在肠杆菌科细菌中最多见,尤其是大肠埃希菌和肺炎克雷伯菌。③碳青霉烯酶:属于 BJM3 组,分子分类 B 类。对碳青霉烯酶的水解活力高于其他广谱 β-内酰胺类抗菌药物,近十年来对碳青霉烯类抗菌药物耐药的非发酵菌已经成为医院感染的一个严重问题,如 IMP 酶、VIM 酶等。但近来出现了越来越多的对碳青霉烯类抗菌药物耐药的肠杆菌科细菌，KPC 酶是目前引起耐药的主要原因。

（2）氨基糖苷钝化酶：是临床上 G⁻ 杆菌对氨基糖苷类产生耐药性的最重要原因。该类酶多由质粒介导，主要通过不同的修饰作用使氨基糖苷类抗菌药物分子中某些保持抗菌活性所必需的基因进行修饰，结构发生改变，使药物不易进入细菌体内，或进入后也不易与细菌体内靶位（核糖体 30S 亚基）结合，失去了干扰核糖体的功能，并与未经钝化的氨基糖苷类竞争细胞内转运系统。根据该酶对氨基糖苷类抗菌药物的作用位点不同可分为三大类：①乙酰转移酶（AAC），使游离氨基乙酰化；②磷酸转移酶（APH），使游离羟基磷酸化；③核苷转移酶（AAD），使游离羟基核苷化。三大类酶根据所作用的氨基糖苷类抗菌药物品种不同和作用部位的不同，又可分为许多种。目前已经发现至少有 30 余种不同的钝化酶，每种酶还可包括多种异构酶，这些酶与 β-内酰胺酶一样位于细胞周质空间内。由于氨基糖苷类抗菌药物结构相似，因此一种氨基糖苷类抗菌药物可为多种钝化酶所破坏，同一种酶又可破坏多种化学结构相似的氨基糖苷类抗菌药物，因此常出现很大程度的交叉耐药现象。质粒介导的氨基糖苷类耐药在肠球菌中比较突出。

（3）氯霉素乙酰转移酶：金黄色葡萄球菌、表皮葡萄球菌、D 组链球菌、肺炎链球菌及 G⁻ 菌均可产生此酶，而对氯霉素耐药。由质粒携带或染色体基因编码，该酶主要作用于氯霉素，使该药转化成无抗菌活性的代谢物。

（4）红霉素酯化酶：此酶由质粒介导，呈组成型表达，对红霉素高度耐药（MIC>2000mg/L）。肠杆菌科细菌中可分离到红霉素酯化酶，可以水解红霉素结构中的内酯环而使之失去活性。

2. 抗菌药物的渗透障碍：抗菌药物摄入和积累的减少，不能达到有效的杀菌和抑菌浓度。细菌通过改变外膜孔蛋白组成或数量而改变其通透性，从而对抗菌药物产生耐药性，如大肠埃希菌失去 OmpF，铜绿假单胞菌失去 OprD，使青霉素类、头孢菌素类和氨基糖苷类抗菌药物不易进入菌体。细菌亦可合成新的蛋白插入细胞膜,即产生新的膜转运系统,一种能量依赖性的主动外排系统,对抗菌药物产生外排作用,促使抗菌药物快速从菌体排出,其泵出速度比摄入速度更快。MexA-AexB-OprM 系统的主动外排作用就是导致铜绿假单胞菌固有的多重耐药性的重要因素,这种作用可为氰氯苯腙(cccp)所抑制。细菌还可改变细胞膜的能量供应,防止氨基糖苷类抗菌药物被摄入。细菌的这种细胞壁障碍和细胞膜通透性改变,致使抗菌药物无法进入细胞内到达作用靶位而发挥抗菌作用。近年来的研究发现了许多临床常见致病菌具有与其多重耐药相关的主动外排系统或外排泵,如铜绿假单胞菌、大肠埃希菌、肺炎克雷伯菌、空肠弯曲菌、嗜麦芽窄食单胞菌、肠球菌、肺炎链球菌、淋病奈瑟球菌等,其中某些细菌的外排系统具有较多的同源性。这种主动外排作用往往与其细胞外膜的低渗透性协调作用,导致细菌固有的多重耐药。

3. 药物作用靶位的改变:细菌通过改变抗菌药物作用靶位的结构来降低药物和细胞靶位的亲和力,引起对抗菌药物的耐药性,如 β-内酰胺类、糖肽类、喹诺酮类及四环素类抗菌药物等。

青霉素结合蛋白(PBP)的改变可导致对 β-内酰胺类耐药,MRSA 是 PBP 改变导致耐药的典型例子。正常金黄色葡萄球菌有 5 个 PBP,而 MRSA 中还存在 mecA 编码产生青霉素结合蛋白 PBP2a,具有其他正常 PBP 的功能,保证细菌的生存,但与甲氧西林等 β-内酰胺类亲和力极低。万古霉素耐药肠球菌产生一种分子结构改变的肽聚糖前体,万古霉素不能与之结合,从而导致不能抑制细菌的细胞壁合成,细菌对之耐药。还有一些肠杆菌科中的细菌和铜绿假单胞菌由于 DNA 旋转酶 A 亚基的突变而减少与药物的结合,导致细菌对氟喹诺酮类耐药。

总之,细菌耐药性机制是一个极为复杂的问题,MDRO 株往往存在上述耐药机制中两种或更多的机制,使之对许多抗菌药物和新品种产生耐药性。

三、常见耐药菌的抗菌药物选用

1. 鲍曼不动杆菌：鲍曼不动杆菌具有强大的获得耐药性和克隆传播的能力，多重耐药、广泛耐药、全耐药鲍曼不动杆菌呈世界性流行，已成为我国院内感染最重要的病原菌之一。MDRAB 是指对下列 5 类抗菌药物中至少 3 类抗菌药物耐药的菌株，包括：抗假单胞菌头孢菌素、抗假单胞菌碳青霉烯类抗菌药物、含有 β-内酰胺酶抑制剂的复合制剂（包括哌拉西林-他唑巴坦、头孢哌酮-舒巴坦、氨苄西林-舒巴坦）、氟喹诺酮类抗菌药物、氨基糖苷类抗菌药物。XDRAB 是指仅对 1～2 种潜在有抗不动杆菌活性的药物[主要指替加环素和(或)多黏菌素]敏感的菌株。PDRAB 则指对目前所能获得的潜在有抗不动杆菌活性的抗菌药物（包括多黏菌素、替加环素）均耐药的菌株。2010 年，中国 CHINET 监测数据显示，不动杆菌对头孢哌酮/舒巴坦耐药率为 30.7%，米诺环素为 31.2%，其他药物如亚胺培南、美罗培南、头孢吡肟、头孢他啶、头孢西丁、哌拉西林-他唑巴坦、氨苄西林-舒巴坦、阿米卡星、庆大霉素、环丙沙星等耐药率均在 50% 以上。鲍曼不动杆菌耐药性存在地区和医院差异，临床医生应了解当地尤其是所在医院的耐药监测结果。

（1）细菌学特点：是条件致病菌，G^- 球杆菌或杆菌，环境（水、土壤）和医院（导管、洗手液、呼吸机）常见。

（2）临床特点：最为严重的泛耐药 G^- 菌之一，常造成严重的、暴发性的医院感染。常见的感染部位包括肺部感染、菌血症、外伤（发生烧伤、战争、地震等自然灾害），其他如脑膜炎、脑脓肿、肝脓肿、心内膜炎和泌尿系感染。

（3）诊断

1）细菌培养诊断，非无菌部位培养的结果需要和局部定植相鉴别。

2）有意义的阳性培养结果如下：无菌部位培养结果；证实为优势病原体；属于暴发性感染；与临床有着较好的相关性。

（4）治疗：应综合考虑感染病原菌的敏感性、感染部位及严重程度、患者病理生理状况和抗菌药物的作用特点。主要原则如下：

1）根据药敏试验结果选用抗菌药物：鲍曼不动杆菌对多数抗菌药物耐药率达 50% 或以上，经验选用抗菌药物困难，故应尽量根据药敏结果选用敏感药物。

2）联合用药，特别是对于 XDRAB 或 PDRAB 感染常需联合用药。

3）通常需用较大剂量。

4）疗程常需较长。

5）根据不同感染部位选择组织浓度高的药物，并根据 PK/PD 理论（pharmacokinetic/pharmacodynamic）制订合适的给药方案。

6）肝、肾功能异常者和老年人，抗菌药物的剂量应根据血清肌酐清除率及肝功能情况作适当调整。

7）混合感染比例高，常需结合临床覆盖其他感染菌。

8）常需结合临床给予支持治疗和良好的护理。

9）治疗鲍曼不动杆菌感染的常用抗菌药物

亚胺培南：0.5～1g，静脉注射，每 6 小时 1 次。

氨苄西林/舒巴坦：3g，静脉注射，每 6 小时 1 次。

头孢曲松：1～2g，静脉注射，每日 1 次或头孢噻肟 2～3g，静脉注射，每 6～8 小时 1 次。

环丙沙星：400mg，静脉注射，每 12 小时 1 次。

头孢哌酮/舒巴坦：3.0g，静脉注射，每 6～8 小时 1 次。

阿米卡星：0.6g，静脉注射，每日 1 次或 15mg/（kg·d），静脉注射。

米诺环素 0.1g，口服，每 12 小时 1 次，首剂 0.2g。

10）泛耐药菌株

多黏菌素 E 2.5～5mg/（kg·d），静脉注射，每 6～12 小时 1 次。

替加环素 50mg 每 12 小时 1 次，静脉注射，首剂 100mg。

11）发生医院感染暴发时，应通知医院感染管理科，找出感染源（水源、呼吸机、导管、内镜、胃管等），加强消毒隔离（接触隔离)和洗手。

2. MRSA

(1)细菌学特点:①簇状生长的 G⁺球菌;②容易在血琼脂上生长;③凝固酶阳性及热核苷酸酶阳性;④编码青霉素结合蛋白 2a 的 mecA 基因赋予了其对甲氧西林的抗性;⑤医院获得性 MRSA(hospital-acquired MRSA, HA-MRSA)与社区相关性 MRSA(community-associated MRSA, CA-MRSA)的主要特点见表 6-2。

表 6-2　HA-MRSA 与 CA-MRSA 的主要特点

	HA-MRSA	CA-MRSA
临床特点	外科感染,侵入性感染	皮肤感染,"昆虫叮咬样",多发,反复,很少侵入性感染
耐药特点	多重耐药	仅对 β-内酰胺类耐药
分子标志	PVL 常阴性,SCCmec I～Ⅲ	PVL 常阳性,SCCmec Ⅳ～Ⅷ

(2)临床特点

1) 20%～30% 人群的鼻前庭部位常规携带有金黄色葡萄球菌。

2) 最为常见的院内感染之一。血行感染:与血管导管相关。脓肿(肝脏、肾脏、脾脏):菌血症定植的结果。心内膜炎:瓣膜置换术后。骨骼:骨髓炎。假体感染:心脏起搏器、人工关节等。葡萄球菌中毒性休克综合征:发热+低血压+皮疹+多器官衰竭,高危因素为使用卫生面条、鼻部填塞和外伤。

3) 社区获得性 MRSA:近年来发病率逐年增加,高发于儿童、囚犯和静脉吸毒者。以皮肤软组织感染和化脓性肺炎多见,常对四环素和 SMZ-TMP 敏感。

(3)诊断:无菌部位细菌培养阳性。鼻前庭培养阳性多为定植结果。

(4)治疗

1) 菌血症:明确感染源和感染程度,尽可能地去除感染灶,例如,拔除静脉内导管。给予万古霉素:1g,静脉注射,每12小时1次。对于万古霉素过敏或无效者:利奈唑胺600mg,静脉注射,每12小时1次;或达托霉素6mg/kg,静脉注射,每日1次。定期随诊血培养,直到持续阴性。应用糖肽类或利奈唑胺治疗MRSA菌血症,疗程至少14日。利奈唑胺疗程一般不超过4周,如需延长疗程需注意其不良反应。达托霉素可以作为万古霉素的替代选择。

2)软组织感染:金黄色葡萄球菌是脓疱病和疖的主要病原菌,大多来自社区感染。社区获得性皮肤感染分离的MRSA对夫西地酸、莫匹罗星敏感,但对青霉素及红霉素耐药率在90%以上,夫西地酸和莫匹罗星治疗MRSA所致脓疱病有效。近年国内已有少数莫匹罗星耐药现象,需要注意监测。直径小于5cm的疖肿以外科引流为主,除非有严重感染、菌血症或全身毒性才考虑用静脉抗菌药物。

3)葡萄球菌中毒性休克综合征:祛除感染灶,给予对症支持治疗。万古霉素:1g,静脉注射,每12小时1次或利奈唑胺600mg,静脉注射,每12小时1次。

4)心内膜炎:请心外科会诊是否需要手术治疗,对于持续菌血症、心力衰竭或者反复动脉栓塞者需要手术。抗菌药物治疗选择同菌血症。并发感染性心内膜炎或具有发生感染性心内膜炎高危因素者应延长疗程至6周。经食管超声心动图检查对于评估病情有重要意义。

3. 肠球菌

(1)细菌学特点:短链的 G+球菌。在需氧 G+球菌中,肠球菌是仅次于葡萄球菌的重要医院感染致病菌,可引起泌尿道感染、腹腔感染、盆腔炎和心内膜炎,严重时可导致脓毒症,病死率高达20%以上。在分离的肠球菌菌种分布中,粪肠球菌占绝大多数,其次为屎肠球菌。

(2)临床特点:以菌血症和心内膜炎多见,或为复杂腹腔感染,少见的还有泌尿系感染。危险因素包括长期住院、血液透析、ICU住院以及应用广谱抗菌药物等。VRE:屎肠球菌比粪肠球菌更为多见。治疗非常困难,有着较高的病死率。

（3）治疗

1）头孢菌素和 SMZ-TMP 对肠球菌无效。

2）青霉素类联合氨基糖苷类

氨苄西林 3g，静脉注射，每 6 小时 1 次+庆大霉素 1mg/kg，每 8 小时 1 次。

青霉素 5 万 U，静脉注射，每 6 小时 1 次+庆大霉素 1mg/kg，每 8 小时 1 次。

如果庆大霉素耐药，但对链霉素敏感，可以改用链霉素 7.5mg/kg（最大剂量 500mg），每 12 小时 1 次。

青霉素过敏者：万古霉素 15mg/kg，静脉注射，每 12 小时 1 次+庆大霉素 1mg/kg，每 8 小时 1 次。

3）VRE 治疗包括利奈唑胺、奎奴普汀/达福普汀、达托霉素、替加环素。

利奈唑胺 600mg，静脉注射，每 12 小时 1 次（疗程一般不超过 4 周，注意监测血小板和白细胞计数）。

奎奴普汀/达福普汀（针对屎肠球菌）7.5mg/kg，静脉注射，每 8 小时 1 次。

替加环素：首剂 100mg，静脉注射，其后 50mg，静脉注射，每 12 小时 1 次。

达托霉素 4mg/kg（皮肤软组织感染）或者 6mg/kg（菌血症/心内膜炎），静脉注射，每 24 小时 1 次。

4）VRE 流行的预控措施包括做好接触隔离、做好物品的消毒管理和医务人员手卫生。

4. 铜绿假单胞菌

（1）细菌学特点：是临床常见的条件致病菌，广泛分布于自然界，为需氧的 G^- 杆菌，属非乳糖发酵菌。存在的重要条件是潮湿的环境，在各种水、空气、正常人的皮肤、呼吸道和肠道等都可能存在。

（2）临床特点：最为常见的院内感染菌之一，主要表现为肺炎、菌血症、泌尿系感染、假体感染或神经外科术后的脑膜炎。危险因素包括粒细胞缺乏、基础性肺病（COPD、囊性纤维化等）、糖尿病、恶性肿瘤、艾滋病、静脉吸毒者。

(3) 治疗

1) 依照培养及药敏试验结果进行抗菌药物选择。对泌尿道感染，通常单一药物有效。严重感染用抗假单胞菌 β-内酰胺类+妥布霉素或环丙沙星。经验性治疗可以考虑以下方案：

头孢他啶 2g，静脉注射，每 8 小时 1 次或头孢吡肟 2g，静脉注射，每 8 ~ 12 小时 1 次。

哌拉西林 4g，静脉注射，每 4 小时 1 次。

替卡西林 3 ~ 4g，静脉注射，每 4 ~ 6 小时 1 次。

亚胺培南 0.5 ~ 1g，静脉注射，每 6 小时 1 次。

美罗培南 1g，静脉注射，每 8 小时 1 次。

环丙沙星 400mg，静脉注射，每 8 ~ 12 小时 1 次。

氨曲南 2g，静脉注射，每 6 ~ 8 小时 1 次。

2) 多重耐药的铜绿假单胞菌

多黏菌素 B 0.75 ~ 1.25 mg/kg，静脉注射，每 12 小时 1 次。

黏菌素 1.7mg/kg，静脉注射，每 8 小时 1 次。

第四节　常见抗菌药物的分类

1. 青霉素类:各类青霉素根据其抗菌谱和抗菌作用特点不同可分为五大类:①天然青霉素类,主要用于 G^+ 球菌及杆菌、G^- 球菌和梅毒螺旋体所致感染,但对产 ESBL(青霉素酶、头孢菌素酶)的金黄色葡萄球菌、肺炎链球菌及表皮葡萄球菌所致感染无效。大剂量或脑膜有炎症时可透过血脑屏障。②耐青霉素酶的青霉素类,有甲氧西林、奈夫西林及苯唑西林等异唑基青霉素,主要作用于产青霉素酶的葡萄球菌,但对青霉素敏感的葡萄球菌和各种链球菌的抗菌活性则不及青霉素。难透过血脑屏障。③氨基青霉素类,对 G^+ 球菌和杆菌的抗菌活性与青霉素相当,但对粪肠球菌的抗菌活性较青霉素强,对 G^- 菌中的脑膜炎奈瑟球菌、淋病奈瑟球菌、布鲁斯杆菌、沙门菌、大肠埃希菌、奇异变形杆菌、流感嗜血杆菌也有抗菌活性。易透过血脑屏障。④羧基青霉素类,有羧苄西林、替卡西林,抗菌谱与氨基青霉素相仿,但对铜绿假单胞菌具有抗菌活性。⑤广谱脲基青霉素,有阿洛西林、美洛西林、哌拉西林等,除对铜绿假单胞菌有效外,还对克雷伯菌有较好的疗效。

青霉素类的主要不良反应为过敏反应,严重程度自皮疹至即刻过敏反应不等。有青霉素过敏史者不宜进行青霉素皮试。应用青霉素后可致艰难梭菌肠炎。大剂量青霉素可致粒细胞缺乏。

预防应用:苄星青霉素肌内注射每个月一次,可用于预防风湿热复发。口服青霉素 V,或注射普鲁卡因青霉素,或注射苄星青霉素可预防 A 组链球菌感染暴发。阿莫西林口服可用于无脾或无丙球蛋白血症患儿预防流感嗜血杆菌和肺炎链球菌感染。

2. 头孢菌素类:头孢菌素为头孢烯 β-内酰胺类,与青霉素类相同,均具有 β-内酰胺环。具有抗菌谱广、抗菌作用强、耐青霉素酶、临床疗效好、不良反应少等特点,为目前治疗许多感染性疾病的一线药物。

头孢菌素根据抗菌谱和抗菌活性可分为四代。

第一代头孢菌素主要作用于需氧 G⁺ 球菌,对 G⁻ 菌产生的 β-内酰胺酶不稳定。难以透过血脑屏障,对肾脏有一定毒性。对甲氧西林敏感葡萄球菌、A 组溶血性链球菌、草绿色链球菌、D 组链球菌有较好的抗菌活性,但对 MRSA、青霉素耐药肺炎链球菌和肠球菌属耐药;对大肠埃希菌、肺炎克雷伯菌、奇异变形杆菌等亦有一定抗菌活性;对口腔厌氧菌具抗菌活性。代表药物有头孢噻吩、头孢唑林、头孢氨苄等。

第二代头孢菌素对 G⁺ 球菌的活性与第一代相仿或略差,对 G⁻ 杆菌如大肠埃希菌、肺炎克雷伯菌、奇异变形杆菌等作用加强,对产 β-内酰胺酶的流感嗜血杆菌、卡他莫拉菌、脑膜炎奈瑟球菌、淋病奈瑟球菌均具活性。对 β-内酰胺酶稳定,肾毒性小。代表药物有头孢呋辛、头孢孟多、头孢替安等。

第三代头孢菌素中注射用品种对 G⁺ 菌的作用不及第一代,但对肺炎链球菌(包括耐青霉素菌株)、A 组链球菌及其他链球菌属的作用显著;对 G⁻ 杆菌作用突出,某些第三代头孢菌素(如头孢他啶、头孢哌酮、头孢匹胺)对假单胞菌有良好的抗菌活性。对 G^- 杆菌产生的 β-内酰胺酶高度稳定,能透过血脑屏障,基本无肾毒性。代表药物有头孢唑肟、头孢曲松、头孢拉定、头孢哌酮等。

第四代头孢菌素对金黄色葡萄球菌等 G^+ 球菌的作用较第三代为强;对 ESBL 及染色体介导的 Bush Ⅰ 组 β-内酰胺酶的稳定性优于第三代头孢菌素,因此产 Bush Ⅰ 组 β-内酰胺酶的肠杆菌属、枸橼酸菌属、普罗威登斯菌属、摩根菌属及沙雷菌属仍对第四代头孢菌素敏感;对铜绿假单胞菌的活性与头孢他啶相仿。代表药物有头孢匹罗、头孢吡肟等。

不良反应:头孢菌素类临床应用安全,耐受性良好,不良反应少而轻微。口服头孢菌素可致恶心、呕吐或腹泻等胃肠道不适。过敏反应为头孢菌素类最常见的全身不良反应,表现为斑丘疹、有时伴发热、嗜酸粒细胞增多,荨麻疹较为少见,绝大部分过敏反应为轻度,自限性,停药后可自行缓解。头孢菌素类与青霉素类二者有交叉过敏现象,对有严重青霉素过敏反应史者,如过敏性休克、荨麻疹、血管神经性水肿,应避免应用头孢菌素类。临床并无可靠的血清学或皮肤试验预测对头孢菌素类的过敏性。

3. 其他 β-内酰胺类

(1) 碳青霉烯类:该类药物对青霉素结合蛋白亲和力强,具有抗菌谱广、抗菌作用强、耐酶且稳定等特点,主要用于 G^+、G^- 需氧菌及厌氧菌等所致的各种严重感染。代表药物有美罗培南、亚胺培南等。美罗培南抗菌谱及抗菌活性与亚胺培南大致相仿,对 G^+ 菌、G^- 菌和厌氧菌均具抗菌活性。对 G^- 菌抗菌活性较亚胺培南为强,包括部分亚胺培南耐药铜绿假单胞菌;对 G^+ 菌的作用略逊于亚胺培南。不良反应发生情况与亚胺培南大致相仿,但与亚胺培南不同,本品在脑膜炎患者不诱发癫痫。肾毒性亦低于亚胺培南。比阿培南类似美罗培南,对临床耐药菌株引起的感染症,尤其是对铜绿假单胞菌引起的败血症效果较好。本类抗菌药物对细菌产生的各种 β-内酰胺酶稳定,包括染色体介导的 Ⅰ 组 β-内酰胺酶及质粒介导的超广谱 β-内酰胺酶。

（2）单环 β-内酰胺类——氨曲南：氨曲南为第一个应用于临床的单环 β-内酰胺类抗菌药物，其特点是对铜绿假单胞菌的抗菌活性与头孢他啶相似，对 β-内酰胺酶稳定，仅用于抗 G^- 杆菌，对 G^+ 需氧菌有强大的抗菌作用。本品安全性良好，不良反应发生率小。

（3）β-内酰胺酶抑制剂及复方制剂：β-内酰胺酶抑制剂可与 β-内酰胺酶不可逆结合而使酶失活，与 β-内酰胺类抗菌药物联合应用或组成复方制剂使用，可增强后者的药效。常见的复方制剂有氨苄西林-舒巴坦、头孢哌酮-舒巴坦、哌拉西林-他唑巴坦等。

4. 氨基糖苷类：氨基糖苷类抗菌药物包括两大类，一类为天然来源，由链霉菌和小单胞菌产生，如链霉素、卡那霉素、新霉素、庆大霉素等；一类为半合成品，如阿米卡星、奈替米星、依替米星等。这类抗菌药物存在的主要问题有：①耐药性，细菌可产生多种氨基糖苷钝化酶，作用于该类抗菌药物特定的羟基和氨基，导致耐药性。半合成品种部分地解决了耐药性问题，但毒副作用没有改善。②胃肠道吸收差，主要通过肌内注射途径给药。③主要不良反应为耳毒性、肾毒性和神经肌肉接头阻滞。

氨基糖苷类为一类重要的抗菌药物，对敏感菌具有浓度依赖性杀菌作用。抗菌谱包括需氧性和兼性 G^- 杆菌、结核菌属和葡萄球菌属，其中若干品种对铜绿假单胞菌（如庆大霉素、妥布霉素、阿米卡星）具有较强的体外抗菌活性。氨基糖苷类与青霉素类及头孢菌素类联合应用，对需氧 G^- 及 G^+ 菌具相加或协同作用。

预防应用：庆大霉素与氨苄西林联合用于心瓣膜病患者进行泌尿生殖道或胃肠道手术前后，以预防心内膜炎。青霉素过敏者改用万古霉素联合庆大霉素。结肠手术患者术前 18～24 小时口服红霉素和新霉素各 1g，共 3 次，可减少术后感染危险。

5. 喹诺酮类：喹诺酮类抗菌药物具有下列共同特点：①抗菌谱广。②体内分布广，组织浓度高，可达有效抑菌或杀菌浓度。③半衰期较长。④多数品种有口服及注射剂,对于重症或不能口服用药患者可先静脉给药,病情好转后改为口服进行序贯治疗。⑤为全化学合成药,价格低廉,性能较稳定,不良反应少。由于上述优点,喹诺酮类成为近20年来发展最快的抗菌药物之一。但细菌耐药性监测数据显示,常见病原菌对该类药物的耐药性上升明显,尤其是大肠埃希菌、铜绿假单胞菌、MRSA等。

第一代喹诺酮类药物萘啶酸的抗菌谱较窄,仅对大肠埃希菌、变形杆菌属、沙门菌属和志贺菌属的部分菌株有抗菌活性,且作用较弱,主要用于治疗泌尿道感染。第二代喹诺酮类如氧氟沙星、环丙沙星、依诺沙星、诺氟沙星等,扩大了抗菌谱,不但对 G⁻杆菌有效,而且对 G⁺球菌也有抗菌活性,所以适用于治疗呼吸道、泌尿道、胆道、肠道、皮肤软组织,以及外科、妇科、耳鼻咽喉科、口腔科、眼科等感染。第三代喹诺酮类如帕珠沙星、司帕沙星等,所有品种对肠杆菌科细菌均具强大抗菌活性。流感嗜血杆菌对本类药高度敏感,对不动杆菌属和铜绿假单胞菌等也有抗菌作用。莫西沙星为第四代喹诺酮类,是超广谱抗感染药物,对 G⁻杆菌,包括不动杆菌属和假单胞菌属,抗菌活性与环丙沙星相似或略优,对 MRSA 和肠球菌的作用更强,对结核分枝杆菌和其他分枝菌属、幽门螺杆菌、肺炎军团菌也具有良好作用。

国内已经上市的几种喹诺酮类抗菌药对 G⁻杆菌的体外抗菌活性以环丙沙星最高,左氧氟沙星、氧氟沙星与之相仿或略低,诺氟沙星、依诺沙星、培氟沙星抗菌活性较低。

常见的不良反应有恶心、呕吐、上腹不适、纳差、便秘或稀便等胃肠道反应,头痛、头晕等神经系统反应,皮肤瘙痒等过敏反应。

6. 大环内酯类:大环内酯类抗菌药物因均具有大环内酯环的基本结构而命名,是抑制蛋白合成的快速抑菌剂,其代表品种为红霉素。自20世纪50年代初临床应用以来,已广泛应用于呼吸道、皮肤软组织等感染,疗效肯定,无严重不良反应。但沿用品种也存在一些不足之处,如口服吸收不完全、生物利用度较低、应用剂量较大、不良反应相对多见、抗菌谱较窄等，在一定程度上限制了该类药物的临床应用。近十余年，开发了多个大环内酯类新品种如阿奇霉素、克拉霉素、罗红霉素等。新品种的抗微生物作用增强、口服生物利用度提高、给药剂量减少、不良反应较少、临床适应证有所扩大。不仅对典型的致病菌如需氧 G^+ 菌、部分阴性菌具有抗菌作用，而且对非典型致病菌如衣原体、支原体、军团菌、弯曲菌和幽门螺杆菌具有广谱抗菌作用。如克拉霉素与奥美拉唑联用治疗胃、十二指肠溃疡，罗红霉素、克拉霉素和阿奇霉素治疗弓形体感染也取得了最佳疗效，大环内酯类抗菌药物是治疗军团菌感染的首选药物。

　　主要不良反应为胃肠道反应，严重不良反应少见。偶可引起药疹、药物热，血清氨基转移酶增高、外周血白细胞增多等实验室检查异常。肠道菌群改变、假膜性肠炎、溶血性贫血、间质性肾炎、急性肝功能衰竭等严重不良反应极为少见。偶可出现耳鸣、暂时性耳聋，主要发生于大剂量静脉给药或伴有严重肾功能及(或)肝功能损害者。静脉给药可引起血栓性静脉炎。新大环内酯类每日给药次数及给药剂量均明显减少，故不良反应发生率较红霉素明显下降。

　　7. 四环素类、氯霉素类、甲砜霉素：四环素类和氯霉素类抗菌药物均属于广谱抗菌药物，对 G^+ 菌和 G^- 菌均具有快速抑菌作用，对立克次体、支原体和衣原体具有较强抑制作用。

　　四环素类根据其药效学的不同可分为 3 类：①短效类，如金霉素、土霉素、四环素；②中效类，如地美环素、甲烯霉素；③长效类，如多西环素(强力霉素)、米诺环素。四环素类曾广泛应用于临床，由于对这类药物细菌耐药性的上升及其他类别有效抗菌药物的出现，这类药物的临床适应证减少，目前临床应用较多的为米诺环素和多西环素。米诺环素的抗菌活性最强，多西环素次之，四环素及土霉素最差。

　　氯霉素为广谱抑菌剂。G^+ 菌中，葡萄球菌属、A 组链球菌、肺炎链球菌、草绿色链球菌、粪肠球菌、白喉杆菌、李斯特菌及炭疽杆菌对其敏感，但 MRSA 通常对其耐药。氯霉素对 G^- 菌

的抗菌活性优于对 G⁺菌的活性，肠杆菌科细菌通常对氯霉素
敏感，淋病奈瑟菌、脑膜炎奈瑟菌、流感嗜血杆菌对氯霉素高度
敏感，其他 G⁻菌如杜克嗜血杆菌、布鲁斯菌属、百日咳杆菌、多
杀巴斯德菌、霍乱弧菌、莫拉菌属、空肠弯曲菌、幽门螺杆菌、多
数气单胞菌、军团菌属等对氯霉素敏感。氯霉素对厌氧菌的抗
菌活性强，是对脆弱拟杆菌等 G⁻厌氧菌抗菌活性最强的药物
之一。常见的不良反应有：与剂量相关的骨髓抑制、再生障碍
性贫血、灰婴综合征等。

甲砜霉素与氯霉素是同一类抗菌药物，仅是氯霉素苯环上
的硝基为一甲砜基所取代，其抗菌谱与氯霉素相似。甲砜霉素
主要从肾脏排泄，尿中活性浓度较氯霉素高，故肾功能不良时
需减小剂量。

8. 林可霉素、克林霉素：林可霉素、克林霉素的抗菌谱与红
霉素相仿，克林霉素的体外抗菌作用较林可霉素强 2～4 倍。
两者对金黄色葡萄球菌、表皮葡萄球菌、A 组链球菌、肺炎链球
菌、B、C 及 D 组链球菌等均具强大抗菌活性，MRSA 通常对其
耐药。G⁻菌中，空肠弯曲菌、黄杆菌属对其敏感。对各类厌氧
菌包括拟杆菌属具良好抗菌作用，消化球菌、消化链球菌、真杆
菌、丙酸杆菌、双歧杆菌、乳杆菌属、破伤风杆菌、产气荚膜杆
菌、以色列放线菌、脆弱拟杆菌对其敏感，多数艰难梭菌对其
耐药。

不良反应以胃肠道反应为主，口服给药比静脉给药多见，
表现为恶心、呕吐、腹痛、腹泻等。口服给药时腹泻发生率可高
达 20%，可能与药物直接刺激或肠道菌群失调有关。

部分腹泻为艰难梭菌大量繁殖、产生外毒素所致的假膜性
肠炎。克林霉素治疗患者发生率为 0.01%～10%。老年人及
有基础疾患者发生率高，口服给药时假膜性肠炎发生率较静脉
给药者高 3～4 倍。治疗药物为甲硝唑口服，治疗无效时可考
虑万古霉素或去甲万古霉素口服。

9. 糖肽类抗菌药物

(1) 万古霉素：万古霉素和去甲万古霉素对金黄色葡萄球
菌和表皮葡萄球菌(包括甲氧西林耐药菌株)、A 组链球菌、肺

炎链球菌(包括青霉素耐药菌株)、B组链球菌、草绿色链球菌、牛链球菌、杰氏棒状杆菌、艰难梭菌具强大抗菌作用。对李斯特菌、乳杆菌属、放线菌、梭菌属及杆菌属亦具抗菌活性。对肠球菌仅具抑菌作用,VRE迅速增长,并且成为临床上治疗的棘手问题。

其应用指征仅限于:①治疗耐β-内酰胺类抗菌药物G⁺菌的严重感染。②治疗对β-内酰胺抗菌药物高度过敏者G⁺菌感染。③对甲硝唑治疗无效的假膜性肠炎。④用于有并发心内膜炎高危因素的某些手术预防用药。⑤在MRSA或MRSE检出率高的医疗机构,进行假体或人工材料植入(如心血管材料、全髋关节置换)时预防用药。预防应用一般在术前给予1次剂量,手术时间超过6小时可追加一次,最多不能超过2次用药。

应用万古霉素必须常规监测听神经功能、肾功能和血药浓度。

(2)替考拉宁:本品属糖肽类抗菌药物,尽管其分子结构、抗菌谱与抗菌活性均与万古霉素类似,对G⁺球菌及杆菌均具强大杀菌作用,但对肠球菌的抗菌活性强于万古霉素。

适用于敏感菌所致的各种感染,如败血症、肺部感染、心内膜炎、尿路感染、骨关节感染、腹膜炎及皮肤软组织感染等。万古霉素耐药肠球菌VanB型仍对本品敏感。临床疗效与剂量有关。可用于免疫缺陷患者合并葡萄球菌或肠球菌感染,并可与氨基糖苷类合用。

替考拉宁的不良反应比万古霉素少。可能有过敏反应、肌注部位疼痛、一过性转氨酶升高或嗜酸粒细胞增多,肝、肾毒性。

(韩　颖)

第七章 医疗废物的管理

第一节 医疗废物的定义和特性

一、医疗废物的定义

医疗废物是指医疗卫生机构在医疗、预防、保健以及其他相关活动中产生的具有直接或者间接感染性、毒性以及其他危害性的废物。医疗废物包括医疗活动中产生的一切废物,如手术和包扎残余物,生物培养、动物实验残余物,化验检查残余物,传染性废物,废水处理污泥,废药物,废化学试剂、消毒剂、感光材料废物(如 X 线和 CT 检查中产生的废显影液及胶片)。医疗废物是高污染、高危险性的垃圾,虽然其产量仅占城市固体废物的 3%,但可能含有多种传染性病菌、病毒、化学污染物、针头锐器及放射性等有害物质,具有极大的危险性,必须严格处理与管理,应该控制收集、运送、储存和处理过程中可能发生传染性物质、有害化学物质的流散等,以确保居民健康和环境安全。国际上已将其列入控制危险废物越境转移及其处置的《巴塞尔公约》,我国的《国家危险废物名录》也将其列为头号危险废物。医疗废物如果处置不当,将对广大居民的身体健康和生命安全构成巨大威胁。

医疗废物分为感染性废物、损伤性废物、病理性废物、药物性废物和化学性废物五大类。感染性废物为携带病原微生物的具有引起感染性疾病传播危险的医疗废物;损伤性废物为能够损伤人体的废弃的医用锐器;病理性废物为人体废弃物或医学实验动物尸体等废物;药物性废物为过期、淘汰、变质或者被污染的废弃的药物;化学性废物为具有毒性、腐蚀性、易燃易爆性的废弃的化学物品。根据医疗废物材质的不同,感染性废和损伤性废物又可分为塑料类、棉纤维类、玻璃类和其他材质类等组别，有利于按照材质进行无害化处置。

二、医疗废物的理化特性

医疗废物不同的理化特性决定了其处置方法的不同。

（一）医疗废物的物性与热解-焚烧特性

医疗废物的物性与热解-焚烧特性和医疗废物的处置密切相关，是医疗废物无害化处理的重要因素，也是保证全系统整体功能正常发挥的重要基础。一般来说，准确掌握医疗废物物性、热解特性和焚烧特性，对医疗废物无害化处置方案的规划、决定适宜的处置方式、配置设施和系统具有决定性作用。因此，评价废物的组成是非常重要的，国家与国家之间很不相同，且在同一国家的不同医院也是不同的。这与每家医院的性质、医疗废物管理政策、使用可重复使用的用品比例等有关。众所周知，医疗废物在焚烧处理时，被处理物的热值与焚烧结果好坏、处置成本费用高低有着密切的关系。热值高、含水量低的废物焚烧效果好，相同热值时，含水量越高，焚烧效果越差，为达到一定炉温加入的助燃剂越多。调查表明，在医疗废物分类中忽略了这一技术问题。在收集的废物中，存在数量不少的废液和被液体浸透的固体废物。由于废物总量不变，这类废物如采用非焚烧技术处理，不仅可提高焚烧的质量，也能有效节省焚烧的成本费用。

（二）高分子材料废物的特性

高分子材料是以高分子化合物为基础的材料，是由相对分子质量较高的化合物构成的材料。高分子材料按来源分为天然、半合成（改性天然高分子材料）和合成高分子材料；按特性分为橡胶、纤维、塑料、高分子胶黏剂、高分子涂料和高分子复合材料等。用于一次性医疗器械和用品的材料主要是合成或半合成的高分子材料。

高分子聚合物通常安全无毒，但几乎所有的塑料制品都添加了一定成分的添加剂，使得塑料制品的可塑性和强度得到改善,从而满足塑料制品的各种使用性能,也导致了其水解和光解速率都非常缓慢,属于难降解有机污染物,在大气、降尘、生物、食品、水体和土壤等的污染以及河流底泥、城市污泥等介质中残留,并可以在焚烧过程中产生大量的持久性有机污染物(POP)。适合于非焚烧技术处置。

高分子废物中的塑料废物主要有4种:聚乙烯、聚苯乙烯、聚氨酯和聚氯乙烯,其中以聚乙烯材料的塑料废物所占比例最大。各种塑料材料的化学成分及性质见表7-1。常见塑料医疗废物和相应的原料组分见表7-2。

表7-1　4种主要医用塑料的化学成分及性质

成分及性质	聚乙烯 (%)	聚苯乙烯 (%)	聚氨酯 (%)	聚氯乙烯 (%)
水分	0.20	0.20	0.20	0.20
碳	84.38	86.91	63.14	45.04
氢	14.14	8.42	6.25	5.60
氧	0.00	3.96	11.61	1.56
氮	0.06	0.21	5.98	0.08
硫	0.03	0.02	0.02	0.14
氯	0.00	0.00	2.42	45.32
灰分	1.19	0.45	4.38	2.06

表7-2　常见塑料医疗废物和相应的原料组分

原料组分	常见塑料医疗废物
聚乙烯	注射器、导管、插管、导尿管、输血器、输液器等
聚丙烯	注射器、无纺布口罩、手套、手术衣、输液瓶等
聚氯乙烯	导管、插管、导尿管、输血器、输液器、输液瓶、输液袋、血浆袋、检查用具、诊疗用具等
聚对苯二甲酸乙二酯	无纺布、血液透析产品等

适合此类废物处置的非焚烧方法包括高温蒸汽处理技术、微波处理技术、等离子热解法和化学浸泡法。

（三）玻璃材料的特性

在医疗废物中玻璃材料大约占8%，具有体积大、易碎伤人和价值低的特点。在压力蒸汽消毒过程中，瓶上有盖的容器不易被蒸汽穿透，消毒效果不佳，需做进一步的细分处理，可选择的处理方法包括用化学消毒剂浸泡、压力蒸汽消毒、微波等做前置消毒处理后，送玻璃制品厂熔炼再生利用。

（四）金属材料的特性

金属材料在医疗废物中大约占2.5%，由于其比重大、体积小的特点，十分适合作现场处理。试验表明，压力蒸汽对金属材料的消毒效果稳定可靠，消毒后的医用金属废物可回收利用。

第二节　医疗废物的危害

在医疗卫生机构的医疗、预防、保健以及其他相关活动中可以产生大量的废物，其中85%的废物属于对人类、环境无危害的非危害性废物，非危害性废物可以视为生活废物而按照生活废物的处置方法进行处置。只有15%对人类及环境直接造成危害即为危害性废物。危害性废物则称之为"医疗废物"，这类废物能对人类和环境造成很大影响。

一、医疗废物的危害性

医疗废物的危害性体现在以下几方面：

1. 可以造成疾病的传播，此类医疗废物携带病原微生物，具有引起感染性疾病传播的危险，即感染性废物。

2. 可以造成人体损伤，同时可能导致感染性疾病传播危险的金属类锐器或玻璃类废物。

3. 可以造成人体毒性伤害的毒性药物废物、化学性废物、重金属废物。

4. 涉及伦理道德问题及国家相关政策的人体组织类废物。

5. 可以造成人体放射性危害的放射性废物。

6. 由于医疗废物处置不当造成的环境污染,对人类和环境造成极大的危害。

二、各类医疗废物的主要危害

（一）感染性废物

以传播感染性疾病为主。被患者血液、体液、具有传染性的排泄物污染了的废弃器具和用品具有高度引发感染性疾病传播的危险。但接触废物不一定都会使人和动物受到传染,废物所含的病原体可以通过下列途径传染给人体:皮肤的裂口或切口吸收(注射),黏膜吸收及罕见情况下由于吸入或摄取吸收。棉纤维类废物多为天然纤维类的一次性医疗用品,主要存在生物危害。

（二）金属性和玻璃性废物

以损伤性锐器为主,锐器不仅造成伤口或刺孔,而且会由已被污染锐器的媒介感染伤口。由于这种伤害和传播疾病的双重风险,锐器被列为危险废物。关注的主要疾病是可能通过媒介的皮下导入传播的传染病,例如经血液传播的病毒感染。注射针头特别受到关注。这类锐器离开医院后,如不进行有效管理,也极有可能对废物处理处置人员和普通民众造成身体伤害,并进而引发相关疾病的发生。

（三）药物性废物

涵盖多种多样的活性成分和各种制剂。根据其危害程度不同分为几类管理。

1. 一般性药物,对环境无明显危害,但要防止被不法再用,因此成批的过期药品应集中收回,统一处理。

2. 细胞毒性药物是一类可有效杀伤免疫细胞并抑制其增殖的药物,可用于抗恶性肿瘤,也用作免疫抑制剂。能作用于 DNA(遗传物质),导致 DNA 损伤,包括致癌,诱变或致畸物质及某些抑制细胞增长的药物。因其有能力杀死或停止某些活细胞生长而用于癌症化疗,并且也更广泛地应用于器官移植和各种免疫性疾病。细胞毒性废物的主要危害是在药物的准备过程中和处理废弃药物的搬运和处置过程中对处置人员造成严重危害。接触的主要途径是吸入灰尘或烟雾,皮肤吸收和摄入毒害细胞(抗肿瘤)药物、化学品或废物偶然接触的食品,或接触化疗患者的分泌物和排泄物。细胞毒性药物主要用于一些特殊部门,如肿瘤科和放射治疗单位,不过在医院其他部门和医院外的使用正在增加。此类毒性废物产生可以有几个来源,包括以下内容:在药物管理和药物制备的过程中污染的材料,如注射器,针头,仪表,药瓶,包装;过期的、剩余的、从病房返回的药品;其中可能包含潜在或有害的被管理的抑制细胞生长的药物或代谢物,如病人的尿液,粪便,呕吐物,这种毒性可以持续到用药后至少48小时,有时可以长达1周。

3. 疫苗和血液制品均是无菌的,对环境无危害,主要应防止该类过期产品不法再用。因此,对于过期的疫苗和血液制品要严格管理,以防流入社会,造成不良后果。

4. 用于卫生保健机构的许多化学品和药品是危险化学品(比如有毒、腐蚀性、易燃、活性的、对震动敏感的、毒害细胞或毒害基因的化学品)。在使用后或不再使用时(过期)即成为医疗废物。

毒性、腐蚀性和易燃易爆性的化学特点,决定着化学性医疗废物相比其他类别医疗废物更具危害性。显(定)影液属感光材料废物,含银、硼砂、酚化合物、苯化合物等,具有致畸、致癌、致突变危害。硫酸、盐酸等强酸溶液腐蚀性强,对上呼吸道有强烈刺激作用。甲醛易气化、易燃,其蒸气能刺激呼吸系统,液体与皮肤接触能使皮肤硬化甚至局部组织坏死。二甲苯对中枢和自主神经具有麻醉作用,并对黏膜有刺激作用。过氧乙酸易燃易爆、腐蚀性强,并有刺激性气味,直接排入下水管道,可腐蚀管道。戊二醛对皮肤、黏膜与呼吸道有刺激性,稳定性强且不易降解,排入水体可造成污染。由于操作不当、处置不严,容易造成医务人员职业损害,威胁健康;以液态存在,容易被忽视或未经安全处置直接排入城市污水管网,腐蚀管道,增加二次处理污水难度,排入江河湖泊,对人体健康和生态环境造成直接或间接危害。感光材料废物的直接排放还可造成贵金属资源的流失。

化学性医疗废物的毒性可能通过短期或长期暴露,以及包括灼伤在内的损伤产生作用。通过皮肤或黏膜吸收化学品和药品及因吸入或摄入而导致中毒。可能因易燃、腐蚀性或活性化学品与皮肤、眼或肺黏膜接触(如甲醛和其他易挥发化学品)而造成伤害。最常见的损伤是灼伤。

消毒剂构成一组特别重要的危险化学品,因为它们用量大而且往往有腐蚀性。另外,活性化学品可能形成毒性巨大的次级化合物。排入污水系统的化学残留物可能毒化生物污水处理设备的运作或水域自然生态体系。药品残余物可能具有同样的作用,因为它们包括抗菌药物及其他药物、汞等重金属、苯酚和衍生物及其他消毒剂及防腐剂。

5. 病理性废弃物主要涉及伦理道德观念和国家相关政策的问题,废弃的人体组织、器官、肢体及胎盘应严格管理,妥善处理。要明确人体医疗废物的界定。

人体医疗废物是指由于医疗活动而脱离人体的无生命价值或者生理活性的器官、组织以及人体滋生物。人体医疗废物包括三部分,一是由于医疗活动而脱离人体的无生命价值或者生理活性的器官,胎盘即是;二是由于医疗活动而脱离人体的无生命价值或者生理活性的组织,如体液、血液等;三是由于医疗活动而脱离人体的无生命价值或者生理活性的孳生物,如肿块、肉瘤、结石、葡萄胎等。

按照《医疗废物管理条例》第2条规定,"本条例所称医疗废物,是指医疗卫生机构在医疗、预防、保健以及其他相关活动中产生的具有直接或者间接感染性、毒性以及其他危害性的废物"。因此,不管是胎死腹中还是出生后病亡的死婴都不属于"医疗废物"。卫生部规定医疗机构必须将胎儿遗体、婴儿遗体纳入遗体管理,依照《殡葬管理条例》的规定,进行妥善处置。严禁将胎儿遗体、婴儿遗体按医疗废物实施处置。

6. 汞金属遗撒或丢弃后,造成对土壤和水源的污染,以及汞蒸气对大气的污染,都给人体健康带来严重的危害。体温计打破汞流出蒸发后形成的蒸气有很大的毒性,吸入到人体内可造成汞中毒,出现头痛、头晕、肌肉震颤等症状,也可致人体肾功能损害,尿中出现蛋白、管型等。

7. 放射性废物具备独特性,因为它们造成伤害的途径既包括外部辐射(因接近或搬运),也包括摄入体内。伤害的程度取决于存在或摄入放射性物质的量及类型。放射性废物的射线量比较低,不会造成严重的伤害,但是接触所有程度的辐射都会带来某种程度的致癌风险。

放射性废物的常见组分、收集、处置及管理参照卫生部《GBZ 133-2009 医用放射性废物的卫生防护管理》执行。

8. 处置和管理不当造成的伤害

(1)塑料类废物除了具有生物危害外,还具有化学性危害。塑料性废弃物主要来源于一次性医疗器械和用品。虽然塑料的主体——高分子聚合物通常安全无毒,但几乎所有的塑料制品都添加了一定成分的添加剂,使得塑料制品的可塑性和强度得到改善,从而满足塑料制品的各种使用性能;也导致了其水解和光解速率都非常缓慢,属于难降解有机污染物,在大气、降尘、生物、食品、水体和土壤等的污染以及河流底泥、城市污泥等介质中残留,并可以在焚烧过程中产生大量的持久性有机污染物(POP)。其中有 4 种 POP,它们分别是多氯二苯并对二噁英(PCDD)、多氯二苯并呋喃(PCDF)、六氯代苯(HCB)和多氯联苯(PCB)。POP 具有以下特性:①环境持久性,在大气、水、土壤中半衰期较长,不易分解。②高脂溶性,生物浓缩系数(BCF)或生物积累系数(BAF)大于 5000,或对数值大于 5。经环境媒介进入生物体,并经食物链生物放大作用达到中毒浓度。能在食物链中富集或蓄积,对较高营养级生物造成毒害。③远距离迁移性,因半挥发性,可以蒸气形式或者吸附在大气颗粒物上,通过大气运动远距离迁移到地球各地,空气中半衰期>2 天。因持久性,可通过河流、海洋水体或迁徙动物进行远距离环境迁移。这一特性使 POP 传播在全球的每一个角落,高山和极地区都可监测到它们的存在。④潜在毒性,对人体和生态系统具有长期潜在毒性危害。能导致动物癌症,破坏神经系统和生殖系统,损坏免疫系统及肝脏,对环境和人类健康构成极大威胁。

(2)多头管理导致管理链条断环。医院自行焚烧释放二噁英;私自卖出包括针头、输液管在内的大量医疗废弃物;用医疗垃圾制造生活用品等现象屡见不鲜。

第三节　医疗废物的分类、收集、包装与转运

中国医疗废物分类的指导思想是通过分类,科学地区分生活垃圾和医疗废物,达到医疗废物减量化的目的;医疗废物经过合理的分类后,根据其材质和污染程度的不同,采用不同的无害化处置方式进行处理,以最大限度地减少对人体的危害和对环境的污染。医疗单位应该按照《医疗废物分类目录》对医疗废物实施分类收集和管理,确实达到分类收集、分类处置的目的。

一、医疗废物分类收集原则

1. 按照《医疗废物分类目录》分类原则,结合所在地的处置方法分类收集。做到同种处置方法的废物放入同一种包装容器内,以减少包装容器的使用,尤其是一次性包装容器的使用。

2. 各种包装容器均应有医疗废物警示标识,并用不同颜色的包装容器或者标识,以区别不同的处置方法。同一种处置方法的废物放入同一种颜色的包装容器中。

3. 盛装医疗废物达到包装物或容器的 3/4 时,必须进行紧实严密的封口。放入容器内的医疗废物不得取出,并密闭运送。每个包装容器均有中文标签,说明该医疗废物的产生地、种类、产生时间等信息。

4. 尽量减少一次性塑料包装物的使用,采用可重复使用的或非塑料的一次性包装容器。

5. 医疗废物中病原体的培养基、标本和菌种、毒种保存液等高危险性废物,必须首先在微生物实验室进行压力蒸汽灭菌或化学消毒处理,然后按感染性废物收集处理。

6. 隔离的传染病病人或疑似传染病病人产生的医疗废物必须使用双层包装物,并及时封闭。

7. 在盛装医疗废物前,应当对医疗废物包装物或者容器进行认真检查,确保无破损、渗漏和其他缺陷。

二、医疗废物的分类收集

按照医疗废物的特性、危害性、材质及处置方法分为五大类。

（一）感染性废物

定义:携带病原微生物具有引发感染性疾病传播危险的医疗废物。

1. 塑胶类废物

（1）被病人血液、体液、排泄物污染的废弃的塑胶类器具和用品,如一次性输血器、输血袋、透析器、透析管路、介入导管、阴道窥器、引流装置、吸痰管、呼吸管路、氧气面罩、雾化器、鼻导管、导尿管、集尿袋等;一次性托盘、一次性口镜;一次性手术衣、一次性手术大中单、一次性帽子、口罩、一次性换药碗;一次性使用橡胶手套、硅橡胶乳房;实验室使用的塑料试管、滴管、吸管、离心管等。

（2）使用后的一次性无菌医疗器械,如一次性注射器、一次性输液器。

2. 棉纤维类废物:被病人血液、体液、排泄物污染的废弃的棉纤维类废物,如引流条、纱布、绷带、棉球、棉签及其他各种敷料;废弃的污染被服。

3. 金属类废物:被病人血液、体液、排泄物污染的废弃的非锐器金属类废物,如内固定钢板等。

4. 其他材质类废物

（1）被病人血液、体液、排泄物污染的废弃的其他材质类废物，如非锐器玻璃类以及纸类等。

（2）隔离传染病病人、疑似传染病病人及突发原因不明的传染病病人的生活垃圾。

上述感染性废物收集（方法）：有警示标志的黄色专用包装袋及黄色专用带盖废物桶。

5. 实验室废物

（1）微生物实验室的病原体培养基、标本、菌种、毒种保存液和容器。艾滋病实验室，生物安全防护水平为三级和四级的实验室标本、容器和实验过程中产生的所有废弃物。

收集：在产生地经压力蒸汽灭菌后放入有警示标志的黄色专用包装袋、专用容器。

（2）其他实验室的血液、体液、分泌物等标本和容器。

收集：直接放入有警示标志的黄色专用包装袋、专用容器。

（二）损伤性废物

定义：能够损伤人体的废弃的医用锐器。

1. 废弃的金属类锐器：如医用针头、缝合针、针灸针、探针、穿刺针、解剖刀、手术刀、手术锯、备皮刀和各种导丝、钢钉等。

2. 废弃的玻璃类锐器：如盖玻片、载玻片、破碎的玻璃试管、细胞毒性药物和遗传毒性药物的玻璃安瓿等。

3. 废弃的其他材质类锐器：如一次性镊子、一次性探针、一次性使用塑料移液吸头等。

损伤性废物收集：直接放入有警示标志的黄色专用锐器盒。

（三）病理性废物

定义：在诊疗过程中产生的人体废弃物和医学实验动物尸体等废物。

1. 废弃的肉眼难于辨认的人体组织、器官。

2. 动物组织及尸体。

3. 胎龄在 16 周以下或胎重不足 500g 的死产胎儿。

4. 病理切片后废弃的人体组织、病理蜡块。

5. 传染病病人、疑似传染病病人及突发原因不明的传染病病人的胎盘;产妇放弃的胎盘。

收集:直接放入有警示标志的黄色专用包装袋及黄色专用带盖废物桶。

(四)药物性废物

定义:过期、淘汰、变质或者被污染的一般性药品。根据其产生的危害和处置方法的不同又分为以下 3 种:

1. 批量废弃的一般性药品、细胞毒性药物和遗传毒性药物、疫苗及血液制品。

收集:有警示标志的黄色专用包装袋分类集中存放。

2. 过期、淘汰、变质或者被污染的废弃的少量药品及开启后剩余的少量药物。

3. 细胞毒性药物和遗传毒性药物的药瓶等。

收集:可并入感染性废物的其他材质类废物中,应在标签上注明:"含有药物性废物"。

(五)化学性废物

定义:具有毒性、腐蚀性、易燃易爆性的废弃的批量化学物品及使用后的化学性废物。

1. 批量废弃的化学试剂如乙醇、甲醛、二甲苯等。

2. 批量废弃的消毒剂原液如过氧乙酸、戊二醛等。

3. 废弃的含重金属物质的器具、物品与药剂等;含汞血压计、含汞温度计、口腔科使用后的含汞物品、显(定)影液等。

收集:用有警示标志的黄色专用包装袋或容器分类集中存放,按危险废物处置。

4. 使用后的化学试剂,如联苯胺类(DAB)、甲醛、二甲苯等。

收集:用有警示标志的黄色专用带盖废物桶分类存放。

三、包 装 容 器

斯德哥尔摩公约(POP 公约)和行动守则指出,要采用最佳可行技术(BAT)和最佳环境实践(BEP)模式,以有效减少

POP 的排放,要采取措施达到医疗废物的减量化、无害化和资源化。在具体的措施中,很重要的一条就是要建立有效的医疗废物管理系统,在分类、收集、包装、转运、暂存这一过程中,尽量减少包装产生的废物,在安全的前提下尽可能重复使用可利用的包装物,减少塑料包装物,将包装容器减至最低的需要量,因为包装物品多采用的是一次性使用的高分子材料物质,如锐器盒、垃圾袋、转运箱等。而且随着医疗量的不断增加,医疗废物的产生量不断增加,导致这些包装物品也不断增加。根据卫生部 2009 年对全国 48 家医院的调查显示,锐器盒、包装袋及周转箱从 2006 年至 2009 年均有所增加,不但导致了费用的增加,同时也导致了由包装物而产生的废物的增加。因此,收集容器应尽量选用重复使用的如金属类或纸质的锐器盒等。

采用简洁、无渗漏、坚固的包装袋包装医疗废物,包装物和包装容器质量应达到规定标准,统一规格。

制作不同规格的医疗废物包装袋,使其和每天产生的医疗废物数量相匹配,减少无效体积,降低包装废物排放量。

用于传染性废弃物以及锋利的碎片的包装袋或容器应该不易被刺穿及防渗漏。这种容器可以是可循环利用的(不锈钢),也可以是一次性的(厚纸板)。装满的容器应该有锁或密封设计。每种类型的废物收集容器均应贴有医疗废物的标识及相应的、唯一识别的不同颜色的标识。

(一)收集容器的种类

1. 包装袋:用于盛装除损伤性废物之外的医疗废物初级包装,并符合一定防渗和撕裂强度性能要求的软质口袋。

2. 利器盒:用于盛装损伤性医疗废物的一次性专用硬质容器。

3. 周转箱(桶):在医疗废物运送过程中,用于盛装经初级包装的医疗废物的专用硬质容器。

(二)包装物的标准

1. 包装袋标准

(1)包装袋在正常使用情况下,不应出现渗漏、破裂和穿孔。

（2）采用高温热处置技术处置医疗废物时，包装袋不应使用聚氯乙烯材料。

（3）包装袋容积大小应适中，便于操作，配合周转箱（桶）运输。

（4）医疗废物包装袋的颜色为淡黄，颜色应符合 GB/T 3181 中 Y06 的要求，包装袋的明显处应印制图 7-1 所示的警示标志和警告语。

（5）包装袋外观质量：表面基本平整、无皱褶、污迹和杂质，无划痕、气泡、缩孔、针孔以及其他缺陷。

（6）包装袋物理机械性能应符合表 7-3 的规定。

表 7-3 包装袋物理机械性能

项目	指标
拉伸强度（纵、横向）	≥20
断裂伸长率（纵、横向）	≥250%
落膘冲击质量	130g
跌落性能	无破裂、无渗漏
漏水性	无渗漏
热合强度	≥10N/15mm

2. 利器盒标准

（1）利器盒整体为硬质材料制成，封闭且防刺穿，以保证在正常情况下，利器盒内盛装物不撒漏，并且利器盒一旦被封口，在不破坏的情况下无法被再次打开。

（2）采用高温热处置技术处置损伤性废物时，利器盒不应使用聚氯乙烯材料。

（3）利器盒整体颜色为淡黄，颜色应符合 GB/T 3181 中 Y06 的要求。利器盒侧面明显处应印制图 7-1 所示的警示标志，警告语为"警告！损伤性废物"。

（4）满盛装量的利器盒从 1.2m 高处自由跌落至水泥地面，连续 3 次，不会出现破裂、被刺穿等情况。

(5) 利器盒的规格尺寸根据用户要求确定。

3. 周转箱(桶)标准

(1) 周转箱(桶)整体应防液体渗漏,应便于清洗和消毒。

(2) 周转箱(桶)整体为淡黄,颜色应符合 GB/T 3181 中 Y06 的要求。箱体侧面或桶身明显处应印(喷)制图 7-1 所示的警示标志和警告语。

(3) 周转箱外观要求

1) 周转箱整体装配密闭,箱体与箱盖能牢固扣紧,扣紧后不分离。

2) 表面光滑平整,完整无裂损,没有明显凹陷,边缘及提手无毛刺。

3) 周转箱的箱底和顶部有配合牙槽,具有防滑功能。

(4) 周转箱按其外形尺寸分类,推荐尺寸见表 7-4。

表 7-4 周转箱的推荐尺寸(mm)

长度	宽度	高度
600	400	300
		400

(5) 周转箱物理机械性能应符合表 7-5 规定。

(6) 周转桶应参照周转箱性能要求制造。

表 7-5 周转箱物理机械性能

项目	指标
箱底承重	箱底平面变形量不大于 10mm
收缩变形率	箱体内对角线变化率不大于 1.0%
跌落性能	不应产生裂纹
堆码性能	箱体高度变化率不大于 2.0%

(三) 标志和警告语

1. 警示标志的形式为直角菱形,警告语应与警示标志组合使用,样式如图 7-1 所示。

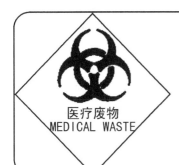

警告！

Warning!

感染性废物！

Infectious medical waste

图 7-1 带警告语的警示标志

2. 警示标志的颜色和规格应符合表 7-6 的规定。

表 7-6 警示标志的颜色和规格

标志颜色		
	菱形边框	黑色
	背景色	淡黄（GB/T3181 中的 Y06）
	中英文文字	黑色
标志规格		
包装袋	感染性标志	高度最小 5.0cm
	中文文字	高度最小 1.0cm
	英文文字	高度最小 0.6cm
	警示标志	最小 12.0cm×12.0cm
利器盒	感染性标志	高度最小 2.5cm
	中文文字	高度最小 0.5cm
	英文文字	高度最小 0.3cm
	警示标志	最小 6.0cm×6.0cm
周转箱（桶）	感染性标志	高度最小 10.0cm
	中文文字	高度最小 2.5cm
	英文文字	高度最小 1.65cm
	警示标志	最小 20.0cm×20.0cm

3. 带有警告语的警示标志的底色为包装袋和容器的背景色,边框和警告语的颜色均为黑色,长宽比为 2:1,其中宽度与警示标志的高度相同。

4. 警示标志和警告语的印刷质量要求油墨均匀;图案和文字清晰、完整;套印准确,套印误差应不大于 1mm。

四、医疗废物的转运、暂存及交接

(一)内部转运

1. 运送人员每天从产生科室收集的医疗废物达到专用包装物和利器盒的 3/4 左右体积时应当封闭转移,医疗废物产生的科室应当进行医疗废物登记。

2. 运送人员在运送医疗废物前,应当检查包装物或者容器的标识、标签及封口是否符合要求,不得将不符合要求的医疗废物运送至暂时储存地点。

3. 运送人员在运送医疗废物时,应当防止造成包装物或容器破损和医疗废物的流失、泄漏和扩散,并防止医疗废物直接接触身体。

4. 运送人员按照确定的内部运送时间、路线,使用防渗漏、防遗撒的、易于装卸和清洁的专用运送工具,与有关科室完成医疗废物移交与接受手续后,将科室移交的医疗废物封闭转移至暂时储存场所暂存,禁止在运送过程中丢弃医疗废物。

5. 运送工具每天转运医疗废物后,应在指定的地点及时消毒和清洁。

(二)暂存

1. 医疗卫生机构建立的医疗废物暂时储存设施、设备应当达到以下要求:

(1) 远离医疗区、食品加工区、人员活动区和生活垃圾存放场所,方便医疗废物运送人员及运送工具、车辆的出入。

(2) 有严密的封闭措施,设专(兼)职人员管理,防止非工作人员接触医疗废物。

(3) 有防鼠、防蚊蝇、防蟑螂的安全措施。

（4）防止渗漏和雨水冲刷。

（5）易于清洁和消毒。

（6）避免阳光直射。

（7）设有明显的医疗废物警示标识和"禁止吸烟、饮食"的警示标识。

2. 医疗卫生机构应当建立医疗废物的暂时储存设施、设备，不得露天存放医疗废物；医疗废物暂时储存的时间不得超过2天。

（三）交接

1. 医疗卫生机构应当根据就近集中处置的原则，及时将医疗废物交由医疗废物集中处置单位处置。

2. 医疗卫生机构应当将医疗废物交由取得县级以上人民政府环境保护行政主管部门许可的医疗废物集中处置单位处置，依照危险废物转移联单制度填写和保存转移联单。

3. 医疗卫生机构应当对医疗废物进行登记，登记内容应当包括医疗废物的来源、种类、重量或者数量、交接时间、最终去向以及经办人签名等项目。登记资料至少保存3年。

4. 医疗废物转交出去后，应当对暂时储存地点、设施及时进行消毒处理。

第四节　医疗废物的管理

为规范医疗卫生机构对医疗废物的管理，有效预防和控制医疗废物对人体健康和环境产生的危害，2003年国务院颁布了《医疗废物管理条例》及一系列的配套文件。《医疗废物管理条例》从法规的高度确定了中国医疗废物分类管理的原则和集中处置方向，首次以法规的形式对医疗废物进行了界定，明确规定了医疗机构和医疗废物集中处置单位应当建立健全医疗废物管理责任制，其法定代表人为第一责任人。使我国医疗废物管理有了法律保障，推动了我国医疗废物管理的规范化进程。

国内外的实践经验表明，医疗废物管理是一项复杂的系统工程,应通盘考虑环境、社会、经济和技术等多种因素的影响,力争社会效益和经济效益的综合平衡;立法部门和卫生保健、环保、环卫等执法部门及社会监督部门要在明确划分责、权、利的基础上密切配合,发挥整体合力;对医疗废物的产生、收集、储存、运输、处理处置的实施全过程跟踪管理。

一、医疗废物管理原则

根据医疗废物本身的特殊性及借鉴国内外的实践经验,对医疗废物的收集、储存、运输和处置要遵循的原则为:遵循全过程管理、源头分类收集、密闭运输和集中处置的原则,以达到医疗废物处理无害化、减量化和资源化的目的。

（一）基本原则

1. 建立有效的医疗废物管理系统,在分类、收集、包装、转运、暂存和处置的整个过程中加强监管。

2. 加强一次性使用医疗器械和用品使用的管理,在保证医疗安全的前提下尽量使用可重复使用的医疗器械和用品。并在医疗废物分类、运送和存储过程中尽量减少包装产生的废物,在安全的前提下尽可能重复使用可利用的包装物,减少塑料包装物。

3. 选择使用无害化处置方法。

4. 在考虑公共卫生前提下,最大限度地提倡资源回收、再使用、再循环。

5. 密切关注科学知识和认知方面的技术进步和变化,采用已经试验成功的新技术、新措施,做好示范工作,替代已过时的不合理技术。

（二）采用最佳可行技术（BAT）和最佳环境实践（BEP）处理医疗废物,减少 POP 排放

为了预防和减少 POP 的危害并最终将这类有毒化合物降低到环境和人类可接受的安全水平,2001 年 5 月 22 日,世界各国政府参加的国际公约大会在瑞典召开,会后签署了《关于持久性有机污染物的斯德哥尔摩公约》。公约的核心内容之一是

立即着手减少并最终消除首批 12 种有毒的持久性有机污染物,其中包括人类无意生产的两种持久性有机污染物:多氯二苯并对二噁英(PCDD)和多氯二苯并呋喃(PCDF),公约附件 C 第二部分来源类别指出"PCDD、PCDF、六氯代苯(HCB)、多氯联苯(PCB)这四类物质同为在涉及有机物质和氯的热处理过程中无意形成和排放的化品,均系燃烧或化学反应不完全所致。"医疗废物焚烧是重要排放源之一,采用最佳可行技术(BAT)和最佳环境实践(BEP)处理医疗废物,减少 POP 排放,是缔约方履行公约的重要工作之一。减少医疗废物对人类健康及环境带来的危害应从以下几方面着手:

1. 无害化:能进行产生地处置的医疗废物实行就地处置的原则,减少因转运带来的运输环节污染;所有的处置技术坚持最少污染物排放原则;必须科学地处置所有废物,认识到每种处置技术都有其不稳定性和局限性,终端监测和在线监测是必不可少的;经处置后的医疗废物对环境的综合影响应是最少的,在适当的范围内,如果处置成本的增加能明显减少 POP 的排放,应充分考虑采用该类技术的可能性。另外要开发可降解的高分子材料产品,如聚乳酸、聚乙烯醇类高分子材料,同时不断开发能达到无害化处置各种医疗废物的方法。

2. 减量化:应该做到源头减量,即减少一次性医疗器械和用品的生产、采购和使用;减少包装用品的使用量;有些高端一次性医疗器械可重复使用;严格界定医疗废物与生活废物,杜绝生活废物进入医疗废物。减少化学性有害物质的使用。

(1)合理使用一次性医疗卫生用品:要做到合理使用,首先应当选择合理、适度的医疗方案,其次是要认真评估一次性医疗用品在医疗方案中的作用和意义,做到必须用才用,可用可不用的坚决不用,鼓励医院建立一次性医疗用品控制指标。

(2)改变过分依赖一次性医疗卫生用品的倾向:一次性医疗卫生用品的出现和应用固然是医疗技术进步的一个体现,也曾经为控制医院感染发挥一定的作用。但随着一次性医疗卫生用品在医院的大量使用,监控手段的滞后,事实上其控制医院感染作用大幅降低,同时医务人员中存在过分依赖一次性医疗卫生用品的倾向,使医院一次性医疗卫生用品的使用量日益剧增,甚至在有些医院成为医疗辅材的主要内容。因此,树立医务人员正确的无菌观,对减少一次性医疗卫生用品的使用有重大意义。

(3) 医疗卫生机构积极推行从源头减少化学品使用:调查结果显示,部分医疗卫生机构医学影像科使用数字放射成像技术替代传统模拟 X 线机成像,减少放射性胶片的使用,还能进一步提高成像质量;口腔科使用压力蒸汽灭菌消毒替代化学灭菌剂浸泡,消毒灭菌效果好,更经济高效;内镜器械消毒使用现制备现使用的流动酸性氧化电位水,相比戊二醛消毒液具有作用更快速,容易冲洗且无刺激性气味等优势;病理科硬脂酸和组织脱蜡透明液替代二甲苯用于组织标本透明、脱蜡,更简便、经济,避免二甲苯对人体的危害及对环境的污染。

(4) 加强医院消毒供应中心功能和作用建设:医疗机构应加强消毒供应中心的建设,为其开展的医疗活动提供合格的消毒灭菌用品,是提升医院感染控制工作水平的主要技术保障。因此,加强医院消毒供应中心的作用建设,对控制医院感染的发生,减少一次性医疗卫生用品的使用量有重大的作用。

(5) 慎行侵入性诊疗行为以减少感染性废物的生产:医院医疗活动中应尽力选择非侵入性的新技术、新方法,在减少病人痛苦的同时,也减少了感染性废物的生产。

3. 资源化

(1) 充分利用医疗废物的资源,将无污染的有利用价值的废物,进行适当的处理后回收利用,节约资源。

(2) 高端一次性医疗器械再重复使用。国内外对于"医疗用品"的含义已经很清楚。而对于一次性的含义国外有不同的解释,一般认为"一次性"是指产品一次性使用后即报废不再重复使用。比较特殊的观点认为"一次性"是指在医疗机构只能一次性使用,如果由工厂回收进行必要的处理后可以再重复使用而不违背一次性的原则。我国采取国务院《医疗器械监督管理条例》相关条款做出解释的方式来解决个别一次性使用医疗器械重复使用的问题。2005 年,我国卫生部的《血液透析器复用操作规范》(卫医发[2005]330号)首次明确血液透析器可以重复使用,并明确血液透析器是否可以重复使用由国家食品药品监督管理总局批准。2006年,为了减轻群众就医负担,在一定程度上缓解群众"看病难、看病贵问题",卫生部又提出建议,"可以先选择几种目前临床常用的、复用时对医疗质量、医疗安全和耗材本身的性能无影响、经国家食品药品监督管理总局批准为一次性使用的高值耗材在部分大医院先行试点"。这些耗材包括:①心血管介入治疗中应用的大头导管、超声导管、起搏电极;②血液净化治疗中的血滤器和透析器;③麻醉中应用的喉罩;④心脏外科手术中应用的心脏稳定器等。而在这些高值耗材中多数都属于高分子材料,因此能够经过规范处理后再使用也是减少医疗废物产生的一个很好的途径。

4. 开展科学研究,开发无害化医用材料:采用非焚烧方法处置塑料类废物可以减少POP产生,但是,第一,不是所有的非焚烧技术都能处理塑料类医疗废物;第二,处理后的塑料类医疗废物仍需要进行终末处置(填埋)。研究表明塑料在自然界可存在数十年至一百多年而不分解,由此导致填埋地的彻底荒废毁坏。

解决这一问题的最好办法是研究开发可降解的高分子材料。可生物降解高分子材料是指在一定时间和一定条件下,能被微生物(细菌、真菌、藻类等)或其分泌物在酶或化学分解作用下发生降解的高分子材料。此类高分子包括淀粉、纤维素、蛋白质、聚糖、甲壳素等天然高分子,以及含有易被水解的酯键、醚键、氨酯键、酰胺键等合成高分子。生物降解高分子材料具有以下特点:易吸附水、含有敏感的化学基团、结晶度低、低相对分子质量、分子链线性化程度高和较大的比表面积等。目前生物降解型医用高分子材料已在临床上有所应用。其主要成分是聚乳酸、聚乙烯醇及改性的天然多糖和蛋白质等,在临床上主要用于暂时执行替换组织和器官的功能,或作药物缓释系统和送达载体、可吸收性外科缝线、创伤敷料等。其特点是易降解,降解产物经代谢排出体外,对组织生长无影响,目前已成为医用高分子材料发展的方向。

二、医疗卫生机构内部医疗废物管理

医疗机构内部医疗废物的管理是整个医疗废物管理的源头,是极其重要的一环,其管理水平的高低,直接影响到我国医疗废物的管理水平,直接体现医疗废物管理中的基本原则即减量化、无害化与资源化,因此我们必须重视和抓好这一环节。本章主要就医疗机构内部医疗废物管理流程、管理体系、设施和设备的配置要求进行阐述。

(一) 医疗废物管理流程

医疗机构应执行《医疗废物管理条例》及其配套文件,按照国家法规的要求,采取相应的废物处理流程,要按照各地区经济条件和医疗废物集中处置设施建立的情况,采取不同的处理流程,主要可归纳为以下两种方式:

1. 集中处置地区医疗废物管理流程:建立医疗废物集中处置中心的地区,应根据本地区的处置方法,制订具体的分类收集清单。医疗机构应根据分类清单制定医疗废物的管理流程。医疗废物的管理流程为:使用后废弃的医疗废物在产生地分类收集,并按照不同类别的要求,分别置于相应的医疗废物包装容器,由专人收集、交接、登记并运送到医疗废物暂存地暂存,定时交医疗废物集中处置中心处置并做好交接登记,资料保存3年。

(1) 医疗废物的分类:根据国家的法规,医疗废物主要分为5类,包括感染性废物、病理性废物、损伤性废物、药物性废物和化学性废物,含汞类废物被划归在此类废物中。

在医疗机构中主要为感染性废物,其次为损伤性废物和病理性废物,药物性废物和化学性废物的量相对较少。

医疗废物产生部门按照上述原则,将医疗废物放置于相应的医疗废物袋内,锐器放置于防穿刺的锐器盒或容器内,但由于分类知识、分类标志与标识的缺乏,常易致放置错误,如将感染性废物放于生活垃圾中,或将锐器放置于感染性废物袋中。因此要加强培训,严格按照国家医疗废物包装要求,规范收集包装。

目前各地的处置方法不同且方法单一,不能按照完全相同的方法分类,为使分类与处置相衔接,各地应按照自己的处置方法制订分类收集清单。

(2)医疗机构内专人收集、交接、登记:医疗废物产生部门按照有关要求做好分类后,每天或达到包装袋3/4满时,封口包扎,交由医疗废物院内转运人员进行收集,并在收集、交接时做好登记,登记项目包括日期、科室、医疗废物的种类、重量或数量及交接双方签名等内容。

(3)医疗机构医疗废物暂存地暂存:医疗废物由专门部门的人员收集后,按照规定的路线与时间,送到医院指定的暂存地进行暂存。暂存地应制定相关的管理制度,配备相应的设施,包括上下水设施、消毒设施、病理性废物的保存设施和医疗废物暂存地管理人员的卫生设施等。暂存地应按照《医疗废物管理条例》的要求规范建设。

(4)医疗机构与集中处置单位的交接与登记:医疗机构应当将医疗废物交由取得县级以上人民政府环境保护行政主管部门许可的医疗废物集中处置单位处置,依照危险废物转移联单制度填写和保存转移联单。医疗卫生机构应当对医疗废物进行登记,登记内容应当包括医疗废物的来源、种类、重量或者数量、交接时间、最终去向以及经办人签名等项目。登记资料至少保存3年。

2. 分散处置地区管理流程

(1)没有建立医疗废物集中处置中心的地区,其医疗废物的处理流程基本同已经建立集中处置中心的地区,其基本处理流程如下:

使用后废弃的医疗废物→使用者根据分类的要求进行分类,并按照不同类别的要求,分别置于相应的医疗废物包装容器中→医疗机构内专人收集、交接、登记→送至医疗机构医疗废物处置地登记并进行处置,登记资料保存3年。

从上述流程可以看出,前面的步骤与已经建立医疗废物集中处置中心的处理流程是相同的,只是在最后两步不同,医疗废物分散处置地区其医疗废物的处置多数是由产生单位根据其自身的条件,采取相应的处置措施,如采取医院自建的焚烧炉进行焚烧,对于没有焚烧炉的基层医疗机构则采取简单的焚烧,或自认为安全的地方填埋,或是先浸泡消毒后填埋。

(2) 目前有些地区开始尝试分级管理集中处置的管理流程,使边远地区分散的医疗废物产生点产生的医疗废物全部集中处置,解决了边远地区自行处置医疗废物所带来的危害。基本管理流程如下:

1) 政府牵头,环保局、卫生局、物价局、财政局、发改委、国资局联合制定《医疗废物集中处置管理办法》,明确了医疗废物监管工作的职责分工、责任强化,院内由卫生牵头负责,院外由环保负责,医疗废物处置厂由国资局、财政局和发改委负责,医疗废物收费、收费标准、政策出台由物价局牵头负责。重点解决了医疗废物单由卫生独家负责的局面,采取政府主导、各部门协助的工作模式。一是减轻了卫生部门的压力;二是有利于各项优惠政策的出台;三是各司其职的工作模式,加大了监管工作力度,有利于各级各类医疗机构的积极参与。

2) 对县以下乡镇卫生院、村卫生所、个体医疗机构医疗废物集中处置工作的主要做法是以县为行政区域,由县级卫生行政部门主牵头,采取市场运作加公司运作的方式,即:每个县由县级卫生行政部门指定专人专班负责回收,回收公司每个县设一个办事处设定一个账号,以县为单位建立一个标准的医疗废物暂存转移间、统一使用回收公司发票、回收联单。医疗机构所产生的医疗废物实行村、个体诊所交到乡镇卫生院,乡镇卫生院集中交到县暂存转运间,县暂存转运间交到市医疗废物处置中心的三级监管和网格化管理转运模式。实行层层把关,专人负责。收费由县级卫生行政部门指定专人或专班负责,个体诊所、村卫生室按规定标准交乡镇,乡镇办加上本机构床位1.1元标准由卫生行政部门指定专人,或专班交到县设置的指定账号,回收处置厂按总费用50%标准返回到专人专班,作为专班或专人医疗废物人员运输费用的支出和各项其他开支,使所有各级各类医疗机构医疗废物全部进入医疗废物处置中心。

3）强化监管,规范管理,加大违法案件的查处力度。

（二）医疗机构内部医疗废物管理体系

目前我国医疗机构医疗废物的处理已经建立了一套管理机制,包括建立医疗机构医疗废物管理小组、制定医疗废物管理相关部门的职责、制定医疗废物管理的有关规章制度、定期开展医疗废物管理知识的培训和开展医疗废物管理的监督、检查与反馈等,这套管理体系对保障医疗机构医疗废物的规范化管理起到了积极的作用。

1. 成立医疗机构医疗废物管理小组:医疗机构医疗废物的管理涉及面广,包括行政部门、临床各科、医技科室、研究室、后勤部门、物业公司等部门,在医疗废物分类时,需要广大医务人员参与和支持,在医疗机构内部医疗废物管理的各流程中,需要进行各部门之间的协调,因此要做好该项工作,必须有一个领导机构,兼具管理和业务职能。

医疗卫生机构应当建立健全医疗废物管理责任制,其法定代表人或者主要负责人为第一责任人,切实履行职责,确保医疗废物的安全管理。医疗废物管理小组的组长为医疗机构的负责人或主管医疗的副院长,其成员一般包括医务部门、护理部门、感染管理科、总务后勤、科研部门、物业公司等部门的负责人组成。

医疗废物管理小组对医疗机构医疗废物的管理、重大事情的决策方面起到了重要作用,但是有些医疗机构的管理小组是名存实亡。

2. 明确医疗废物管理相关部门的职责:医疗废物的管理涉及面广,有关部门的职责必须明确,才能把好医疗废物管理环节的每一个关口,做好医疗废物的分类、交接、转运与暂存等工作,并防止医疗废物的流失。

（1）医疗废物管理小组的职责:负责对全院医疗废物处理的领导、协调与管理,制定全院医疗废物管理的方针政策,召开会议,解决有关问题。

负责医疗废物突发事件的组织、协调与处理工作。

负责医疗废物管理重大事件的决策等。

（2）医疗废物管理相关部门的职责：医疗废物管理涉及医院感染管理科、总务后勤部门、医务部门、护理部门、医疗废物产生部门等。

医院感染管理科主要负责全院医疗废物的监督、检查、培训与技术指导。

总务后勤部门主要具体负责医疗废物分类收集、运送、暂时储存及医疗废物泄漏时的应急处理等各项工作。

医务、护理、科研部门主要负责组织医务人员、科研人员进行医疗废物管理知识的培训，发生医疗废物泄漏或突发事件时，配合医疗废物管理小组开展调查与处置工作。

医疗废物产生部门包括各临床科室、各研究室与实验室、各医技科室等所有产生医疗废物有关的部门，其主要职责为严格按照要求做好医疗废物的分类，严格按要求送指定地点暂存，并做好交接登记工作（实行三联单制度）和资料的保存。

3. 制定医疗废物管理的各项规章制度：医疗机构医疗废物的管理牵涉医疗机构的许多部门和广大的医务人员，是一项复杂的系统工程，因此我们要做好医疗废物的管理，必须根据国家的相关法律、法规，结合医院的具体实际情况，制定医疗废物管理的各项规章制度，做到用制度约束、规范人的行为。制定的制度应既有科学性，同时又具有可操作性，使医疗废物的管理规范化，便于监督与管理。

医疗机构内部医疗废物管理的规章制度主要有：

（1）医疗机构内部医疗废物管理制度：主要包括医疗废物管理的基本要求，医疗废物管理有关部门的职责及医疗废物管理的具体措施等。

（2）医疗机构内部医疗废物分类制度：医疗机构制定的医疗废物分类制度，一般包括医疗废物的分类及其监督、检查与培训等。医疗机构根据其自身的特点，制定详细的医疗废物分类目录，发放到医疗废物的产生部门，各产生部门严格按照分类目录的要求，做好医疗废物的分类工作。

（3）医疗机构内部医疗废物行政处罚制度：为了加强医疗机构内部医疗废物的监督、检查与管理，各医疗机构根据国家的有关规定，结合本单位的具体情况，制定医疗机构内部医疗废物行政处罚制度，并具体实施。

（4）医疗机构内部医疗废物管理流程：各医疗机构的地理位置、布局和各部门的分工不同，其医疗废物的管理流程则有所不同，因此各医疗机构会根据其自身的情况制定其医疗废物管理的流程。

（5）医务人员及医疗废物收集、运送人员安全防护制度。

（三）开展医疗废物管理的培训

医疗机构内部医疗废物的管理，近年来逐步受到重视，尤其是2003年传染性非典型肺炎流行暴发后及国家颁布《医疗废物管理条例》及其配套文件，中国各省、市、自治区的各级卫生行政部门对医疗机构内部医疗废物的管理高度重视，针对不同级别的医疗机构举办了各种类型的医疗废物管理培训班、学习班。国家医院感染管理与控制的专业学术组织也协助卫生行政部门，针对医疗废物管理开展相应的培训。医疗机构则根据工作需要，对医疗废物管理与处置工作中不同部门的人员按职责进行了大量的培训，如临床医务人员和护理人员重点进行医疗废物分类与收集要求的培训；保洁人员重点进行分类收集、包装要求、运送路线、遗撒处理的培训；医疗废物管理人员进行周转收集要求、暂存站的管理与转运交接的培训；所有医务人员均接受医疗废物管理中的职业防护和应急预案的培训。

培训的方式多种多样，有采取集中培训，也有采取制作小宣传册、宣传画、光盘等形式，如某些医疗机构根据其医疗废物的分类与运送特点制作了宣传画、医疗废物院内收集、运输流程与路线、联系电话与管理责任人等，张贴在医疗废物收集与暂存地，起到了良好的宣传与告示作用。如天津市环保局和卫生局合作，将天津市儿童医院作为试点，制作了医疗废物处理方式光盘发至每个医疗单位作为宣传、培训手段。

三、开展医疗废物管理的监督、检查与反馈

医疗机构内部医疗废物的管理,除了有组织的保障、明确的职责、完善的管理制度、扎实的培训宣传外,必须对医疗废物管理的各个环节定期进行监督、检查,并把监督、检查的结果及时向有关人员反馈,根据需要在不同范围内进行公示。同时通过监督和检查以评价各项规章制度、各部门职责的落实、到位情况、培训与宣传的效果,以及医疗废物管理措施的绩效等。

医疗机构内部医疗废物的监督、检查多由感染管理科进行,监督、检查与反馈定期进行,监督、检查的方式也多种多样,如普查、抽查。有些医疗机构是由多个医疗废物管理相关部门联合进行监督、检查,这样更有利于医疗废物管理工作的及时沟通和发现问题时的及时协调与解决。

在医疗废物管理的监督、检查中,很多医疗机构对医疗废物管理工作中发现的问题,还制定了相应的管理措施或制度,如医疗机构内部医疗废物管理的行政处罚办法,这些措施对加强医疗机构内部医疗废物的管理和防止医疗废物的流失起到了非常重要的作用。

第五节 医疗废物管理中的职业安全与突发应急事件处置

一、医疗废物管理中的职业安全

1. 医疗卫生机构应当对本机构工作人员进行培训,提高全体工作人员对医疗废物管理工作的认识。对从事医疗废物分类收集、运送、暂时储存、处置等工作的人员和管理人员,进行相关法律和专业技术、安全防护以及紧急处理等知识的培训。

2. 医疗废物相关工作人员和管理人员应当达到以下要求:

(1) 掌握国家相关法律、法规、规章和有关规范性文件的规定,熟悉本机构制定的医疗废物管理的规章制度、工作流程

和各项工作要求。

（2）掌握医疗废物分类收集、运送、暂时储存的正确方法和操作程序。

（3）掌握医疗废物分类中的安全知识、专业技术、职业卫生安全防护等知识。

（4）掌握在医疗废物分类收集、运送、暂时储存及处置过程中预防被医疗废物刺伤、擦伤等伤害的措施及发生后的处理措施。

（5）掌握发生医疗废物流失、泄漏、扩散和意外事故情况时的紧急处理措施。

3. 医疗卫生机构应当根据接触医疗废物种类及风险大小的不同，采取适宜、有效的职业卫生防护措施，为机构内从事医疗废物分类收集、运送、暂时储存和处置等工作的人员和管理人员配备必要的防护用品，定期进行健康检查，必要时，对有关人员进行免疫接种，防止其受到健康损害。

4. 医疗卫生机构的工作人员在工作中发生被医疗废物刺伤、擦伤等伤害时，应当采取相应的处理措施，并及时报告机构内的相关部门。

二、医疗废物管理中突发应急事件的处置

1. 医疗卫生机构应当制订医疗废物管理应急预案，防止医疗废物处置过程中突发应急事件的发生和处置。

2. 医疗卫生机构发生医疗废物流失、泄漏、扩散和意外事故时，应当按照以下要求及时采取紧急处理措施：

（1）确定流失、泄漏、扩散的医疗废物的类别、数量、发生时间、影响范围及严重程度。

（2）组织有关人员尽快按照应急方案，对发生医疗废物泄漏、扩散的现场进行处理。

（3）对被医疗废物污染的区域进行处理时，应当尽可能减少对病人、医务人员、其他现场人员及环境的影响。

（4）采取适当的安全处置措施，对泄漏物及受污染的区域、物品进行消毒或者其他无害化处置，必要时封锁污染区域，

以防扩大污染。

（5）对感染性废物污染区域进行消毒时，消毒工作从污染最轻区域向污染最严重区域进行，对可能被污染的所有使用过的工具也应当进行消毒。

（6）工作人员应当做好卫生安全防护后进行工作。

（7）处理工作结束后，医疗卫生机构应当对事件的起因进行调查，并采取有效的防范措施预防类似事件的发生。

（8）医疗卫生机构发生医疗废物流失、泄漏、扩散时，应当在48小时内向所在地的县级人民政府卫生行政主管部门、环境保护行政主管部门报告。调查处理工作结束后，医疗卫生机构应当将调查处理结果向所在地的县级人民政府卫生行政主管部门、环境保护行政主管部门报告。

（9）医疗卫生机构发生因医疗废物管理不当导致1人以上死亡或者3人以上健康损害，需要对致病人员提供医疗救护和现场救援的重大事故时，应当在24小时内向所在地的县级人民政府卫生行政主管部门、环境保护行政主管部门报告，并根据《医疗废物管理条例》的规定，采取相应的紧急处理措施。

（熊　薇）

第二篇

临床医院感染的预防与控制

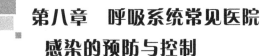

第八章 呼吸系统常见医院感染的预防与控制

医院获得性呼吸系统感染是指患者在住院期间由各种病原微生物引起的感染性呼吸系统疾病。根据卫生部诊断标准,本系统感染分为3类:①上呼吸道感染,主要包括伴有发热(≥38℃超过2天)的鼻炎、鼻窦和扁桃体等部位的急性感染。②下呼吸道感染,包括病变局限于气道的医院内气管-支气管炎和伴有肺实质炎症的医院获得性肺炎和肺脓肿。③胸膜腔感染。下呼吸道感染特别是呼吸机相关性肺炎是常见的医院感染之一。

下呼吸道感染在医院感染各部位构成比中占23.4%~44.5%。2007年,我国的全国医院感染监控网共报道感染病例15 173例,下呼吸道感染居首位(35.86%),下呼吸道感染病原体居前5位的是铜绿假单胞菌属、不动杆菌属、克雷伯菌属、白假丝酵母菌、金黄色葡萄球菌。2008年我国全国医院感染监控网现患率调查报告显示,269所医院共发生医院感染6779例,下呼吸道感染占44.5%,仍居首位。武汉同济医院2011年现患率调查显示,呼吸道感染占54.55%,分离出的病原菌所占比例居前三者分别为鲍曼不动杆菌(20.83%)、肺炎克雷伯菌(12.50%)、铜绿假单胞菌(12.5%)。

从上述数据可以看出,我国医院感染部位中呼吸道感染一直居首位,尤其是下呼吸道感染,且下呼吸道感染后果严重,多发展为多重耐药菌(MDRO)感染,给治疗造成困难,病死率高。因此本章主要探讨下呼吸道医院感染的预防与控制。

相关定义如下:

医院获得性肺炎(hospital-associated pneumonia, HAP):入院时不存在、也不处于潜伏期,于入院48小时后发生的肺炎。

呼吸机相关性肺炎(ventilator-associated pneumonia, VAP):气管插管或气管切开通气治疗48小时后发生的肺炎,或拔管48小时内发生的肺部感染。

医疗相关性肺炎(health care-associated pneumonia, HCAP):①本次感染前90天内有2天以上的住院史。②居住在养老院或康复医院。③本次感染前30天内接受静脉抗菌药物、化疗或伤口护理。④定期到医院接受血液透析。

一、病　原　学

医院获得性肺炎感染病原微生物包括细菌、真菌、支原体、衣原体、病毒和寄生虫等,临床上最常见的病原体仍然是细菌,其次为真菌和病毒。常见细菌仍为 G^- 杆菌,包括铜绿假单胞菌、肺炎克雷伯菌、不动杆菌和大肠埃希菌;G^+ 菌如金黄色葡萄球菌特别是耐甲氧西林金黄色葡萄球菌多见,真菌中以假丝酵母菌多见;厌氧菌、病毒等亦占有一定比例。近年来,军团菌、病毒和真菌感染有增多的趋势,MDRO引起的医院获得性肺炎在住院患者特别是ICU和器官移植患者中的比例逐年上升。不同起病时间及肺炎的不同时期,病原菌有明显的差异。

医院获得性肺炎感染的来源有两种,即内源性感染与外源性感染。另外,病原体的定植和误吸也是造成医院获得性肺炎的重要原因。

二、危　险　因　素

下呼吸道感染的发生与机体的状况(内源性危险因素)及医院环境(外源性危险因素)直接相关。凡促使病原微生物吸入,损害呼吸道防御功能以及机体免疫功能的因素均属危险因素。

1. 内源性危险因素:高龄(>60 岁)、慢性消耗性疾病、慢性肺部疾病、免疫功能受损、营养不良、意识障碍、先前感染、休克、吸烟者、使用激素、免疫抑制剂、化疗、放疗、不合理应用抗菌药物等。

2. 外源性危险因素:外科手术、气管插管、气管切开或使用呼吸机、插鼻胃管等,使用抗酸剂及 H_2 受体阻滞剂,长时间住院,住 ICU 病房等。

3. 发生 MDRO 的危险因素主要有:①过去 90 天内抗菌药物使用史;②目前住院 5 天或以上;③社区或医院内耐药菌的出现频率高;④存在 HCAP 的危险因素;⑤家庭成员有 MDRO 的感染;⑥免疫功能低下和(或)免疫抑制治疗。

三、感 染 诊 断

1. 临床诊断:患者出现咳嗽、痰黏稠,肺部出现湿啰音,并有下列情况之一:①发热;②白细胞总数和(或)中性粒细胞比例增高;③X 线显示肺部有炎症浸润性病变。

慢性气道疾病患者稳定期(慢性支气管炎伴或不伴阻塞性肺气肿、哮喘、支气管扩张症)继发急性感染,并有病原学改变或 X 线胸片显示与入院时比较有明显改变或新病变。

符合上面两条之一者即可诊断为下呼吸道感染。

2. 病原学诊断

(1) 在临床诊断的基础上,有下列情况之一者即可诊断:

1) 经筛选的痰液,连续两次分离到相同病原体。

2) 痰细菌定量培养分离病原菌数 ≥10^6cfu/ml(敏感性 76%,特异性 75%)。

3) 血培养或并发胸腔积液者的胸液分离到病原体。

4) 支气管肺泡灌洗液(BALF)的诊断阈值为 10^4cfu/ml 或 10^5cfu/ml(敏感性 73%,特异性 82%)。保护性毛刷(PSB)的诊断阈值为 10^3cfu/ml(敏感性 66%,特异性 90%)。

5) 痰或下呼吸道采样标本中分离到通常非呼吸道定植的

细菌或其他特殊病原体。

6）免疫血清学、组织病理学的病原学诊断依据。

（2）鉴别诊断：应排除非感染性原因如肺不张、心力衰竭、肺水肿、肺癌等所致的下呼吸道的胸片改变。

（3）注意事项：痰或下呼吸道标本采样方法很重要，直接关系到培养结果的准确性。由于下呼吸道定植菌的干扰，在选择痰培养时应同时进行痰涂片检查。痰涂片每低倍视野白细胞>25 个且上皮细胞<10 个，合格；若每低倍视野白细胞<10 个且上皮细胞>25 个，表明标本被唾液污染严重，应重新留取标本。

四、治　疗

1. 对疑诊 HAP 者应在 12 小时内立即开始经验性治疗，延迟治疗则病死率增加。2～3 天后根据临床反应和病原学检查结果调整治疗方案。

2. 对早发型 VAP 患者可应用单一抗菌药物。

3. 晚发型 VAP 患者的病原体多为多重耐药的 G⁻杆菌，如铜绿假单胞菌、不动杆菌等，可用碳青霉烯类、含 β-内酰胺酶抑制剂的混合制剂或者联合用药。G⁺以 MRSA 多见，应使用万古霉素、替考拉宁或利奈唑胺。

4. 由敏感菌引起的医院感染，疗程 7～10 天；而由铜绿假单胞菌、不动杆菌属引起的肺炎、重症肺炎、有空洞、营养不良者，疗程应为 14～21 天。

五、预防控制措施

1. 教育与培训：对医务人员应当加强 HAP 尤其是 VAP 的预防与控制知识的培训，掌握相关技术，增强医院感染控制的意识，严格遵循相关的干预措施，以便更有效地预防 HAP 的发生。

2. 监测：加强对高危人群的监测，以早期识别医院感染和暴发趋势，从而有效指导预防 HAP 的发生。

3. 减少或消除口咽部和胃肠道病原菌的定植与吸入,防止内源性感染的发生。

(1) 保持口腔卫生:对危重不能刷牙者,可采用生理盐水棉拭子擦拭或消毒液漱口等。

(2) 对重危和机械通气患者尤其是有吸入危险者,应采取半卧位,即抬高头部30°~45°,控制胃内容物反流。有研究证实,ICU患者采取仰卧位时VAP的发生率为23%,而半卧位仅5%。

(3) 提倡应用硫糖铝防治消化道应激性溃疡,不提倡使用H_2受体阻滞剂、制酸剂。

(4) 营养支持疗法时,尽可能采用胃肠营养:肠道营养可最大限度地减少细菌通过肠黏膜向肝脏和血液移行,并可维持正常肠道菌群平衡。为了减少反流和误吸,可采用小口径鼻饲管少量持续给予,并定期检查鼻饲管的位置是否合适,调节鼻饲的速度和量,也可将导管直接插入空肠,以避免对胃液的碱化作用。

(5) 使用特殊的ETT管,进行声门下吸引:声门下分泌物持续或间断抽吸引流,可显著降低原发内源性菌群所致呼吸机相关性肺炎的发生率,并推迟肺炎发生时间。特别在插管气囊放气或准备拔去插管之前,要确保气囊上的分泌物已清除干净。

(6) 不宜常规采用选择性消化道脱污染(SDD)来预防HAP/VAP。

(7) 合理应用抗菌药物,在药敏试验指导下有针对性地进行选择。

4. 切断外源性感染传播途径

(1) 严格执行手卫生。接触黏膜、呼吸道分泌物及其污染物品后,或接触气管插管、气管切开及正在使用呼吸治疗设施前后,或接触不同患者前后,均应洗手或手消毒。

(2) 呼吸机螺纹管每周更换1次,有明显分泌物污染时则应及时更换;湿化器中须使用无菌水,每24小时更换一次;螺纹管冷凝水应及时做为污水清除,不可直接倾倒在室内地面,不可使冷凝水流向患者气道。

（3）正确进行呼吸机及相关配件的消毒

1）消毒呼吸机外壳、按钮、面板，使用75%乙醇溶液擦拭，每天1次。

2）耐高温的物品如呼吸机螺纹管、雾化器、金属接头、湿化罐等，首选自动清洗机清洗消毒，干燥封闭保存。不耐高温的物品如某些材质的呼吸机螺纹管、雾化器等应用低温灭菌方法，无条件的医疗机构可选择高水平消毒方法，如2%戊二醛、含氯消毒剂等浸泡消毒，流动水冲洗、晾干密闭保存。

3）不必对呼吸机的内部进行常规消毒。

（4）进行下呼吸道吸引时，应严格遵守无菌操作技术，并使用一次性吸痰管。

5. 改善宿主条件、提高免疫力

（1）术前采用各种方法去除病人呼吸道分泌物，术后指导和协助病人多咳嗽、深呼吸和及早下床活动。控制影响病人术后咳嗽、深呼吸的疼痛。

（2）尽早去除呼吸机、拔除气管内插管，或使用无创正压通气。

（3）对MRSA、MRDAB、VRE感染者或携带者进行隔离，有条件时亦应对铜绿假单胞菌携带者进行隔离。

（4）对粒细胞缺陷者和器官移植者可采用保护性隔离。

（5）对特殊人群可试用免疫球蛋白、集落刺激因子、干扰素、抗内毒素抗体、促炎细胞因子拮抗剂等提高机体免疫功能。

（韩　颖）

第九章 消化系统常见医院感染的预防与控制

消化系统感染为常见的医院感染,主要包括感染性腹泻、抗菌药物相关性腹泻及经消化道感染的病毒性肝炎,为本章讨论重点。

第一节 感染性腹泻

医院获得性感染性腹泻是指住院病人入院 48 小时后发生的急性感染性胃肠炎,病程在 14 天以内,24 小时稀便或水样便多于 3 次或粪便量>200g。可呈散发、小流行、暴发趋势。其病因不同,临床特点各异。主要表现有恶心、呕吐、腹泻、有水样便或黏液血便。轻者可自限,重者出现明显脱水、电解质紊乱,可有毒血症及肠外并发症。

在我国,医院感染性腹泻并不少见。2005 年全国医院感染现患调查,胃肠道感染居第 6 位,占医院感染罹患例次的 5.78%。国内外均有医院报道诸如病毒引起医院感染暴发。根据美国 CDC 监测显示,感染性腹泻发病率是 10.5/10 000 出院患者,其中 60 岁以上老年人占 60%,多为细菌感染;但在儿科病房,则以病毒感染多见。

一、病 原 学

引起医院感染性腹泻的病原菌有细菌、病毒、真菌、原虫等。主要有沙门菌、大肠埃希菌、耶尔森菌、艰难梭菌、空肠弯曲菌、轮状病毒、白假丝酵母菌、隐孢子虫等。发病率居首位的是细菌性痢疾和轮状病毒感染,第二位是大肠埃希菌感染,第三位是空肠弯曲菌及沙门菌属感染。

二、流行病学

1. 易感人群:普遍易感,男女无性别差异。骨髓移植受者、免疫缺陷患者、胃酸缺乏患者、新生儿、老年人、营养不良及严重基础疾病患者易感。

2. 感染源:感染源主要来自病人、陪住者以及带菌者。医护人员不严格洗手、医疗器械消毒灭菌不严格以及医院内食物污染也是重要感染来源。

3. 传播途径:此病为接触传播,主要靠粪-口途径传播。

4. 流行季节:全年均可发病,出现夏季及秋季两个发病高峰。夏季多为细菌性感染,秋冬季多为病毒感染,其中 70% ~ 80% 为轮状病毒感染。

三、感染诊断

(一)临床诊断

符合下述 3 条之一即可诊断:

1. 急性腹泻,粪便常规镜检白细胞≥10 个/高倍视野。

2. 急性腹泻,或伴发热、恶心、呕吐、腹痛等。

3. 急性腹泻每天 3 次以上,连续 2 天,或每天水泻 5 次以上。

(二)病原学诊断

在临床诊断基础上,有下列情况之一即可诊断:

1. 粪便或肛拭子标本培养出肠道病原体。

2. 常规镜检或电镜直接检出肠道病原体。

3. 从血液或粪便中检出病原体的抗原或抗体,达到诊断标准。

4. 从组织培养的细胞病理变化(如毒素测定)判定是肠道病原体所致。

四、治　　疗

1. 充分补充液体、对症治疗。如需要使用止泻药,需确认肠道无梗阻、大便中无红白细胞。

2. 使用抗菌药物指征：发热、腹痛、血便、腹泻持续 3 天以上，大便红白细胞较多。

3. 针对性抗感染治疗：根据相应的病原学治疗。病毒性腹泻目前尚无特异性治疗方法，如水样便腹泻多为病毒或产毒性细菌感染，一般不用抗菌药物治疗。

五、预防控制措施

1. 控制传染源

（1）对患者要做到早诊断、早隔离、早治疗。

（2）加强对感染性腹泻患者的隔离，至少 2 次大便培养阴性（需间隔 24 小时以上）；或无细菌培养结果时，经过治疗，临床症状、体征消失后继续抗菌治疗 3 天，方可解除隔离。

（3）医务人员、食堂工作人员、配膳员等一旦出现急性腹泻，应立即暂时调离与食物和直接与病人接触的岗位，直至临床症状消失，2 次大便培养阴性（间隔 24 小时以上）方可恢复原工作。

2. 切断传播途径

（1）医务人员、患者及照看家属应严格执行《医务人员手卫生规范》。

（2）严格按照《中华人民共和国食品卫生法》管理医院营养食堂。新生儿室、母婴同室、儿科等是感染性腹泻暴发的高危科室，应严格进行管理。特别是要防止奶及奶制品及其容器污染引起的暴发流行。

（3）要对感染患者排泄物、容器等严密消毒，同时要做好随时消毒和终末消毒。

（4）严格探视制度，特别是新生儿室。

（5）一旦发生感染性腹泻的暴发流行，应立即进行流行病学调查，检出带菌者及发现可能的传播途径，采取必要的管理措施。

3. 保护易感人群

（1）对于有严重基础疾病或免疫损害的患者，应积极治疗原发病，避免与传染源接触，必要时实施保护性隔离。

（2）对有腹泻或肠道病原菌培养阳性母亲分娩的新生儿需隔离观察。

（3）鼓励母乳喂养，增强婴儿免疫力。

第二节 抗菌药物相关性腹泻

抗菌药物相关性腹泻（antibiotic associated diarrhea，AAD）是由艰难梭菌（*Clostridium difficile*，CD）引起的一种肠炎，轻者表现为腹泻，严重者表现为假膜性肠炎（pseudomembranous colitis，PMC）。

一、流行病学

AAD 中 CD 的检出率为 29%～56%，PMC 中 CD 引起者可达 70%～95%。最严重者可出现致死性出血性腹泻，病死率为 10%～20%。CD 是产芽孢 G^+ 厌氧菌，存在于正常人的肠道中，患者接受抗菌药物治疗后该菌异常增殖，故属内源性感染。该菌也存在于医院环境中，医务人员手上可携带本菌，因此亦可通过粪-口途径，以接触传播方式而发病，造成外源性感染。几乎所有抗菌药物均可诱发本病，以克林霉素最危险，其次为头孢菌素类。CD 有芽孢，抵抗力强，并可存在耐药质粒，在医院感染中引起暴发流行，是目前广为关注的医院感染之一。

二、病 原 学

主要病原菌为艰难梭菌。其他有金黄色葡萄球菌、产气荚膜杆菌、耶尔森菌和沙门菌。

三、危 险 因 素

长期应用抗菌药物是主要的危险因素。另外，胃肠道操作、应用肠蠕动抑制药、老年人、患有基础疾病特别是免疫抑制病人也是重要的危险因素。

四、感 染 诊 断

1. 临床表现:抗菌药物治疗1周后出现腹泻和腹痛,亦有在抗菌药物停用2~6周后发病。临床症状轻重不一,典型病例在使用抗菌药物后发生水泻或绿色黏液恶臭便,次数不定,伴里急后重。腹痛常为弥漫性痉挛性下腹痛,可伴有恶心、呕吐、发热,严重时可有脱水、低血压。

2. 实验室诊断:低蛋白血症、白细胞增多、电解质紊乱;肠镜下示肠黏膜弥漫或散在分布的黄白色微隆起斑块,直径2~5mm,主要累及结肠、直肠,也可累及小肠。

3. 确诊:在临床表现、实验室诊断的基础上,有下列情况之一即可诊断。

(1) 粪便检出艰难梭菌毒素A或A+B(75%敏感性,99%特异性)。

(2) 大便或组织学培养阳性。

五、治　　疗

1. 祛除诱因:假如需要继续抗菌药物治疗,避免使用广谱抗菌药物如头孢类、氟喹诺酮类和克林霉素。

2. 加用肠道菌群制剂。

3. 避免使用抑制肠蠕动药物,如麻醉药、地芬诺酯、洛哌丁胺等。

4. 轻中度患者:甲硝唑250mg,口服,每日4次,疗程10~14天。

重度或复发病例:万古霉素125mg,口服,每日4次,疗程10~14天。

肠梗阻:甲硝唑500mg,静脉注射,每8小时1次;万古霉素500mg,口服,每天4次;对于常规治疗无效的重症患者可考虑用万古霉素500mg,每8小时1次灌肠。

5. 院内感染控制:有隔离装置的单间隔离患者,用过的房间用1∶10的漂白粉溶液消毒清理。

六、预防控制措施

1. 合理应用抗菌药物,加强用药过程的监测。选择抗菌药物应从感染的病原学诊断、抗菌药物的抗菌谱和活性、不良反应等多方面综合考虑,切忌乱用、滥用。用药过程中密切观察,一旦出现腹泻即应警惕,及早诊断和治疗。

2. 控制传染源和切断传播途径。确诊病人特别是细菌学阳性病人应当隔离,积极治疗,消灭传染源。对病人粪便、衣物、被褥和床垫都应采取消毒灭菌措施。严格执行手卫生是防止传播的重要环节。

3. 尽早停用一切相关的抗菌药物,如果基础感染性疾病需要继续使用抗菌药物,则应加用针对艰难梭菌的抗菌药物万古霉素。

第三节 急性病毒性肝炎

急性病毒性肝炎(acute viral hepatitis)是多种肝炎病毒引起的传染性疾病,以肝脏炎症和坏死为基本病理特征。临床主要表现乏力、食欲减退、肝肿大及肝功能异常。医院内急性病毒性肝炎主要源于亚临床感染及病毒携带者(包括患者和医务人员)造成的传播。

一、流行病学

1. 经消化道传播的病毒性肝炎:经消化道传播的病毒性肝炎,主要有甲型和戊型肝炎。我国甲型肝炎病毒(hepatitis A virus,HAV)感染率高,多为隐性感染。戊型肝炎病毒(hepatitis E virus,HEV)的感染率约17%。

(1) 传染源:显性感染者及隐性感染者,隐性感染者是重要的传染源。

(2) 传播途径:均为粪-口传播。粪便中病毒污染食物是引起暴发流行的主要传播方式,日常的接触性传播则引起散发性发病。

（3）易感人群：HAV 主要发生在 6 个月婴幼儿至学龄儿童，成年人多因早年隐性感染而获得免疫力，20 岁以后的青年人血清中抗-HAV 阳性率可高达 90% 以上。HEV 普遍易感，但儿童隐性感染发病率高，成人以显性感染为主。

2. 消化道外传播的病毒性肝炎：经血液传播的病毒性肝炎，主要有乙型肝炎、丙型肝炎和丁型肝炎。

（1）传染源：携带 HBV、HCV 感染者均可能成为传染源。

（2）传播途径：经血液和体液传播；密切的生活接触；母婴垂直传播。

（3）易感人群：HBV 普遍易感。HCV 人群普遍易感，不同 HCV 株之间无交叉免疫。丁型肝炎（hepatitis D virus，HDV）易感者为乙型肝炎表面抗原阳性者。

二、危 险 因 素

1. 输血、血液透析、器官移植；注射器、手术器械、口腔器械消毒灭菌不严格；被 HBV 污染的针刺伤、刀片割伤等。

2. 与 HBV 携带者密切接触。

3. 母亲为 HBV 携带者。

三、病 原 学

除 HAV、HBV、HCV、HDV、HEV 之外，在输血后肝炎患者血中先后发现了庚型肝炎病毒（hepatitis G virus，HGV）和输血传播病毒（transfusion transmitted virus，TTV）。

四、感 染 诊 断

1. 临床诊断：有输血或应用血液制品史、不洁食物史、肝炎接触史，出现发热、厌食、恶心、呕吐、肝区疼痛、黄疸 5 项中的两项并有肝功能异常。

2. 病原学诊断：在临床诊断基础上，血清甲、乙、丙、丁、戊、庚等任何一种肝炎病毒活动性标志物阳性。

五、治　疗

1. 对症支持治疗：急性期应卧床休息，给予清淡、高营养饮食，酌情使用中药和促肝功能恢复的药物。

2. 抗病毒治疗。

3. 其他辅助治疗。

六、预防控制措施

1. 甲型肝炎、戊型肝炎的预防与控制：甲型肝炎、戊型肝炎主要通过粪-口途径传播，应严格执行标准预防及接触传播预防措施。

（1）加强传染源管理：患者应立即转入传染病病房进行隔离，甲、戊型肝炎病人自发病之日起隔离3周。对密切接触者应予医学观察，甲、戊型肝炎接触者观察45天。甲型肝炎流行期间，对接触者早期（不超过接触7～14天）注射丙种球蛋白，易感人群注射甲型肝炎病毒灭活疫苗或减毒活疫苗，具有一定保护作用。

（2）若发生医院内急性肝炎暴发流行，应找出传染源，加以清除和阻断。

（3）加强消化道诊疗器械的消毒管理。

（4）患者产生的生活垃圾按照感染性废物处理。

（5）其他：参照感染性腹泻执行。

2. 乙型肝炎、丙型肝炎、丁型肝炎的预防与控制

（1）管理传染源：对急性或慢性乙型肝炎患者，可根据其病情确定是否住院或在家隔离治疗。住院治疗者，经对症、抗病毒治疗，病情稳定后即可出院，对其污染的物品要进行消毒处理。非住院治疗者，可居家治疗休养，但要注意生活接触传播或家庭成员的防护。建议对患者的家庭成员及其他密切接触者进行血清 HBsAg、抗-HBc 和抗-HBs 检测，并对其中的易感者（该3种标志物均阴性者）接种乙型肝炎疫苗。

（2）保护易感人群：应采取以注射乙型肝炎疫苗接种为主

的综合性措施,对新生儿及医院内高危人群(进行肾透析、感染病区、血库等工作人员)进行乙型肝炎疫苗注射。免疫程序一般注射3次,分别是0、1、6个月。对于高危人群,在0、1、2、12个月4次接种,可确保尽早的血清阳转和持久的保护作用,但仍要定期进行抗-HBs监测,如抗-HBs<10mU/ml则可给予加强免疫。

(3) 切断传播途径

1) 严格防止医源性传播,严格实行一人一巾一针一管,大力推广安全注射,对各种医疗器具如针灸针、手术器械、口腔器械、腹腔镜、牙科器械、内镜、血液透析机等应严格消毒。

2) 医务人员应严格执行医院感染管理中标准预防的原则,在意外接触HBV感染者的血液和体液后,可立即检测HBsAg、抗-HBs、ALT等,视乙型肝炎疫苗接种与否和抗-HBs水平状况(如<10mU/ml),注射HBIG 200~400U。

3) 严格执行手卫生规范,接触患者血液、体液、分泌物、排泄物时应戴手套;接触不同患者之间进行洗手或手消毒;进行有血液、体液溅出的操作时,要加穿防渗透隔离衣,加戴口罩、护目镜或防护面罩。

4) 严格输血及输注血液制品的应用指征,非必要时,不要输血及输注血液制品。

5) 严格执行消毒制度,被患者血液、体液、分泌物等污染的物体表面、地面等,先用纸巾吸收后,再用含有效氯500mg/L消毒液进行消毒。

6) 开展健康教育,向群众宣传各型肝炎传播知识,树立预防为主,自我保护意识。

(韩　颖)

第十章　中枢神经系统常见医院感染的预防与控制

中枢神经系统感染在临床上十分常见,可由病毒、细菌、立克次体、螺旋体、真菌和寄生虫等引起,包括各种病原体所致的脑膜炎、脑炎、脑脓肿、脊髓炎、椎管内感染以及各种颅脑手术部位的感染。与医院感染相关的中枢神经系统感染以细菌性脑膜炎最常见,发生率虽然低,但病情严重,若未能早期诊断及治疗则预后不良,临床病死率高,且其存活者中有不同程度的后遗症。

一、病　原　学

医院中枢神经系统感染的病原体,3/4 以上为 G^- 杆菌和葡萄球菌属。新生儿脑膜炎中,以大肠埃希菌和表皮葡萄球菌多见;婴幼儿在肺炎的基础上发生者多为肺炎球菌;介入性操作所致者半数以上为 G^- 杆菌;在脑室引流术后,以金黄色葡萄球菌引起的局部浅表感染最常见;长期应用广谱抗菌药物、营养状况差、糖尿病及输注性感染者可发生真菌感染。

二、危　险　因　素

（一）中枢神经系统的感染途径

病原体可通过下列途径入侵中枢神经系统:①血源性感染,脓毒血症、感染性栓子等,是新生儿、婴幼儿、老年人、糖尿病患者、心内膜炎者常见的感染途径;②邻近扩散,颅骨开放性骨折、乳窦炎、中耳炎、鼻窦炎等;③直接感染,外伤,侵袭性操作和手术包括脑室穿刺、鞘内注射等可通过器械、医务人员的手等直接带入;④经神经感染,某些病毒如狂犬病病毒可沿周围神经,单纯疱疹病毒可沿嗅神经、三叉神经入侵中枢神经而引起感染。

神经系统的免疫特点:①血脑屏障(blood-brain barrier, BBB)和血管周围间隙(Virchow Robin space,V-R 间隙)不仅构成了一条天然防线,而且在一定程度上限制了炎症反应向脑实质伸展。但是也限制了某些抗感染药物进入颅内发挥作用。②无固有的淋巴组织和淋巴管,免疫活性 T、B 细胞必须由周围血液输入,故致病力较弱的病原体也可引起严重的感染。

(二) 高危因素

神经外科病人,特别是头部外伤病人是高危人群。患者有意识障碍,多次手术,术前存在感染,急诊手术,手术时间>2 小时,留置导管,脑脊液漏等,均为中枢神经系统感染的危险因素。

接受神经系统侵入性诊疗操作。

新生儿及老年人免疫功能受损,患有慢性病如糖尿病等。

三、感 染 诊 断

中枢神经系统感染的诊断依感染的类型和部位不同而有不同的标准。

(一) 细菌性脑膜炎、脑室炎

1. 临床诊断符合下述 3 条之一即可诊断:

(1) 发热、颅内高压症状(头痛、呕吐、婴儿前囟张力高、意识障碍)之一、脑膜刺激征(颈抵抗,布氏征、克氏征阳性,角弓反张)之一、脑脊液(CSF)炎症改变。

(2) 发热、颅高压症状、脑膜刺激征及脑脊液白细胞轻至中度升高,或经抗菌药物治疗后症状体征消失,脑脊液恢复正常。

(3) 在应用抗菌药物过程中,出现发热、不典型颅内高压症状体征、脑脊液白细胞轻度增多,并具有下列情况之一:

1) 脑脊液中抗特异性病原体的 IgM 达诊断标准,或 IgG 呈4 倍升高,或脑脊液涂片找到细菌。

2）有颅脑侵袭性操作（如颅脑手术、颅内穿刺、颅内植入物）史，或颅脑外伤或腰椎穿刺史。

3）脑膜附近有感染灶（如头皮切口感染、颅骨骨髓炎等）或有脑脊液漏者。

4）新生儿血培养阳性。

2. 病原学诊断在临床诊断的基础上，符合下述 3 条之一即可诊断：

（1）脑脊液中培养出病原菌。

（2）脑脊液病原微生物免疫学检测阳性。

（3）脑脊液涂片找到病原菌。

3. 说明

（1）1 岁以内婴儿有发热（>38℃）或低体温（<36℃），出现意识障碍、呼吸暂停或抽搐，如无其他原因可解释，应疑有脑膜炎并及时进行相关检查。

（2）老年人反应性低，可仅有嗜睡、意识活动减退、定向困难表现，应及时进行相关检查。

（3）细菌性脑膜炎与创伤性脑膜炎、脑瘤脑膜反应的区别要点是脑脊液糖量的降低，C-反应蛋白增高等。

（二）颅内脓肿

颅内脓肿包括脑脓肿、硬膜下和硬膜外脓肿等。

1. 临床诊断符合下述两条之一即可诊断：

（1）发热、颅内高压症状之一、颅内占位体征（功能区定位征），并具有以下影像学检查证据之一：①CT 扫描；②脑血管造影；③磁共振扫描；④核素扫描。

（2）外科手术证实。

2. 病原学诊断：在临床诊断的基础上，穿刺脓液或组织活检找到病原体，或细菌培养阳性。

（三）椎管内感染

椎管内感染包括硬脊膜下脓肿和脊髓内脓肿。

1. 临床诊断符合下述两条之一即可诊断：

（1）发热、有神经定位症状和体征或局限性腰背痛和脊柱运动受限，并具有下列情况之一：

1）棘突及棘突旁有剧烈压痛及叩击痛。

2）神经根痛。

3）完全或不完全脊髓压迫征。

4）检查证实：脊髓 CT、椎管内碘油造影、磁共振、X 线平片、脑脊液蛋白及白细胞增加并奎氏试验有部分或完全性椎管梗阻。

（2）手术证实。

2. 病原学诊断：手术引流液细菌培养阳性。

3. 说明

（1）并发脑膜炎的椎管内感染，归入细菌性脑膜炎统计报告。

（2）此类医院感染少见，多发生于败血症、脊柱邻近部位有炎症、脊柱外伤或手术有高位椎管麻醉史者。

（3）应排除败血症的转移性病灶或脊柱及其邻近部位炎症的扩散所致。

四、治　　疗

1. 细菌性脑膜炎、脑室炎：对于重症可疑患者,立即开始经验性抗菌药物治疗,同时进行脑 CT、CSF 检查。抗菌药物治疗 48 小时后病情无改善者应尽快重复腰穿 CSF 检查。

2. 颅内脓肿

（1）经验性抗菌治疗：应根据易患因素、可能的感染来源推断最可能的致病菌而选择抗菌药物。如病原学不明时,可选用头孢噻肟 2g,静脉注射,每 4～6 小时 1 次或头孢曲松 2g,静脉注射,每 12 小时 1 次,同时加用甲硝唑。针对性抗菌治疗：有病原学结果时,需要根据药物敏感试验针对性调整抗菌药物。

（2）应治疗至影像学检查病灶消失,通常 4～8 周,对于未经手术引流的病例疗程可能超过 1 年。

（3）外科治疗：可行外科引流或手术切除。外科干预的指征：脓肿直径>3.0cm、合并免疫功能缺陷、内科保守治疗无效。应尽可能行穿刺或引流以明确病原菌,指导针对性抗菌药物选择(除外脓肿多发、位置不易穿刺、已经有血培养阳性结果)。

(4)辅助治疗:占位效应明显时可给予地塞米松(首剂10mg 静脉注射,之后 4mg,每 6 小时 1 次),并使用抗癫痫药物预防癫痫发作。

3. 椎管内感染:首选广谱的可透过血脑屏障的抗菌药物,再根据药敏试验调整用药,必要时行椎管内局部用药。对于严重的椎管内感染,需要手术治疗。

五、预防控制措施

1. 仔细检查病人有无头面部化脓病灶,如有应及时清除感染病灶,防止感染蔓延。

2. 对住院病人应预防和治疗败血症,防止血源性感染。控制化疗药物和免疫抑制剂的使用,积极改善和提高病人的免疫力。

3. 颅脑手术及各种侵入性操作应严格遵循无菌操作技术。

4. 对于开放性颅脑外伤扩创较晚者,手术野与鼻旁窦或中耳相通的污染手术,颅底骨折有脑脊液漏者,手术复杂、手术时间超过 4 小时者,应在围手术期应用抗菌药物。神经外科围手术期应用抗菌药物与单纯术后应用相比,前者能明显降低中枢神经系统感染的发生率。

(韩　颖)

第十一章 血液系统常见医院感染的预防与控制

血液系统感染属于全身性感染,涉及多种感染病原体和感染途径。本章重点介绍与医院感染相关的血液系统感染,包括导管相关性血流感染、脓毒症(sepsis)和输血相关感染。

第一节 导管相关性血流感染

导管相关性血流感染详见第二篇第十九章第二节。

第二节 脓 毒 症

一、脓毒症定义

脓毒症(sepsis)是感染、休克、多发伤、烧伤等临床急危重症患者的严重并发症之一,也是导致多器官功能障碍综合征(multiple organ dysfunction syndrome,MODS)的重要原因。其来势凶猛、病情发展迅速、病死率高,给临床治疗带来极大困难,如何早期诊断及治疗,是临床医生面对的一个棘手的难题。随着对脓毒症认识的逐步加深,国际脓毒症研究相关学术团体对脓毒症的定义和诊断标准进行了重新审议与评价。

1992 年,由美国胸科医师学会(the American College of Chest Physicians,ACCP)、美国危重病医学会(Society of Critical Care Medicine,SCCM)联席会议上首次提出成人脓毒症、全身炎症反应综合征(systemic inflammatory response syndrome,SIRS)、脓毒症休克等有关定义,强调了 SIRS 与 MODS 的相互关系,并将这一定义应用于临床。2001 年 12 月,由 SCCM、ACCP、欧洲重症医学会、美国胸科学会和外科感染学会等五个学术团体共同组织,有北美和欧洲 29 位专家参加,名为"国际脓毒症定义会议(International Sepsis Definitions Conference)"的共识性的会议在美国华盛顿召开,对脓毒症等若干术语进行修订。2002 年 10 月,欧洲危重病医学会(European Society of Intensive Care Medicine,ESICM)、SCCM 和国际感染论坛(ISF)在西班牙巴塞罗那共同发起了拯救脓毒症的全球性行动(surviving sepsis campaign,SSC),同时发表了著名的巴塞罗那宣言。巴塞罗那宣言作为 SSC 第一阶段的标志,呼吁全球的医务人员、卫生机构和政府组织高度重视脓毒症和感染性休克,提出了 5 年内将脓毒症患者的病死率降低 25% 的行动目标。进一步制定基于对脓毒症研究的循证医学证据并不断更新脓毒症治疗指南即 SSC 指南,以改进脓毒症的治疗措施,降低脓毒症的病死率。SSC 指南于 2003 年第一次制定,后于 2008 年再次修订。

长期以来,感染、菌血症、脓毒症、败血症、脓毒综合征、脓毒症性休克等名词常互换使用。这些名词术语定义不清且易混淆,不能确切反映疾病的本质、临床病理过程和预后,给脓毒症的基础研究与临床治疗造成了一定困难。近 10 年来,对脓毒症的研究已成为危重病医学中十分活跃的领域之一,所取得的进展已使人们从本质上更深刻、更准确地理解脓毒症,从而为临床争取更有效的手段解决这一棘手问题开辟了新的途径。

有关脓毒症的一系列相关定义如下:

1. 感染(infection):指微生物在体内存在或侵入正常组织,并在体内定植和产生炎症病灶。这一定义旨在说明一种微生物源性的临床现象。

2. 菌血症(bacteremia):指循环血液中存在活体细菌,其诊断依据主要为血培养阳性。同样也适用于病毒血症(viremia)、真菌血症(fungemia)和寄生虫血症(parasitemia)等。

3. 败血症(septicemia):以往泛指血中存在微生物及其毒素。这一命名不够准确,歧义较多,容易造成概念混乱。为此建议不宜再使用这一名词。

4. SIRS:指任何致病因素作用于机体所引起的全身性炎症反应,且具备以下 2 项或 2 项以上体征:体温>38℃ 或<36℃;心

率>90 次/分;呼吸频率>20 次/分或动脉二氧化碳分压（$PaCO_2$）<32mmHg;外周血白细胞计数>$12.0×10^9/L$ 或<$4.0×10^9/L$,或未成熟粒细胞构成比>0.10。

5. 脓毒症:指由感染引起的全身炎症反应综合征,证实有细菌存在或有高度可疑感染灶。

6. 严重脓毒症（severe sepsis）:是指脓毒症伴有器官功能障碍、组织灌注不良或低血压。低灌注或灌注不良包括乳酸性酸中毒、少尿或急性意识状态改变。

7. 脓毒症性休克（septic shock）:指严重脓毒症患者在给予足量液体复苏后仍无法纠正的持续性低血压,常伴有低血流状态（包括乳酸性酸中毒、少尿或急性意识状态改变等）或器官功能障碍。其诊断标准为:收缩压<90mmHg;或在无明确造成低血压原因（如心源性休克、失血性休克等）情况下,收缩压减少>40mmHg;毛细血管再充盈时间>2 秒。

8. 多器官功能障碍综合征:指机体遭受严重创伤、休克、感染及外科大手术等急性损害 24 小时后,同时或序贯出现 2 个或 2 个以上的系统或器官功能障碍或衰竭,即急性损伤患者多个器官功能改变不能维持内环境稳定的临床综合征。

脓毒症和 SIRS 在性质和临床表现上基本一致,只是致病因素不同而已。脓毒症和 SIRS 的关系可用图 11-1 表示。

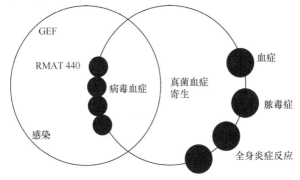

图 11-1　脓毒症与 SIRS 的关系

二、病 原 学

脓毒症患者的病原体包括细菌、真菌、病毒及寄生虫等,以细菌多见。最常见的感染病原体依次为葡萄球菌、链球菌、假单胞菌属、大肠埃希菌,其中假单胞菌属是唯一与病死率升高相关的病原体。

三、流 行 病 学

脓毒症及脓毒症休克发病率及病死率均很高,入住 ICU 的患者重症脓毒症发病率为 6% ~ 14% ,病死率为 27% ~ 59% 。美国每年发生严重脓毒症人数超过 75 万,每小时有 25 名患者死于严重感染或感染性休克,是 ICU 的首要致死原因。董磊等分析我国 11 个省市、37 家三级医院 ICU 2002 年 3 月至 2005 年 1 月入院的 1087 例 MODS 患者的临床资料,发生脓毒性休克的患者占 39.7% ,28 天住院病死率为 60.4% ,并且随着年龄的增长,病死率逐渐上升。

四、危 险 因 素

1. 脓毒症的发病率与年龄密切相关。65 岁以上人群患脓毒症的危险是 65 岁以下者的 13.1 倍,占脓毒症患者的 64.9% 。多因素回归分析显示,脓毒症相关病死率也随年龄呈线性增长。

2. 免疫力低下或患有严重慢性病患者。合并有 HIV 感染、慢性阻塞性肺疾病、糖尿病、中性粒细胞减少或癌症的患者,更易患脓毒症。癌症患者的脓毒症发病率最高,癌症是脓毒症患者死亡的独立危险因素,且男性高于女性。

3. 有研究表明,酒精依赖者脓毒症发病率、MODS 和病死率较非酒精依赖者明显增高;严重脓毒症在秋季的发病率最低,在冬天发病率最高。

五、感 染 诊 断

1. 临床表现

(1) 起病急、病情重、发展快,体温可高达 40 ~ 41℃ ,或体温降低到 35.5℃ 以下。

（2）头痛、头晕、食欲不振、恶心、呕吐、腹胀、腹泻、大量出汗、贫血。

（3）神志淡漠或烦躁、谵妄，甚至昏迷。

（4）心率加快、脉搏细速，呼吸急促甚至困难。

（5）肝、脾可肿大，严重者出现黄疸或皮下出血、瘀斑等。

2. 实验室检查

（1）白细胞计数明显增高。一般在 $20×10^9/L ~ 30×10^9/L$ 以上，或降低，左移、幼稚型增多，出现毒性颗粒。

（2）可有不同程度的酸中毒、氮质血症、溶血，尿中出现蛋白、血细胞、酮体等，存在代谢失调和肝、肾功能损害。

（3）寒战发热时抽血进行细菌培养，较易发现细菌。如病情发展，感染未能控制，严重者出现感染性休克、多器官功能障碍。但亦可因致病菌的菌种、数量、毒力和人体抵抗力的差异而有不同表现。

3. 由于认为既往"感染+SIRS 表现"的诊断指标过于敏感，目前临床上诊断脓毒症要求有明确感染或可疑感染加上以下指标：

（1）全身情况：①发热（中心体温>38.3℃）或低体温（<36℃）；②心率增快（>90 次/分）或大于年龄正常值之上 2 个标准差；③呼吸频率增快（>30 次/分）；④意识改变；⑤明显水肿或液体正平衡（>20 ml/kg，持续时间超过 24 小时）；⑥高血糖症（血糖>7.7mmol/L）而无糖尿病病史。

（2）炎症反应参数：①白细胞增多症（白细胞计数>12×$10^9/L$）；②白细胞减少症（白细胞计数<4×$10^9/L$）；③白细胞计数正常，但不成熟白细胞>10%；④血浆 C-反应蛋白>正常值 2 个标准差；⑤血浆前降钙素>正常值 2 个标准差。

（3）血流动力学指标：①低血压（收缩压<90mmHg，平均动脉压<70mmHg 或成人收缩压下降>40mmHg，或低于年龄正常值之下 2 个标准差）；②混合静脉血氧饱和度（SvO_2）>70%；③心排指数（CI）>3.5L/（min·m^2）。

（4）器官功能障碍参数：①氧合指数（PO_2/FiO_2）<300；

②急性少尿[尿量<0.5 ml/(kg·h)，至少2小时]；③肌酐增加≥44.2μmol/L；④凝血功能异常（国际标准化比值>1.5或活化部分凝血活酶时间>60秒）；⑤肠麻痹（肠鸣音消失）；⑥血小板减少（<100×10⁹/L）；⑦高胆红素血症（总胆红素>70mmol/L）。

（5）组织灌注参数：高乳酸血症（>3 mmol/L）；毛细血管再充盈时间延长或皮肤出现花斑。

六、治　疗

严重脓毒症（继发于感染）和脓毒性休克（严重脓毒症伴经液体复苏仍难以逆转的低血压）每年影响成千上万患者，其中1/4甚至更多患者死亡，且病死率不断升高。严重脓毒症发病第一时间治疗的及时程度及具体措施极可能影响患者预后。根据2008年SSC:2008年严重脓毒症与脓毒性休克治疗国际指南，脓毒症治疗原则主要包括以下几点：

1. 早期复苏：一旦临床诊断严重脓毒症，应尽快进行积极的液体复苏，在早期复苏最初6小时内的复苏目标包括：①中心静脉压（CVP）8～12mmHg；②平均动脉压（MAP）≥65mmHg；③尿量≥0.5 ml/(kg·h)；④中心静脉（上腔静脉）氧饱和度（ScvO₂）≥70%，混合静脉氧饱和度（SvO₂）≥65%。

2. 及时行病原学和影像学诊断：在抗菌药物治疗前应进行微生物培养，推荐对患者至少采集两处血液标本，即经皮穿刺及经留置超过48小时的血管内置管处的血液标本。尽可能留取其他培养标本，如尿液、脑脊液、伤口、呼吸道分泌物或可能为感染源的标本。同时为患者进行快速及时的影像学检查，可以早期确定潜在的感染病灶。一旦明确了感染病灶的存在，就应立即取得病原学标本。

3. 抗感染治疗：确认脓毒性休克或严重脓毒症在尚未出现脓毒性休克时，1小时内尽早给予静脉抗菌药物治疗。早期经验性抗感染治疗应根据社区或医院微生物流行病学资料，采用覆盖可疑致病微生物（细菌或真菌）的广谱抗菌药物，而且抗菌药物在感染病灶中具有良好的组织穿透力。根据当地耐药菌株的情况，推荐选用可覆盖假单胞菌属（铜绿假单胞杆菌）的抗菌药物,如哌拉西林、第三代或第四代头孢菌素(头孢他啶或头孢吡肟)、碳青霉烯类(亚胺培南或美罗培南)。高度怀疑MRSA感染存在时,推荐早期使用利奈唑胺或达托霉素。为阻止细菌耐药,降低药物毒性,减少花费,应用抗菌药物48~72小时后,根据微生物培养结果和临床反应评估疗效,选择目标性的窄谱抗菌药物治疗。抗菌药物疗程一般7~10天,但对于临床治疗反应慢、感染病灶没有完全清除或免疫缺陷(包括中性粒细胞减少症)患者,应适当延长疗程。若判断现有的临床症状由非感染因素所致,应迅速停止抗菌药物治疗。

4. 控制感染源:症状出现6小时以内,完成对需紧急处理的特定感染的确定或排除诊断,若出现坏死性筋膜炎、胃肠穿孔、胆囊炎或肠梗死等,尽早控制感染源。确定为胰腺周围坏死并可能成为潜在感染灶者,最好在明确划分有活力组织和坏死组织之后再进行干预。若深静脉导管等血管内有创装置被认为是导致严重感染或感染性休克的感染源时,在建立其他的血管通路后,应立即去除。

5. 液体疗法:复苏液体包括天然的或人工合成的晶体、胶体液。对于疑有血容量不足的严重感染患者,应行快速补液试验,在开始30分钟内至少要用1000ml晶体液或300~500ml胶体液。对脓毒症导致器官灌注不足的患者,须给予更快速度、更大剂量的液体治疗。液体复苏的初始治疗目标是使CVP至少达到8mmHg(机械通气患者需达到12mmHg),之后通常还要进一步的液体治疗。在只有心脏充盈压(CVP或肺动脉楔压)增加而没有血流动力学改善时,应降低补液速度。

6. 血管加压药物应用:如果充分的液体复苏仍不能恢复动脉血压和组织灌注时,应使用升压药。去甲肾上腺素和多巴胺是纠正感染性休克低血压的首选升压药。

7. 强心药物应用:出现心脏充盈压升高、心排血量降低提示心肌功能障碍时,应静脉滴注多巴酚丁胺。若同时存在低血压,应联合使用升压药。

不推荐提高心排指数达到超常水平的疗法。

8. 糖皮质激素应用:对于成人脓毒性休克患者,建议静脉氢化可的松仅用于血压对于液体复苏和血管加压药治疗不敏感的患者,推荐严重脓毒症或脓毒性休克患者每日糖皮质激素用量不大于氢化可的松 300mg 当量。

9. 其他支持疗法:包括重组人类活化蛋白 C(rhAPC)、血液制品的应用,脓毒症所致急性肺损伤(acute lung injury, ALI)/急性呼吸窘迫综合征(acute respiratory distress syndrome, ARDS)时应进行机械通气,必要时进行镇静、镇痛和使用肌松药,控制血糖,肾脏替代治疗,碳酸氢盐治疗,预防深静脉血栓,预防应激性溃疡和选择性肠道净化等。

七、预防控制措施

脓毒症病死率高,关键在于预防和早期治疗。预防和控制感染是降低脓毒症病死率的关键。

1. 预防 VAP、CVP 相关性菌血症、导尿管相关性尿路感染。

(1) 制定严格的病室管理制度,限制无关人员进入,谢绝探视及陪护。

(2) 对医务人员实施培训和普及预防措施,可显著降低 VAP、CVP 相关性菌血症和导尿管相关性尿路感染的发病率。

(3) 除非有禁忌证,气管插管患者应尽可能保持床头抬高,以防止 VAP。

(4) 使用可允许的声门下吸引气管插管,可降低肺炎的发生率。

(5) 不推荐常规更换血管内和尿道内的导管。

(6) 尽量减少有创性操作、各种侵袭性诊疗措施,评估病情尽早撤除各种导管。

(7) 及时发现感染病例,做好环境表面的清洁消毒和手卫生,隔离感染患者。

(8) 定期总结和分析 VAP 和 CVP 相关性菌血症的发病率,比较不同病房的发病情况,记录发病趋势和评估流行情况。此外,定期汇编和评价致病微生物及耐药性资料的数据。

2. 营养:早期肠内营养可减少感染和接受消化道手术患

者的住院时间。因此,推荐这类患者早期肠内营养。

3. 胰岛素治疗:不推荐常规注射胰岛素强化治疗以达到重新建立正常血糖浓度(4.4～6.1mmol/L,即80～110mg/dl)的目标,可考虑适度给予静脉注射胰岛素治疗以降低升高的血糖水平。

4. 接种疫苗:对解剖或功能性无脾的患者,在脾切除前(如果可行)或术后住院期间,不论其基础疾病,推荐给予肺炎球菌疫苗。多糖疫苗推荐用于年龄较大的儿童(超过5岁)和成人,每5～6年强化1次。

5. 其他:对于免疫功能低下患者,提高其机体抵抗力,做好患者口腔、皮肤、会阴及各种穿刺部位的护理,中性粒细胞减少者($<2.0×10^9$/L)应予保护性隔离措施;对于老年患者,应加强其基础疾病的治疗、预防感染或者早期积极抗感染治疗,积极防治急性脏器功能不全的发生能明显改善患者预后;对于外科手术患者,应当尽量缩短术前住院时间,严格执行预防手术部位感染的一系列措施。

第三节　输血相关感染

输血是现代医学中不可缺少的治疗手段,随着用血量的增加,输血相关感染的机会也大大增加。输血相关感染是指因输入含有病原体的血液(包括输全血、成分输血、血液制品和血浆制品等)所导致的感染。病原体以病毒多见,也可感染细菌和原虫等病原体。1978年,美国CDC在医院隔离技术中增加了血液/体液隔离预防措施。2006年,我国卫生部通报吉林省德惠市人民医院经输血传播艾滋病事件,该事件的发生发人深省,再次敲响了我国血液安全的警钟。

一、病　原　学

理论上所有可以在血液中存在的病原体都可以引起输血相关感染性疾病,尤其是可以在血液中存留而不出现临床症状、体征的病原体更容易引起输血相关感染。目前已知可通过输血传播的感染有 HBV、HCV、HDV、HGV、TTV、HIV、B-19 病毒、CMV、EB 病毒感染，节肢动物传播的病毒病、登革热、朊病毒(prion，克雅病、病毒性海绵状脑病)感染，梅毒螺旋体、回归热螺旋体、鼠咬热螺旋体、钩端螺旋体感染，疟原虫(疟疾)、巴贝虫病(babesiosis)，梨浆虫病，损伤红细胞膜致溶血、巴尔通体(附红细胞体病)，成人 T 细胞白血病病毒及细菌等感染。

二、流行病学

近几十年来，世界各国相继发生了一些"血液事件"。1983~1985 年，日本由于投放使用未经加热处理的凝血因子，使 1800 多名血友病患者感染 HIV；1984 年，法国血库的血液发现了 HIV，由于仍然使用库存血，致使 1200 名受血者被感染，政府也因此倒台；20 世纪 80 年代中期到 90 年代中期，加拿大也出现了严重的血污染事件，这主要是由于检测措施不得力，致使 2.2 万名受血者感染了 HCV。据相关文献报道，美国 1991 年使用第 2 代 HIV 检测试剂，输血引起的 HIV 感染率为 5∶100 万单位，1992 年使用第 3 代 HIV 检测试剂，输血感染率为 1.8∶100 万单位，现在使用 NAT 技术，HIV 感染率低于 1∶100 万单位；另外，美国 HBV、HCV、HTLV 合计感染率为 1∶38 500 单位，在欧美和日本输血后的 HCV 感染率均为万分之一，艾滋病发生率在三十万分之一以下。2011 年我国疾病预防控制中心估计，存活艾滋病病人数达 15.4 万人，异性传播占 46.8%，位居首位；而经既往有偿供血、输血或使用血制品传播是第二位传播途径，占 26.6%。最常见的输血相关感染为肝炎病毒感染和输血相关艾滋病。

病毒感染一直以来是输血传播疾病的主要原因，我国是肝炎的高发区，在人群中 HBsAg 携带率为 9.09%，HBV 流行率达 60% 以上，丙肝抗体阳性也为 3.2%。通过输血传播的病毒性肝炎到目前为止共发现 9 种：HAV、HBV、HCV、HDV、HEV、己型肝炎病毒(HFV)、HGV、TTV 病毒和 SEN 病毒。经血传播的肝炎病毒中 HBV、HCV 导致的输血感染较多，是输血后肝炎发生的主要原因。乙型肝炎从起病前数周开始直至急性期、慢性期和病毒携带期整个过程中均有传染性,其传染性大小与病毒复制指标是否阳性有关。丙型肝炎于起病前12日即有传染性,急慢性期均有传染性。丁型肝炎病人传染性与乙型肝炎相同。乙型肝炎普遍易感,凡未感染过丙型肝炎的人群对丙型肝炎易感,不同丙型肝炎病毒株之间无交叉免疫。丁型肝炎病毒依赖乙型肝炎病毒生存,因此丁型肝炎易感者为HBsAg阳性者。HAV、HEV曾被认为是粪-口传播的病毒,感染HAV、HEV的献血者献血也会造成HAV、HEV传染。HFV、TTV、SEN是近几年新发现的肝炎相关病毒。对于他们的研究还不很充分,临床意义尚不完全清楚,但临床的一些病例证实他们可能与一些不明原因的输血后肝炎有关。

输血相关艾滋病,HIV潜伏期平均为8~10年,但因大量输血而发生的感染者,病情可快速进展,病毒载量维持高水平,CD4细胞计数下降快,潜伏期可能缩短至2~5年。发病1年内病死率为50%,3年内80%,5年内几乎全部死亡。意大利报道接受输血而患艾滋病者的诊断至死亡时间总的中位生存时间为9.2个月。艾滋病的主要临床表现为免疫功能低下引起的各种感染和肿瘤。

经血液传播病原体的传播方式主要有3种:一是经静脉注射毒品传播,二是输血或血液制品引起传播,三是由于不规范采血(或血浆)不仅引起受血者感染流行,还引起献(卖)血(浆)者感染的流行。1993年我国开始整顿血站并取得初步成效,1995年再次大规模整顿血站,1998年10月开始实施献血法。实施献血法后由输血引起的感染已明显减少,但并不能完全杜绝输血相关性感染。

输血相关性感染在20世纪80年代前以乙型肝炎病毒感染为主,80年代末到90年代初则疟疾、丙型肝炎病毒、艾滋病、梅毒的感染增多,HIV感染曾经一度成为严重突出的问题。所有血液及其制品成分包括全血、红细胞、白细胞、血小板、血浆、凝血因子等,均可传播HIV。献血者如有HIV感染,受血者必然发生感染。有些血液制品如白蛋白、球蛋白、血源性乙型肝炎疫苗由于经过了病毒灭活处理,故不易传播HIV。输血感染

HIV 的危险性与输血量、输血次数呈正相关,大量输入抗-HIV 阳性的血液,HIV 感染率可达 100%;由于浓缩Ⅷ因子制剂、凝血酶原复合物是从大量混合血浆中制备的,而血友病患者大多需要定期输注这些制品,因此感染 HIV 的危险性最大。

细菌污染血液曾是威胁输血安全的一个重要问题。随着输血医学的发展,加强对献血者的筛选,采血条件的改善(如密闭的三联采血袋的应用),使得库存血的细菌污染逐渐减少。随着成分输血的发展,特别是血小板制品的广泛应用(在发达国家已经超过 40%),细菌污染血液的问题又引起了广泛关注。血小板制品保存在 22.1℃±2.2℃振荡 1~5 天,这样的保存条件使血小板制品的细菌污染率远远高于其他血液制品,为 0.02%~1.2%,细菌污染的输血反应发生率为 1/900~1/1 000 000。除污染红细胞的细菌外,污染血小板的还有 G⁻菌雷极普罗威登斯菌(*Providencia rettgeri*)。应当注意的是,血小板 85% 是输注给肿瘤患者、血液病和骨髓移植患者,由于这些都是免疫抑制者,患者本身疾病较为严重,输入细菌污染的血小板后临床表现不突出,所以细菌污染的败血症经常被忽视。

三、常见的输血相关感染

1. 输血后病毒性肝炎:20 世纪 60 年代前,输血后病毒性肝炎(post-transfusion hepatitis, PTH)发病率高达 50%,自 1972 年始,各国相继将丙氨酸氨基转移酶(ALT,曾用名谷丙转氨酶,即 GPT)与乙肝表面抗原(HBsAg)列为筛检供血员的常规项目,使输血后乙型肝炎的发生率锐减。自 1989 年开始,国内外相继增加了丙肝病毒抗体(抗-HCV)的检测,使输血后丙型肝炎发生率也大大减少。在受血者中 PTH 发生率为 7.6%~19.7%。目前丙型肝炎发生率有增加趋势,随着庚型肝炎试剂的普及,将会发现输血后肝炎中丙型、庚型肝炎常可重叠,合并发生。

HCV 传染源包括丙型肝炎病人与 HCV 携带者,急性丙型肝炎起病前 12 天即有传染性,有 50% 以上转为慢性,因此慢性病人是主要传染源。急性丙型肝炎感染症状轻,无黄疸型多见。半数以上可转变为慢性,病程迁延时间长,ALT反复波动,容易发生肝硬化并与肝癌发生有关。输血后丙型肝炎潜伏期为2~16周,感染HCV后1~7周,在ALT升高后血中HCV-RNA才为阳性,感染后2周~3个月血抗-HCV阳性。不同HCV片段的抗体出现时间不一,有的感染者长达1年才产生抗体。所以输血后丙型肝炎必须作6~9个月的连续检测。

2. 艾滋病:艾滋病又称获得性免疫缺陷综合征,是人类感染HIV后导致免疫缺陷,并发一系列机会性感染及肿瘤,严重者可导致死亡的综合征。1983年,美国CDC首次发现HIV。近30年,艾滋病在全球迅速蔓延,已成为严重威胁世界人民健康的公共卫生问题。有效的预防疫苗与治疗方法正在研究与探索中,艾滋病已经从一种致死性疾病变为一种可控的慢性病。健康人受艾滋病病毒感染后有30%~70%在2~4周内发生由病毒血症引起的急性期感染症状,此后需经2~10年或更长的无症状期后,才发生以机会性感染和肿瘤为主要病变的艾滋病。艾滋病的发病机制为CD4$^+$T淋巴细胞在HIV直接或间接作用下,细胞功能受损和大量破坏,导致每微升血液中CD4$^+$T细胞数量低于200时,细胞免疫(cellular immunity)就几乎完全失去功能,进而导致平时不易感染健康人类的微生物得以大肆入侵。由于受HIV感染个体无法有效分辨敌我,最后导致各种严重的感染症。HIV在外界环境中的生存能力较弱,对物理因素和化学因素的抵抗力较低。对热敏感,56℃处理30分钟、100℃20分钟可将HIV完全灭活。巴氏消毒及多数化学消毒剂的常用浓度均可灭活HIV。如75%的酒精、0.2%次氯酸钠、1%戊二醛、20%的乙醛及丙酮、乙醚及漂白粉等均可灭活HIV。但紫外线或γ射线不能灭活HIV。

3. CMV感染:CMV感染在人类感染相当普遍,我国为80%~90%或以上,对健康者危害不大,多数无症状,部分可引起唾液腺炎和全身性感染,但对免疫功能低下患者可引起严重感染。输血后CMV感染多发生于免疫缺陷患儿、早产儿、器官移植受者等。

4. 弓形体感染:弓形体系寄生于人体和多种动物组织细

胞内的原虫,可通过输血而传播。人和动物的弓形体感染广泛分布于世界各地,英、美调查成人感染率一般为 16% ~ 40% ,法国人高达 90% ,而我国献血员的弓形体感染率约为 4% 。

5. 输血疟疾:疟疾是由疟原虫引起,寄生于人体的疟原虫有间日疟(vivax malaria, benign tertian)、三日疟(quartan malaria, malariae malaria)、卵形疟(ovale malaria)、恶性疟(faleiparuma mlaria, malignant tertian)。我国以间日疟分布最广,除青藏高原外,遍及全国;恶性疟在云南、广东、广西、海南等地也有分布。由于疟疾反复发作或重复感染后获得一定免疫力,此时血中仍有疟原虫增殖,但无症状出现,而成为无症状疟原虫携带者,当成为献血员时即可成为传播源。

6. 菌血症:污染血液的细菌有致病菌和非致病菌之分。前者常造成患者死亡,后者的毒性较低,可能只引起发热反应。G⁻杆菌污染最为常见、最危险,少数污染为 G⁺菌和厌氧菌。库存血的常见污染菌为大肠杆菌、副大肠杆菌、铜绿假单胞菌、变形杆菌等,污染血放置 12 ~ 24 小时就可以有大量细菌生长,输入 10ml 即可有反应,输入 20ml 即可引起死亡。

7. 人类 T 细胞白血病病毒 1 型(HTLV-1)感染:HTLV-1 又称成人 T 细胞白血病病毒,是成人 T 细胞白血病或 T 细胞淋巴瘤的病原体。HTLV-1 除感染 T 细胞外,还对神经组织有嗜性,而与神经性疾病有病因学联系,热带痉挛性下肢轻瘫或 HTLV 相关脊髓病变也与之有关。HTLV-1 感染后只有 1% 的人经过潜伏期才发生白血病,治疗效果不佳,其中 85% 以上的患者将在发病 4 年内死亡。

8. 附红细胞体病:该病原体为立克次体,常寄生于红细胞和血浆中。当人体感染后,感染的红细胞比例达到一定程度可出现进行性贫血。附红细胞体对干燥和化学药品的抵抗力很低,一般浓度的消毒药可将其杀死,但耐低温。

四、危 险 因 素

1. 献血者的血液(浆)带有病原体,受血者直接从输入的血和血制品获得病原体感染。美国从 1981 年开始发现艾滋病到 1985 年实行对供血者检测艾滋病病毒抗体前,1.5 万名血友病患者中 A 型血友病患者有 70%、B 型血友病患者有 35% 因使用被污染的血制品而感染了 HIV。随着时间的延长,因输血和血制品所致 HIV 感染者的绝对数亦增加。到 1993 年,美国报道的 103 500 例成人 HIV 感染者中,因输血和血制品所致者达 2.4%。在非洲,因输血所致 HIV 感染的病例约占全部病例的 10%。1985 年我国首次在浙江省发现 4 名血友病患者因输入从美国进口的血制品而感染了 HIV。此后又相继从河南、黑龙江、广东、上海、新疆和北京等许多地区检出因输血而感染了 HIV 的病例。

可能造成血液污染的原因如下:

(1)"窗口期"因素:梅毒、肝炎、艾滋病等传染病在感染初期虽然病原体已感染机体,但机体对抗原产生的抗体尚未形成,此时检验其抗体阴性,这就认为是"合格"的血样,被纳入血库备用。当病人输入这样的血后,在短期内就可使机体感染发病。

(2)目前的检测手段还不够先进:患梅毒、肝炎、艾滋病的初期即"窗口期"时,抗体检测不到,但可采用基因诊断技术(PCR 方法)对其病原体遗传物质 DNA 或 RNA 检测,提高检测阳性率。因 PCR 方法的实验技术要求高,成本贵,难以普及。因此,PCR 方法还不能列入常规检测范围。

(3)检测方法本身的误差可造成漏检:由于实验本身的误差,可造成实验结果的假阴性,因而构成因输血感染疾病的又一因素。

2. 血液进入受血者前,在分离、制备、运输、发放、输注过程中如不严格按操作规程进行操作,极易导致细菌污染血液。目前的指南允许血液在采集后存储最长时间可达 42 天,但是在储存期间,红细胞丧失 2,3-二磷酸甘油,并发生一系列的变化导致其寿命缩短。这些储存细胞输入人体后会诱发吞噬反应,促进铁的释放。有研究显示,使用储存时间在 40～42 天的血液将升高胆红素、铁蛋白、非转铁蛋白结合铁的水平,促进致病性大肠杆菌生长。浓缩血小板需在 22℃±2℃保存,细菌容易滋生增长,因此血小板输注引起的细菌性输血反应报道较多,曾报道有 5 名患者由于输注了保存 5 天的单采血小板而发生细菌性败血症。目前在日本,血小板保存期由 5 天缩短为 3 天。

3. 被污染的输血器材、采浆器、透析机和医务人员的手,在医疗操作中造成交叉感染。多见于单采血浆、口腔科医生操作、检验人员采血和血液透析过程中的传播,危害性较大。如某地非法单采血浆使献血浆者发生 HIV 感染,造成局部地区的流行。行血液透析的患者透析龄长、输血次数多或复用透析器,HCV 感染的风险较高。规范透析操作及推广使用一次性耗材后,新发 HCV 感染显著下降。

4. 患者无输血指征,不适当的输血也是输血危险主要来源。Moore 等对肯尼亚关于经血传播 HIV 的危险性进行了调查研究,1994 年 4 ~ 7 月对所有献血者的血液以及 6 家政府医院输血前的血液标本,在医院的实验室进行了 HIV 的筛检,同时用参比实验室对结果进行比较来估计由于输血而传播 HIV 的危险性。结果显示:献血者中 HIV 阳性率为 6.4% (120/1877),将用于临床的 1290 个血液标本中,26 个 HIV 阳性血被当作阴性血。Moore 估计肯尼亚经血传播 HIV 的危险为 2%。这些医院输血的危险性包括血液储存温度的不均衡、数据输入错误、设备的落后以及缺乏质量保证体系。在非洲这样的 HIV 高流行区,经血感染 HIV 的高比例,最根本的原因在于不正确的实验室程序。WHO 在 20 世纪 90 年代所做的关于一项全球血液安全的调查显示:100% 的发达国家、66% 的发展中国家对所有捐献的血液检测 HIV 抗体,在这些国家中 100% 的发达国家和 92% 的发展中国家开展了阳性结果确认试验;100% 的发达国家、72% 的发展中国家对 HBsAg 筛检;94% 的发达国家、71% 的发展中国家对梅毒筛检。发展中国家与发达国家相比,血液检测受到检测仪器、试剂的经费不足以及不安全的血液来源等因素的影响。

五、感 染 诊 断

1. 输血相关感染的临床表现依据感染病原体的不同而异。

2. 临床诊断必须同时符合以下 3 种情况才可诊断:

(1) 从输血至发病,或输血至血液中出现病原免疫学标志物的时间超过该病原体感染的平均潜伏期。

(2) 受血者受血前从未有过该种感染,免疫学标志物阴性。

(3) 证实供血员血液存在感染性物质,如血中查到病原体、免疫学标志物阳性、病原 DNA 或 RNA 阳性等。

3. 病原学诊断:在临床诊断基础上,必须符合下述 4 种情况中的 1 种即可诊断。

(1) 血液中找到病原体。

(2) 血液特异性病原体抗原检测阳性,或其血清在 IgM 抗体效价达到诊断水平,或双份血清 IgG 呈 4 倍升高。

(3) 组织或体液涂片找到包涵体。

(4) 病理活检证实。

4. 鉴别诊断:主要是输血相关感染不同病原体之间的鉴别,以及与原发病的鉴别诊断等。

六、治　　疗

1. 对症支持治疗。给予适当休息、清淡易消化食物、维持体内水和电解质的平衡。针对高热、脱水、腹痛、腹泻、休克、大出血、意识障碍等症状采用对症支持治疗,如解热镇痛、止血、补液、纠正电解质紊乱和酸碱失衡等,保护心、肝、肾等重要脏器功能。

2. 特异性抗病原菌治疗,依照感染病原体不同采取相应的抗病原治疗,如抗病毒治疗,抗细菌治疗,抗原虫治疗等。

3. 根据病原体不同采取相应的隔离措施,防止血源传播性疾病的播散。

七、预防控制措施

1. 加强行政管理:政府行政干预是预防输血相关感染的重要环节,其重点在于加强对献血者的管理,对采供血机构的管理,对临床医疗机构促进合理用血,并大力推广无偿献血。1995 年卫生部提出的三统一(统一采供血机构、统一血源管理、统一采供血)政策的全面落实,1998 年 10 月 1 日开始施行的《中华人民共和国献血法》,正式确立了我国的无偿献血制度,为预防输血相关感染奠定了很好的基础。同时为保证血浆制品的安全,颁布了《单采血浆站管理办法》。

实行无偿献血和严格按健康标准挑选献血者是保证输血安全的基础和根本措施,实行无偿献血将使经输血传播病毒性疾病的危险减少至 1/10 ~ 1/5,我们应该坚定不移地贯彻执行。

2. 严格筛选献血者,预防血站交叉感染

(1) 严格筛选献血员。《中华人民共和国献血法》规定,血站对献血者必须免费进行必要的健康检查;身体不符合献血条件的,血站应当向其说明情况,不得采集血液。血站对献血者一次采集血液量一般为 200ml,最多不得超过 400ml,两次采集间隔期不少于 6 个月。

在无偿献血的前提下,对献血者详细询问病史、生活习惯、旅游史及冶游史等,以排除高危人群献血。严格进行血液中病毒标志物的检测。目前我国要求作为常规筛检的项目有 HBsAg、抗-HCV、抗 HIV 及梅毒血清学检查,ALT/AST 作为检测肝炎的非特异性指标也在必检之列。所采血液留标本复检上述项目,要求使用与初检不同批号的试剂。

为排除巨细胞病毒和弓形体等感染,可筛查抗-CMV、弓形体抗体,在高疟区可测疟原虫抗体水平。需要注意的是,即使用以上方法筛选供血员,由于筛选的病种有限、存在病原抗体"窗口期"、现有检测方法不够敏感和特异、可能存在尚未知的经血传播病原体等问题,也不能保证血液无感染性。

(2) 加强采供血站的消毒隔离制度和无菌操作技术。

血站内感染的预防措施:所有的血液制品都必须进行病毒灭活处理。使用一次性注射器和输血输液器材,用后按医疗废物处理。污染有血迹的棉球、纱布等应置入塑料袋,捆扎袋口后按医疗废物处理。用后的针头置入锐器盒,按规定处理。

血站内执行血液体液隔离预防措施,当血液有可能污染医务人员手时应戴一次性手套;医务人员定期体检,检测乙型肝炎、丙型肝炎和艾滋病的病毒标志物,HBsAg 阴性者应进行乙型肝炎疫苗注射,患有肝炎、艾滋病者应进行隔离。

发生血污染的针刺及意外伤害的处理:立即抽检肝炎血清学标志物,按检测结果分别视不同情况处理。①乙型肝炎:未接种乙型肝炎疫苗或近 1 年 HBsAb<10mU/ml 的被暴露者立即一次性肌内注射乙型肝炎免疫球蛋白 200～400U,同时在不同部位开始接种乙型肝炎疫苗,剂量为 20μg、20μg、20μg(0～1～6),6 个月内完成。近 1 年 HBsAb≥10mU/ml 的被暴露者不需要注射乙型肝炎免疫球蛋白,可一次性注射乙型肝炎疫苗 20μg。②丙型肝炎:针刺伤暴露后立即注射免疫球蛋白,并追踪检测丙肝抗体 6～9 个月,发现阳性立即接受干扰素治疗。③HIV 感染:如暴露源抗-HIV 阳性,被暴露者应在数小时内尽快开始抗 HIV 药物的预防性治疗。争取在 24 小时内进行,24～36 小时后开始疗效不佳,但仍应使用抗 HIV 药物进行预防性治疗。应持续治疗 4 周并且填写艾滋病职业暴露个案登记表。并在接触当时、接触后 4 周、8 周、12 周及 6 个月进行 HIV 抗体检测,发现阳性及时治疗。

3. 重视临床输血工作,促进临床合理用血:切实贯彻中华人民共和国卫生部于 2012 年 6 月颁发的第 85 号文件《医疗机构临床用血管理办法》,重视临床输血工作。临床上降低输血相关感染的最直接有效的方法就是节约用血,提倡成分输血和自身输血。医务人员应当认真执行临床输血技术规范,严格掌握临床输血适应证,根据患者病情和实验室检测指标,对输血指征进行综合评估,制订输血治疗方案。医疗机构的储血设施应当保证运行有效,全血、红细胞的储藏温度应当控制在 2～6℃,血小板的储藏温度应当控制在 20～24℃。储血保管人员应当做好血液储藏温度的 24 小时监测记录。储血环境应当符合卫生标准和要求。

在临床输血操作中做到:

(1) 不能随意打开血包(血袋)以避免污染。绝不能为追求快速输血而用开放瓶输血,或因血袋内“白膜”堵塞输血器插针而在病房开血袋。

（2）血液应可以回温后再输，必要时可加温，但不能超过37℃。

（3）禁止把任何药物直接加入血液内一同输注。

4. 保护易感者

（1）严格掌握输血和血制品使用指征。

（2）对需经常接受输血或血制品治疗者接种乙型肝炎疫苗，肌内注射免疫球蛋白。

（3）在疟疾流行区，受血者可在受血的同时接受全疗程抗疟疾治疗。

（4）对于免疫缺陷者、低体重儿、抗-CMV（-）的器官移植病人，需提供CMV-IgM抗体阴性的血液或静脉注射CMV免疫球蛋白。

（5）医务人员要注意在医疗操作中严格执行标准防护，接触有可能污染的血液或体液时应戴一次性手套。

（韩　颖）

第十二章 泌尿系统常见医院感染的预防与控制

泌尿系统感染又称尿路感染(urinary tract infection,UTI),是指各种病原体所致泌尿系统的急、慢性炎症,分为上尿路感染和下尿路感染。上尿路感染包括输尿管炎和肾盂肾炎,主要为肾盂肾炎;下尿路感染包括尿道炎和膀胱炎,主要为膀胱炎。医院内泌尿系统感染的发生率高,是最常见的医院感染之一。女性多见,由于女性尿道短而阔,且与外生殖器比邻,所以尿路感染的发病率明显高于男性,尤其是新婚期、生育期的年轻女性及老年女性。2007年我国医院感染现患率调查显示,医院UTI占10.97%。由于无症状菌尿症的存在,估计实际感染率会更高。在医院UTI中,与导管有关的菌尿症占40%以上,导管与留置导尿是医院UTI的主要危险因素之一。

一、病 原 学

医院内泌尿系统感染的病原菌50%为G⁻杆菌,其中又以大肠埃希菌、克雷伯菌、变形杆菌、产气杆菌、产碱杆菌和铜绿假单胞菌为主。其次为G⁺球菌,约占20%,以葡萄球菌和肠球菌多见。由于抗菌药物与侵入性操作的广泛使用,真菌性尿路感染逐渐增多,已占医院内尿路感染的30%,以白假丝酵母菌多见,非白假丝酵母菌的真菌感染也不容忽视。不同医院、不同病种、不同时间,其病原菌谱和耐药性可能发生改变。因此,做好本医院内泌尿系统感染监测十分重要。

不同临床类型的尿路感染,其常见致病菌也会有所差异。如无症状菌尿、初发性尿路感染或非复杂性尿路感染多为大肠埃希菌,而复杂性尿路感染、反复尿路感染和尿路器械检查后发生的尿路感染多为粪链球菌、变形杆菌、克雷伯菌和铜绿假单胞菌等,因此治疗时抗菌药物的选择也会有所不同。

耐药菌增多已引起临床医师的广泛关注,如头孢菌素类耐药(产 ESBL 和 AmpC 酶)、碳青霉烯类耐药(产金属 β-内酰胺酶)的肠杆菌科细菌和假单胞菌属等,对万古霉素耐药的尿肠球菌等。此外,G$^-$菌对氨基糖苷类、喹诺酮类和磺胺类耐药也不少见,在某些医院已成为常见耐药菌。需要引起注意的是,细菌 L 型变异现象增多,主要为葡萄球菌和肠球菌等。细菌发生 L 型变异多与使用抗菌药物,感染部位补体、溶菌酶、抗体等作用有关,产生细菌细胞壁丢失,易于在高渗环境如肾盂、肾间质生长,虽然 L 型细菌毒力较低,但对作用于细菌细胞壁的抗菌药物广泛耐药,甚至在适宜条件下能返祖为普通细菌增加毒力,泌尿系感染反复发作和治疗困难与之相关。

二、危 险 因 素

(一)流行病学

医院内尿路感染常散发,也可呈暴发性流行,多因导尿盘、膀胱镜等器械消毒不合格或行导尿操作时未严格执行无菌操作引起。感染源多为患者自身,以无症状性菌尿患者为主。上行感染是最主要的感染途径,也可经过直接感染、血行感染和淋巴道感染。

(二)高危因素

1. 尿路的器械检查:在医院尿路感染中 20%~60% 有导尿或使用尿路器械史,留置导尿管是医院尿路感染的主要危险因素之一。导尿管菌尿症主要与插管方法、留置导尿时间、密闭导尿系统是否完整及流行因素等有关。无尿道插管史者发生尿路感染者仅为 1.4%~2.9%,使用一次性导尿管后感染率为 5% ,而开放留置导尿 4 天以上尿路感染则为 100% 。一般来自集尿袋及收集系统的上行感染多发生在 24~48 小时以内。

2. 泌尿系统疾病因素:如泌尿系先天畸形、尿路梗阻、输尿管逆流、尿路结石等皆可引起泌尿系统感染。另外,许多代谢性疾病患者的肾盂肾炎发病率明显增高。

3. 老年人和女性患者。女性插尿管病人比男性病人感染的概率高 1 倍。

4. 其他如机体免疫力下降、L 型细菌形成等。

三、感 染 诊 断

（一）临床初步诊断

1. 尿路感染症状：如尿频、尿急、尿痛等膀胱刺激征，腰痛、肋脊角及输尿管点压痛、肾区叩痛、发热等。但留置导尿管者，除发热外多无明显症状。

2. 白细胞尿：即脓尿，尿沉渣镜检白细胞≥5 个/高倍视野或尿细胞排泄率白细胞≥30 万/小时。

（二）病原学诊断

凡是尿细胞定量培养阳性，即真性细菌尿均应诊断为尿路感染。

1. 清洁中段尿细菌培养计数，G^-菌浓度≥10^5cfu/ml，G^+菌浓度≥10^4cfu/ml。但如为非留置导尿管病人临床上无尿路感染，则要求 2 次尿培养的细菌计数均≥10^5cfu/ml，并为同一细菌。

2. 耻骨联合上膀胱穿刺尿定性培养有细菌生长，或用导尿法采集尿标本细菌定量培养计数≥10^3cfu/ml。

3. 新鲜尿液经离心，应用相差显微镜检查（1×400），在 30 个视野中有半数视野见到细菌。

另外，有明显尿路感染症状和白细胞尿的女性患者，中段尿细菌培养计数≥10^2cfu/ml，也提示为尿路感染。新鲜尿亚硝酸盐还原试验阳性，常表明 G^-杆菌感染，阳性率 80%，且一般无假阳性，故也有人将此作为尿路感染的诊断指标之一。

（三）定位诊断

真性细菌尿的存在，只表明有尿路感染，但细菌究竟是来自上尿路（肾盂肾炎）还是下尿路（膀胱炎），则需要进一步确定。目前常用的方法：①尿沉渣中抗体包裹细菌（antibody coated bacteria，ACB)，阳性者为上尿路感染，阴性者为下尿路感染。但在前列腺炎或炎症累及下尿路深层组织者也可出现阳性，因此 Thomas 等提出被抗体包裹细菌>25% 者才有意义。该方法敏感性>80%，特异性>90%。②尿 N-乙酰-β-氨基酸葡萄糖酐酶(NAG 酶)，排出量多者提示肾盂肾炎。③尿 β_2 微球蛋白，排出量多者提示肾盂肾炎。④尿沉渣发现白细胞管型则为肾盂肾炎。

(四) 尿路感染的几种特殊类型

1. 无症状菌尿症:无症状菌尿症是指病人有真性细菌尿而无任何尿路感染症状。该类患者常在近期使用膀胱镜检查或插置导尿管的历史，尿白细胞≥5 个/高倍视野，连续 2 次清洁中段尿培养(间隔 24 小时以上)菌落计数 G^- 杆菌 ≥ 10^5 cfu/ml(G^+ 菌 ≥ 10^4 cfu/ml)，为同一细菌，或者硝酸盐还原试验阳性。多见于老年女性与留置导尿管者。

2. L 型细菌感染:尿的普通细菌培养阴性，而高渗培养阳性，且 2 次以上培养为同一菌种，即可诊断 L 型细菌感染。多见于慢性尿路感染，尤其是长期使用抗菌药物者，也可见于部分无症状菌尿症者。

3. 真菌性菌尿症:如患者存在真菌感染的易感因素(机体免疫力低下，长期大量使用广谱抗菌药物等)，出现尿路感染的症状和(或)白细胞尿。尿镜检有真菌者，应疑诊真菌性尿路感染。并应进一步取得病原学的确切证据:①尿真菌培养≥10^3/ml;②非离心标本每高倍视野找到 1～3 个真菌;③血液真菌培养阳性是血行传播的真菌性尿路感染的重要佐证。

四、治 疗

治疗泌尿系统感染要祛除泌尿系统感染的诱因,如留置导尿管等。快速、有效地清除病原体,缓解症状,并预防感染复发及细菌耐药。

1. 首选抗菌药物治疗,辅以多饮水、勤排尿(每 2～3 小时一次)、服用碳酸氢钠碱化尿液以减轻膀胱刺激征、纠正尿路解剖或功能的异常等。

2. 经验性抗菌药物治疗48小时后仍无好转者、再发性尿路感染及所有的上尿路感染都应该及时进行尿培养和药敏试验,根据药敏结果选择用药。

3. 无症状菌尿一般无需治疗,拔管即可。除外以下情况:①妊娠期合并的无症状菌尿,疗程3～7天,治疗后定期复查尿细菌培养。②可能导致尿道黏膜出血的经尿道介入性操作(包括经尿道前列腺手术),在手术前开始用抗菌药物,术后停用。③若与导管相关的菌尿症在尿管拔除48小时后仍持续存在。④无症状菌尿发展为有症状尿路感染者。

五、预防控制措施

详见第十九章第三节"留置导尿管相关性泌尿系统感染的预防与控制"。

(韩　颖)

第十三章 皮肤软组织常见 医院感染的预防与控制

皮肤软组织感染(skin and soft tissue infection,SSTI)种类繁多,包括皮肤、软组织感染,压疮感染,烧伤感染,乳腺感染,脐炎和婴儿脓疱病等,有些相当常见,如疖、痈、蜂窝织炎等,有些虽少见,但发病后很凶险,如新生儿皮下坏疽。皮肤软组织感染在医院获得性感染构成比中所占比例较高,2003年全国医院感染监控网医院感染现患率调查资料显示,皮肤软组织感染居第5位,占医院感染总数的6.7%,发病率为0.75%。皮肤软组织感染虽为局部感染,但在免疫缺陷、粒细胞减少、糖尿病、营养不良等情况下,局部感染可成为传染源,播散至全身其他部位,甚至发生败血症等全身感染,也可能成为感染源传播给其他患者。

一、病　原　学

皮肤感染病原菌种类很多,包括葡萄球菌、链球菌、铜绿假单胞菌、肠球菌、不动杆菌及大肠杆菌等。按照院内外感染来源,可以分为社区获得性 SSTI(community acquired-SSTI,CA-SSTI)和医院内 SSTI(hospital acquired-SSTI,HA-SSTI)两大类,在 HA-SSTI 中,主要是金黄色葡萄球菌感染,且 MRSA 比例较高。常见浅表局限性 SSTI,其病原菌相对简单且明确,主要是金黄色葡萄球菌和化脓性链球菌。金黄色葡萄球菌能穿透皮肤,引起脓疱病、毛囊炎、疖、痈及伤口感染,链球菌伤口感染常播散到周围组织并发生败血症。在特殊来源感染或条件致病的情况下,如糖尿病、中性粒细胞减少、药瘾者、手术后伤口感染、艾滋病患者以及动物和人咬伤的情况下,其 SSTI 相关的致病菌就十分复杂,条件性或少见的致病菌常成为感染的主要病原菌,甚至存在多种细菌混合感染的可能。

二、危险因素

1. 患有糖尿病、肾病、贫血等慢性疾病的患者和接受放化疗、免疫抑制剂治疗的患者,危险性增高。

2. 抵抗力低下的老人及婴幼儿。

3. 接受各种插管的病人:感染部位以导管插入部位感染及脓疱疹最常见。

4. 长期卧床的患者。

三、感染诊断

（一）皮肤感染

1. 临床诊断:皮肤有脓性分泌物、脓疱、疖肿等或患者有局部疼痛或压痛,局部红肿或发热,无其他原因解释者。

2. 病原学诊断:临床诊断基础上,从感染部位的引流物、抽吸物中培养出病原体或者血液、感染组织特异性病原体抗原检测阳性即可诊断。

（二）软组织感染

软组织感染包括坏死性筋膜炎、感染性坏疽、坏死性蜂窝织炎、感染性肌炎、淋巴结及淋巴管炎。

1. 临床诊断符合下述 3 条之一即可诊断:

（1）从感染部位引流出脓液。

（2）外科手术或组织病理检查证实有感染。

（3）患者有局部疼痛或压痛、局部红肿或发热,无其他原因解释。

2. 病原学诊断临床诊断基础上,符合下述两条之一即可诊断:

（1）血液特异性病原体抗原检测阳性,或血清 IgM 抗体效价达到诊断水平,或双份血清 IgG 呈 4 倍升高。

（2）从感染部位的引流物或组织中培养出病原体。

（三）压疮感染

压疮感染包括压疮浅表部和深部组织感染。

1. 临床诊断:压疮局部红、压痛或压疮边缘肿胀,并有脓性分泌物。

2. 病原学诊断:临床诊断基础上,分泌物培养阳性。

(四)烧伤感染

1. 临床诊断:烧伤表面的形态或特点发生变化,如焦痂迅速分离,焦痂变成棕黑、黑或紫罗蓝色,烧伤边缘水肿。同时具有下述两条之一即可诊断:

(1)创面有脓性分泌物。

(2)患者出现发热>38℃或低体温<36℃,合并低血压。

2. 病原学诊断:临床诊断基础上,血液培养阳性并除外有其他部位感染或烧伤,或组织活检显示微生物向邻近组织浸润。

(五)乳腺脓肿或乳腺炎

1. 临床诊断符合下述3条之一即可诊断:

(1)红、肿、热、痛等炎症表现或伴有发热,排除哺乳期妇女的乳汁淤积。

(2)外科手术证实。

(3)临床医生诊断的乳腺脓肿。

2. 病原学诊断:临床诊断基础上,引流物或针吸物培养阳性。

(六)脐炎

1. 临床诊断:新生儿脐部有红肿或有脓性渗出物。

2. 病原学诊断:临床诊断基础上,有引流物、针吸液培养阳性或血液培养阳性(排除其他部位感染)即可诊断。

(七)婴儿脓疱病

1. 临床诊断:皮肤出现脓疱或临床医生诊断为脓疱病。

2. 病原学诊断:临床诊断基础上,分泌物培养阳性。

四、治 疗

总体原则:应分级分类治疗,外用药物和系统给药治疗结合,药物治疗和手术相结合。

1. 外用抗菌治疗:外用抗菌药物在防治 SSTI 中占有较重要地位,皮肤软组织感染早期局部可以使用碘伏或乙醇涂搽,也可以局部热敷、涂 20% 鱼石脂软膏或莫匹罗星软膏。外用夫西地酸乳膏也有较强抗菌作用,但该药物有静脉给药剂型。传统的外用抗菌制剂如红霉素软膏、新霉素软膏或氧氟沙星乳膏,因渗透性差、容易产生交叉或多重耐药,不宜选择或不作为首选。同时,要加强对外用抗菌药物耐药发生情况的监测。

2. 系统抗菌治疗

(1) 经验性抗菌治疗(empirical antibacterial therapy):应根据病史、临床表现,结合分级分类诊断,尤其是可能的诱因或危险因素,选择针对常见或可能致病菌的抗菌药物 1~2 种。坏死性 SSTI 如疑为梭状芽孢杆菌感染,首选青霉素,其他可考虑选择第三代头孢类药物,并注意兼顾抗厌氧菌药物的选择如甲硝唑等。

(2) 金黄色葡萄球菌感染的抗菌治疗(Staphylococcus A infection antibacterial therapy):分为甲氧西林敏感葡萄球菌和 MRSA 两种情况。敏感菌可选择半合成的青霉素或克林霉素等。MRSA 感染可选择万古霉素、利奈唑胺、达托霉素等,也可选择米诺环素或复方新诺明等,尤其是 HA-SSTI。

(3) 特殊情况 SSTI 抗菌疗法:如糖尿病足感染、手术切口感染或动物咬伤后感染,其致病菌比较复杂,应根据分离的致病菌种类,结合药物敏感试验选择抗菌药物,并注意使用中耐药性的监测。

3. 如有组织坏死或脓肿形成,应当切开引流或手术治疗。

五、预防控制措施

1. 重视皮肤卫生,保持皮肤清洁;尽量避免皮肤潮湿和摩擦刺激。

2. 卧床病人加强护理措施,定期变换体位,避免局部长时间受压,防止压疮发生。

3. 及时处理体表软组织的损伤,积极治疗皮肤病,减少抓破损伤,有效控制糖尿病患者的血糖水平。

4. 产妇要预防乳腺脓肿或乳腺炎的发生,保持局部清洁卫生,做好手卫生,如发现局部红、肿、热、痛等炎症表现,及时做理疗等治疗。

5. 进行腰穿、骨髓穿刺、活检、关节穿刺、静脉输液等有创操作时,严格执行无菌技术操作规程。

6. 做好烧伤感染的预防与控制工作,做好环境、物表、医务人员手的管理,严格执行无菌技术操作规程,及时采集标本送检,合理使用抗菌药物。必要时做好保护性隔离。

7. 合理选用抗菌药物。一般来说,对无菌手术或皮肤屏障功能障碍的患者,不主张常规应用抗菌药物预防 SSTI,尤其是系统用药。如手术创面较大,或发生皮肤感染的机会增多时,可以酌情使用,以外用药物为主,以减少系统抗菌药物使用,防止耐药性的产生。对容易并发细菌定植或发生皮肤感染的患者,可定期鼻腔外用莫匹罗星喷鼻制剂,以减少鼻腔金黄色葡萄球菌的数量。

(韩　颖)

第十四章 口腔常见医院感染的预防与控制

口腔环境复杂,常常处于浸润状态,又有适宜温度,是多种细菌、真菌和病毒的滋生地。还有一些长期存在的机械性刺激因素,如尖锐牙尖及牙齿边缘、残根、残冠以及不良修复体等,进食时咀嚼摩擦,经常接受的冷热温度或酸辣因素。这些原因均可使口腔黏膜受到威胁而致病。但由于人体具有自身抵抗力,如黏膜本身结构和机体天然抵抗力(免疫防御),唾液作用亦是抗病因素之一,因此绝大多数人并未发病。

口腔医院感染包括以下两种情况:口腔疾病患者因接受诊疗而发生的医院感染;医务人员长期与病人近距离操作,易接触病人体液、血液及分泌物而引起医院感染。

第一节 流行病学与发病机制

一、流行病学

口腔医院感染主要因口腔定植微生物的内源性感染所致,口腔科器械消毒灭菌不严格和污染也可引起。传播途径以接触传播为主。其次是经飞沫传播,咳嗽、喷嚏甚至谈笑可以喷出含微生物的飞沫,口腔诊疗操作过程中极易造成对方吸入感染。常见的易感因素如宿主的防御功能降低,如年老体弱或者长期患病,特别是重症疾病病人,或大手术后,大量应用免疫抑制剂和激素,不合理使用抗菌药物,代谢性或内分泌疾病尤其是糖尿病等,是医院口腔感染较常见的危险因素。

二、发病机制

口腔侵袭性操作不同程度地损伤黏膜及组织,且可使口腔内微生物生态环境发生改变。病人口腔定植、器械污染的微生物,以及牙科医师呼出的含菌气溶胶等都可进入口腔创面。手术操作、麻醉药、含漱液等可能影响口腔表面细胞表面的纤连蛋白,暴露上皮细胞表面受体,增加 G⁻ 菌的黏附和定植。如果病人免疫防御机制损害,则更易引起感染,甚至造成扩散。

第二节 常见临床表现和特征

一、病毒感染

(一)上呼吸道感染

多数上呼吸道感染由病毒引起,如鼻病毒、冠状病毒、腺病毒、流感以及副流感病毒,柯萨奇 A 组等。作为口腔科诊疗相关的上呼吸道感染主要是咽炎和喉炎。

(二)疱疹病毒感染

原发性疱疹口炎是最常见的I型单纯疱疹病毒引起的口腔病损,可能表现为严重的龈口炎。急性疱疹性龈口炎,多数原发感染的临床症状不显著,6 岁以下儿童较多见,成人也不少见。原发性单纯疱疹感染,常有疱疹病毒接触史,潜伏期 4~7 日,后出现发热、头痛、疲乏、全身肌肉疼痛,咽喉肿痛等急性症状,颌下和颈上淋巴结肿大、触痛。经 1~2 日前驱期,口腔黏膜广泛充血水肿,附着龈和边缘龈也有明显炎症损害;口腔黏膜任何部位都可发生成簇水疱,疱壁薄、透明,不久溃破,形成浅表溃疡,汇集成簇溃破后可引起大面积溃疡,易引起继发感染。

原发性疱疹感染愈合后,30%~50% 的病例可能复发。发生在唇或接近口唇处,又称复发性唇疱疹。主要有两个特征:损害总是以气疱开始,常为多个成簇疱,单个较少见;复发时,总是在原先发作的位置或邻近原先发作过的位置。由于机体免疫性,复发者病损较局限,全身反应较轻。

带状疱疹病毒感染也可侵犯口腔颌面部三叉神经,损害可见于颌、眼、面颊、唇口、颏部、口内如颚、舌、颊、龈等部位,但多为单侧且不超过中线。胸、腰、腹、背部及四肢侵犯多限于一侧,少数可超过中线。可有全身症状,重者可并发肺炎、脑炎等,甚至死亡。病毒侵犯运动神经或睫状神经节,随部位的不同可有面瘫、外耳道疼痛、耳聋,涎腺分泌障碍等症状。

二、细菌感染

(一)球菌性口炎

球菌性口炎因感染各种球菌引起,是急性感染性口炎的一种,因细菌种类的不同而呈现不同的病损特征。损害以假膜为特征,故又称膜性口炎或假膜性口炎。多见于婴幼儿,偶见于成人。

1. 葡萄球菌性口炎:为金黄色葡萄球菌引起的口炎,以牙龈为主要发病区。牙龈充血肿胀,有暗灰白薄假膜,舌缘、颊咬合线处有充血水肿,多有尖锐灼痛。

2. 链球菌性口炎:常伴上呼吸道感染、发热、咽痛、头痛等。呈弥漫性急性龈口炎,受累组织鲜红色。唇、颊、软腭、口底、牙槽黏膜可见表浅上皮、溃烂、口炎。

3. 肺炎球菌性口炎:好发于硬腭、口底、舌下以及颊黏膜。黏膜充血水肿,伴银灰色假膜,呈散在斑块状,本病不常见,好发于冬末春初。

(二)坏死性溃疡性龈口炎

病原体为梭状杆菌和螺旋体,在口内两菌共生,单独则不易致病。本病常为复杂混合感染,可合并其他细菌如链球菌、丝状菌、产黑色素拟杆菌等。好发于前牙牙龈,临床特征为牙龈缘及龈乳头形成穿掘性坏死溃疡,可波及多颗牙齿,溃疡边缘不整,可融合成大片溃疡面。除牙龈外,可波及唇、颊、舌、腭、咽、口底等黏膜,局部为不规则坏死性深溃疡,上覆灰黄或黑色假膜,周围黏膜有明显充血水肿,触及易出血。

三、真菌感染

(一)急性黏膜皮肤假丝酵母菌病

此为局部或全身的黏膜和皮肤的假丝酵母菌病。口腔假丝酵母菌病仅为表层感染,一般不发展为播散型内脏器官感染。

1. 急性假膜性假丝酵母菌病:又称鹅口疮或雪口。常因出生时经产道感染引起,成人较少见。病变可发生于口腔任何部位,黏膜上出现乳白色绒状膜,为白假丝酵母菌的菌丝及坏死脱落的上皮汇集而成。轻时黏膜无明显变化,重则四周黏膜充血发红。绒状膜不易剥离,若剥离可渗血,不久有新绒膜形成。

2. 急性萎缩性假丝酵母菌病:表现为黏膜上出现外形弥散的红斑,以舌黏膜多见,严重时舌背黏膜为鲜红色且有舌乳头萎缩。两颊、上腭、口角也可发生红斑,唇部有时可见。

(二)慢性黏膜皮肤假丝酵母菌病

病因除常见的引起假丝酵母菌病的易感因素外,还可有遗传因素。常在婴儿期发病,偶见于成人。临床表现多样,可有组织萎缩或组织增生。

四、HIV/艾滋病的口腔病变

艾滋病除表现有全身性疾病和体征外,其口腔病变表现有以下几种:

(一)真菌感染类

常见者如假丝酵母菌病、组织胞浆菌病、隐球菌病等。

(二)细菌感染类

如坏死性牙龈炎,进行性牙周炎,放线菌病、肺炎杆菌感染、大肠杆菌感染、窦腔炎,根尖牙周加剧,颌下蜂窝织炎,但口腔表现并不明显。

(三)病毒感染类

包括疱疹性口炎,CMV 感染,EBV 感染,HZV 感染,HPV 感染以及 HIV 感染。

(四)口腔感染

曾有研究报道一起播散型鸟分枝杆菌引起的口腔溃疡,特点是溃疡边缘硬,骨质有坏死。

(五)HIV 相关性牙周炎

临床上早期表现为龈乳头坏死,溃疡,疼痛及出血,随后迅速破坏牙周附着及骨组织。

(六) 艾滋病坏疽性口腔炎

常见艾滋病性口腔损害包括假丝酵母菌性口炎、卡波西肉瘤病、黏膜白斑和疱疹。少见者如肉赘、急性坏死性溃疡性牙龈炎和肉芽肿病。坏疽性口腔炎为罕见的综合征,临床表现如牙龈炎、口腔严重水肿,不能进食及说话,并有慢性腹泻和体重减轻。可闻到口腔恶臭味,两侧蜂窝织炎延伸至上颌骨处。

第三节　诊断、预防和控制

口腔医院感染诊断一般依据口腔科诊疗操作和接触史,临床症状、口腔局部检查所见,进行临床诊断。病原学诊断十分重要,应根据临床感染的可能病原体选择监测项目,正确采集标本及时送检。血清学检查对某些病毒性感染有很高的诊断价值。

口腔医院感染的预防包括两方面,如一方面是口腔科医务人员的保健和自身防护;另一方面是口腔科病人感染的预防和控制。

一、口腔科医务人员感染的预防和控制

医务人员应定期如 3 ~ 6 个月进行健康检查;对结核菌素试验阴性及乙型肝炎血清免疫学指标阴性者进行免疫接种;诊疗操作中做好标准预防措施;做好职业暴露的预防控制措施;除急诊病人外,最好在诊疗操作前应先采集病人病史及必要的检查。

二、口腔科病人感染的预防和控制

(一) 器械消毒管理

所有诊疗器械必须达到"一人一用一消毒或者灭菌"的要求。门诊各科室可选用一次性医疗用品,就诊病人可使用一套一次性治疗盘、一次性口杯、一次性手套等。牙科手机和耐湿

热、需要灭菌的诊疗器械,首选压力蒸汽灭菌法,或采用环氧乙烷、等离子体等其他灭菌方法进行灭菌。不能使用化学方法消毒或灭菌口腔器械。

（二）定期进行诊疗室内物表、空气等消毒和监测

口腔诊疗区应保证环境整洁,口腔诊疗、清洗、消毒区域应每日清洁、消毒,如遇污染应及时清洁、消毒。每日定时通风或者进行空气净化;对可能造成污染的诊疗环境表面及时进行清洁、消毒处理。每周对环境进行一次彻底的清洁和消毒。消毒灭菌效果应被定期监测,如工艺监测、化学监测、生物监测。

（三）医务人员标准预防措施

进行诊疗操作时,应佩戴口罩、帽子,可能出现病人血液、体液喷溅时,戴好护目镜。每次操作前后均应当严格洗手或者手消毒。戴手套操作时,每治疗一位病人应当更换一副手套并洗手或者手消毒。

（四）诊疗操作前使用含漱液

如有急性炎症先予以抗感染治疗,暂缓治疗。免疫力低下、粒细胞缺乏、风湿性心脏病、糖尿病等病人围手术期应正确预防使用抗菌药物。

（五）正确选用抗菌药物治疗

如遇感染,应根据病原体药敏结果选用抗菌药物治疗。

（六）医疗废物处置

产生的医疗废物应当按照《医疗废物管理条例》、《医疗废物分类目录》及有关法规、规章的相关规定进行分类处理。

（许　川）

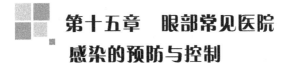

第十五章 眼部常见医院感染的预防与控制

眼部结构复杂但娇嫩脆弱，眼球抵抗感染能力差，感染本身可能引起的损害并不严重，但相继引发的免疫病理过程却导致不可逆性组织损伤，重者可导致失明。眼部的医院感染是指入院后发生的眼部一切感染，大致可分为术后感染以及非手术感染。因感染的潜伏期常不肯定，术后眼部感染不仅包括住院期间，还包括出院后半个月内表现的感染。非手术感染是指住院时并没有或正处于潜伏期，入院后48小时才表现出来，出院后半个月内出现的眼部感染也应考虑是医院感染。

第一节 流行病学与发病机制

一、流行病学特征

（一）术后感染

潜在的感染源包括空气污染；污染的组织液，如睑缘和结膜分泌物；污染液，如眼液、药物和刺激剂，组织消毒剂；污染的器械和植入物。术前、术后感染的可能危险因素详见表15-1。另外，还有各种术后并发症也是危险因素，如伤口漏出液，滤过大泡，玻璃体脱出，深部缝线，上皮植入和植入的人工晶状体材料均可使病人发生感染。

（二）与手术无关的感染

感染源包括经直接接触传入眼部的外源性微生物，通常在眼内的内源性微生物，或经接触、小滴扩散、血源扩散而从其他部位传到眼内者。大部分睑缘炎限于免疫功能受损病人，新生儿结膜炎存在种族倾向,如黑种人高于白种人。淋菌性结膜炎同胎膜延长破裂有关。角膜溃疡易发生于 ICU 危重病人,易感因素如意识降低,眼保护动作受损,角膜反射减退或消失,气管切开或插管,大量呼吸道分泌物,均可使细菌大量繁殖。内源性眼内炎主要由于假丝酵母菌,追溯病史如胃肠道或胆道疾病、手术、长期使用静脉插管、败血症、大量使用广谱抗菌药物等。

表 15-1　眼部术后感染的危险因素

手术种类	并发感染性质	危险因素
泪囊鼻腔吻合术	泪囊炎、结膜炎、角膜炎	术中植入硅橡胶引流管
视网膜脱离手术（巩膜扣带术）	浅层巩膜炎	术中结膜囊致病菌培养阳性 利用实体硅胶植入 利用多个或单个硅海绵手术
白内障摘除	眼内炎	术前结膜囊致病菌培养阳性 囊内、外摘除 玻璃体脱出 糖尿病
人工晶状体植入	眼内炎	聚丙二醇制成的半抗原
玻璃体切割	眼内炎	手术时间长短
角膜移植术	眼内炎	供者裂隙阳性培养 不适当的采样和(或)保存
青光眼滤过手术	眼内炎	环钻术 浅层巩膜瓣穿孔

二、发病机制

眼部医院感染其基本反应属于感染性炎症,常形成难以复原的病理改变。与内、外因有关。

（一）内因

机体抵抗力低下,如病人疲劳、感冒,或患慢性疾病,全身抵抗力下降时,病原菌易在眼结膜定植,甚至可能激活潜伏病毒引起感染。长期应用激素,易造成眼部的防御功能降低、生理性屏障受损、导致真菌或病毒感染,发生单纯疱疹病毒型角膜炎或真菌性角膜溃疡。

（二）外因

任何接触性诊疗操作都是院内眼部感染的危险因素,如眼压计、接触镜、剔除角膜异物、结膜下注射及眼部手术。不良的卫生习惯如揉眼、病眼分泌物污染盥洗用具及其他物表易引起交叉感染。诊疗器械及用药消毒不严格,或无菌技术操作的不重视也是引起院内感染的重要原因。

第二节　病　原　学

眼部医院感染的微生物种类众多,如细菌、衣原体、螺旋体、真菌、病毒等,自然界中分布广泛。眼部组织内可有多种微生物寄生,机体功能正常时不致病,但机体免疫力低下或菌群失调,防御屏障破坏时,微生物可侵入黏膜、眼内或经血流播散至眼内引发感染。有时可造成急性感染或暴发流行。下面介绍较常见的两类微生物。

一、细　　菌

眼部感染以 G^+ 球菌为主。如金黄色葡萄球菌是眼及其周围组织化脓性炎症或毒素性眼病的重要致病菌,常导致结膜炎、角膜溃疡、内眼术后眼内炎、全眼球炎等各种眼病。表皮葡萄球菌曾被认为是非致病菌,现已被确认为是内眼术后感染的常见致病菌。甲型溶血性链球菌作为条件致病菌可引起睑缘炎、新生儿和幼儿结膜炎、角膜溃疡或抗青光眼术后眼内炎等。肺炎链球菌常致泪囊炎、结膜炎、匐行性角膜溃疡、眼内炎等。淋菌污染眼部可致淋菌性结膜炎、角膜溃疡、眼内炎等,特别是新生儿经产道时被污染致新生儿淋菌性眼炎。

G^- 杆菌也常引起眼部感染。如机体免疫低下、创伤、菌群失调时铜绿假单胞菌可致角膜脓疡、眼内炎、全眼球炎等,甚至失明。眼部手术时污染变形杆菌或混合感染可致角膜溃疡、眼内炎、全眼球炎。黏质沙雷菌可致内眼手术后眼内炎、转移性眼内炎、全眼球炎等。

二、真　　菌

白假丝酵母菌是重要的机会致病真菌,是眼部医院感染引起视力障碍的主要病原菌。眼及其附属器均可感染,表现为眼睑假丝酵母菌病、湿疹性睑缘炎、假膜性结膜炎或球结膜鹅口疮、角膜溃疡、术中眼内炎或播散型内因性眼内炎、脉络膜视网膜炎等。曲霉菌属为机会致病真菌,所致眼病有角膜溃疡、巩膜溃疡、眼外伤或手术后眼内炎、全眼球炎。

三、其　　他

腺病毒传染性强,通过飞沫、眼分泌物、污染的水或者物品接触传播,引起急性显性感染或亚临床感染,在易感人群中造成暴发流行或散发。病毒常通过眼-眼、手-眼途径传播,或经过医务人员手、诊疗器械传播。沙眼衣原体为专性细胞内寄生,衣原体毒素对眼结膜致病作用强,是急性炎症的主要致病物质。结膜分泌物、泪液中衣原体经眼-手、物、水-眼途径,在家庭、集体生活的密切接触中传播沙眼。

第三节　临床类型和特征

手术后眼部感染分类见表15-2,伤口感染和浅层感染如结膜炎较少见,未列入表中,可能与围手术期常规局部、全身使用抗菌药物有关。

表15-2　医院内手术后眼部感染

种类	临床特征和诊断	主要致病菌
眶隔前	眶隔前:睑痛、红肿、结膜水肿、结膜充血	金黄色葡萄球菌、乙型溶血性链球菌

续表

种类	临床特征和诊断	主要致病菌
蜂窝织炎/眶蜂窝织炎	眶:睑痛、红肿、结膜水肿、结膜充血、上睑下垂,眶外活动受限、视力下降	金黄色葡萄球菌、乙型溶血性链球菌
泪囊炎	急性:痛、泪囊和上方皮肤红肿 慢性:患侧流脓性分泌物	肺炎链球菌、金黄色葡萄球菌、其他葡萄球菌、铜绿假单胞菌、流感嗜血杆菌
巩膜表皮炎	眼痛、分泌物、结膜充血、结膜下充血、血行分泌物或瘘管形成	表皮葡萄球菌、金黄色葡萄球菌、肠杆菌
角膜炎	假膜/眶周痛、异物感、流泪、角膜缘周充血、伴结膜水肿、大量分泌物、视力下降、角膜浑浊、前房炎症反应	金黄色葡萄球菌、表皮葡萄球菌、肺炎链球菌、草绿色链球菌、类白喉杆菌、莫拉菌属、G⁻杆菌
眼内炎	眼痛、上睑红肿、结膜水肿、角膜水肿、前房积脓、红光反射消失或视力下降	葡萄球菌、肠杆菌、真菌

与手术无关的感染分类见表15-3,涉及辅助结构,如眼睑(睑炎),浅层表面(角膜炎、结膜炎),眼内结构(视网膜脉络炎),或眼窝(眼内炎)。葡萄膜和视神经感染有时也可有医院感染发生,但极少见。

表15-3 与手术无关的医院内眼部感染

种类	临床特征和诊断	主要致病菌
睑炎	灼感、痒、流泪、局部刺激并结痂或睑水肿有时坏死性病变	葡萄球菌、链球菌、铜绿假单胞菌
结膜炎	眼刺激并红、水肿、充血、黏脓分泌、怕光、异物感、假膜形成	葡萄球菌、链球菌、肠杆菌、真菌、病毒

种类	临床特征和诊断	主要致病菌
角膜炎	眼刺激并红、水肿、充血、黏脓分泌、怕光、异物感、假膜形成	葡萄球菌、链球菌、肠杆菌、真菌、病毒
视网膜	视物模糊/视力下降、视网膜水肿	鼠弓形体、病毒、假丝酵母菌属
脉络膜炎	渗出和出血	
眼内炎	渗出和出血	鼠弓形体、病毒、假丝酵母菌属

第四节　诊　断

眼部医院感染的诊断依据临床表现(见表 15-2 和表 15-3)和微生物病原学检查。与手术无关的眼部感染常发生于其他非眼科病房,因此,非眼科专业的临床医师也应该提高识别能力,及时发现,会同眼科医师做出准确诊断。

一、结　膜　炎

患者结膜或眼周围组织发红、疼痛。同时具备下述情况之一者:

1. 有脓性分泌物。

2. 分泌物中革兰染色镜检有病原微生物和白细胞。

3. 分泌物或结膜刮屑抗原检测阳性,如沙眼衣原体、单纯疱疹病毒、腺病毒。

4. 分泌物或结膜刮屑镜检可见多核巨细胞。

5. 病毒培养阳性。

6. 出现抗体 IgM 效价有诊断意义或 IgG 双份血清呈 4 倍升高。

应该说明的是,化学刺激性如硝酸银结膜炎不应列为医院感染;病毒性感染如麻疹、水痘这类疾病的眼部症状不应视为医院感染。

二、除结膜炎以外的外眼部感染

患者眼前房或后房或玻璃体液中培养出微生物,或者病人有眼痛、视物模糊或眼前房积脓症状或体征中的两个且无其他原因可解释者。同时必须具备下述情况之一:

1. 临床医师诊断为眼部感染。
2. 血抗原检测阳性,如流感嗜血杆菌、肺炎链球菌。
3. 血中培养出病原微生物。

第五节　预防与控制

眼部感染往往引起不可逆性组织损伤,因此预防和控制眼部医院感染十分重要。预防感染基本措施包括如下几点:

1. 严格执行无菌操作规程。医护人员诊疗操作前后应执行手卫生,尤其在某些传染性眼病如急性结膜炎,流行性结、角膜炎流行期间,每次接触病人前后,必须执行手卫生,防止交叉感染。

2. 加强消毒隔离措施。与病人接触过的医疗用品,必须严格消毒灭菌。眼科诊疗药品定期更换,避免污染。传染性眼病患者使用过的器械、敷料等按传染病隔离技术处理。特殊耐药菌感染者应隔离治疗,所需诊疗器械、眼药应严格专人专用,患者出院后做好终末消毒隔离措施。

3. 尽量避免滥用或长期局部应用激素滴眼,需配合应用抗菌药物滴眼液时应合理正确用药。

4. 加强卫生宣教,养成良好的卫生习惯,切断"眼-手-眼"接触传染途径。

多数手术相关感染源的消毒在于控制环境源和组织源。环境源的控制应针对空气污染、手术物品和材料、眼科溶液和药物。清除组织源较困难,有些眼内手术是选择性的,应仔细进行术前评估和矫正眼周围组织的活动性感染,控制感染后进行手术。而与手术无关的眼部感染常为内源性,继发于迁徙性病灶播种入眼,因此主要靠控制和消除感染原发灶。病毒性结膜炎往往由医护人员或眼科器械和溶液的污染所致,需严格控制手和器械的消毒,消除潜在污染溶液。对于危重病人,为减少眼部感染,在进行呼吸道护理或气管吸引前应做好眼防护工作,防止角膜溃疡。

（许 川）

第十六章 耳鼻咽喉科常见 医院感染的预防与控制

耳鼻咽喉科的医院感染是指入院后发生于耳、鼻、咽、喉、上呼吸道及头颈部等部位的感染。广义地说，是入院48小时后发生的一切感染。病人是主要的感染对象，医护人员由于身处特殊环境也可能被感染，来医院看望病人的探视者既会带来感染危险，同时也存在被感染的风险。属于耳鼻咽喉科领域的上呼吸道是致病菌的侵入门户，且有30%~50%的解剖学死腔，如鼻窦、外耳道、鼓室，易成为外界环境中微生物入侵后停留繁殖的场所，也是细菌感染的好发部位。另外，由于病人手术治疗过程中，可能因组织创伤增加感染的机会。平时不良的卫生习惯如过度挖鼻、挖耳及烟酒刺激，也可损害局部组织的防御屏障，引起感染。

第一节　流行病学

感染源主要为感染病人本身及其排泄物，以及被污染物品、诊疗室被污染的器械和感染性废物。另外，还包括病房内含病原微生物的尘埃。感染常常分为两类，即内源性感染和外源性感染。前者来自病人体内、体表固有的菌群，或由病人带入医院，或住院后繁殖的菌丛。后者包括病人，已感染或带菌状态的医务人员，诊疗环境中的微生物，医疗设备和器械，以及食物、饮料和饮水。

易感因素包括如下几方面：老年患者、低体重儿、新生儿等易感人群本身对感染的抵抗力低下，免疫抑制剂、肾上腺皮质激素、抗癌药物的使用加速病人免疫功能不全状态。多重耐药、交叉耐药的出现也与医院感染密切相关,需加强这方面的管理。随着医疗技术的发展,临床大幅度扩大了各种手术适应证,但是多数需依赖器官切开、留置导管、静脉营养等侵入性操作来协助完成。这些处置一方面使人体生理防御机制紊乱,另一方面对感染的易感性大大增加。而且耳鼻咽喉科大部分诊疗操作需使用内镜,如支气管镜、食管镜、鼻镜、鼻咽镜、鼻窦镜、耳镜及喉镜等,可使黏膜受创伤,这是耳鼻咽喉科医院感染的一个主要因素。若器械消毒不严、医务人员操作不熟练,更易使感染风险增加。

第二节 病 原 学

导致耳鼻咽喉感染的病原菌很多,下面介绍临床常见的病原菌。

一、链 球 菌

根据溶血作用可分为甲、乙、丙3型。甲型(α)溶血性链球菌,又称草绿色链球菌,是寄生于口腔、上呼吸道的正常菌群,有时可引起扁桃体、鼻咽部的局灶性感染。乙型(β)溶血性链球菌中的 A 群即化脓性链球菌致病力最强,可引起急性陷窝性扁桃体炎、猩红热、耳部丹毒、小儿急性上颌骨骨髓炎、急性化脓性鼻窦炎、急性化脓性中耳炎等。丙型(γ)一般不致病。

二、葡 萄 球 菌

常见的有金黄色葡萄球菌和表皮葡萄球菌等,前者为致病菌,可引起鼻前庭疖、外耳道疖等。

三、肺炎链球菌

又称肺炎球菌,是引起肺炎、中耳炎的主要致病菌。

四、流感嗜血杆菌

有荚膜的菌株致病力强,可引起急性鼻咽炎、喉炎、鼻窦炎、急性气管炎、肺炎、中耳炎、脑膜炎等。

五、肺炎支原体

可引起肺炎、疱疹性鼓膜炎、浆液性中耳炎。

六、真　　菌

上呼吸道因湿、暖,且有缝隙(如扁桃体陷窝),适于真菌生长,主要为假丝酵母菌,有些真菌可侵犯口腔及鼻咽部,引起特发性肉芽肿,侵犯外耳道导致真菌性外耳道炎。

七、病　　毒

急性呼吸道感染大多数由病毒引起,如流感病毒、副流感病毒、腺病毒、腮腺病毒、鼻病毒、呼吸道合胞病毒等。另外,耳部带状疱疹病毒可引起 Ramsay-Hunt 综合征或膝状神经节综合征,使外耳鼓膜、外耳道出现剧烈疼痛,甚至导致面瘫、耳鸣、感觉神经性聋等。妇女妊娠期间的风疹病毒感染可通过胎盘传给胎儿,引起先天性聋。

以上引起耳鼻咽喉医院感染的病原体以细菌最为多见,常见的临床感染类型如下:急性化脓性中耳炎,致病菌如肺炎链球菌、流感嗜血杆菌、乙型溶血性链球菌;慢性化脓性中耳炎多为混合性感染,致病菌包括各种链球菌、类白喉杆菌、铜绿假单胞菌、肠杆菌、厌氧菌等;渗出性中耳炎的致病因素除咽鼓管阻塞、变态反应以外,肺炎链球菌、流感嗜血杆菌、化脓性链球菌等病原菌也被认为是重要的致病因素;化脓性上颌窦炎的主要致病菌有流感嗜血杆菌、肺炎链球菌、溶血性链球菌、淋菌、厌氧链球菌、拟杆菌等;扁桃体炎致病菌以 G^+ 球菌为主,如化脓性链球菌、金黄色葡萄球菌、肺炎链球菌,但也有 G^- 菌如卡他莫拉菌检出率也较高,流感嗜血杆菌和肺炎克雷伯菌较少见;喉炎常见的致病菌如流感嗜血杆菌、肺炎链球菌及乙型溶血性链球菌等;与耳鼻咽喉科有关的颈深部感染如扁桃体脓肿、咽后脓肿。咽旁脓肿和颈深部脓肿多为混合性感染,不仅有各种化脓性链球菌,还伴有肺炎链球菌、金黄色葡萄球菌、大肠杆菌、克雷伯菌或厌氧菌等。

第三节　诊断标准

一、耳及乳突部位的感染

（一）外耳炎

符合下述两条之一即可诊断:①从耳道脓性分泌物中培养出病原体;②病人体温超过38℃、疼痛、红肿等症状或体征之一且无其他原因,同时耳道中有脓性分泌物。

（二）中耳炎

符合下述两条之一即可诊断:①外科手术或鼓膜穿刺液中培养出微生物;②病人体温超过38℃、耳内疼痛、炎症、鼓膜回缩、活动性下降或鼓室积液等症状或体征中的两种且无其他原因可以解释者。

（三）内耳炎

符合下述两条之一即可诊断:①从手术获得的内耳液中培养出微生物;②临床医师诊断为内耳炎。

（四）乳突炎

符合下述两条之一即可诊断:①乳突部位出现脓性分泌物;②病人体温超过38℃、疼痛、压痛、红肿、头痛或面部麻痹等症状或体征中的两种且无其他原因,同时具备下述情况之一,即乳突引流物革兰染色镜检出病原体或者血清抗原检测阳性。

二、鼻窦炎

符合下述两条之一即可诊断:①鼻窦中有脓性分泌物;②病人体温超过38℃、鼻窦痛或压痛、头痛、鼻塞等症状或体征之一且无其他原因,同时鼻窦摄片为阳性改变。

三、上呼吸道感染

咽炎、喉炎、会厌炎均为上呼吸道感染表现。符合下述两条之一即可诊断：

1. 病人体温超过 38℃,咽部红肿、咽痛、咳嗽、声嘶(1 岁以下婴儿体温高于 38℃ 或低于 36℃、呼吸暂停、心动徐缓、鼻分泌物增多或咽部红肿等症状或体征中的两种且无其他原因),同时具备下述情况之一：

（1）有脓性分泌物。

（2）特殊部位的病原体培养阳性。

（3）血培养阳性。

（4）血液和呼吸道分泌物抗原检测阳性。

（5）IgM 抗体效价达诊断水平,或双份血清 IgG 呈 4 倍升高。

（6）临床医师诊断为上呼吸道感染。

2. 外科手术或病理检查证实有脓肿。

第四节　预防与控制

主要从感染源、感染途径和易感人群三方面着手,提出相应的感染控制措施,具体包括以下几点：

1. 控制感染源:对感染病人特别是 MDRO 患者,应根据传播途径执行相应的隔离措施。MDRO 患者尽量单间隔离,也可将其与同种细菌感染或携带患者安排在同一病房,隔离病人病房门口或床旁应挂警示标牌。病人转科或出院后应进行终末消毒。

2. 切断传播途径:认真正确地执行手卫生是预防医院感染的首要措施。同时应加强对医疗废物的处置管理。临床还应积极选用一次性医疗用品。

3. 严格消毒、灭菌制度:使用后的器械及物品应进行常规消毒。如鼻镜、穿刺针、扩鼻器、弯盘、鸭嘴喷雾器、外耳道冲洗针、缝合包、换药包等应清洗干净后送供应室高压蒸汽灭菌,电子鼻咽(喉)镜使用后可浸泡于戊二醛液中消毒。MDRO 及特殊病原体感染患者必须隔离治疗,器械专人专用,敷料等用后可焚烧处理。

4. 正确使用抗菌药物:围手术期可按照相应规范预防性应用抗菌药物。感染患者应加强微生物送检,根据药敏结果有效选用抗菌药物。

5. 加强卫生宣教和培训:定期开展耳鼻咽喉科医院感染方面知识的宣传和培训教育工作,使临床医护人员重视医院感染的危害性,严格执行消毒隔离措施,保护自身的同时,也保护患者不受感染。

(许 川)

第十七章 手术部位常见医院感染的预防与控制

外科手术切口感染是医院内常见的感染。1988年,美国疾病预防和控制中心使用外科伤口感染(surgical wound infection, SWI)一词来描述外科手术后的切口感染。之后通过临床实践人们发现,SWI定义不够明确,未能说明深部感染的解剖位置,"伤口"一词也包括外伤后需要处理的伤口。1992年,由美国感染控制与流行病学专业协会(Association for Professionals in Infection Control and Epidemiology, APIC)、美国医院流行病学学会(Society for Healthcare Epidemiology of America, SHEA)和外科感染协会组成的联合小组修正了这一定义,并且选择手术部位感染(surgical site infection, SSI)这一术语来描述可能包括在感染过程中的不同组织层的感染。1999年,美国疾病预防和控制中心新制定了预防手术部位感染的准则,将SSI分为切口和器官/腔隙感染。切口感染又分为感染仅限于皮肤和皮下组织内的浅表切口SSI和延伸到筋膜和深部组织的深部SSI。器官/腔隙感染是指累及除切口外的任何术中打开或进行操作的解剖部位的感染,如腹腔手术后的隔下脓肿,腹腔手术后的胸腔积脓等。

第一节 病 原 学

细菌是引起SSI的主要原因,较常见的病原体是葡萄球菌(金黄色葡萄球菌和凝固酶阴性葡萄球菌)、肠杆菌科细菌(大肠埃希菌、铜绿假单胞菌、不动杆菌属等)。但手术部位感染的病原学在不同国家、地区和医院存在很大差异,即使在同一所医院的不同时期也有所变化。大多数 SSI 病原体是病人自己皮肤、黏膜或空腔脏器的内源性菌群,在切开皮肤或黏膜屏障时,暴露的组织受到内源性菌群污染的风险,且伤口提供了一个潮湿、温暖、营养丰富而使微生物易于寄生和繁殖的环境。皮肤携带的致病菌多数是 G^+ 球菌,但在会阴及腹股沟区,皮肤常被粪便污染而带有 G^- 杆菌及厌氧菌。手术经胃肠道、胆道、泌尿道、女性生殖道时,典型的 SSI 致病菌是 G^- 肠道杆菌,在结直肠和阴道还有厌氧菌(主要是脆弱拟杆菌),它们是这些部位器官/腔隙感染的主要病原菌。SSI 外源性病原体如应用到无菌视野中的手术器械和设备消毒不合格、手术技能和手术室,可能对病人也是潜在性的损害。外源性菌丛主要是需氧菌,特别是 G^+ 病原体如链球菌属和金黄色葡萄球菌属。

SSI 的病原菌分布因手术类型的不同而不同。口咽部手术多为草绿色链球菌及厌氧菌;心脏、脑外科手术后感染以金黄色葡萄球菌和凝固酶阴性葡萄球菌最为常见,脑脊液分流术上有类白喉棒状杆菌感染的可能;胸外科及心脏手术后 SSI 的最常见病原菌为金黄色葡萄球菌,其次为凝固酶阴性葡萄球菌、肺炎链球菌和 G^- 杆菌;泌尿外科手术多为 G^- 杆菌感染;骨科手术可能的病原体为葡萄球菌属、产气荚膜杆菌等;头颈部手术除金黄色葡萄球菌外,还需考虑消化链球菌等厌氧菌感染;耳鼻咽喉科手术病原体多为葡萄球菌属、链球菌属和厌氧菌;妇产科手术多为大肠埃希菌、脆弱拟杆菌、消化球菌、肠球菌属等的继发感染或混合感染;乳腺手术后感染的常见病原体为葡萄球菌、G^- 杆菌和厌氧菌。

临床上出现的 SSI 中,20% 的标本细菌学培养呈阴性结果。其原因可能是采样方式不对,或是某些微生物需要复杂营养基或生长缓慢,常规培养期内可能还没有生长。目前细菌培养方法有多种,但不管选用哪一种方法,在进行切口细菌培养时要遵循一条原则:切口细菌培养应在使用抗菌药物前进行。但是,如果病人正在使用抗菌药物而无效果,也可进行细菌培养以判定细菌类型和数量。

第二节　发病机制

　　手术部位感染是由细菌引起的,无细菌不会发生外科切口感染。但是,一些其他因素也会影响感染风险,如手术部位微生物污染的数量、病原体毒力与宿主免疫系统功能之间的关系。当微生物的数量、毒力总和足以克服宿主机体防御机制,平衡关系倾向于细菌时,感染则可能发生。

一、细菌因素

　　一些细菌表面成分能抑制吞噬作用导致致病性,如克雷伯菌属和肺炎球菌的荚膜,凝固酶阴性葡萄球菌的黏液。G^- 菌表面成分(内毒素或脂多糖)有毒性,其他如梭状芽孢杆菌和链球菌产生强大的外毒素,能产生侵犯性感染,比其他致病菌所需的生存要求更低,扩散更快。另外,细菌的增殖常产生多种酶和毒素,激活凝血-补体-激肽系统以及血小板和巨噬细胞等,导致炎症介质如补体活化成分、缓激肽、肿瘤坏死因子、白介素-1等的生成,引发红、肿、热、痛等临床症状。这些炎症介质又可引起血管通透性的增加和扩张,使感染部位血流增加,形成恶性循环,加重感染。

二、局部切口因素

　　无论手术与否,伤口提供了一个潮湿、温暖、营养丰富且易于微生物移生和繁殖的环境,切口的类型、深度、部位和组织灌注水平等诸多因素影响微生物的数量和种类。组织的缺血或手术切口处血流减少,如血管闭塞、低血容量休克、局部使用血管收缩药等,可增加感染的风险。使用异物(缝合线、引流管)、组织未对齐、缝线太紧造成组织绞窄、局部血肿,都可干扰吞噬细胞直接接触和杀死细菌的能力,继而使切口感染风险增加,

三、宿主免疫功能

　　严重基础疾病患者、术前曾接受过多种免疫抑制药物治疗

或长期使用抗菌药物,宿主的免疫防御机制发生了变化。术后体内总体抗体水平下降,从而对新抗原产生抗体的综合能力降低,加上中性多形核细胞趋向作用异常,周围血中 T、B 细胞总数减少,抑制性 T 细胞/辅助性 T 细胞比值异常,宿主免疫功能受损而引起感染。

第三节 流行病学

SSI 约占全部医院感染的 15%,是第 3 位最常发生的医院感染,仅次于呼吸道感染和泌尿道感染,占外科患者医院感染的 35%~40%。

一、感染源

手术部位感染的致病菌主要来源于医护人员、医院环境和病人。

(一) 医护人员

手术组成员的手是手术部位感染的潜在来源,虽然术前经过了正规手消毒,但手上仍有少数残留菌,一旦手套破裂,则成为感染来源。身体其他部分的皮肤有长手术衣和布单覆盖,但如有手术衣和布单织物质量问题,或是手术衣或布单被浸湿后,其对细菌并不是有效的屏障。有诸多研究显示,医护人员不佩戴口罩、帽子时与手术切口感染密切相关。鼻腔是细菌的生态小环境,部分人有细菌的定植,呼气、说话、咳嗽或喷嚏时,可使鼻腔内细菌排出到空气、物表、人体身上,直接或间接污染切口。另外,细菌也可在头发上定植,有文献报道切口感染暴发来源于医护人员头发携带的金黄色葡萄球菌。

(二) 医院环境

空气中的微粒、飞沫、尘埃可携带细菌。它们来自上呼吸道、病人被服、清扫工具、病室物表、地面等处,带菌的微粒可直接落入切口,或先落到器械物品上而后污染切口。手术器械、医疗器械、药物等在临床诊疗过程中不应有细菌存在。但误用未消毒或未达到有效消毒、灭菌的器械和敷料施行手术,会造成严重的切口感染。

（三）病人

病人自身的皮肤、消化道、呼吸道固有的正常菌群是最重要的手术切口感染来源。隐蔽部位如脐、会阴、指(趾)甲及毛发等亦存在大量细菌。切口本身存在感染的患者,在切口及其周围存在大量致病菌,当手术切开、切除空腔脏器时细菌可污染手术野,导致术后感染。身体其他部位存在的感染,手术时或手术后经血液循环或淋巴播散,也可引起手术切口感染。

二、传播途径

（一）接触传播

1. 直接传播:手术人员手上的细菌可通过破裂的手套裂缝进入手术野;手术人员皮肤、衣物上的细菌可通过浸湿的手术衣袖进入手术野;病人切口附近的皮屑中的细菌可通过浸润的消毒巾进入手术野;空腔脏器切开或切除后,细菌可通过医务人员手、器械、纱布垫、冲洗液等直接进入手术野;被细菌污染的器械、消毒液、敷料及绷带可将细菌直接带入切口。

2. 间接传播:皮肤鳞屑、飞沫、头发上的细菌可通过流动的空气和污染的物体媒介物传入切口,引发切口感染。

（二）空气传播

空气中飘浮的飞沫、尘埃均携带各种细菌,手术室中空气经有效消毒后可降低手术切口感染率。尽管现代化的手术室消毒方式已有较大改进,但仍未能使空气达到绝对无菌的要求,因此,加强手术室的空气监测是一项十分重要的工作。

三、危险因素

（一）患者方面的因素

1. 年龄:婴幼儿免疫系统尚未健全,老年人因机体老化导致全身免疫防御功能低下,他们术后易发生切口感染。

2. 免疫功能:有文献报道,类固醇或其他免疫抑制剂的应用增加了患者对感染的易感性,而且还可掩盖感染病情而延误诊断。免疫缺陷或使用免疫抑制剂,均不利于切口的愈合。

3. 营养状况:从病理生理学角度看,营养不良可能影响免疫系统功能,对切口的愈合不利。

4. 健康状况:患有慢性肾炎、糖尿病、粒细胞减少、尿毒症等疾病的患者,比健康人更易于感染,属高危人群。高血糖是SSI 已知的独立危险因素,如有必要,术前、术中、术后均应该优化控制患者的血糖水平。

(二) 手术方面的因素

1. 术前住院时间:住院时间越长,手术部位感染率越高。术前住院时间越长,说明术前患者需要更长的病情检查时间,这也算是疾病严重程度的替代标志。另外一个可能的原因是随着住院时间的延长,耐药菌株的定植也有所增加。

2. 备皮方式及时间:备皮方式包括去毛备皮法和不去毛备皮法两类,其中去毛备皮法有剃毛、脱毛和剪毛 3 种。多项研究结果显示,不备皮优于脱毛,剪毛优于剃毛。术前一日备皮比手术日备皮的感染风险更大,若毛发确实会干扰手术野,应采取术前即刻备皮。

3. 手术过程的无菌操作:术中忽视无菌技术操作,无疑使手术部位感染风险大大增加。

4. 手术技术:手术操作技巧与切口感染密切相关,术中组织处理不当、切口冲洗不够、缝线放置不当、缝合部位缺血、引流管放置不当或局部存在死腔等,均可使 SSI 感染风险增加。

5. 手术持续时间:临床研究证明,手术持续时间越长,术后发生手术部位感染的机会越高。可能的解释是切口随较长时间的手术操作,导致长时间的暴露,污染创面的细菌量增加;长时间的暴露、牵拉、摸弄可对组织造成直接损伤;出血、麻醉时间延长,导致机体免疫力下降;手术因疲劳而疏于无菌操作原则,也使感染机会增加。

6. 预防性抗菌药物使用情况:众多研究表明,高危手术忽略抗菌药物预防性使用,使手术切口感染率显著增加。应掌握用药时机,在术前 0.5 ~ 2 小时给药,使术中血药达到有效浓度,必要情况应追加用药。

　　另外,手术部位皮肤消毒不够,不合格的手术室环境、手术器械未能达到消毒灭菌等有关要求,都是临床造成手术部位感染的危险因素。

第四节　临床表现及诊断

　　手术部位感染的发生与手术野所受污染的程度有关。2010年我国卫生部发布的《外科手术部位感染预防与控制技术指南》(试行),根据外科手术切口微生物污染情况,将外科手术切口分为清洁切口、清洁-污染切口、污染切口、感染切口4类。

　　1. 清洁切口(Ⅰ类切口):手术未进入感染炎症区,未进入呼吸道、消化道、泌尿生殖道及口咽部位。清洁切口感染发生率一般为1%。

　　2. 清洁-污染切口(Ⅱ类切口):手术进入呼吸道、消化道、泌尿生殖道及口咽部位,但不伴有明显污染。此类切口感染率一般在5%~10%。

　　3. 污染切口(Ⅲ类切口):手术进入急性炎症但未化脓区域;开放性创伤手术;胃肠道、尿路、胆道内容物及体液有大量溢出污染;术中有明显污染(如开胸心脏按压)。污染切口感染率较高,约为20%。

　　4. 感染切口(Ⅳ类切口):有失活组织的陈旧创伤手术;已有临床感染或脏器穿孔的手术。此类切口感染率可高达40%。

　　正常情况下,手术切口在2~3天后局部疼痛感会逐渐减轻,体温、脉搏、周围血白细胞计数等恢复正常。如果术后3天手术部位疼痛并无缓解或者反而加重、局部有红、肿、热、痛或有压痛,或伴有体温上升、白细胞计数增高等,则应考虑手术部位感染。外科手术部位感染可分为切口浅部组织感染、切口深部组织感染、器官/腔隙感染。

一、切口浅部组织感染

　　手术后30天以内发生的仅累及切口皮肤或者皮下组织的

感染,并符合下列条件之一:

1. 切口浅部组织有化脓性液体。

2. 从切口浅部组织的液体或者组织中培养出病原体。

3. 具有感染的症状或者体征,包括局部发红、肿胀、发热、疼痛和触痛,外科医师开放的切口浅层组织。

下列情形不属于切口浅部组织感染:

1. 针眼处脓点(仅限于缝线通过处的轻微炎症和少许分泌物)。

2. 外阴切开术或包皮环切术部位或肛门周围手术部位感染。

3. 感染的烧伤创面,以及溶痂的Ⅱ、Ⅲ度烧伤创面。

二、切口深部组织感染

无植入物者手术后 30 天以内、有植入物者手术后 1 年以内发生的累及深部软组织(如筋膜和肌层)的感染,并符合下列条件之一:

1. 从切口深部引流或穿刺出脓液,但脓液不是来自器官/腔隙部分。

2. 切口深部组织自行裂开或者由外科医师开放的切口。同时,患者具有感染的症状或者体征,包括局部发热,肿胀及疼痛。

3. 经直接检查、再次手术探查、病理学或者影像学检查,发现切口深部组织脓肿或其他感染证据。

同时累及切口浅部组织和深部组织的感染归为切口深部组织感染;经切口引流所致器官/腔隙感染,无需再次手术归为深部组织感染。

三、器官/腔隙感染

无植入物者手术后 30 天以内、有植入物者手术后 1 年以内发生的累及术中解剖部位(如器官或者腔隙)的感染,并符合下列条件之一:

1. 器官或者腔隙穿刺引流或穿刺出脓液。

2. 从器官或者腔隙的分泌物或组织中培养分离出致病菌。

3. 经直接检查、再次手术、病理学或者影像学检查,发现器官或者腔隙脓肿或者其他器官或者腔隙感染的证据。

第五节　预　　防

为了有效预防控制外科手术切口感染,应制定并完善外科手术部位感染预防与控制的相关规章制度和工作规范,并严格落实;重视加强对临床医师、护士、医院感染管理专业人员的培训,使其掌握外科手术部位感染预防工作要点;开展外科手术部位感染的目标性监测,采取有效措施逐步降低感染率;严格按照抗菌药物合理使用有关规定,正确、合理使用抗菌药物;评估患者发生手术部位感染的危险因素,做好各项防控措施。详细预防要点如下:

一、手术前的预防

1. 尽量缩短患者术前住院时间。择期手术患者应当尽可能待手术部位以外感染治愈后再行手术。

2. 有效控制糖尿病患者的血糖水平。

3. 正确准备手术部位皮肤,彻底清除手术切口部位和周围皮肤的污染。术前备皮应当在手术当日进行,确需去除手术部位毛发时,应当使用不损伤皮肤的方法,避免使用刀片刮除毛发。

4. 消毒前要彻底清除手术切口和周围皮肤的污染,采用卫生行政部门批准的合适的消毒剂,以适当的方式消毒手术部位皮肤,皮肤消毒范围应当符合手术要求,如需延长切口、做新切口或放置引流时,应当扩大消毒范围。

5. 如需预防用抗菌药物时,手术患者皮肤切开前30分钟至2小时内或麻醉诱导期给予合理种类和合理剂量的抗菌药物。需要做肠道准备的患者,还需术前一天分次、足剂量给予非吸收性口服抗菌药物。

6. 有明显皮肤感染或者患感冒、流感等呼吸道疾病,以及携带或感染 MDRO 的医务人员,在未治愈前不应当参加手术。

7. 手术人员要严格按照《医务人员手卫生规范》进行外科手消毒。

8. 重视术前患者的抵抗力,纠正水和电解质的不平衡、贫血、低蛋白血症等。

二、手术中的预防

1. 保证手术室门关闭,尽量保持手术室正压通气,环境表面清洁,最大限度地减少人员数量和流动。

2. 保证使用的手术器械、器具及物品等达到灭菌水平。

3. 手术中医务人员要严格遵循无菌技术原则。

4. 若手术时间超过 3 小时,或者手术时间长于所用抗菌药物半衰期的,或者失血量大于 1500ml 的,手术中应当对患者追加合理剂量的抗菌药物。

5. 手术人员尽量轻柔地接触组织,保持有效地止血,最大限度地减少组织损伤,彻底去除手术部位的坏死组织,避免形成死腔。

6. 术中保持患者体温正常,防止低体温。需要局部降温的特殊手术执行具体专业要求。

7. 冲洗手术部位时,应当使用温度为 37℃ 的无菌生理盐水等液体。

8. 对于需要引流的手术切口,术中应当首选密闭负压引流,并尽量选择远离手术切口、位置合适的部位进行置管引流,确保引流充分。

三、手术后的预防

1. 医务人员接触患者手术部位或者更换手术切口敷料前后应当进行手卫生。

2. 为患者更换切口敷料时,要严格遵守无菌技术操作原则及换药流程。

3. 术后保持引流通畅,根据病情尽早为患者拔除引流管。

4. 外科医师、护士要定时观察患者手术部位切口情况,出现分泌物时应当进行微生物培养,结合微生物报告及患者手术情况,对外科手术部位感染及时诊断、治疗和监测。

（许　川）

第十八章　医院真菌感染的预防与控制

医院真菌感染根据病变部位的不同,分为浅部真菌病和深部真菌病两大类。浅部真菌病仅累及皮肤,深部真菌病主要累及皮肤深层、黏膜或内脏甚至全身,临床表现为肺炎、中枢神经系统感染、皮肤及皮下组织、骨、关节、泌尿生殖系统感染与败血症等,其临床表现复杂,严重者可引起死亡。医院真菌感染常为深部真菌感染,本章主要介绍深部真菌病。

第一节　病　原　学

真菌属于真核微生物,形态结构比细菌复杂得多,具有核膜并含有数个染色体的细胞核。按形态真菌分单细胞、多细胞两种类型。前者如酵母菌、类酵母菌,如医院感染常见的致病菌假丝酵母菌属和隐球菌;后者呈丝状成为丝状真菌,主要有曲霉菌、根霉菌及皮肤真菌。有的真菌在组织内和培养基内分别呈现一种以上形态,则称为双相真菌。真菌通过形成无性孢子而增殖。引起真菌疾病的常见真菌详见表18-1。

表18-1　真菌病及其常见病原体

真菌病类型	致病性真菌	真菌疾病
皮下组织真菌病	申克孢子丝菌	孢子丝菌病
	裴氏着色真菌、紧密着色真菌等	着色真菌病
	波氏足肿菌、足种分枝菌等	足分枝菌病
地方性流行真菌病	伏酷球孢子菌	球孢子菌病

续表

真菌病类型	致病性真菌	真菌疾病
（原发性感染）	荚膜组织胞浆菌	组织胞浆菌病
	皮炎芽生菌	芽生菌病
	巴西类球孢子菌	类球孢子菌病
条件致病性真菌病	白假丝酵母菌和其他假丝酵母菌属	系统性假丝酵母菌病
	新型隐球菌	隐球菌病
	烟曲霉	曲霉病
	毛霉、根霉、犁头霉	毛霉病
	马尼菲青霉	马尼菲青霉病

第二节　发病机制

在能感染人类的真菌中，只有少数在一定条件下可使正常人致病，大多数发病与局部或者全身的防御功能障碍有关，它们致病的确切因素还不完全清楚。病原侵入人体后是否引起疾病，取决于病原菌的致病能力和机体的防御能力。

一、病原菌的致病力

真菌的致病力体现在其菌丝、黏附作用、荚膜、胞外酶、黑色素、表型转换几方面。菌丝变态形成吸器，直接与宿主细胞接触，吸取营养，其结果一方面是真菌不断繁殖，另一方面是宿主入侵部位发生炎症改变；白假丝酵母菌致病的首要条件是其黏附性，黏附物质有细胞壁上的甘露聚糖(Mn)或甘露聚糖-蛋白质复合物(M-P)、几丁质、受体和黏附素家族；新型隐球菌的荚膜多糖可抵御吞噬，是其主要的致病因子之一；许多真菌如白假丝酵母菌能产生胞外酶而侵袭和破坏组织，曲霉、白假丝酵母菌、皮肤癣菌属等真菌能够分泌磷脂酶，通过分解细胞膜的主要成分磷脂而降低细胞膜的稳定性，从而导致疾病；黑色素是新型隐球菌的致病因子之一,其致病性是通过抗氧化作用来实现的,此外,它还能抑制宿主吞噬细胞的吞噬、抵抗紫外线和降低对两性霉素 B 的敏感性的作用;白假丝酵母菌能以酵母形态、芽生酵母(假菌丝)形态和菌丝形态生长,可以在酵母和菌丝间进行相互转换,即表型转换,以利于逃避宿主的攻击。

二、机体对真菌的防御能力

(一)非特异性防御功能

主要包括以下 4 方面:①正常菌群的拮抗作用,口腔、肠道、生殖道等处黏膜表面内的正常菌群能抑制真菌的生长,菌群失调是真菌致病的途径之一。②屏障作用,正常皮肤、消化道、呼吸道、泌尿生殖道黏膜,以及内部屏障包括血脑、血胎盘、血淋巴结、血眼、血胸腺和血睾丸等,可以阻挡或吞噬侵入的真菌。真菌一旦突破屏障因素,其他非特异的和特异的防御功能即被启动;如果未能被机体清除,可能形成病理反应,导致真菌病发生。③非特异免疫细胞,包括中性粒细胞、巨噬细胞、自然杀伤细胞和肥大细胞等。先天性或医源性中性粒细胞、巨噬细胞数量或功能上的缺陷能明显降低人体的防御功能而发生机会性真菌感染。④体液因素,包括补体系统、溶菌酶、干扰素及其他各种细胞因子等,如白假丝酵母菌能抑制补体的调理和趋化作用,以利于其逃避吞噬作用。

(二)特异性防御功能

即特异性免疫,指抗原进入机体后引起的一系列特异性反应,包括体液免疫和细胞免疫。体液免疫在真菌感染的发病机制中所起的作用多年来一直存在争议,最近的研究表明体液免疫在真菌感染防御中起重要作用,抗体和抗原反应可能是某些真菌病的病变机制之一。在对真菌的防御和真菌病的发病过程中,细胞免疫起到主要作用。目前较多的研究集中于 CD4$^+$T 细胞的作用,由 Th1 细胞介导的迟发型超敏反应(delayed type hypersensitivity, DTH)被认为是机体抗真菌的重要机制之一。但是细胞免疫障碍并非所有真菌病的主要发病基础。某些深部真菌,如曲霉病或接合菌病也不一定源于细胞免疫障碍。

第三节　流　行　病　学

近年来,越来越多的病人因接受化疗和器官移植而长期使用免疫抑制剂,同时以艾滋病为代表的免疫障碍人群不断增加;另外,随着医学诊治技术水平的发展,留置导管、心导管及瓣膜置换等侵入性操作的普遍运用,使真菌感染发病率呈现出明显的上升趋势。目前,医院真菌感染已成为医院感染发病和死亡的一大重要原因。我国医院感染现患率调查研究显示,医院感染病原菌中真菌占 24.04%,接近报告菌株总数的 1/4。

一、传　染　源

传染源可以分为外源性和内源性。引起外源性感染的真菌广泛存在于土壤、植物、空气、水、动物皮毛及粪便中,通过呼吸道、消化道、黏膜及伤口入侵而发生感染。引起内源性感染的真菌寄生于人体的消化道、皮肤和阴道等处,对健康人不致病。当机体免疫力下降,内环境改变时,真菌大量繁殖而致病。随着临床上高危人群和各种高危因素不断增多,内源性深部真菌病日益增多。

二、感　染　途　径

真菌感染常见的传播途径:①呼吸道,通过吸入空气中的孢子而导致感染,如隐球菌、组织胞浆菌和曲霉,该途径是隐球菌感染的主要传播途径。②经皮肤、黏膜和伤口直接侵入,经此途径入侵的主要有组织胞浆菌、芽生菌、球孢子菌和副球孢子菌等;也可由创伤处直接侵入引起感染,如着色芽生菌等。毛霉经鼻腔进一步侵入上颚、鼻窦、眼眶,进而侵入大脑额叶,可引起鼻-眼-脑综合征。③经诊疗器械传播,如侵袭性操作、心导管技术、心脏手术、人工瓣膜置换、长期留置导管等诊疗操作可并发深部真菌感染。④消化道传播,消化道摄入某些真菌可导致胃肠道真菌感染,以假丝酵母菌、曲霉、毛霉多见,隐球菌病也可能通过消化道传播。⑤性传播,如白假丝酵母菌可通过性接触传播。⑥动物传播,许多真菌感染是人畜共患性疾病,如皮炎芽生菌可以感染狗、马和海狮等。

三、易感人群

尽管人群对许多真菌普遍易感,但有一定的自然免疫力,只有机体抵抗力下降才可能致病,真菌感染常常发生于具有高危因素的人群,它是肿瘤和器官移植患者死亡的主要原因。有些职业往往是真菌感染易感人群,如皮毛工作者、饲鸽者及打谷的农民易被曲霉感染;户外工作者、外出旅游者、森林工作者、伐木工人和农民易患皮炎芽生菌病;农民及经常接触泥土者易患球孢子菌病。

四、流行病学特点

(一)地域性分布

真菌感染在不同的地域呈现不同的分布特征,如新型隐球菌 A 型广泛分布于世界各地,B 型和 C 型主要分布于中非及美国,D 型多见于欧洲。我国多为 A 型,尚未发现 C 型。组织胞浆菌目前已知遍布世界各地,在热带、亚热带和温带发病率较高。我国亦曾见数例组织胞浆菌病的报道。副球孢子菌病在巴西最为多见,所以又被称为巴西芽生菌病。马尼菲青霉菌病则在南非地区流行。近年来,由于艾滋病的广泛流行,一些真菌病的地域性分布已经发生改变。

(二)致病菌株谱改变

随着易感人群的增加、对真菌病认识的深入、诊断水平的提高以及抗菌药物的压力选择,病原菌的种类在不断变化,新的机会性致病菌不断增多。原来认为是非致病的真菌陆续出现在致病菌的行列,如非白假丝酵母菌增多,少见的真菌感染时常可见(曲霉属、根霉属、镰刀霉属等)。

(三)耐药菌株增加

假丝酵母菌属对唑类抗真菌药物耐药趋势增加,以白假丝酵母菌最常见;对两性霉素 B 耐药的真菌较少见,偶见于某些丝状真菌或酵母菌。接受细胞毒药物化疗、中性粒细胞减少症以及长期使用免疫抑制剂是对两性霉素 B 耐药真菌感染患者的共同特征。

第四节　临床表现及诊断

一、假丝酵母菌病

假丝酵母菌病(candidiasis)是由假丝酵母菌属的某些菌种感染引起的皮肤、黏膜和脏器的急性、亚急性或慢性炎症,少数可引发败血症。本病多数为机会性感染,常继发于恶性肿瘤、艾滋病、长期大量使用肾上腺皮质激素或免疫抑制剂、广谱抗菌药物等。假丝酵母菌感染在医院真菌感染中位居首位,且近年来有增加的趋势。白假丝酵母菌最为常见,致病力最强,占假丝酵母菌属中的 80% 以上。热带假丝酵母菌、克柔假丝酵母菌、光滑假丝酵母菌、近平滑假丝酵母菌也有增多趋势。除白假丝酵母菌外,其他假丝酵母菌多对氟康唑耐药。

（一）临床表现

1. 皮肤黏膜假丝酵母菌病:皮肤假丝酵母菌病,好发于皮肤皱褶处(腋窝、腹股沟、乳房下、肛门周围、甲沟及指间),表现为皮肤潮红、潮湿、发亮,有时盖上一层白色或呈破裂状物,病变周围有小水疱;黏膜假丝酵母菌病以鹅口疮、口角炎、阴道炎多见,其中鹅口疮最常见,多发生于婴幼儿和免疫功能低下者。

2. 肺假丝酵母菌病:常继发于其他呼吸道疾病,原发少见。通常有畏寒、发热、刺激性咳嗽、白色黏液胶冻样痰或脓痰,可痰中带血或组织坏死,呈酵母样气味,甚至有咯血、呼吸困难,肺部可闻及干、湿性啰音。胸部 X 线片检查可见大小不等、形状不一的斑片样阴影,边界不清;病灶常有变化,但一般很少累及肺尖。

3. 消化道假丝酵母菌病:多为假丝酵母菌性食管炎及肠炎。食管假丝酵母菌病主要由呼吸道及口腔假丝酵母菌感染所致,可有吞咽疼痛、胸骨后烧灼感,偶可呕血。假丝酵母菌肠炎可因机体抵抗力下降,正常寄生的假丝酵母菌过度生长引发机会性感染所致,可腹泻泡沫水样便,有发酵气味,偶有便血等。

4. 泌尿系假丝酵母菌病:表现为膀胱炎或肾盂肾炎,常并发于长期留置导尿管患者,假丝酵母菌可侵犯膀胱引起膀胱炎,甚至肾盂肾炎。主要症状是尿频、尿急及血尿等,也可为无症状的假丝酵母菌尿。尿中可有白细胞、红细胞及尿蛋白,也可检出菌丝或孢子,尿培养有假丝酵母菌生长。

5. 假丝酵母菌性脑膜炎:儿童较多见,表现为脑膜炎,常继发于消化道或呼吸道感染,经血液循环或经静脉插管引发;成人多表现为假丝酵母菌脑脓肿。脑脊液中细胞计数轻度增多,糖含量正常或偏低,蛋白含量可明显升高。脑脊液早期检查不易发现真菌,需多次培养。

6. 血行播散性假丝酵母菌病:由假丝酵母菌经皮肤、肺部、肠道感染灶入侵血液引起的系统性真菌病。假丝酵母菌引起的全身性感染即假丝酵母菌败血症,原发病灶如肺部、口腔、肠道、泌尿系(长期留置导尿)等,临床表现为发热和受累器官功能异常等,少数可并发心内膜炎、骨髓炎等。血行播散性感染还可引起迁徙性化脓性病变如脑脓肿、慢性脑膜炎等。

(二)诊断方法

本病临床表现复杂,与普通细菌学感染很难鉴别,但在部分病例中有一些特征性改变,如皮肤红斑丘疹结节、心动过速、口腔黏膜白斑、黑毛舌、鹅口疮等。确诊有赖于结合临床表现和病原学诊断,并排除其正常寄居所致。

1. 直接镜检:采集感染部位标本,如鳞屑、黏膜刮取物、拭子、白带、尿、粪便、痰液、血液、脑脊液、活检组织等进行直接压片镜检,可发现真菌丝、假菌丝、类圆形芽孢。虽然大量菌丝的发现提示假丝酵母菌处于致病状态,有很高的诊断价值,但对于本应无菌的标本,即使仅发现芽孢也有诊断价值。

2. 真菌培养:常选用沙堡培养基,得到菌落后再进行发酵和消化实验鉴别菌种。

3. 组织病理学检查：常用 PAS、GF 或 GMS 染色，HE 染色效果差。可发现真菌丝、假菌丝和芽孢以及炎症反应。系统性假丝酵母菌病一般呈急性化脓或坏死。

二、曲 霉 病

曲霉(*Aspergillus*)种类繁多，其中烟曲霉(*A. fumigatus*)、黄曲霉(*A. flavus*)、黑曲霉(*A. niger*)和土曲霉(*A. terreus*)等对人有致病性，以烟曲霉最常见。曲霉病(aspergillosis)是由曲霉属真菌引起的感染性疾病。临床表现无特异性，包括对曲霉的过敏反应、对曲霉毒素的中毒反应、皮肤和黏膜表面出现的一过性感染、器官原有空洞内的曲霉生长、脏器的侵袭性、炎症性、肉芽肿型或坏死性损害及系统性与播散性曲霉感染。曲霉菌为急性非淋巴细胞白血病患者感染的常见病原体之一，其引起的肺部感染也不少见。

（一）临床表现

1. 原发性侵袭性肺曲霉病：可发生于免疫力正常者。系因长时间大量接触曲霉孢子(多为烟曲霉)超出人体防御能力引起，可发生血行播散性感染，引起脓肿或坏死性病变。偶有慢性感染者，多为低热、咳嗽及休重下降等症状。

2. 继发性侵袭性肺曲霉病：病原菌主要是烟曲霉和黄曲霉。主要发生于免疫力低下或肺部原有空洞、空腔的患者，病变可形成曲菌球。典型症状有发热、咳嗽、呼吸困难、咯血、咳绿色或深绿色颗粒痰，消耗症状明显。除肺部被累及外，还可见颅内、肾脏、消化道、心肌受累。

3. 鼻腔、膀胱、胆囊等部位：可被曲霉感染，常见如黑曲霉、烟曲霉。

4. 原发性过敏性支气管肺曲霉病：表现为反复发热、咳嗽、气喘，可伴大量黏液样痰。痰中含嗜酸粒细胞及菌丝团块，伴有肺实变和外周血嗜酸粒细胞增多，病原菌多为烟曲霉。

5. 其他系统：如中枢神经系统、皮肤、外耳道、眼等均可发生曲霉感染，引起非特异性的相应症状与体征。

（二）诊断方法

1. 直接镜检：镜检可发现分隔、45 度分枝的菌丝。若标本来自氧气供给丰富的部位，可见到典型的分生孢子头。

2. 真菌培养：使用沙堡培养基，菌落生长快，呈黄绿色毛状，镜检可发现典型分生孢子头和足细胞。菌落转移到马铃薯葡萄糖琼脂培养基（potato dextrose agar，PDA）或察氏培养基上可传代。

3. 组织病理学检查：表现一般为化脓性坏死性炎症，常侵犯动脉，引起血管栓塞，使供血区缺血、坏死。慢性侵袭性肺曲霉病变常表现为局限性肉芽肿性损害。典型者还可见分生孢子头。曲霉的组织相为无色分隔的菌丝，常指向同一方向或自中心放射状分布。

4. 影像学检查：肺曲霉病变的胸部 X 线检查可见肺中下部有散在片状、结节状或团块状阴影，可有空洞形成。鼻窦曲霉病的影像学检查可见受累窦腔阴影增生或骨质破坏。

三、隐 球 菌 病

隐球菌病（cryptococcosis）是由新型隐球菌引起的亚急性或慢性深部真菌感染，全身多部位都可发病，主要累及中枢神经系统和肺部。新型隐球菌主要存在于土壤和鸽粪中，土壤中的隐球菌可被其他细菌、阿米巴原虫杀死；鸽粪是重要传染源。

（一）临床表现

1. 中枢神经系统隐球菌病：约占隐球菌感染的 80%。主要类型有脑膜炎型、脑膜脑炎型及肉芽肿型等。以隐球菌脑膜炎最常见，通常为亚急性或慢性起病，多有头痛、发热、恶心、呕吐和脑膜刺激征，可有颅内高压症状，病死率高达 25% ~ 30%，约一半患者有后遗症。脑膜脑炎型则由于同时累及大脑、小脑、脑桥或延髓，还可引起偏瘫、失语或精神障碍、局限性癫痫发作等。

2. 肺隐球菌病：可单独存在，或与其他部位隐球菌病并存。约 1/3 患者无任何症状，常在胸片检查时发现，易误诊为肺癌。

多数表现为咳嗽、咯少量黏痰或血痰、胸痛、低热、乏力、体重下降等。少数可表现为急性肺炎，高热、胸痛伴肺实变或胸腔积液。

3. 皮肤、黏膜隐球菌病：可为原发或继发，后者常是全身感染的一部分。临床表现主要为丘疹、水疱、脓疱、浸润性结节、单个或多个溃疡。黏膜病变常由血行播散而来，表现为结节、肉芽肿或慢性溃疡，病变部位可见于口腔、鼻腔或上颌窦等处。

4. 其他受累器官：如骨、关节、肝、肾等。大多为全身感染的一部分。

（二）诊断方法

1. 脑脊液检查：隐球菌脑膜炎的脑脊液检查与结核性脑膜炎类似，为化脓性改变。70% 以上脑脊液压力升高，少数正常；97% 以上出现脑脊液白细胞增多，以单核细胞为主；其他异常有脑脊液蛋白质含量增多、糖和氯化物含量下降。

2. 病原学检查：①直接镜检，病程早期阳性率高达 85%，常采取墨汁染色涂片镜检。②真菌培养，任何体液均可进行真菌培养，接种于葡萄糖蛋白胨琼脂培养基上，培养 2～5 日。③乳胶凝集试验，可用于监测脑脊液或血液中隐球菌荚膜抗原。④动物接种，将脑脊液或其他体液注射到小鼠腹腔内、尾静脉、颅内，小鼠 2～8 周死亡。颅内可见大量隐球菌。

3. 影像学检查：X 线、CT 检查可用于鉴别肺隐球菌病，可以是单发、散发或弥漫斑片浸润实变，也可表现为孤立或弥漫结节病灶，伴有肺门或纵隔淋巴结肿大。由呼吸道入侵感染的病灶相对局限，血行播散者弥漫。头颅 CT 或 MRI 检查可用于隐球菌脑膜炎的颅内病变及有无脑室扩张的辅助诊断。

四、毛 霉 病

毛霉病（mucormycosis）又称藻菌病或接合菌病。由毛霉引起的急性真菌病，仅少数为慢性感染，可累及鼻、脑、肺、皮肤等，或经血行播散。毛霉（mucor）一般无毒力，在自然界大量存在，主要对免疫功能低下的易感者具有致病性。多种毛霉均可引起人体感染,其中根霉、毛霉较常见。根霉主要侵犯鼻、鼻窦、大脑和消化道;毛霉常侵入肺部;犁头霉和被孢霉致病较少见。

(一)临床表现

1. 鼻脑毛霉病:多由米根霉和少根根霉引起,常始发于上鼻甲或鼻旁窦,引起严重蜂窝织炎,分泌物黏稠、带黑血色,局部可见黑色坏死区。眼部症状表现为眼眶疼痛,眼睑下垂,眼球突出、固定,失明;病原菌还可侵入较大血管,引起栓塞、坏死。免疫力正常者表现为慢性鼻毛霉病,鼻局部形成含菌丝的肉芽肿。部分患者仅有颅脑肉芽肿病变,表现为颅内占位症状。

2. 肺毛霉病:分原发和继发性两种。症状为非特异性支气管炎和肺炎,重者因病原菌侵入血管导致栓塞坏死,出现相应症状和体征,累及动脉的还可出现咯血,肺内形成较大空洞。慢性局限性肺毛霉病少见,治疗及时则预后较好。

3. 消化道毛霉病:多见于营养不良儿童,特别是伤寒、肠阿米巴病者。可累及肠道各部位,还可扩散到肝脏、脾脏或引起腹膜炎。症状有腹痛、腹泻、便血、呕血。

4. 皮肤毛霉病:原发性多由皮肤破损、外伤等引起,可有丘疹、斑块、脓疱、溃疡等。继发性则因肺或其他部位毛霉病播散引起,最初为痛性结节,逐渐增大,有苍白缘,外围有很窄的红色环,直径可达数厘米,随后病变中央出现溃疡、结痂、坏死和瘢痕。

(二)诊断方法

1. 直接镜检:可见宽大菌丝,几无分隔。

2. 真菌培养:沙堡培养基上生长快,呈长毛状,孢子囊和孢子囊孢子是其特征性结构。

3. 组织病理学:通常为化脓性炎症伴脓肿形成和化脓性坏死。坏死组织中有宽菌丝 $3 \sim 25 \mu m$,外围有狭窄中性粒细胞带。慢性感染少见,表现为单纯肉芽肿或化脓性与肉芽肿混合型炎症。可见病原菌侵及血管,血管壁坏死,真菌性栓塞及组织梗死。

五、组织胞浆菌病

组织胞浆菌(*Histoplasima*)有两种类型:荚膜组织胞浆菌(*H. capsulatum*)又称小孢子型或美洲型,引起荚膜组织胞浆菌病;杜波组织胞浆菌(*H. duboisii*),又称大孢子型或非洲型,引起杜波组织胞浆菌病,两者均属于双相性真菌。

（一）临床表现

经吸入感染潜伏期7～14日,分4种临床类型。

1. 无症状型或症状轻微:占本病90%以上,诊断困难,仅在做组织胞浆菌皮肤试验时发现曾感染,肺部可有多个钙化点。

2. 急性肺炎型:可有流感样症状,重者可类似急性粟粒性肺结核、原发性非典型肺炎,表现为高热、剧烈胸痛、呼吸困难、肝脏损害和体重下降等。

3. 慢性肺炎型:多见于成人,常在数周至数个月内渐起病。

4. 急性播散型:主要症状有寒战、发热、全身淋巴结肿大、肝脾大、黄疸、贫血、白细胞计数减少、血小板计数降低及消瘦等。此型是本病中最重的类型,常危及患者生命。

（二）诊断方法

属地方性流行病,艾滋病患者易感。

1. 直接镜检:采用吉姆萨染色,可从血液或肺泡灌洗液标本中发现2～4μm大小的卵圆形孢子,多数存在于大单核细胞核中性粒细胞内。

2. 细菌学培养:可采用血液、骨髓和各体液标本,常用于诊断播散型感染。荚膜组织胞浆菌为双相真菌,在沙堡培养基上是霉菌相,在脑心浸膏血琼脂培养基上为酵母相,镜检可发现直径1～5μm的卵圆形孢子。

3. 血清学检查:较广泛使用的方法有检测组织胞浆菌多糖抗原、组织胞浆菌素皮试、血清内相应抗体,诊断意义最大的是检测抗原,播散型患者血标本抗原检测阳性率在50%以上,尿标本阳性率90%以上。

4. 组织病理学检查:播散型患者的器官内可见大量组织细胞浸润。细胞内外有大量孢子,慢性者则有肉芽肿形成,炎症细胞内可有孢子,数量较少,大小不一。

六、球孢子菌病

球孢子菌病(coccidioidomycosis)是致病力极强的粗球孢子菌引起的感染性疾病。多呈良性、自限性、急性呼吸道感染,少数为慢性、播散性,累及皮肤、皮下组织、内脏和骨骼。

(一)临床表现

原发性包括原发性肺部感染和皮肤感染,继发性感染可分继发性肺部感染和播散型感染。

1. 原发性肺球孢子菌病:常无临床症状,仅球孢子菌素皮试阳性。部分患者表现为上呼吸道感染、低热、咳嗽、咳黏液脓性痰、盗汗、头痛、背痛及胸膜炎等症状。一些患者伴发皮肤过敏。

2. 原发性皮肤球孢子菌病:较少见,发生于外伤后伤口污染情况。创口病变类似下疳样损害,继之形成沿淋巴管分布的结节,伴淋巴管炎和淋巴结肿大,部分有皮损表现。

3. 播散型球孢子菌病:原发性肺球孢子菌病超过6~8周后仍有临床症状则转化为继发性肺球孢子菌病,是播散型球孢子菌病的肺部表现。症状有持续发热、咯脓痰或血痰、呼吸困难、发绀、衰竭等,常于数个月至1年内死亡。病菌自肺部播散至皮肤、骨骼、关节、内脏、脑和脑膜等,引起相应症状。

(二)诊断方法

属地方性流行病,主要流行于非洲。

1. 直接镜检:镜下可见圆形厚壁球囊,直径20~80μm,其内充满孢子,为内孢子,直径2~4μm。

2. 真菌培养:本菌为双相真菌,沙堡培养基室温下培养为霉菌相,3~4日有棉花样菌落生长,久之成粉末样,为大量关节孢子,感染力极强。接种于培养基37℃为酵母相。

3. 血清学检查:感染后2周可出现皮试阳性反应,但需结合临床症状确诊。若病情恶化而皮试转为阴性,则提示病情凶险,预后不良。

4. 组织病理学检查:病变为急性化脓性炎症,有大量中小粒细胞浸润,伴干酪样坏死。病灶可见内孢子的球囊。

5. 非特异性检查:外周血白细胞计数特别是中性粒细胞显著增多,嗜酸粒细胞增多,ESR 持续增快。

七、芽 生 菌 病

芽生菌病(blastomyosis)又称北美芽生菌病,是由皮炎芽生菌引起的慢性化脓性、肉芽肿性疾病,多局限于北美洲,我国目前尚无报道。

(一)临床表现

1. 皮肤芽生菌病:原发性好发于皮肤暴露易受外伤部位,始有丘疹或脓疱,后形成结节或局限性下疳,不痛,伴局限性淋巴结肿大,沿淋巴管分布,类似于孢子丝菌病,皮损部可发现病原菌,预后良好。继发性常是肺部感染经血行播散或其他病灶蔓延所致。皮损为肉芽肿,有厚痂,多伴溃疡,病变逐渐向四周扩散,多无局部淋巴结肿大,皮损处病原菌不易找到。

2. 原发性肺芽生菌病:吸入孢子所致,症状类似于肺结核,如低热、胸痛、咳嗽等,双肺均可受累及,较少形成空洞。

3. 播散型芽生菌病:多由肺原发感染播散所致,肺部症状逐渐加重,高热、乏力、盗汗、呼吸困难,并累及邻近组织器官,播散病灶见于皮肤、骨骼、中枢神经系统。

(二)诊断方法

为地方性流行病,多局限于北美洲。

1. 直接镜检:镜下可见单个球形孢子,壁厚,直径 8 ~ 15μm,孢子出单芽、颈宽、无菌丝,有一定特征。

2. 真菌培养:作为双相真菌,室温培养菌落呈白色镜花样,镜下见菌丝和小分生孢子;37℃下培养菌落呈奶油色或棕色,镜下见宽芽颈的芽孢。

3. 组织病理学检查:各种类型的芽生菌病都可引起化脓

性肉芽肿型炎症,应注意与其他菌株感染的组织学鉴别。

八、马尼菲青霉病

马尼菲青霉病(Penicilliosis marneffei)是由马尼菲青霉引起的一种少见深部真菌病,常累及单核-巨噬细胞系统。

(一)临床表现

潜伏期为数周至 9 个月。

1. 肺部感染:此型最常见,症状类似于肺炎、肺结核、肺脓肿。基本损害为肺部脓肿,可伴发热、咳嗽、胸痛、咯血与呼吸困难。

2. 皮肤病变:主要表现为多发性皮下结节、脓疱或深部脓肿。

3. 播散型马尼菲青霉病:可有多个系统受累,临床特征为不规则发热、咳嗽,多发性皮肤结节及皮下脓肿,贫血、白细胞计数增高,肝脾大、浅表淋巴结肿大,骨和关节的溶骨性损害等。

(二)诊断方法

1. 涂片镜检:吉姆萨及瑞氏染色,脓细胞及白细胞内可见大量圆形、椭圆形或蜡形酵母样菌体,直径 1～8μm。PAS 染色为阳性。

2. 真菌培养:作为双相真菌,沙堡培养基 25℃ 下为青霉相,形成红色绒毛样菌落,有典型的帚状枝;37℃ 为酵母相,混有少许短菌丝。

3. 组织病理学:与涂片镜检相同。

九、着色真菌病

着色真菌病(chromomycosis)是由一组暗色孢科真菌引起的皮肤、皮下组织和脏器的感染性疾病。主要分皮肤着色芽生菌病和暗色丝孢霉病。前者只感染皮肤和皮下组织,真菌在组织中的形态为棕色厚壁孢子;后者除皮下组织外,还可引起系统性感染,组织中可见棕色分隔的菌丝。

（一）临床表现

潜伏期数日至数年不等。

1. 皮肤着色芽生菌病：多发生于身体暴露部位，以下肢和手臂最多见。皮损最初为粉红色小丘疹，渐形成结节、斑块，隆起于皮肤，常有溃疡，结痂为褐色，表面有黑点是其重要表现。

2. 暗色丝孢霉病：又称暗色孢子丝菌病、脑着色真菌病等，是暗色孢科真菌引起的皮下组织和系统性感染。前者多为孤立、深在的脓肿，破溃后可形成经久不愈的窦道。脓液或渗出物中存在黑色颗粒，取之镜检见菌丝团呈棕色。系统性暗色丝孢霉病是皮肤或皮下组织感染经血行播散导致，中枢系统最易受累。

（二）诊断方法

1. 直接镜检：可见棕色、圆形厚壁孢子或偶有分枝菌丝，不能确定菌种。

2. 真菌培养：室温培养有黑色菌落生长。鉴定须结合温度试验、生化试验、扫描电镜、动物接种等方法。

3. 组织病理学检查：皮肤着色芽生菌病可见到单个或成堆的棕色圆形厚壁孢子，即硬核体；暗色丝孢霉病可发现棕色分隔的菌丝。

十、孢子丝菌病

孢子丝菌病（sporotrichosis）是由申克孢子丝菌引起的皮肤、皮下组织和邻近淋巴系统的亚急性和慢性感染，也可播散至骨骼和其他器官组织。

（一）临床表现

1. 皮肤型孢子丝菌病

（1）淋巴管型：初发部位多为手、前臂、小腿等，单侧，球形、无痛结节，可活动，质硬有弹性，与皮肤无粘连。结节逐渐增大，与皮肤粘连，颜色由粉红转为紫红，最后中央坏死、溃疡、结痂，为初疮。持续数个月，沿淋巴管行走，出现新结节。皮损间的淋巴管硬如条索。

（2）固定型：皮损固定在初疮部位，形态多样，典型者始为结节，后呈下疳样，不典型的类似于其他皮肤病，易误诊。皮损以面部和四肢多见，可表现为暗红色结节、肉芽肿性损害、较大的浸润斑块、结节和肉芽肿性损害、结节或斑块、皮下囊肿、丘疹或脓疱、红鳞屑等。

（3）黏膜型：原发多见，由摄入污染食物引起；也可继发于播散型孢子丝菌病。累及口腔、咽喉、鼻黏膜或眼结膜。

（4）其他型：包括皮外型和播散型孢子丝菌病，少见。

2. **系统型孢子丝菌病**：累及骨骼可致关节炎，常致残；肺部受累者类似结核病或其他肺内感染性疾病，但少见。另外，眼、睾丸、肾脏、肝、脾等多部位也可受累。

（二）诊断方法

1. 镜检对本病诊断价值不大。

2. 真菌培养：是诊断的主要依据。为双相真菌，室温培养为霉菌相，组织内或37℃培养为酵母相。镜下见圆形或雪茄状孢子。

3. 组织病理学检查：表现为混合型化脓性肉芽肿性炎症，伴纤维化，一般为孤立结节，可见酵母样孢子，呈圆形、卵圆形或雪茄状。

第五节 预 防

近年来，由于超广谱抗菌药物的广泛应用，内置医用装置的应用增多，各种介入性操作和手术的开展，医院真菌感染发病率明显上升。易感因素包括高龄、长期住院的慢性消耗性疾病、恶性肿瘤、血液病、血液透析与器官移植、导管介入及长期应用广谱抗菌药、肾上腺皮质激素与免疫抑制剂等。特别多见于免疫抑制患者、使用万古霉素或者亚胺培南等药物治疗的患者。对于易发生医院真菌感染的患者，应采取特别的预防措施。

减少对真菌的接触。对于那些接受免疫抑制治疗、脏器移植的病人应当注意清洁、卫生，控制粪便白假丝酵母菌的数量，以减少侵袭性真菌感染的机会。特别是那些病情较重者,一般的真菌感染如足癣、甲癣、口腔、阴道假丝酵母菌病,须作恰当治疗。如果时间允许,应在免疫抑制治疗开始前就治好。人类的胃肠道是假丝酵母菌的储藏库,在免疫受损的病人中常可从它们的粪便和皮肤上分离出假丝酵母菌属。口服抗真菌药可大大减少带菌情况。

对免疫抑制病人要精心加以护理,根据他们的免疫功能受抑制的程度,从分离出假丝酵母菌的程度予以不同处理;骨髓移植病人避免使用细胞毒类药物和接受放射治疗。高度免疫缺陷的病人应住进高效微粒子空气层流病房,它可预防曲霉感染。进食消毒过的食物。如手术条件不具备,可延迟脏器移植实施时间。

曲霉在环境中无所不在,烟曲霉孢子充斥在大自然的空气中。在住院病人鼻咽部可找到曲霉,住在通风系统较差的医院里,免疫抑制病人很容易发生曲霉病。应用层流病房是从病人居住的环境中除去致病性真菌。而空调房间里,空调器排出的空气中就有大量曲霉孢子。此外,要特别注意进出护士的鼻腔及手上的带菌,严格要求清洁、消毒。

(许 川)

第十九章 特殊医院感染的预防与控制

第一节 呼吸机相关性肺炎的预防与控制

呼吸机相关性肺炎(ventilator-associated pneumonia,VAP)是指原来无肺部感染的呼吸衰竭患者,在应用机械通气(mechanically ventilation,MV)治疗48小时后或停用机械通气拔除人工气道48小时内发生的肺实质的感染性炎症,是机械通气的常见并发症,其发生率为9%~70%,病死率高达20%~71%。患者一旦发生VAP,则易造成脱机困难,从而延长住院时间,增加住院费用,严重者甚至威胁患者生命,导致患者死亡。因此,早期预防、及时诊断、及时治疗非常重要。合理使用抗菌药物,减少耐药菌株、真菌感染,严格无菌操作,缩短机械通气时间,是控制VAP发生的根本措施。

一、流 行 病 学

接受MV患者发生肺炎的危险性比非MV患者要高3~21倍,每增加MV一天,发生肺炎的危险性增加3%~7%。国外报告的VAP发病率为9.0%~69%,病死率为24%~76%。国内报道VAP发病率约为60%,病死率为32%~39.1%。美国每例VAP延长住院时间6~30天,增加医疗费用超过5000美元。VAP不同于其他的医院获得性肺炎,其治疗预后和转归均有别于其他肺炎,虽然在诊断技术和抗菌药物应用方面有所进展,但VAP的病死率并无明显下降,属于难治性肺炎,令临床医生感到棘手。

2002年,美国估计发生250 000例医疗相关肺炎,其中 36 000 例死亡与肺炎有关,而呼吸机机械通气是发生医疗相关肺炎的高度危险因素。美国全国医疗安全网络系统(National Healthcare Safety Network, NHSN) 2006~2007 年监测报告显示,大概有 5400 例 VAP 患者,各类 ICU 的医院感染千日感染率为 2.1‰~11.0‰。

VAP 与机械通气患者病死率之间有无关系,目前尚有争议。但许多研究表明,VAP 可使机械通气患者的病死率增加 2~10 倍。

二、危 险 因 素

VAP 发生的危险因素分为两类:第一类为患者本身的原因,包括年龄、原有基础疾病的严重程度、是否合并其他疾病或并发症。第二类为医源性因素,如医疗操作技术、治疗方法以及药物因素,如上机前使用过抗菌药物、长期使用 H_2 受体阻滞剂等。

1. 年龄:老年人由于呼吸系统的结构和功能发生改变,呼吸道分泌型 IgA 水平下降,纤毛对黏液痰的清除功能减弱,容易造成痰液淤滞、不易咳出,细菌不能及时随痰液排出体外。此外,老年人常伴有多种基础疾病,如糖尿病、心脑血管病、肝肾功能不全等。一旦发生感染,很难得到有效控制。故高龄是发生 VAP 的一个重要危险因素。

2. 机械通气:通常机械通气持续时间越长,越容易发生 VAP。大量文献证实,VAP 的发生与气管插管、机械通气的时间成正比。有研究表明,呼吸机通气时间增加 1 天,发生肺炎的危险性增加 1%~3% 。张亚莉等报道,机械通气时间<1 周,VAP 发生率为 20.9% ;机械通气时间 1~2 周,VAP 发生率显著升高,达到了 73.68% ;>3 周者 VAP 发生率为 83.33% 。

另外,气管导管的气囊压较低、一些镇静肌松药的使用、脱机失败后再次气管插管、留置鼻胃管、支气管镜检查、长期全胃肠外营养、长期处于仰卧位等,都是 VAP 发生的危险因素。

三、病 原 学

VAP病人的致病菌多以 G$^-$杆菌为主（>60%），其中铜绿假单胞菌占第1位（24.4%），其后依次为变形杆菌属、大肠埃希菌、克雷伯菌属及流感嗜血杆菌；G$^+$菌占38%左右。值得注意的是，近几年来 G$^+$菌（如金黄色葡萄球菌）感染的 VAP发生率增长较快，MRSA引起的 VAP比例在上升。

在过去20年间，各种病菌也发生了一定程度的变化，呼吸机相关性肺炎病原分布除与医院内肺炎有共同点外，还有其突出特点：①条件致病菌在增加，如鲍曼不动杆菌、洋葱假单胞菌、嗜麦芽窄食单胞菌以及肺炎支原体等；②常合并有厌氧菌、真菌的感染，40%以上为多种病原体混合感染；③细菌耐药性增加，ICU机械通气病人较普通病人细菌耐药更为普遍；④治疗中常出现菌群更替，一般在开始插管机械通气前5天，致病菌主要为肺炎链球菌、流感嗜血杆菌、甲氧西林敏感金黄色葡萄球菌（MSSA），类似于社区获得性肺炎病原菌；而插管5天以后发生的肺炎，特别是先前用过抗菌药物的病人，其致病菌多为 G$^-$杆菌，以铜绿假单胞菌、大肠埃希菌、肠杆菌属、不动杆菌属、肺炎克雷伯菌或 MRSA为主。

VAP感染病原菌耐药现象非常严重，随着多重耐药铜绿假单胞菌、泛耐的鲍曼不动杆菌不断增加，给临床治疗带来很大困难。另外，葡萄球菌属和肠球菌属引起的 VAP也在逐年上升，而且多重耐药现象也越来越严重，常可危及患者生命。因此，应加强葡萄球菌属和肠球菌属的耐药监测。目前，产 ESBL菌如大肠埃希菌、肺炎克雷伯菌等也越来越引起人们的关注，应重视对其监控和防治。由于广谱抗菌药物的广泛应用，真菌感染在 VAP中所占的比例也增多，故不应忽视。

四、发病机制

VAP发病机制与多种因素有关，主要包括以下几点：

1. 人工气道的建立：人工气道是为了保证气道通畅而在

生理气道与其他气源之间建立的连接,分为上人工气道和下人工气道,是呼吸系统危重症患者常见的抢救措施之一。上人工气道包括口咽气道和鼻咽气道,下人工气道包括气管插管和气管切开等。气管插管及气管切开后破坏上呼吸道屏障,削弱纤毛的清除及咳嗽机制,加之频繁的吸痰,损害呼吸道上皮,引起炎症反应。同时为病原微生物的迁移提供通道,机械通气患者声门下与气管导管气囊之间的间隙常有严重污染的积液存留,易形成细菌储存库,该积液可流入下呼吸道引起 VAP。许多研究已经证实了气管导管生物被膜的存在。

2. 口咽部定植菌"误吸":口咽部定植细菌是并发肺部感染的主要细菌源,接受机械通气的患者极易口咽部细菌定植,尤其是 G^- 杆菌的定植。研究表明,口腔定植菌是 VAP 的独立危险因素,在 VAP 发病机制中起关键作用。研究数据显示,约有10%的健康人口腔中有 G^- 杆菌定植,而住院或应激状态可显著增加细菌的定植。30% ~ 40% 的普通患者入院后48 小时内即有细菌定植,而危重患者则达 70% ~ 75%。口腔定植菌数量和种类的增多,增加了这些细菌被误吸或被气管插管引入下呼吸道的机会,因此与 VAP 的发生密切相关。健康人体的口腔具有自净能力,一方面口腔中的纤维连接素覆盖着上皮细胞表面与细菌结合的受体,使细菌无法黏附和定植;另一方面,唾液中含有溶菌酶和免疫球蛋白等成分,能抑制细菌的生长和繁殖。但在应激状态下,患者唾液中的蛋白水解酶升高,可清洁上皮细胞表面的纤维连接素,使其受体暴露,细菌在其表面的黏附和定植率增加;病情危重时,患者唾液分泌量减少,唾液的免疫功能降低,细菌得以生长和繁殖,容易导致口腔感染,也可引起细菌在口腔中大量定植和繁殖,使口腔细菌成为 VAP 的供给源。

3. 胃、十二指肠定植菌的误吸:VAP 患者往往需要留置胃管行肠内营养,留置胃管可减弱食管下端括约肌的功能,且使口咽部分泌物淤积,同时增加了胃、食管反流及误吸的机会。为预防应激性溃疡的发生,临床常使用制酸剂和 H_2 受体阻滞剂,使患者胃酸的 pH 明显升高,当胃液 pH>4 时,胃内 G^- 杆菌

增殖达 $10^7 \sim 10^9$ cfu/ml。有临床研究显示,当胃液 pH<4 时,肺炎发生率为 14%;而当胃液 pH>4 时,有 59% 的患者胃内有 G$^-$ 杆菌生长,其中 70% 将发展为肺炎。张庆玲等发现,胃内定植菌与 VAP 致病菌有关的占 45.8%。

4. 呼吸机及呼吸机管道的管理不当:含有液体的装置如雾化器、湿化器、呼吸机连接管道中的冷凝水极易引起细菌在水中大量繁殖,通过呼吸机直接引起微生物在下呼吸道定植,并发 VAP。

5. 广谱抗菌药物的使用:易导致菌群失调,发生耐药菌及真菌感染。

五、临 床 特 点

作为医院内肺炎的一种特殊重症类型,VAP 仍是 ICU 内主要的致死原因,且有其自身的临床表现特点。

1. 发热多为不规则热型,可伴有畏寒、寒战,免疫力低下和老年患者可无发热或体温降低。

2. 气道分泌物明显增多,多呈黄绿色黏痰,有时为仅有的表现及怀疑 VAP 的线索。

3. 肺部广泛的湿性啰音。

4. 胸片显示肺部斑片状或片状阴影,双下肺部位多见。

5. 周围血白细胞计数增高或降低,中性粒细胞核左移。

6. 并发症多见,主要为呼吸衰竭和上消化道出血。

7. 难治性:大部分致病原为多重耐药细菌,疗效差,疗程长。

8. 反复发作性:气管插管和机械通气的持续应用,使宿主防御机制受损和病原侵袭机会增多。

六、诊 断

参照中华医学会呼吸病学分会医院获得性肺炎诊断治疗指南(1999),VAP 临床诊断标准为:机械通气 48 小时后发生的肺炎,与机械通气前胸片比较出现肺内浸润性阴影或显示新的炎症病灶,肺实变征和(或)湿性啰音,并具备以下条件之一者:①血白细胞计数$>10.0×10^9/L$或$<4.0×10^9/L$,伴或不伴有核左移;②体温$>37.5℃$,呼吸道分泌物增多且脓性;③起病后从支气管中分离到新的病原体。但该标准中的征象缺乏特异性,故到目前为止,VAP的诊断是有关VAP问题中最重要和最有争议性的,至今尚没有临床上真正实用的诊断VAP的"金标准"。目前,采用肺组织微生物学检查联合病理学诊断属最为合理的诊断方法。但是,这种诊断方法的主要问题是先要取得感染部位的肺组织,临床医师一般不主张采用这种创伤性检查。临床医师应结合患者的资料、各种诊断技术的结果综合分析评价,否则可能会导致早期的漏诊和延迟治疗,造成不良预后。近年来,诊断技术发展迅速,已经可以影响患者临床预后,对各种诊断技术的研究和评价主要应观察是否改善了患者的预后,患者的临床情况仍是可靠的诊断肺炎和监测治疗的方法。

七、治　疗

最初的经验性应用抗菌药物是影响VAP预后最重要的因素。因此,在高度怀疑VAP时,其抗感染治疗原则是早期、合理、足量、足疗程。Kollef等证实,VAP初始治疗所选择的抗菌药物应以确保覆盖所有可能的致病菌,包括G^-杆菌(包括产ESBL细菌)和G^+球菌(包括MRSA),避免传统的"由低到高"的"阶梯治疗"。

在怀疑有VAP发生的12小时内应使用抗菌药物,或在诊断VAP的12小时内根据病原学结果更换抗菌药物。一些研究表明,对早发型VAP患者应用单一抗菌药物的治疗成功率与联合用药相似。但晚发型VAP的病原体大多是G^-菌,以铜绿假单胞菌、不动杆菌为主。铜绿假单胞菌耐药率高且耐药机制复杂,主要为产ESBL,特别是产碳青霉烯酶,还有膜通透性的改变及主动外排系统;不动杆菌对β-内酰胺类耐药率高,对氨基糖苷类耐药$≥70\%$,对氟喹诺酮类耐药$≥97\%$,故最好用碳青霉烯类、含β-内酰胺酶抑制剂的混合制剂或者联合用药。机械通气>6 天、用糖皮质激素、年龄>25 岁、原有结构性肺病或已用多种抗菌药物等是 MRSA 导致 VAP 的高危因素,应使用万古霉素。假丝酵母菌属是条件致病菌,在危重患者尤其已用抗菌药物者的呼吸道标本中经常可见,使用支气管镜取样时发现,只要患者不存在免疫抑制状态,即应认为是污染。中性粒细胞减少的患者,要考虑假丝酵母菌感染所致 VAP。VAP 患者的标本可培养出厌氧菌,但是否给予抗厌氧菌治疗尚有争议。较多专家认为,厌氧菌是口咽部的共生菌。

细菌在低浓度的抗菌药物环境中易产生耐药,因此使用足量抗菌药物是必要的。通常由敏感菌引起的医院感染,疗程 7~10 天足够;而由铜绿假单胞菌、不动杆菌属等引起的肺炎、重症肺炎、有空洞、营养不良者,其疗程应为 14~21 天。

八、预防与控制

VAP 的发病率高,病死率也高,发生 VAP 的病人在 ICU 内的平均住院时间为 21 天,而不发生 VAP 的病人为 15 天。VAP 病人医疗费用显著增高,因此采取有效途径预防 VAP 的发生比治疗尤为重要,它具有降低机械通气病人病死率,减少住院时间,减少医疗费用的重大意义。

1. 教育与培训:对医务人员加强 VAP 预防与控制知识的培训,掌握相关技术,增强医院感染控制意识,严格遵循相应的干预措施,以便更有效地预防与控制 VAP 的发生。

2. 监测:要加强 ICU 患者 VAP 监测,了解发病趋势,明确危险因素,预防流行或暴发。医院感染的监测系统应及时、准确地反映医院感染发生率、病原微生物耐药状况和流行病学的基本资料,以早期识别医院感染和暴发趋势,从而有效指导预防 VAP 以及其他潜在医院感染。

3. 降低口咽部和上消化道定植

(1) 口腔护理

1) 提高对口腔护理的认识:口腔护理在预防 VAP 中具有重要的意义,但临床实施口腔护理操作时,一些护士对口腔护理的重要性认识不足,常因经口气管插管阻挡了口腔护理的通路而回避口腔护理,或由于担心气管插管脱出和移位而采取快速擦洗口腔的做法,使 VAP 预防效果受到影响。因此,对于口腔护理,首先要提高认识,必要时进行口腔护理的系统培训,以提高护理效果,有效预防 VAP 的发生。

2) 口腔护理方法:机械通气患者的口腔护理方法主要包括冲洗法和擦洗法。①冲洗法:是将患者床头摇高 45°角,气囊冲气 1~2ml,一人持注射器抽吸冲洗液接吸痰管,从上方冲洗颊部、舌面、上额,另一人从下方吸出冲洗液,冲洗完毕后更换胶布及牙垫,最后检查气囊压力,抽去增加的气体以防压力过高导致黏膜糜烂坏死。②擦洗法:是将固定气管导管的胶布去除,一名护士用手固定好气管导管,检查门齿处刻度并记录,将牙垫移置于患者一侧磨牙之间,另一名护士持止血钳夹住棉球擦洗另一侧牙龈、牙齿、口腔和舌面,以同样方法擦洗对侧口腔后,用吸痰管洗净口腔内的积水,将气管导管及牙垫移回口唇上,再次检查气管插管于门齿处的刻度,确定与操作前无误后,用胶布固定好气管导管。上述两种方法的护理效果孰优孰劣尚无定论。

(2) 选择性消化道脱污染:通过局部用药杀灭口咽部和胃肠道的条件致病菌,避免其移行和易位,但能否降低 VAP 的病死率仍有争议。此外,这是一种预防性使用抗菌药物的措施,细菌易产生耐药,故目前不作为常规方法,仅用于高危群体。

(3) 通气时间较长的患者避免鼻腔插管:鼻腔插管管径较小,不利于气道及鼻窦分泌物的引流。经口气管插管可减少医院获得性鼻窦炎的发生,而医院获得性鼻窦炎与呼吸机相关性肺炎的发病有着密切关系。

4. 防止口咽部分泌物吸入

(1) 半卧位,头部抬高 30°~45°角。误吸和胃内细菌的逆向定植是目前公认的 VAP 发病机制,但具体是胃内细菌的逆向定植还是误吸,仍然是一个争议性的问题。国内外大多数学者认为细菌性肺炎是口咽部及胃肠道定植的细菌误吸入下呼吸道引起，而仰卧位增加了患者细菌吸入和胃内细菌逆向定植。

半卧位有利于食物通过幽门进入小肠，减少胃内容物潴留，从而有效减少反流及误吸，减少 VAP 的发生。多数研究显示头部抬高 30°～45°角效果较好。当然也可以通过加强患者身体的被动运动，根据病情定时变换患者体位，多行翻身、叩背及肢体被动运动，以促进局部血液循环和肺部分泌物排出，减少 VAP 的发生。

（2）经常校正鼻饲管位置，调整进食速度和量以避免反流。胃肠营养一次大量注入后，胃排空延迟，胃内潴留量过多易发生胃内容物反流而误吸入呼吸道，从而引起吸入性肺炎。另外，注入量过多或速度过快可使胃内压力急剧升高，刺激迷走神经及交感神经末梢，产生恶心、呕吐，对于危重患者，特别是有意识障碍的患者可发生误吸，从而导致吸入性肺炎的发生。因此，一定要调整进食速度和量以避免反流。

（3）使用超过幽门的鼻饲管如鼻十二指肠、空肠管。接受肠内营养的患者经常出现胃容量过多，胃 pH 升高，潜在病原微生物定植增加，而且放置胃管会减弱食管括约肌功能，可能造成消化道食物反流，定植菌逆行和易位，易引起患者误吸和 VAP。若将鼻饲管插至幽门后（如插至空肠）可以减少误吸，酸化或间歇、持续少量灌注营养液以降低胃液 pH，减少胃病原菌微生物定植，从而减少 VAP 的发生。

（4）使用特殊的 ETT 管能进行声门下吸引。接受机械通气治疗的 ICU 患者易出现口咽部细菌定植，而污染的口咽分泌物可以滞留在人工气管气囊上部并通过气囊周围的空隙进入气道；另外，在气囊间断放气或气囊漏气时，增加吸入危险，而清除滞留的分泌物可能降低 VAP 的发病率。引流气囊上的分泌物，可降低由原发内源性菌群（G^+球菌、流感嗜血杆菌等）引起的 VAP，对继发内源性菌群（肠杆菌属细菌和铜绿假单胞菌等）预防效果差。同时，要适当保持气囊内压，Rello 等发现气囊内压持续$<20cmH_2O$ 是 VAP 发生的危险因素。

Valles 等学者据此设计出背侧附加吸引腔的气管导管装置。吸引腔开口于气囊顶部，通过持续吸引滞留在气囊上部的分泌物，显著降低了 VAP 的发病率（主要为气管插管最初 2 周流感嗜血杆菌和 G^+ 球菌相关感染的发病率）。气囊上滞留分泌物吸引能够推迟 VAP 的发生发展，对需要长期接受机械通气治疗(>3 天)的患者可能更为有效。另外，机械通气过程中，应始终保持气囊压力合适。准备拔除或移动气管导管时，在气囊放气前应确保清除滞留在气囊顶部的分泌物。气管导管以及气囊等设计方面的改变也影响吸入的可能性，例如使用高容低压的气囊导管比使用低容高压的气囊导管更能够降低误吸的可能性。

5. 保护胃黏膜的特性

(1) 尽可能肠内营养：肠内营养可改善和维持肠道黏膜结构与功能的完整性，维持肠道机械、化学、生物、免疫屏障功能，防止细菌易位。肠内营养支持应注意避免胃内容物过多，并观察胃内残余食物量，如胃内残留量过多或腹部肠鸣音消失，应暂停管饲。对胃内残留量过多的患者可以考虑增加胃动力药。对于有误吸史、临床消化道反流症状明显以及不能耐受经胃肠内营养的患者，可以考虑选用弹性好、小口径的肠饲管进行幽门后管饲。

(2) 使用硫糖铝胃黏膜保护剂：防治应激性溃疡常用药物有抗酸剂、H_2 受体阻滞剂和硫糖铝，前两种可显著升高胃内 pH，当 pH>4 时，胃内细菌过度生长，会增加定植于下呼吸道的机会，而选用硫糖铝可减少此种情况的发生。

6. 减少外源性污染

(1) 重视手卫生：洗手是预防医院感染最简单、有效的方法，特别强调工作人员的有效洗手和诊疗前、后必须洗手或手消毒，戴一次性手套不能替代洗手。严格执行消毒隔离及无菌操作技术，防止交叉感染。对 MRSA、产超广谱 β-内酰胺酶 MDRO 等感染的患者应实行隔离，患者使用的监护和医疗设备、器材专人专用，病房保持通风，定时对周围环境消毒，预防 MDRO 的传播，加强呼吸机管路系统的消毒灭菌。

(2) 密闭气管腔内吸引系统:呼吸机吸引管道系统主要有两类:一次性开放式导管系统和封闭式多次用导管系统,两者在降低医院获得性肺炎发病率方面无显著差异。内嵌封闭式吸引系统可以在不撤离呼吸机支持的同时进行吸引,还可以预防肺泡复张后的再萎陷,且费用低,能够降低环境污染,也不需要像一次性开放式吸引系统那样每日更换管道。因此,可能特别适用于需要长期机械通气治疗的患者。

(3) 使用湿鼻替代加热的湿化器:湿化吸入气体是接受机械通气治疗患者的标准护理常规之一。湿化装置有主动湿化型(如蒸汽加温湿化器)和被动湿化型(人工鼻)。人工鼻可以被动湿化吸入气体(不需要用电或主动加热),将患者呼出气体中的水分和热量返还到患者随后的吸气过程中,而管道本身保持干燥。人工鼻通过减少呼吸机管道内冷凝水,能够比蒸汽加温湿化器更有效地降低 VAP 的发病率,而且价格较蒸汽加温湿化器低。人工鼻应用特性的改良(如可过滤等)使其应用更加安全、方便。

(4) 减少回路管道的更换频率:呼吸机管道(包括呼吸环路、加热蒸汽湿化器、人工鼻、内嵌封闭式吸引管道等)的更换频率目前尚无定论,但美国 CDC《医疗相关肺炎预防指南2003》中建议,在可见管道污染以及管道工作性能障碍情况下更换管道即可。呼吸机管道内的冷凝水为污染物,应及时清除。在离断管道、变换患者体位及处理冷凝水时,注意勿使冷凝水倒流引起患者误吸。接触或处理冷凝水原液之前应戴手套,之后应更换手套并消毒双手。

(5) 呼吸机及相关装置的消毒:呼吸机及相关装置(如呼吸机管道、人工气管、支气管导管、复苏包、吸引管道等),可根据其理化性质选择适当消毒方法。其中小容量药用雾化器(内嵌式、手携式等)易被污染,而气溶胶中的病原微生物吸入后可直接寄植于宿主下呼吸道而引发感染。最好以无菌技术操作向雾化器内灌装无菌水,同一患者每次使用后应及时清洗、消毒。

7. 缩短机械通气时间：当患者病情稳定、符合拔管条件时，应尽快停机拔管或尽早使用鼻面罩机械通气治疗，以缩短机械通气时间，减少感染的机会。对于慢性阻塞性肺部疾病患者，发生呼吸衰竭的常见原因为感染加重所致，依据"肺部感染控制窗"理论，当通气改善、感染控制后，尽早脱机改为无创通气和拔管，可减少 VAP 的发生。

8. 合理使用抗菌药物，明确给药次数和时间，尽可能根据药敏试验结果选用有效的抗菌药物，同时应经常监测 ICU 内致病菌的流行情况，提高经验使用抗菌药物的正确率，防止全身性真菌感染。

9. 增强机体免疫力，加强重症患者的营养支持，积极维持机体内环境的平衡，同时合理使用免疫调节剂。

10. 其他

（1）抗菌气管插管可有效预防 VAP 相关细菌在气管插管上的生长。

（2）对估计需较长时间使用呼吸机并系肺炎球菌易感患者，如老年、慢性心肺病、糖尿病、免疫抑制者，可采用肺炎球菌酯多糖疫苗预防感染。

总之，VAP 是医务工作者面临的新挑战，其诊断、治疗、预防等还有待进一步研究。这就要求在临床工作中高度警惕，对高危患者要细心观察，及时治疗，尽可能地降低 VAP 的发生率和病死率。

第二节 导管相关性血流感染的预防与控制

导管相关性血流感染（catheter-related bloodstream infection, CRBSI）是指带有血管内导管或拔出血管内导管48 小时内的患者出现菌血症或真菌血症，并伴有发热（>38℃）、寒战或低血压等感染表现，除血管导管外没有其他明显的感染源；实验室微生物学检查显示：外周静脉血液培养细菌或真菌阳性，从导管段和外周血培养出相同种类、相同药敏结果的致病菌。

导管病菌定植是指插管部位无感染征象而远端导管半定量培养发现病菌 ≥15 cfu/导管段或定量培养病菌浓度 ≥10^3 cfu/导管段。

外周静脉导管作为静脉通路使用最为频繁。虽然外周静脉导管相关的局部感染和血流感染发生率通常比较低,但由于使用率高,使用范围广,每年也有相当多的严重感染发生。然而多数严重的导管相关性感染都是与使用中心静脉导管有关,尤其是 ICU 中需要多次置管的患者。在 ICU 中患者感染的发生率通常比普通病区高。

一、流 行 病 学

美国医院 ICU 每年约有 1500 万个中心静脉置管日,如果 ICU 中心静脉 CRBSI 的发生率平均是 5.3 例/1000 导管日,每年大约有 80 000 例中心静脉 CRBSI 发生。每次感染所造成的相关花费估计在 34 508 ~ 56 000 美元;每年用于治疗中心静脉 CRBSI 患者需花费 2.9 亿 ~ 23 亿美元。如果除 ICU 外其他科室也进行监测,每年诊断的中心静脉 CRBSI 可达 250 000 例。在这类病例中,每次感染的归因病死率为 12% ~ 25% 。

全部导管相关感染率(包括局部感染和系统感染)很难确定。CRBSI 由于可以代表最严重的导管相关性感染形式而成为一个理想的参数,但感染率依然与 CRBSI 的定义有关。

从 1970 年开始,美国 CDC 的 NNIS 系统开始医院感染监测,大部分医院获得性血流感染都与中心静脉置管有关,中心静脉置管患者的血流感染率显著高于没有中心静脉插管的患者。感染率与医院大小、医院设置、导管类型有关。1992 ~ 2001 年,NNIS 报告中心静脉 CRBSI 从每 1000 导管日 2.9 (心胸外 ICU) 至 11.3 (在体重<1000g 的新生儿病房)。与成人相同,儿童中主要的血流感染也与使用血管内导管有关。从 1995 年到 2000 年,所有儿科 ICU 报告给 NNIS 系统的 CRBSI 的平均感染率为 7.7/1000 导管日。新生儿 ICU 脐静脉导管和中心静

脉 CRBSI 率为从出生体重<1000g 新生儿的 11.3/1000 导管日，到出生体重>2500g 新生儿的 4.0/1000 导管日。成人 ICU 和新生儿 ICU 的导管使用率相似。

二、病　原　菌

导致医院获得性血流感染的主要致病菌随着时间的推移在不断发生着变化。NISS 资料显示在 1986～1989 年，凝固酶阴性葡萄球菌和金黄色葡萄球菌是血流感染中最常见的细菌，分别占 27% 和 16%。而 1992～1999 年的数据显示，凝固酶阴性葡萄球菌和肠球菌是医院获得性血流感染中分离出最多的细菌。所有病原菌中，凝固酶阴性葡萄球菌占 37%，金黄色葡萄球菌和肠球菌各占 12.6%，特别值得注意的是，1999 年 NISS 报告 MRSA 占金黄色葡萄球菌的构成比已经超过 50%。1999 年肠球菌占所有血流感染病原菌的 13.5%，比 1986～1989 年报道的 8% 有所增加。从 ICU 分离出的肠球菌对万古霉素的耐药率从 1989 年的 0.5% 增加到 1999 年的 25.9%。1986～1989 年，8% 的医院获得性血流感染是由假丝酵母菌引起的。在 1992～1999 年，耐药的假丝酵母菌随着抗真菌药的普遍使用而越来越多。来自有重要流行病学意义的病原菌监测的数据显示，从患者血液中分离出的白假丝酵母菌 10% 对氟康唑耐药。另外有 48% 的假丝酵母菌性血流感染不是由白假丝酵母菌所致，包括平滑假丝酵母菌和克柔假丝酵母菌，它们很可能比白假丝酵母菌更容易对氟康唑和伊曲康唑耐药。1999～2001 年，我国卫生部医院感染监测网的资料显示，在我国 G⁻ 细菌仍是主要的血流感染病原体。

三、发病机制

最普遍的感染路径是穿刺点部位皮肤的病原菌定植在导管尖端并随之进入导管隧道。患者抵抗力低也是重要危险因素，导管中心的污染造成了长期置管管腔内细菌的定植，无菌操作置管过程和导管护理中的缺陷,输注液体污染等,都是重要危险因素。导管相关性感染发病的重要决定性因素:①导管的材质;②感染病原菌的毒力;③导管内外表面生物膜的形成。

某些特殊病原菌的黏附特性也是导管相关性感染发病原理的重要部分。例如金黄色葡萄球菌通常黏附在导管表面上。同样的,凝固酶阴性葡萄球菌相比其他细菌(大肠埃希菌、金黄色葡萄球菌),更易于黏附在聚合体表面。另外凝固酶阴性葡萄球菌的某些菌株可以产生一种细胞外的多聚糖黏液,在导管留置期间,这种黏液可以通过帮助细菌抵抗宿主的防御机制(如作为一种屏障免于被白细胞吞噬和杀灭)和降低对抗菌药物的敏感性(在抗菌药物接触到细菌细胞壁前形成矩阵,把抗菌药物包围起来)来增强细菌的致病性。某些假丝酵母菌在遇到含有葡萄糖的液体时,可以产生一种和自身很相似的黏液,肠外营养的患者真菌血流感染的比例较高可能与之有关。

四、临床表现

局部感染,当只有细菌在导管局部定植时,没有临床症状、体征,仅导管中心、导管尖端和导管皮下段发现有意义的细菌生长($\geqslant 15$ cfu/导管段)。穿刺部位感染时,表现为导管出口部位 2cm 内有红肿或硬块,甚至化脓,没有血流感染的全身症状和体征。临床穿刺部位感染(或隧道感染)表现为穿刺部位局部触痛、红肿或直径>2cm 的硬块,从插管位置沿着隧道式导管皮下走行,没有血流感染的全身症状和体征。

CRBSI 为带有血管内导管患者的菌血症或真菌血症,至少一次外周静脉血培养阳性,除导管外没有明显的感染源。临床主要表现为发热、畏寒或寒战和(或)血压降低,可以表现为高热甚至超高热,以弛张热多见,部分患者表现为畏寒、寒战、高热、大汗,少数感染严重者伴随血压下降或休克等脓毒症的临床表现。如果患者为老年人、体质衰弱者,也可以表现为不发热,仅表现为低血压或休克症状。导管相关性血流感染还须排除身体其他部位感染出现上述表现,如手术部位感染、尿路感染、肺部感染等,以及其他部位感染所致的继发性菌血症。

外周血白细胞计数升高,中性粒细胞比值增加;严重感染者外周血白细胞计数可以不升高反而降低,但中性粒细胞比值仍增加。

五、诊断与鉴别诊断

1. 实验室检测及诊断

(1) 导管培养诊断:当怀疑 CRBSI 而拔除导管时,导管培养是金标准;半定量(平皿滚动法,见图 19-1)或定量(导管搅动或超声)培养是目前最可靠的诊断,不建议进行肉汤定量导管培养;对可疑肺动脉导管感染,应进行引导器顶端培养,因为

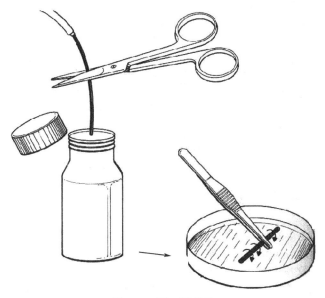

图 19-1　平皿滚动法

与肺动脉导管顶端培养相比,前者阳性率更高。半定量培养结果≥15cfu/导管段,定量培养结果≥10^3cfu/导管段,同时伴有明显的局部和全身中毒症状,即可诊断。

(2) 血培养诊断:对于采血部位选择,2009指南推荐:如果怀疑病人存在CRBSI,应该在给予抗感染药物之前抽取双份血培养,一份由血管内导管取,一份由外周静脉取,配对定量血培养或配对的连续监测阳性时间差的定量血培养用于导管相关感染的诊断,尤其是不能移除长期导管时。

外周静脉导管,如果怀疑短程外周导管感染,应移除导管,应用半定量法培养导管顶端,在开始抗菌药物治疗前应取两份不同的血样本作培养,有局部感染的征象,出口部位的任何渗出物均应作革兰染色和培养。

1) CRBSI结果判断:①若只有1瓶血标本培养阳性且提示为皮肤定植菌,一般不考虑。②若2份血培养培养出的细菌为同一细菌,即使为皮肤定植菌也应考虑。③导管段培养要有临床症状时才采样,不需常规做检测。

2) CRBSI诊断标准确诊:具备下述任一项,可证明导管为感染来源。①有1次半定量导管培养阳性(≥15cfu/导管段)或定量导管培养阳性(≥10^3cfu/导管段),同时外周静脉血也培养阳性并与导管节段为同一微生物。②从导管和外周静脉同时抽血做定量血培养,两者菌落计数比(导管血:外周血)≥5:1。③从中心静脉导管和外周静脉同时抽血做定性血培养,中心静脉导管血培养阳性出现时间比外周血培养阳性至少早2小时。④外周血和导管出口部位脓液培养均阳性,并为同一株微生物(种类和抗菌药物敏感试验谱)。

3) 实验室证实导管相关血液感染诊断标准:经由患者外周静脉采取2套血培养,同时在无菌状态下拔除导管,并进行半定量Maki培养。其结果解释如下:如果一套或多套血培养阳性,同时导管段培养为阳性(半定量≥15cfu/导管段),而且两种培养为同一种细菌,提示可能为CRBSI;如果一套或多套血培养阳性,同时导管片段培养为阴性,无结论;如培养结果为金黄色葡萄球菌或假丝酵母菌,同时缺乏其他可鉴别的感染源时则提示可能为 CRBSI;如果两套血培养为阴性而导管片段培养为阳性,不管菌落计数如何提示为导管寄生菌,不是 CRBSI;如果两套血培养与导管片段培养均阴性,不是 CRBSI。

2. 临床诊断具备下述任一项,提示导管极有可能为感染的来源:

(1) 具有严重感染的临床表现,并且导管头或导管节段的定量或半定量培养阳性,但血培养阴性,除导管外无其他感染来源可寻,并在拔除导管 48 小时内未用新的抗菌药物治疗,症状好转。

(2) 菌血症或真菌血症病人,有发热、寒战和(或)低血压等临床表现且至少两个血培养阳性(其中 1 个来源于外周血),其结果为同一株皮肤共生菌,但导管节段培养阴性,且没有其他可引起血行感染的来源可寻。

3. 拟诊具备下述任一项,不能除外导管为感染的来源:

(1) 具有导管相关的严重感染表现,在拔除导管和适当抗菌药物治疗后症状消退。

(2) 菌血症或真菌血症病人,有发热、寒战和(或)低血压等临床表现且至少有 1 个血培养阳性(导管血或外周血均可),其结果为皮肤共生菌(例如类白喉棒菌、芽孢杆菌、丙酸菌、凝固酶阴性葡萄球菌、微小球菌和假丝酵母菌等),但导管节段培养阴性,且没有其他可引起血行感染的来源可寻。

4. 鉴别诊断:鉴别诊断需要注意两方面的问题,一为是否是感染;二要考虑是否为导管相关性,需要与非感染性发热原因鉴别和非导管相关感染鉴别,感染是直接源于导管还是因其他感染部位导致的血行感染,因为有些菌血症导致的 CRBSI 是继发于手术切口感染、腹腔内感染、医院获得性肺炎和泌尿系感染等。

六、治 疗

1. 及时拔除不需要的导管。部分导管相关感染拔除导管后不用抗感染治疗亦可消除;对仍需要保留导管的病人,在抗感染治疗的同时密切观察感染的变化;对积极抗感染治疗仍无效的需要保留导管的病人,要果断拔除导管或拔除后重新放置导管。

2. 抗感染治疗。临床诊断或高度怀疑导管相关感染的病人,在及时采集有关病原学检测标本后,应及时开始经验性抗感染治疗,有病原学检查结果后根据经验治疗的效果和药物敏感结果进行目标治疗,对血流感染尤其是保留导管的血流感染,抗感染的疗程相对较长。

3. 支持治疗,增强病人免疫功能。

七、预防与控制

预防血管导管相关感染的关键措施如下:

1. 掌握留置血管导管的指征,包括放置和保留两方面,每日观察及时评价,避免无指征放置和无指征保留血管导管。

2. 放置导管时坚持无菌操作和最大隔离屏障原则,穿刺部位消毒范围要够大,避免污染和隔离屏障过小,最大隔离屏障要求覆盖患者穿刺部位以外的身体部位,置管者穿手术衣,戴口罩、帽子和无菌手套。

3. 做好手卫生,戴手套不能代替洗手,在放置导管、护理导管、拔除导管时都应该做好手卫生。

4. 正确地使用合格的敷料,透明透气敷料适合于大多数情况,纱布敷料可以弥补不能使用透明敷料的情况。

5. 中心静脉导管置管部位首选锁骨下静脉。

6. 提高对预防血管内导管相关感染的认识,尤其是使用血管内导管的适应证、血管内导管正确的置管和维护操作、适当的感染控制措施来预防血管内导管相关性感染。定期评估置管者的知识掌握和指导方针遵守情况。确保 ICU 护理人员适当的水平与数量,以减少 CRBSI 的发生率。

7. 进行血管导管相关血液感染的监测与持续质量改进。监测流程见图 19-2。

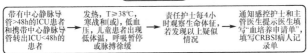

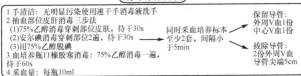

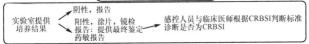

1.感控科专职人员每天到ICU收集登记CRBSI病人记录表和日常记录表,观察与感染有关的因素
2.ICU经过培训的责任护士协助感控科人员进行数据的登记

1.每天由感控人员对数据进行整理,核对并录入汇总表
2.每个月小结,找出不足,及时改正
3.每3个月得出CRBSI率,并召开座谈会与科室进行交流,给予合理建议

备注:
· 对参与项目监测ICU科室的医护人员进行培训,掌握美国CDC的CRBSI定义标准
· 使用海报、宣传手册和卡片,利于监测互作顺利进行,数据准确收集

图 19-2　ICU 导管相关性血流感染监测的标准操作流程

第三节　留置导尿管相关性泌尿系统感染的预防与控制

在国外,泌尿道是医院感染最常见部位。如在英国,泌尿道感染是患者住院期间获得性感染最多见的一种(约占30%),这种感染患者中41%进行导尿;在美国,尿路感染列住院患者医院感染首位(占42%);在日本,广岛大学医学部附院561例医院感染中83%是尿路感染,其中93%是因导尿管留置引起的。国外报道,非导尿患者尿路感染率为1.4%,非留置导

尿管患者尿路感染率为 3.1% ,而留置导尿管患者的尿路感染率为 9.9% 。在国内,留置导尿管引起的尿路感染居医院感染的第 2 位。据我国济南军区总医院统计,留置导尿管 3 天以上的患者发生尿路感染者为 31% ,留置 5 天以上为 74% ,长期导尿者几乎 100% 发生菌尿。

一、发病机制

虽然目前应用的密闭性导尿系统(导尿管末端连接于收集尿袋的导尿系统)可使菌尿发生时间有所延缓,但仍不能消除与导尿有关的菌尿。导尿致尿路感染可能与下列几方面原因有关:

1. 细菌进入尿路:导尿时细菌进入膀胱的途径有三条。①通过尿道周围黏膜经导管腔外进入膀胱;②导尿管下端引流衔接处脱落后污染了导管内腔;③引流袋的污染细菌上行进入膀胱。其中第一点最为重要,尤其是女性,尿道周围有肠道细菌繁殖,约 2/3 的患者会发生菌尿。

2. 细菌的黏附,形成生物膜:细菌进入尿路后一部分可附着并包裹在导管表面,大肠埃希菌以及许多其他细菌可分泌一种有机胶,使细菌能附着于物体表面。再加上患者尿路上的上皮细胞分泌多糖蛋白质及尿盐,共同形成覆盖导管表面的生物膜,以保护细菌免受尿液流冲刷,并阻碍抗菌药物对细菌的作用。

3. 导管因素:导尿管在插入过程中损伤尿道黏膜;导尿管可减弱中性白细胞的抗菌功能;导管壳垢形成致导管堵塞。这在长期保留尿管的患者中常见。尿管堵塞后使尿液引流不畅或尿液从尿管旁渗漏,是导致尿路感染的重要因素。壳垢主要成分为鸟粪石(磷羟镁胺)及磷酸钙。各种产生尿素酶的细菌(如奇异变形杆菌)使尿素分解,铵离子增多,使尿呈碱性,鸟粪石及磷酸钙易于沉积形成壳垢及结石。导尿管材料对壳垢的形成亦有影响,乳胶管易结壳,而硅胶管因其表面光滑、壁薄、内径相对粗、尿液流动快、对黏膜刺激及反应小等优点,不易形成壳垢。

二、危 险 因 素

1. 患者本身相关因素:糖尿病、肾和输尿管结石、膀胱结石、膀胱造瘘、尿潴留、前列腺增生症、长期卧床、年老体弱、女性患者。

2. 与导尿操作相关因素

(1) 导尿术常可导致尿道黏膜损伤,破坏了尿道黏膜屏障作用;导尿管是人体的异物,刺激尿道及膀胱黏膜,削弱了尿道和膀胱对细菌的防御作用。

(2) 操作时无菌观念不强、操作不当,是引起留置导尿管相关性泌尿系统感染的重要原因。

3. 与尿管及尿袋相关因素:临床试验证实,橡胶导尿管比硅胶导尿管更易诱发感染。有报道,橡胶管发生尿道感染占22%,而硅胶管仅为2%,开放留置尿管5天以上者菌尿感染率为100%,而采用尿袋密闭式引流系统且患者不用抗菌药物,至第10天以上菌尿感染率为100%。

4. 留置尿管时间:留置时间越长,感染率越高,资料证实留置尿管1天尿道感染率为1%,留置2天为2%,6天为50%,14天为100%。

5. 与尿管留置后护理相关的因素:尿道口的清洁护理不恰当,导致细菌定植。清洁膀胱,可以维持引流通畅,但密闭性破坏,造成尿液逆流,增加感染机会。

6. 与抗菌药物应用相关因素:使用抗菌止痛润滑剂(如含1%有效碘的聚维酮代替无菌石蜡油),可使尿路感染显著下降。长期预防性使用抗菌药物,可增加真菌性尿路感染。

三、病 原 学

留置导尿管相关性泌尿系统感染的病原菌80%左右为G⁻杆菌,其中50%以上为大肠埃希菌,其他病原菌为变形杆菌属、铜绿假单胞菌及克雷伯菌属等。引起医院内菌尿症的G⁻菌多数具有多重耐药性,一旦引起菌血症或败血症,可导致中毒性休克。G$^+$球菌感染占 20%，以 D 群链球菌和葡萄球菌属多见。

四、诊　　断

1. 有症状尿道感染：至少有下列任一表现或症状，而无其他已知原因，如发热(>38℃)，尿急，尿频，尿痛，耻骨弓上压痛以及尿培养阳性，菌落数≥10^5 cfu/ml 且菌种不超过两种。或者病人至少有下列任两种表现或症状，而无其他已知原因：发热(>38℃)，尿急、尿频、尿痛或耻骨弓上压痛以及至少有下列一种情况：

(1) 白细胞酯酶和(或)硝酸盐阳性。

(2) 脓尿(尿标本 WBC≥10/mm^3)。

(3) 非脓尿革兰染色可见到细菌。

(4) 在连续尿标本中，至少有两次分离出同种细菌≥10^2 cfu/ml。

(5) 使用有效抗菌药物治疗尿道感染的病人，单种菌落数≤10^5 cfu/ml。

(6) 医生诊断的尿道感染。

(7) 医生制定了恰当的治疗尿道感染方案。

2. 有症状尿道感染(≤1 岁病人)：≤1 岁病人至少有以下一种表现或症状，而无其他已知原因：发热(>38℃)，低温(<37℃)，呼吸暂停，心跳缓慢，排尿困难，嗜睡或者呕吐以及以下情况。

(1) 病人尿培养阳性，即菌落数≥10^5 cfu/ml,菌种数不超过两种。

(2) 至少有以下一项

1) 白细胞酯酶和(或)硝酸盐阳性。

2) 脓尿(尿标本 WBC≥10/mm^3)或离心尿白细胞>3 个/高倍视野。

3) 未离心尿革兰染色可见细菌，在连续采样中，至少两次尿培养出同一细菌，菌落数≥10^2 cfu/ml。

4) 使用有效抗菌药物治疗尿道感染的病人，单种尿道细

菌数 $\leqslant 10^5 \text{cfu/ml}$。

5）医生诊断的尿道感染。

6）医生制定了合适的治疗尿道感染方案。

3. 无症状菌尿症（ASB）（所有年龄）：尿培养前 7 天内曾留置导尿管以及尿培养阳性，菌落数 $\geqslant 10^5 \text{cfu/ml}$，菌种不超过两种以及病人无发热（>38℃）、尿急、尿频、尿痛或耻骨弓上压痛。

五、预防措施

1. 插管前准备与插管时的措施

（1）尽量避免不必要的留置导尿；严格掌握留置导尿的适应证，对尿失禁者，应了解尿失禁的原因，重视心理护理，耐心训练患者排尿，并可用生物反馈和药物治疗。

1）男性尿失禁患者可采用包绕阴茎的外收集器（尿套）接尿。

2）对于脊髓损伤的患者，每 3~6 小时插管导尿，排尿后立即拔管使膀胱周期性排空，比留置尿管发生的感染率低。

3）对妇产科、泌尿外科术后患者可采用耻骨上留置导尿，因腹部皮肤细菌密度低，菌尿率比尿道插管低，且将耻骨上尿管夹紧，还可测试经尿道排尿的情况，均优于尿道插管。

（2）仔细检查无菌导尿包，如过期、外包装破损、潮湿，不得使用。

（3）导尿管的选择

1）应选用硅胶导尿管：研究证明橡胶导尿管发生尿道炎者占 22%，而硅胶管仅为 2%。硅胶对黏膜刺激及反应小，更适用于保留尿管者使用。现在还有研制包银导管，即在导管上包一层银合金或氧化银，因银有广谱抑菌作用。并有报道用水凝胶尿管，细胞毒性低，对尿道上皮有保护作用，防止细菌栖息及钙盐沉积等。研制阻止产生尿素酶细菌栖息的包层尿管则是今后的方向。

2）选择粗细合适的导尿管：可根据排出尿液外观选择，如尿液浑浊或有沉淀及凝块时，应选择口径大的导尿管。若尿液澄清,则可选用口径较细的导尿管。导管太粗或套囊容积过大增加对膀胱的刺激,使之痉挛,易发生尿液沿尿管外壁外溢而漏尿。

(4)规范手卫生和戴手套的程序。

(5)常规的消毒方法为用0.1%的苯扎溴铵消毒尿道口及其周围皮肤黏膜,程序如下:

1)男性:自尿道口、龟头向外旋转擦拭消毒,注意洗净包皮及冠状沟。

2)女性:先清洗外阴,其原则由上至下,由内向外,然后清洗尿道口、前庭、两侧大小阴唇,最后会阴、肛门,每一个棉球不能重复使用。

(6)插管过程严格执行无菌操作,动作要轻柔,避免尿道黏膜损伤。

(7)对留置导尿患者,应采用密闭式引流系统。

2. 插管后的预防措施

(1)保持尿液引流系统通畅和完整,不要轻易打开导尿管与集尿袋的接口。

(2)如要留取尿标本,可从集尿袋采集,但此标本不得用于普通细菌和真菌学检查。

(3)导尿管不慎脱落或导尿管密闭系统被破坏,需要更换导尿管。

(4)疑似导尿管阻塞应更换导管,不得冲洗。

(5)保持尿道口清洁,每天用0.1%碘伏擦洗消毒会阴及尿道口。

(6)患者洗澡或擦身时要注意对导管的保护,不要把导管浸入水中。

(7)不主张使用含消毒剂或抗菌药物的生理盐水进行膀胱冲洗或灌注来预防泌尿道感染。

(8)悬垂集尿袋,不可高于膀胱水平,并及时清空袋中尿液。

(9)长期留置导尿管的病人应定期更换导尿管(1次/2周)和集尿袋(2次/周)。

(10)疑似出现尿路感染而需要抗菌药物治疗前,应先更换导尿管。

(11) 每天评价留置导管的必要性,尽早拔除导管。

3. 其他预防措施

(1) 定期对医务人员进行宣教。

(2) 定期公布导尿管相关尿路感染的发生率。

第四节　艾滋病医院感染的预防与控制

我国自 1985 年发现第 1 例艾滋病以来,近年在国内发病人数逐渐增多,2010 年全国报道艾滋病发病病例 15 982 例,报道死亡病例 7743 例。截至 2010 年 10 月底,累计报道艾滋病病毒感染者和病人 370 393 例,其中病人 132 440 例,死亡 68 315 例。2012 年 7 月艾滋病发病人数为 5052 人,死亡人数为 1339 人,艾滋病疫情持续上升。

艾滋病医院内传播是指在实施对艾滋病病毒感染者和病人的治疗、检验、护理等医疗保健服务工作中,医务人员或其他人员由于自身皮肤破溃、暴露在工作中而感染艾滋病病毒。医院的医务人员接诊的 HIV 感染者和艾滋病患者逐渐增多,医务工作者的 HIV 知识,尤其是职业暴露相关知识未普及,已成为因职业感染 HIV 的一个高危人群。艾滋病医院内传播特点:艾滋病的潜伏期很长,HIV 感染者从外表无法辨别,却具有传染性;艾滋病没有特异的临床表现,病人常到各科就医,就诊时不易及时作出正确诊断;医务人员面对更多的是潜在的传染源;多发生在非传染科室。

一、病　原　学

1981 年,美国首先报道有一组男性同性恋病人临床上出现了后天获得性免疫缺陷综合征,以后相继因各种感染死亡。1983 年,法国学者蒙太尼最先从 1 例艾滋病病人的淋巴结中分离出一病毒。翌年美国学者盖勒亦从艾滋病病人的组织中分离出病毒,至 1986 年 5 月国际病毒分类委员会将艾滋病病毒称为人类免疫缺陷病毒。WHO 在第 39 届会议上宣布,今后将沿用人类免疫缺陷病毒(HIV)作为艾滋病病毒的命名。1986年,Clavel 等自西非艾滋病病人血液中分离出的 HIV 与美国、西欧分离的病毒有区别,乃将先发现的 HIV 称为 HIV-1,西非发现的称为 HIV-2。

二、流 行 病 学

医院内 HIV 感染发生的条件:感染源、传播途径、易感人群。HIV 传播机制有四项:一是病毒必须从感染者的身体排出;二是病毒必须处于能够存活的条件下;三是必须有足够多能引起感染的病毒;四是病毒必须进入另外一个人的血液中。

1. 感染源

(1)无症状 HIV 感染者有很强的传染性,潜伏期较长,平均 8~10 年。

(2)窗口期的感染者有传染性(窗口期是指感染 HIV 到体内出现 HIV 抗体的时间,一般认为窗口期为 2 周至 3 个月)。

(3)传染性的强弱与感染者体内 HIV 的浓度、病毒复制的活跃程度有关。

2. 传播途径:医院内 HIV 感染的主要传播途径与社区感染显著不同,社区感染以性接触及吸毒为主要传播途径,而医院内 HIV 感染的主要传播途径为:皮肤锐器损伤,特别是针刺损伤是医疗卫生机构中发生 HIV 感染的主要途径,皮肤的切割伤也较为常见;黏膜暴露,黏膜部位如眼、鼻、口腔等接触 HIV 或含有 HIV 的血液、羊水等。

3. 易感人群

(1)护理人员:护理人员在给 HIV 感染者或艾滋病病人抽血、注射时,被针头刺伤;或其伤口接触到感染者或病人的血液、含血体液等。国外曾报道 2 名护士在护理艾滋病病人过程中,不小心将沾有病人血液的针头刺伤皮肤,分别在 27 天和 45 天出现 HIV 抗体阳性。

(2)外科或妇产科医生:外科或妇产科医生在给 HIV 感染者或艾滋病病人做手术时,被手术刀割伤或被缝合针刺伤。

(3)口腔医生:口腔医生在给 HIV 感染者或艾滋病病人拔

牙或镶牙时,被病人的牙齿刮伤或被医疗器具损伤。

(4) 其他人员:血库或化验室的工作人员被带有 HIV 的针头或玻璃损伤;或有伤口的部位接触到被 HIV 污染的血液、含血体液;血液透析人员的伤口接触到 HIV 感染者或艾滋病病人的血液、含血体液。

三、临床表现

HIV/艾滋病在临床上无特殊表现,感染 HIV 到发展为艾滋病之间的潜伏期可达数周至数年,最长可达 8~9 年,潜伏期的长短和感染 HIV 的量成负相关。结合 WHO、美国 CDC 和我国具体情况,将 HIV 感染从临床上分为 3 期。

1. 急性 HIV 感染:患者 P24 抗原阳性出现在抗 HIV 抗体阳性前 2~3 个月,临床上有乏力、咽痛及全身不适,类似上呼吸道感染,个别病人有头痛、皮疹、脑膜脑炎或多发性神经炎;体检有颈、枕、腋部淋巴结肿大及肝脾肿大,随热退淋巴结亦缩小。这期需要积极用药预防。

2. 无症状 HIV 感染:临床上常无任何症状和体征,仅抗 HIV 阳性。

3. 艾滋病:这期主要是各种合并症病人有不明原因的免疫功能下降,临床有不规则低热>1 个月;原因不明的全身淋巴结肿大,直径>1cm;慢性腹泻 4~5 次/日;体重下降>10%,常合并各种感染如卡氏肺囊虫(孢子虫)肺炎、口腔假丝酵母菌感染、巨细胞病毒感染、弓形体病、隐球菌脑膜炎或进展迅速的肺结核,以及皮肤黏膜的卡波西肉瘤等。

四、诊　　断

1. 确诊病例

(1) HIV 感染者:有职业暴露史,抗 HIV 抗体(+)并经 Western 印迹法确诊;急性 HIV 感染者系高危人群,在随访过程中抗 HIV 抗体阳转,经确诊试验证实。

(2) 艾滋病病人:除有职业暴露史及临床表现外,还有抗

HIV 抗体(+),CD4 细胞<0.2×10^9/L;并找到各种机会感染的病原(或抗体)或肿瘤的病理依据。

2. 可疑病例

(1)有职业暴露史和临床表现,但抗 HIV 抗体(-)。

(2)有职业暴露史,临床表现不明显,但 CD4 细胞总数<0.2×10^9/L。

(3)有职业暴露史、口腔假丝酵母菌感染、皮肤黏膜卡波西肉瘤、卡氏肺囊虫肺炎、隐球菌脑膜炎等。

五、预 防

坚持普遍性防护原则,WHO 推荐的普遍性防护原则认为,在为病人提供医疗服务时,无论是病人还是医务人员的血液和体液,也无论他们是阳性还是阴性,都应当作为具有潜在性传染性加以防护。普遍性防护原则的主要内容如下:

1. 安全处置锐利器具:无论在什么情况下,不要把用过的器具传递给别人。在进行侵袭性操作时,一定要保证足够的光线,尽可能减少创口出血。千万不要向用过的一次性注射器针头上盖针头套。不要用手毁坏用过的注射器。在创口缝合时,要特别注意减少意外刺伤。把用过的注射器直接放到锐器盒中,统一处理。勿将锐利废弃物同其他废弃物混在一起。勿将锐利废弃物放在儿童可以接触到的地方。

2. 对所有器具严格消毒:为保证消毒效果,器具必须用热水和清洁剂洗干净后再消毒。所有符合消毒规范的消毒程序都足以杀灭 HIV。常用的两种灭菌方法是蒸汽高压灭菌和化学灭菌。化学灭菌法主要用于不能采用加热法灭菌的器具。以下 3 种常用的化学灭菌剂足以灭活 HIV:含氯消毒剂,如漂白粉、2% 过氧化氢溶液、70% 乙醇。

3. 重视手卫生:医务人员的手常常带有病原微生物,这也是造成病原体在病人中传播的主要原因之一。医务人员手上沾着的体液,可以很容易地用肥皂和水清除干净。

4. 使用防护设施,避免直接接触体液:根据可能接触血液或体液量的多少,决定采用适当防护设施。常用防护设施包括乳胶手套、口罩、防护眼镜、隔离衣等。

5. 安全处置废弃物:运输废弃物的人必须戴厚质乳胶手套。处理液体废弃物必须戴防护眼镜。没有被血液或体液污染的废弃物,可按一般性废弃物处理。

6. 接触 HIV/艾滋病病人过程中,如发生手外伤或针误伤,伤面肯定和病人血液接触,为减少医护人员感染 HIV,可服用齐多夫定 100mg/d,拉米夫定 150mg,每日 2 次,茚地那韦800mg,每日 3 次,共 4 周。虽然费用昂贵但能使 HIV 感染率降至最低,还是值得的。受伤医护人员要在用药前后定期抽血查抗 HIV 或 P24 和 HIV-RNA,如经 6 个月的观察为阴性则基本上可除外 HIV 的感染。

另外,医院还应建立和健全预防 HIV 医院感染的各种规章制度。

1. 采血

(1) 采血时操作者要戴手套,并在病人的前臂下垫一张纸。

(2) 必须用一次性空针,抽血后针尖必须立即放到锐器盒内。

(3) 如有血洒在桌上应用手纸擦去,再用 75% 乙醇擦干净。

2. 送标本

(1) 所有血标本试管必须有盖,以防运送过程中洒出。

(2) 有血标本的试管要放在试管架上运送,不能用手拿着送。

3. 实验室

(1) 抗 HIV 的检测最好和其他化验分开,如有条件单独用一个实验室。

(2) 所用滴管、试管和沾有血的试验用品均用一次性的。

(3) 实验操作者必须戴手套,穿隔离衣,一旦有血外溅,要用 75% 乙醇擦净,对所有血标本都应视为有传染性的,不能掉以轻心。生化免疫等各实验室同样处理血标本,不能认为只是查抗 HIV 才需引起注意。

4. 病房

（1）HIV/艾滋病病人最好单独一间病房或有一个隔断和其他病人分开。

（2）医护人员要穿隔离衣戴手套，进行抽血和护理。

（3）病人用一次性便盆和尿壶，用毕可加漂白粉作用半小时后倒入厕所。

（4）沾有病人血液的纸和棉花等要按医疗废物处理，床单等要消毒后再送洗衣房清洗。

5. 手术室

（1）一般医院条件不够，最好将病人送至传染病医院进行手术，如手术复杂可请医师到传染病医院协助手术。

（2）手术室的条件可按照病毒性肝炎一样处理。沾有血的消毒巾亦需先清洗或浸泡，除去血迹后再高压消毒，然后送洗衣房，以免将洗衣机和其他物品污染。

第五节　多重耐药菌医院感染的预防与控制

MDRO 主要是指对临床使用的 3 类或 3 类以上抗菌药物同时呈现耐药的细菌。常见 MDRO 包括 MRSA、VRE、产 ESBL 细菌、耐碳青霉烯类抗菌药物肠杆菌科细菌（CRE）[如产 I 型新德里金属 β-内酰胺酶（NDM-1）或产碳青霉烯酶（KPC）的肠杆菌科细菌]、耐碳青霉烯类抗菌药物鲍曼不动杆菌（CR-AB）、多重耐药/泛耐药铜绿假单胞菌（MDR/PDR-PA）和多重耐药结核分枝杆菌等。由 MDRO 引起的感染呈现复杂性、难治性等特点，主要感染类型包括泌尿道感染、外科手术部位感染、医院获得性肺炎、导管相关血流感染等。近年来，MDRO 已经成为医院感染重要的病原菌。感染已遍布全球，在医院中可引起散发、交叉传播，甚至暴发流行。因 MDRO 感染使用常用抗菌药物（多数 β-内酰胺类、氨基糖苷类、氟喹诺酮类、大环内酯类、四环素类等）后的效果大多欠佳，并伴有较高的病死率，故已成为临床治疗上的棘手问题。

一、流 行 病 学

卫生部全国细菌耐药监测网（MOH national antimicrobial resistance investigation net，Mohnarin）2007 年对全国 84 所医院细菌耐药监测结果表明，我国细菌耐药现象较为严重。MRSA 与表皮葡萄球菌的检出率分别为 56.1% 和 81.0%；对青霉素不敏感的肺炎链球菌比率为 7.8%；已出现对万古霉素和替考拉宁耐药的粪肠球菌和屎肠球菌；大肠埃希菌及肠杆菌属对大多数被测药物耐药率>40.0%，产 ESBL G^- 菌的比率为 35.3%；非发酵菌对抗菌药物的耐药率为 20.0%~40.0%。

1. 储菌库和感染源：人体、环境及物品都可以成为储菌库或感染源，一般认为人是 MRSA 的主要储菌库。鼻腔带菌和定植曾被广泛研究，但有证据表明鼻腔带菌并不能轻易地传播至其他人。身体其他部位包括呼吸道、皮肤伤口、烧伤创面、气管切口部位甚至正常皮肤、肛周和直肠都可有 MRSA 定植。静脉吸毒人群具有很高的 MRSA 携带率和感染率。胃肠道是肠球菌的主要储存库。VRE 菌血症几乎都有直肠定植。医院几乎所有的潮湿区域、许多液体、接触手、分泌物和患者排泄物的物品与器械表面，都存在非发酵 G^- 杆菌（nonfermentaive Gram-negative bacilli，NFGNB），成为储菌库或感染源。

2. 传播途径：MDRO 主要通过接触传播。有报道 MDRO 产生和扩散的原因 30%~40% 为通过医院工作人员的手，20%~25% 是抗菌药物的选择压力，20%~25% 是社区获得性病原菌，20% 来源不明，如环境污染及工作人员携带等。使用被污染的医疗器械和用品可以造成接触传播和感染。ICU、血液及儿科病房经手引起的交叉感染可能是更常见的途径。经食物传播导致暴发流行曾有报道，经空气传播被认为是肺炎的可能途径。

3. 易感者：许多因素可造成患者感染 MDRO 危险性增加，如既往带菌或感染了 MDRO、在 MDRO 感染率高的科住院、高龄患者、高危手术及免疫抑制剂的应用等。曹彬等学者的研究表明，机械通气、亚胺培南或美罗培南的使用是多重耐药的铜绿假单胞菌（MDRP）感染的危险因素；MDRP 未恢复对抗铜绿假单胞菌抗菌药物的敏感性是 MDRP 感染预后差的危险因素。有报道先期的长时间抗菌药物治疗是 MRSA 定植和感染的重要危险因素。减少广谱抗菌药物特别是第二、三代头孢菌素的应用可以减少医院内 MRSA 定植和感染。各种留置导管是医院感染的危险因素，美国 1990 ~ 1999 年不同类 ICU 插管相关感染率为 26% ~ 59%。

二、预防与控制

抗菌药物的应用控制了大多数由细菌引起的感染，但细菌耐药性的出现和传播使某些抗菌药物逐渐失去其抗菌活性，抗菌药物耐药性的全球化及耐药菌株的广泛传播，要求我们必须对 MDRO 感染进行预防与控制。

1. 加强细菌耐药性的监测：细菌耐药性监测是预防与控制 MDRO 感染的基础，通过监测才能及时发现耐药菌的感染及流行状况，并采取控制措施。卫生部全国细菌耐药监测网 2007 年对全国 84 家医院细菌耐药监测结果表明，我国不同地区细菌耐药性存在一定差异，吉林省 MRSA 发生率最高（74.4%），海南省只有 14.1%；湖北省 ESBL 阳性大肠埃希菌与肺炎克雷伯菌分离率最高；河北省耐药铜绿假单胞菌比例明显高于其他各地。这些差异可能与各地临床用药习惯有关。

2. 减少或消除定植（decolonization）：大量研究表明，先期抗菌药物治疗是肠球菌定植和感染的重要危险因素。有些医院的实践证明，限制万古霉素使用有助于控制 VRE 暴发流行，而限制头孢菌素使用则可以降低肠球菌包括 VRE 的定植危险。美国 CDC 预防医疗机构耐药菌感染策略中特别强调合理应用万古霉素，下列情况不提倡应用万古霉素：①外科手术常规预防用药；②中性粒细胞减少伴发热患者的经验性治疗，除非有证据表明感染由 G^+ 球菌引起，同时所在医院中 MRSA 分离率较高；③只有 1 次血培养为凝固酶阴性葡萄球菌；④β-内酰胺类耐药 G^+ 球菌培养阴性患者的长期经验性治疗；⑤预防中心静脉留置导管和外周血管内导管感染或细菌定植；⑥消化道选择性脱污染；⑦消除 MRSA 定植；⑧抗菌药物相关性肠炎的初始治疗。此外,应尽量减少各种留置导管或缩短导管留置时间。

对于是否去除定植,目前观点尚不一致。美国 CDC 没有明确建议要常规去除定植。对 MRSA 定植者,如果没有症状并且与流行传播无关,就不需要去除定植。虽然有些研究试图去除 VRE 定植,但成功的很少。治疗 MRSA 感染虽然能减少感染部位的 MRSA 菌量,但通常不能消除其伴随的 MRSA 定植。目前倾向性观点是消除定植可以是综合控制措施之一,在暴发流行时可以有效,存在问题是停药一段时间后仍会恢复定植。消除定植的指征是 MRSA 引起的复发性感染患者、流行病学证明与集聚性发病相关的 MRSA 定植的医务人员、已采取其他措施但暴发流行依然不能控制。消除 MRSA 定植治疗有助于减少新病例的发生,方法是口服利福平或其他药物,口服或局部涂布的莫匹罗星(romoplanin mupirocin)是一种不吸收的环式酯糖肽类药物,具有良好的抗 VRE 活性,有可能用于清除胃肠道的 VRE。

3. 应用疫苗预防耐药菌感染:美国 CDC 发布的"CDC 预防医疗机构耐药菌感染运动"中关于预防耐药菌感染的方法,其中第一条建议是对医院伴有危险因素的病人及医务人员注射流感及肺炎疫苗,认为这是减少耐药菌感染的有效方法之一。目前国际上许多学者致力于细菌疫苗的研制,如葡萄球菌疫苗的研制,包括灭活菌苗、类毒素及荚膜多糖化学疫苗的研制,但均未获得突破性成果。近年来,铜绿假单胞菌外膜蛋白疫苗(outer membrane protein,OMP)的研制也备受关注。

4. 阻断传播

(1) 加强医务人员的手卫生:国外有研究表明,通过加强手卫生和 30% 的医院感染和 30% ~ 40% 的耐药菌感染。手卫生的费用只占发生医院感染耗费的 1% 。我国医疗机构的手卫生工作发展较快,但在发展过程中也暴露出一些问题,主要表现在:地区间、医疗机构间及同一医疗机构的不同科室间的发展不平衡;部分医疗机构洗手设施不完善;手卫生方法不正确;

医务人员手卫生依从性低,如洗手意识较差,某调查表明手卫生总的依从性只有 42.9%,接触病人前的依从性(35%)较接触病人后(57%)的依从性低;手卫生的依从性受专业的影响,护士较医师和其他临床医务人员手卫生依从性高,因此,医疗机构应加强监督、监测与指导,使手卫生工作真正得到落实。

(2)严格实施隔离措施:我国卫生部要求医疗机构应当对MRSA、VRE、产 ESBL 的细菌和 MDRAB 感染和定植患者实施隔离措施。首选单间隔离,也可以将同类 MDRO 感染或者定植患者安置在同一房间。不能将 MDRO 感染或者定植患者与气管插管、深静脉留置导管、有开放伤口或者免疫功能抑制患者安置在同一房间。医务人员实施诊疗护理操作中,有可能接触MDRO 感染或者定植患者的伤口、溃烂面、黏膜、血液和体液、引流液、分泌物、痰液、粪便时,应当使用手套,必要时使用隔离衣。完成对 MDRO 感染或者定植患者的诊疗护理操作后,必须及时脱去手套和隔离衣。

(3)遵守无菌技术操作规程:医务人员应当严格遵守无菌技术操作规程,特别是在实施各种侵入性操作时,应当严格执行无菌技术操作和标准操作规程,避免污染,有效预防 MDRO感染。

(4)加强医院环境卫生管理:环境清洁很重要,MDRO 对常规消毒措施敏感。对收治 MDRO 感染或定植患者的病房,应当使用专用的物品进行清洁和消毒;对患者经常接触的物体表面、设备设施表面,应当每天进行清洁和擦拭消毒。对某些医疗用品如温度计、听诊器、血压计等均应单独使用。出现或者疑似有 MDRO 感染暴发时,应当增加清洁和消毒频次。

5. 合理使用抗菌药物:据调查我国每年约有 20 万例患者死于药物不良反应,其中 40% 是滥用抗菌药物所致。抗菌药物选择正确与否,对感染治疗效果影响极大。Mosdell 等对继发性腹膜炎抗菌治疗研究表明,初始的经验性抗菌药物对患者治疗效果非常重要,药物选择正确与选择错误者相比较,两者平均住院日分别为 9.6 天与 18.5 天,手术切口感染率分别为14.4% 与 26.5%,发生并发症分别为 19.8% 与 51%,患者病死率分别为 5.6% 与 12.2%；Peralta 等对大肠埃希菌败血症抗菌治疗多因素回归分析表明，患者治疗效果与其年龄、疾病严重程度、休克、感染来源有关外，抗菌药物选择正确与其预后直接相关；在这组病人中，大肠埃希菌耐药越广泛，抗菌药物选择正确性越低。通过细菌耐药监测结果，可以对临床正确选择抗菌药物发挥指导作用。

6. MDRO 感染的治疗

（1）MRSA、MRCNS 和肠球菌：首选万古霉素，用量 1～1.5g/d，分次静脉滴注，要慢滴，每次 1 小时。国内目前尚未报道有耐药的 VRSA。肠球菌（粪肠球菌或屎肠球菌）可选替考拉宁 400mg 立即注射和静脉滴注，每日 1 次。

（2）铜绿假单胞菌：可根据药敏结果选择对头孢他啶、伊米培南、美洛培南等敏感的药物，可选上述 1 种加氨基糖苷类药物联合应用，莫西沙星也可试用。

（3）大肠埃希菌：因常同时产 ESBL 和 AmpC 酶，故使用伊米培南或美洛培南 0.5g，每 8 小时 1 次，静脉滴注，严重感染者可加氨基糖苷类（阿米卡星 0.4g，1 次/日，静脉滴注；奈替米星 0.3g，1 次/日，静脉滴注）或喹诺酮类药物（环丙沙星或左氧氟沙星 0.2 g，每 8～12 小时 1 次，静脉滴注）。

（4）不动杆菌：首选伊米培南或美洛培南，亦可加莫西沙星。

（5）阴沟杆菌：因产 AmpC 酶，故首选第四代头孢菌素如头孢吡肟，因为头孢吡肟不被 AmpC 酶破坏。

7. 加强政府的干预：政府的卫生政策在遏制抗菌药物耐药性上起着重要作用，为此，WHO"遏制抗菌药物耐药性的全球战略（Global Strategy for Containment of Antimicrobial Resistance）"强调政府应确保只有当抗菌药物符合国际质量、安全和功效的标准，才允许上市；建立并定期更新国家标准治疗指南（Standard Treatment Guidelines，STG）；建立与国家标准治疗指南一致的基本药物目录（essential drug list，EDL），确保药品的供应和质量。

我国政府十分重视 MDRO 的预防与控制，近年来颁布了有关法律法规:如2004年卫生部颁布实施了"抗菌药物临床应用指导原则",2006年出台的《医院感染管理办法》,2008年发布"卫生部办公厅关于加强MDRO医院感染控制工作的通知"和2009年发布"卫生部办公厅关于抗菌药物临床应用管理有关问题的通知"以及2012年卫生部颁布实施的《抗菌药物临床应用管理办法》等,对于减少抗菌药物的滥用及预防和控制MDRO的传播无疑会起到积极作用。

8. 重视国际交流与协作:耐药菌可以在不同的国家和地区间广泛传播,因此预防与控制耐药菌需要国际社会的共同参与。为此,WHO建议所有政府都应提供有关抗菌药物使用、抗菌药物耐药性及控制策略方面的信息;鼓励政府、非政府组织、专业团体和国际机构建立网络,由经过培训的人员及合适的组织进行有效的流行病学监测,内容包括抗菌药物耐药性及合理使用,以便为采取最佳耐药菌控制策略提供信息,鼓励建立国际监察小组,授权对药品制造商进行有效评价;通过国际途径遏制假冒药品。

第六节　非结核分枝杆菌医院感染的预防与控制

非结核分枝杆菌(nontuberculous mycobactera)是近年来临床专家所关心的研究课题,曾长期被认为对人类无致病性或致病力很低。近30年以来已发现10余种非结核分枝杆菌在人类可引起与结核病类似的各种临床综合征。近年来在一些发达国家的结核病发病已明显减少,而非结核分枝杆菌感染则呈增多趋势,某些发达国家的发病率高达30%。我国由非结核分枝杆菌引起的肺部感染及术后伤口感染也在不断增加,且目前尚未被广大临床医师所认识。有些非结核分枝杆菌所致肺病被误诊为肺结核,而且此类细菌对大多数抗菌药物和抗结核药物耐药,故对非结核分枝杆菌感染必须引起高度重视。

一、病　原　学

非结核分枝杆菌为需氧的抗酸杆菌,是指结核和麻风分枝杆菌以外的分枝杆菌。1959 年,Runyon 根据在培养基上菌落生长速度和光对色素的影响,将非结核分枝杆菌分为 4 群:Ⅰ群,光产色菌群;Ⅱ群,暗产色菌群;Ⅲ群,不产色菌群;Ⅳ群,快速生长菌群。可用生长温度和多种生化反应等指标作出种别鉴定。结核分枝杆菌和非结核分枝杆菌有共同抗原成分,因而结核菌素皮肤试验呈交叉反应。与结核分枝杆菌相比较,非结核分枝杆菌毒力弱,不易对实验动物特别是豚鼠致病;对常用抗结核药有天然耐药性。许多非结核分枝杆菌存在于土壤、水、鸟、鱼、家畜等之中,是人类感染来源。

目前分枝杆菌有 50 余种,非结核分枝杆菌属于分枝杆菌属,为抗酸性的杆菌或短杆菌,有时出现球状,通常长 $2 \sim 6\mu m$,有时达 10m,不形成菌丝或分枝,不形成芽孢,无动力,无荚膜,分枝杆菌的细胞壁含有脂类、多糖和蛋白质复合物,其中蜡质在脂类中所含比例最大,由数种成分组成,分枝菌酸(mycolic acid)是含有 $60 \sim 88$ 个碳原子的 α-分枝-β-羧基脂肪酸。与抗酸性有关,用乙醚除去则失去抗酸性。非结核分枝杆菌均有抗酸性,抗酸染色为红色。非结核分枝杆菌引起人类疾病的有十几个种。

主要非结核分枝杆菌:

1. 堪萨斯分枝杆菌(M. kansasii):本菌广泛分布于水和土壤中。堪萨斯分枝杆菌原来通常称之为黄色杆菌(yellow bacillus),由 Buhler 和 Pollak 于 1953 年首次报道。菌体呈细长杆状,长 $5 \sim 8\mu m$,成对排列。最适生长温度为 32℃,22℃以下及 44℃以上均不能生长。37℃孵育需 $10 \sim 21$ 日形成菌落。暗处培养菌为浅黄色,光照试验呈黄色或橘黄色。液体培养基中,可在底部形成固体黏菌块,上清液透明。本菌强致病株可产生大量触酶,但从恢复期病人及环境中分离的菌株触酶试验为弱阳性。硝酸盐还原试验及吐温-80 水解试验均为阳性,烟酸试验阴性。

对人的传染方式尚不清楚。本菌可侵犯机体的各部位,如皮肤、尿路、关节、淋巴结和肺等,常引起肺部感染。肺部感染与肺结核相似,在临床和组织学上与肺结核不易区别,但传染性不强。感染与宿主机体的免疫力下降有关,大多数病例报道来自美国南部(得克萨斯、路易斯安那和佛罗里达)、中西部(伊利诺伊和密苏里)和加利福尼亚。然而在日本也有报道,而且病例数在增加。

慢性肺病是常见的临床表现,肺外感染偶尔引起小儿的瘰疬样淋巴结炎,也可引起丝状菌病样皮肤感染、骨髓炎、软组织感染,腱鞘炎和前列腺炎。从临床上分离的细菌发现,触酶强阳性的菌株常比弱反应菌株更具有病原性。本菌对利福平、环丝氨酸、乙硫异烟胺敏感;对链霉素、异烟肼、对氨基水杨酸具有耐药性。

2. 海分枝杆菌(*M. marinum*):本菌存在于淡水或海水中,为水中的腐生菌,但可感染冷血动物。本菌最早由 Aronson (1926)从鱼体分离并命名。

本菌呈多形性,有时呈链状或索状排列的抗酸性杆菌。生长温度较结核分枝杆菌为低,最适温度为 30～33℃,37℃生长受抑制或不能生长,41℃即不能生长。在鸡蛋固体培养基上 2～4 周形成菌落。于 30～35℃孵育可快速生长(7～12 日)。菌落光滑型或粗糙型,光照试验产生黄色或橘黄色色素。耐热触酶阳性或弱阳性,硝酸盐还原试验阴性,吐温-80 水解试验阳性。

本菌除可引起冷血动物感染外,亦能引起人的感染。尤其在游泳池接触水时,细菌通过皮肤微小创口侵入皮肤而引起的所谓"游泳池肉芽肿"。渔业工人亦可经受损的皮肤遭受感染。在感染局部可见单个或多个肿胀的结节,并可溃烂或坏死。本菌对利福平和乙胺丁醇敏感;对其他抗结核药物大多耐药或敏感性不定。

3. 偶发分枝杆菌(*M. fortuitum*):Da Costa Cruz(1938 年)报道了此菌,首次从人的冷脓疡中分出,亦可从人类肺部疾病及猫的淋巴结中分离出。对小鼠有致病性,对豚鼠和家兔无病原性。本菌形态呈多形性,一般为长杆菌,亦有球杆状及长丝状;幼龄培养物为抗酸性,陈旧培养逐渐失去抗酸性。在普通培养基上即可生长,最适生长温度为 25 ~ 45℃,生长速度快,3 ~ 6 日可形成菌落,在鸡蛋固体培养基上,20 ~ 37℃孵育 3 日可形成菌落,呈粗糙型。本菌芳香硫酸酯酶试验在 3 日之内阳性,耐热触酶、硝酸盐还原和脲酶试验均为阳性,多数菌株不水解吐温-80。能在 MacConkey 琼脂上生长。对异烟肼和四环素敏感,对其他抗结核药物均耐药。

4. 龟分枝杆菌(*M. chelonei*):龟分枝杆菌包括 2 个已命名的亚种,即龟分枝杆菌龟亚种和龟分枝杆菌脓肿亚种。二者的生物学性状相似,22 ~ 40℃可生长,45℃不生长。生长快,3 ~ 7日之内可形成粗糙型菌落。本菌为多形性,陈旧培养物可失去抗酸性。耐热性触酶和脲酶试验阳性,吐温-80 水解试验和硝酸盐还原试验均为阴性,芳香硫酸酯酶试验阳性。龟分枝杆菌脓肿亚种在含 5% 的 NaCl 鸡蛋培养基和苦味酸培养基上可生长,以此可与龟分枝杆菌龟亚种相区别。偶发分枝杆菌和龟分枝杆菌可引起各种感染,包括肺、皮肤、骨骼、中枢神经系统和人工心瓣膜等感染,皮肤损伤特别是可扩散而发生皮下脓肿。Borghans 等于 1973 年报道了一起注射疫苗后发生的注射部位脓肿的暴发,是在北爱尔兰的一个诊所,进行幼儿的白喉-百日咳-破伤风-脊髓灰质炎疫苗预防注射,在注射后的 1 ~ 13 个月(平均 3 个月)后,有 50 名幼儿发生了注射后脓肿。Wallace 等于 1983 年报道了 125 例由快速生长的分枝杆菌引起的人类感染,主要是由偶发分枝杆菌和龟分枝杆菌所致,二者感染频度相等,有 59%(74 例)的病例发生皮肤感染,其中大多是继发于手术后伤口感染(40 例)、突发创伤(34 例)和注射。我国某市妇儿医院于 1998 年所做的 292 例手术病人中,发生手术后龟分枝杆菌感染共 166 例,术后切口感染率为 56.8%,这次感染主要是因浸泡刀片和剪刀的戊二醛未达到规定浓度而无杀菌效果所致。此外,1998 年在国内又有两起因注射时消毒、无菌操作不严而分别发生由偶发分枝杆菌和龟分枝杆菌脓肿亚种引起注射后脓肿数十例,且病程长达 6 ~ 8 个月,由于对大多数抗结核药耐药而给治疗造成困难。Fonseca 等于 1987 年也报道了一些皮肤软组织感染病例，大多是由创伤、手术和污染的导管、人工瓣膜所致。其他还发生了角膜炎和创伤后的角膜溃疡、菌血症、颈部淋巴腺炎和腹膜透析引起的腹膜炎，引起肝炎和滑膜炎的病例较为罕见。

Zabei 等报道了 1 例由于佩戴隐形眼镜所引起的龟分枝杆菌性角膜炎，还有人报道龟分枝杆菌可引起骨髓炎、肺部感染、乳房成形术后感染、胸骨切开术后感染、内眼炎、口内感染、软组织感染、关节炎、滑膜炎、眶内感染、心包炎、纵隔炎、颈和面部感染、心内膜炎和腱鞘炎。1988 年，Lowey 等报道了一起由龟分枝杆菌引起的中耳炎暴发流行，是由于污染器械所致。Laussco 等报道，一家医院的病房暴发流行由偶发分枝杆菌引起的皮肤感染，是由于病人接触污染的制冰机所致。据报道，偶发分枝杆菌也可引起胸骨切开术后感染、肺部感染、菌血症、心内膜炎、乳房成形术后感染、心包炎、骨髓炎、乳突炎、前列腺炎和支气管黏膜炎。

5. 胞内分枝杆菌(*M. intracellulare*)：本菌由 Runyon(1967)命名，因多存在于病灶细胞内，故名胞内分枝杆菌。本菌分布于上壤、水以及动物的排泄物中，有时在正常人的分泌物中也能分离出。本菌菌体短小，长 1～2μm，有时呈球形，22～42℃可生长，菌落扁平、光滑，有时为乳酪样圆形菌落。耐热触酶阳性，硝酸盐还原及吐温-80 水解试验阴性。又称 Battey 杆菌，生物学性状与鸟分枝杆菌相似，两者与相近种别不易鉴别。

本菌引起肺部感染，它所引起的临床感染较其他分枝杆菌更为常见。本菌亦可侵及机体其他部位和引起播散性感染，后者多发生于获得性免疫缺陷综合征病人。各种抗结核药物大多无疗效。

6. 鸟分枝杆菌(*M. avium*)：本菌对鸡及鸽有天然致病性，对豚鼠无致病性。对人可引起支气管淋巴结炎或肺部感染，尤其是对家禽饲养人员的感染较多。

本菌与胞内分枝杆菌的形态、生化反应、培养特性及耐药性等极为相似。美、英、日等国称其为鸟-胞内复合组分枝杆菌,认为它们有同源种属关系。唯独鸟分枝杆菌对家兔致病力强,在谷氨酸钠葡萄糖琼脂培养基上不能生长,借此可与胞内分枝杆菌鉴别。

鸟分枝杆菌是于 1800 年在鸡类病中第一次发现,报告此菌引起鸡肺病,后来由 Runyon 将引起鸡和兔病的毒株称为鸟分枝杆菌,而引起鸟类病的毒株称为胞内分枝杆菌,经进一步研究,Wolinski 称这些菌株为鸟-胞内分枝杆菌,或称为鸟分枝杆菌复合菌群,于 1950 年在罗马 Battey 国家医院发生了一起由这种细菌引起的肺结核病的暴发流行。

鸟-胞内分枝杆菌广泛分布于环境之中,在土壤、尘埃、水和其他环境中均可存在。此菌致病力低,直到最近才认为此菌在人类定植后很少引起疾病。然而在过去的两个世纪以来,此菌引起人类感染的病例在不断增加。肺部感染是最常见的。其症状与结核病相似,如咳嗽、疲劳、体重减轻,低热和盗汗等,近来 Horsburgh 等报道,在 37 例播散型鸟-胞内分枝杆菌感染者之中,有 20 名病人为免疫受损宿主,其余为血液异常病人。因此,此菌主要侵犯免疫功能受损宿主,如艾滋病等病人最易发生感染。

7. 瘰疬分枝杆菌(*M. scrofulaceum*):Prissick 和 Masson (1956 年)从儿童颈淋巴结炎分离出此菌,并定名。本菌可存在土壤中,传染途径尚不清楚。菌体较小,呈球状。在鸡蛋培养基上 25~42℃可生长,2~3 周形成菌落,为光滑型,光照试验为深黄或橘黄色,暗处孵育为黄色。耐热触酶和脲酶(3 日)呈阳性,硝酸盐还原和吐温-80 水解试验均为阴性。

一般很少引起肺部感染,多侵犯儿童颈部、下颚及腹股沟淋巴结,类似结核感染。对抗结核药物敏感性不定。

8. 苏尔加分枝杆菌(*M. szulgai*):本菌由 Marks 等(1972 年)分离,Szulgai 发现此菌有明显特征,形态同结核分枝杆菌。在 37℃孵育时为暗产色分枝杆菌,而在 24℃孵育时为光产色分枝杆菌。用薄层色谱证明其细胞壁有独特类型的脂类。耐热触酶、硝酸盐还原和脲酶试验均阳性,吐温-80 水解试验多为阴性。

本菌可侵犯人类肺、淋巴结、肘关节囊和手掌腱鞘,引起肉芽肿反应。大多分离的细菌是从活动感染病人发现的。若多次培养出暗产色分枝杆菌,临床表现为活动或进行性感染,则应考虑此菌感染。对利福平、乙硫异烟胺、乙胺丁醇和高浓度异烟肼均较其他暗产色分枝杆菌敏感。

9. 溃疡分枝杆菌(*M. ulcerans*):MacCallum(1948 年)在澳大利亚报道了溃疡分枝杆菌病。此菌可由暴露的受损伤口的皮肤侵入,引起皮肤溃疡。细菌侵入后可形成硬节,溃破后逐渐波及皮下和深部组织。对豚鼠无致病力。形态类似结核分枝杆菌,仅在 28 ~ 33℃生长,生长甚为缓慢,经 3 ~ 4 周开始有发育,10 ~ 12 周形成菌落。耐热触酶试验和烟酸试验为阳性,硝酸盐还原试验、吐温-80 水解试验和脲酶试验均为阴性。对异烟肼、乙胺丁醇、对氨基水杨酸、乙硫异烟胺均耐药;其他抗结核药物虽然在试管内敏感,但实际应用上疗效不明显。

二、发 病 机 制

非结核分枝杆菌分布遍及全世界,菌种类别及其广泛性因地区不同而有较大差异。在不同地区,非结核分枝杆菌感染可占全部分枝杆菌属(不含麻风分枝杆菌)感染的 0.5% ~ 30%。存在于周围环境中的非结核分枝杆菌,可经呼吸道吸入或经皮肤损伤、针刺等侵入人体,亦可能经口腔黏膜进入颈淋巴结。迄今尚无人与人间传播的证据。非结核分枝杆菌属机会致病菌,多累及原有慢性支气管肺病、肿瘤等免疫虚损病人。自发现获得性免疫缺陷综合征以来,非结核分枝杆菌已成为该病感染性并发症的常见病原之一。

堪萨斯分枝杆菌在非结核分枝杆菌中的致病性最强,它对健康年轻人也能造成原发性感染;因很少从自然界分离到该菌,如从人体分泌物分离到则可认为是病原菌。海分枝杆菌以引起皮肤病变为主,带鱼为传染媒介。龟分枝杆菌的两个亚种可污染消毒液,用污染消毒液浸泡手术刀片,可发生切口感染的暴发流行,病程长,伤口不易愈合。龟分枝杆菌和偶发分枝杆菌均可造成注射后脓肿,脓肿为冷脓疡,脓汁含大量抗酸菌,如治疗不当,经久不愈。瘰疬分枝杆菌既是一些慢性颈淋巴结炎的病原菌,又常使尘肺病人继发肺结核样病变。鸟型分枝杆菌和胞内分枝杆菌难以区别,临床意义相同,故常以鸟-胞内分枝杆菌复合菌群称之,致病性仅次于堪萨斯分枝杆菌,多见于肿瘤、艾滋病等免疫缺陷者或尘肺,肺纤维化等病人。

非结核分枝杆菌引起的病变与结核病难以区分。肺部感染主要为以淋巴细胞、巨噬细胞浸润和干酪样坏死为主的渗出反应,以上皮样细胞、朗汉斯巨细胞形成肉芽肿为主的增生反应,并伴有浸润细胞消退和肉芽细胞萎缩,胶原纤维增生为主的硬化反应。干酪化肉芽肿,混有数量不等的上皮样细胞、朗汉斯巨细胞和抗酸杆菌。纤维化和干酪样坏死的程度视病程与病变范围而异。

非结核分枝杆菌皮肤感染主要是真皮变化,表皮变薄,相反角质层增厚,有时呈现假癌性表皮肥厚,肉芽肿型初期真皮发生特异性炎症反应,后形成慢性肉芽肿。其主要由上皮样细胞、淋巴细胞、组织细胞构成。并混有幼稚纤维细胞和结缔组织,多见朗汉斯巨细胞,肉芽周围形成小脓肿。溃疡型为真皮呈明显坏死。脓肿型时从真皮深层甚至到皮下脂肪组织形成脓肿,可见多核白细胞浸润。

三、临床表现

非结核分枝杆菌可引起与结核病类似的多种临床综合征。肺部感染最为多见,淋巴结炎、皮肤软组织感染次之,播散型感染少见。不同菌种对不同器官致病性也不一致,其临床表现、病理改变、X 线检查及标本涂片染色检查等均难以与结核病区分。由于对非结核分枝杆菌感染认识不足,非结核分枝杆菌的培养工作需要一定的专业技术和设备,目前尚难普及,非结核分枝杆菌感染常被误诊或漏诊。对可疑病例需尽早采取痰、分泌物、尿或活体组织进行多次非结核分枝杆菌培养。近年应用 Bctec TB 系统,待检标本接种于肉汤培养基 12B 中,缓慢生长的非结核分枝杆菌需 1～2 周即可获阳性结果,同时作出菌种鉴定和药物敏感试验。用特异性 DNA 探针和 PCR 等新技术尚在试用之中。

1. 慢性肺病:引起肺分枝杆菌病的非结核分枝杆菌主要有鸟分枝杆菌复合群,如堪萨斯分枝杆菌、瘰疬分枝杆菌、偶发分枝杆菌等。主要见于中高年龄的男性,且多继发于慢性支气管-肺疾病,如肺结核、尘肺、支气管扩张、肺气肿、肺纤维化等。同时也可使免疫缺陷病人(艾滋病)发生机会感染。发热、乏力、消瘦、咳嗽、咳痰、咯血等症状常被原有疾病掩盖。胸片大致与肺结核相似,80%继发肺空洞;堪萨斯分枝杆菌引起者,常呈薄壁空洞、多发轮状空洞或大泡周边浸润阴影。鸟-胞内分枝杆菌肺部感染可有肺炎、支气管扩张和肺空洞等各种病型,空洞常在上肺野的胸膜附近,壁薄而周围甚少扩散病灶。病情进展缓慢,病程长,可有较长时期的稳定状态。

2. 肺外非结核分枝杆菌感染:Wolinski 总结了肺外非结核分枝杆菌感染的几种感染类型。

(1)淋巴结炎:多见于儿童。一般仅累及一侧颈部单个或数个淋巴结。淋巴结逐渐肿大,最后破溃,形成窦道。局部及全身症状轻微。可自行愈合。肺部无实质性病变。病原菌以瘰疬分枝杆菌、鸟-胞内分枝杆菌、堪萨斯分枝杆菌最常见。

(2)皮肤、软组织感染:多见于四肢,经皮肤损伤或针刺引起感染。经数周或更久的潜伏期后感染部位出现炎症结节,逐渐形成肉芽肿。皮肤、软组织感染可分为肉芽肿型、溃疡型和脓肿型。

1)肉芽肿型:此型为海分枝杆菌引起的感染,称游泳池肉芽肿(swimming pool granuloma)。海分枝杆菌可寄生于海水、淡水鱼,海鱼及其他冷血动物。据统计,在 47 例发生此病的病人中,大多为水族馆职员和热带鱼饲养者。常发生于肘部、膝部及足部,很少发生于面部及手部。游泳池肉芽肿的临床表现,开始皮肤出现小红丘疹,逐渐扩大为紫红色结节,或轻度隆起,后形成溃疡,坏死并形成痂皮,有时主病灶周围形成许多小病灶,一般不侵犯周围淋巴腺,即使侵犯也很轻微,并不伴有全身症状。

2)溃疡型:由溃疡分枝杆菌引起的皮肤、软组织感染,常见于非洲、澳大利亚、墨西哥等热带或亚热带地区。发病开始出现皮下硬结,逐渐增大,并从病灶中心迅速向表浅部位自溶、坏死。形成无痛性溃疡,甚至达皮下脂肪组织。有时可发生骨髓炎。本病好发于四肢。溃疡大小为数毫米至数厘米。

3)脓肿型:此型可由偶发分枝杆菌和龟分枝杆菌所引起。最初发生皮下硬结,无痛,有时有淋巴结肿大,最后融解坏死,形成脓肿。大多为注射和外伤所引起。

(3)播散型感染:此型少见。多种非结核分枝杆菌可经血行播散累及各脏器和组织,主要见于肿瘤晚期、严重免疫缺陷及接受免疫抑制剂的病人。在艾滋病病人,鸟-胞内分枝杆菌肺部感染常发展为播散性感染,血培养、骨髓培养阳性,并可侵入胃肠道引起腹痛、腹泻、吸收不良,病死率很高。

(4)其他:骨、关节、泌尿生殖系、肝、腹腔、脾、眼、脑膜等可经局部接种或血行播散发生病变。在医院环境存在的非结核分枝杆菌如瘰疬分枝杆菌、偶发分枝杆菌、龟分枝杆菌亦可污染水、消毒液、器械,偶尔引起手术后感染,如心脏瓣膜术或移植术后非结核分枝杆菌感染。

四、诊　　断

非结核分枝杆菌肺部感染的症状与肺结核相似,其诊断要依靠非结核分枝杆菌的分离培养与鉴定,因其毒力低,偶尔可从健康人和其他呼吸道疾病病人检出,因此,病原学检查应结合临床,满足以下几项条件之一者,可作出明确诊断:①从封闭的病灶部位分离到非结核分枝杆菌,病理检查符合本病;②痰排菌情况与临床病情平行,即初期或恶化期有大量排菌现象(检查2次,有一次查到堪萨斯分枝杆菌,不问菌落数;检查4次,有一次鸟-胞内分枝杆菌或瘰疬分枝杆菌,有100个菌落),经治疗好转或恢复时,排菌即减少或消失;③在X线片上出现新病灶,1个月内连查3~12次,有2次检得同一菌种的非结核分枝杆菌;有硬壁空洞,或者在硬化灶中出现空洞的慢性肺病病人,6个月内查3~6次,有3次分离到同一种非结核分枝杆菌。

1. 根据我国的具体情况,1987 年中华医学会结核病科学会提出以下诊断标准:

(1) 胸片具有异常阴影,病情常与排菌有平行关系,且已除外结核菌感染者。

(2) 细菌检查

1) 新发现病例,一个月内 3 次痰培养中,2 次有同一病原性抗酸杆菌,每个月 1 次痰培养,2 次以上有同菌种的病原性抗酸杆菌。

2) 慢性肺部病变病人,6 个月内每个月作 1 次痰培养,3 次以上证明为同一种病原性分枝杆菌者。

3) 在经无菌消毒的穿刺物、活检、手术标本、尸体、病变中发现为非典型分枝杆菌,而无其他致病菌者。

注:诊断为胞内分枝杆菌感染,痰菌培养菌落至少有一次在 100 个以上。

2. 日本于 1985 年报道了非结核分枝杆菌病(肺部感染)的诊断标准。符合下列标准之一者,可确定诊断:

(1) X 线检查发现有新空洞病灶,或有干酪样病灶出现时,1 个月之内每 3 日做 1 次痰培养检查,有 2 次以上;或每个月做 1 次培养检查,3 个月以内有 2 次以上发现有同一种抗酸菌。

(2) 在既往有硬化灶中出现空洞或硬壁空洞,或有排菌的支气管扩张等陈旧病灶时,6 个月内在每个月 1 次的痰培养中有 3 次以上(其中 1 次有 100 个菌落以上)培养出同一种抗酸菌。

关于术后切口感染或注射后发生脓肿且潜伏期较长时,脓肿为寒性脓肿,应尽快采取脓汁进行涂片作抗酸染色,查找抗酸菌,同时要将脓汁送到有条件的实验室做非结核分枝杆菌培养,以确定诊断。并应结合病情与脓汁的涂片抗酸染色结果及时处理,以免误诊或延误治疗。较先进的实验室诊断技术,如 DNA 探针、PCR 等在分枝杆菌感染的诊断中很有应用前景,PCR-限制性片段长度多态性分析,可将分枝杆菌在 2~3 日内鉴定到种的水平,也有报道多重 PCR 技术可在 1~2 日区分结核与非结核分枝杆菌。

五、预防与控制措施

1. 加强重点部门的医院感染控制工作:医疗机构应当加大对 ICU、手术室、新生儿室、血液透析室、内镜诊疗中心(室)、消毒供应中心、治疗室等医院感染重点部门的管理。贯彻落实《重症医学科建设与管理指南(试行)》、《医院手术部(室)管理规范(试行)》、《新生儿病室建设与管理指南(试行)》、《医疗机构血液透析室管理规范》、《医院消毒供应中心管理规范》、《卫生部办公厅关于加强非结核分枝杆菌医院感染预防与控制工作的通知》等有关技术规范和标准,健全规章制度、细化工作规范、落实各项措施,保证医疗安全。

2. 加强手术器械等医疗用品的消毒灭菌工作:消毒灭菌是预防和控制非结核分枝杆菌医院感染的重要措施。医疗机构要按照《医院感染管理办法》、《消毒管理办法》等有关规定,切实做好手术器械、注射器具及其他侵入性医疗用品的消毒灭菌工作。对耐高温、耐高湿的医疗器械、器具和用品应当首选压力蒸汽灭菌,尽量避免使用液体化学消毒剂进行浸泡灭菌。使用的消毒药械、一次性医疗器械、器具和用品应当符合国家有关规定。一次性使用的医疗器械、器具和用品不得重复使用。进入人体组织和无菌器官的相关医疗器械、器具及用品必须达到灭菌水平,接触皮肤和黏膜的相关医疗器械、器具及用品必须达到消毒水平。

3. 规范使用医疗用水、无菌液体和液体化学消毒剂:医疗机构应当遵循无菌技术操作规程,规范使用医疗用水、无菌液体和液体化学消毒剂等,防止二次污染。氧气湿化瓶、雾化器、呼吸机、婴儿暖箱的湿化装置应当使用无菌水。各种抽吸的输注药液或者溶媒等开启后应当注明时间,规范使用,并避免患者共用。无菌液体开启后超过 24 小时不得使用。需要使用液体化学消毒剂时,要保证其使用方法、浓度、消毒时间等符合有关规定,同时加强对使用中的液体化学消毒剂的浓度监测。

4. 严格执行无菌技术操作规程:医疗机构医务人员实施

手术、注射、插管及其他侵入性诊疗操作技术时,应当严格遵守无菌技术操作规程和手卫生规范,避免因医务人员行为不规范导致患者发生感染,降低因医疗用水、医疗器械和器具使用及环境和物体表面污染导致的医院感染。

5. 实验室的安全防护措施:由于病原菌有多种传播方式,检验人员对结核和非结核分枝杆菌在空气中的散布而吸入病原菌应特别予以注意,检验人员绝对避免直接接触结核分枝杆菌,同时必须健康状况良好,有免疫缺陷症者应避免在结核实验室工作。

检验人员应每年定期作 PPD 皮肤试验,若发现为阳性,应每年进行胸部 X 线检查,若有必要则需检查身体。其安全防护措施还有以下几点:

(1) 独立房间:入口有双门并且最好有负压装置。同时具有Ⅰ类或ⅡA 的生物安全箱(无菌操作箱),操作箱空气排出口必须连接含有 5% 苯酚或其他消毒剂的容器,以便空气排出时可以杀菌。

(2) 检验人员工作时带口罩、手套、纸帽,并穿实验衣,以及用塑料套套住鞋子。

(3) 除了离心标本外,接种标本、诊断病原菌和处理标本应在操作箱内操作,包括作涂片、接种培养基、加试剂到生化试验培养基,以及丢弃标本等。

(4) 以浸有 5% 苯酚或其他消毒剂的纸巾擦拭工作区以及受到标本喷溅的任何培养试管,同时室内装有紫外灯。灯管必须保持清洁以及每半年更换灯管 1 次。工作人员进入实验室时开日光灯,离开时开紫外灯。

(5) 避免产生气溶胶:离心管必须紧盖,使用电焚化器以及避免标本丢弃时产生喷溅的容器,使用过的接种环、接种针燃烧前,必须置入一个含有 5% 苯酚及砂的容器,因为其含有过多病原体。若使用一次性塑料滴管或接种环,直接丢入含有 5% 苯酚的容器内,以防止产生气溶胶。

6. 加强医院感染监测工作:医疗机构要加强重点部门〔ICU、手术室、新生儿室、血液透析室、内镜诊疗中心(室)、消毒供应中心等],重点部位(导管相关性血流感染、外科手术部位感染等)以及关键环节(各种手术、注射、插管、内镜诊疗操作等)医院感染监测工作,及时发现、早期诊断感染病例。特别是医疗机构发生聚集性、难治性手术部位或注射部位感染时,应当及时进行非结核分枝杆菌的病原学检测及抗菌药物敏感性、耐药模式的监测,根据监测结果指导临床及时应用抗菌药物,有效控制非结核分枝杆菌医院感染。

医疗机构发生 NTM 感染的暴发时,应当按照《医院感染管理办法》《医院感染暴发报告及处置管理规范》等有关规定进行报道。

(赖晓全)

第七节 军团菌医院感染的预防与控制

军团菌病(Legionnaires disease)主要由嗜肺军团菌(Legionella pneumophila,Lp)引起,以肺部感染伴全身多系统损伤为主要表现,也可表现为无肺炎的急性自限性流感样疾病,具有分布广、易造成流行和不易诊断的特点。军团菌病的传播流行与使用中央空调、淋浴设施等有密切关系。本病首次暴发于 1976 年,在美国费城退伍军人会议期间,与会者和同住该宾馆的人中,共发病 182 例,死亡 34 例(18.7%)。不久,美国 CDC 证实此次流行乃由一种新的细菌——军团病杆菌所致,1978 年正式定名为嗜肺军团菌。由嗜肺军团菌引起的临床症状称为肺军团菌病,而庞堤阿克热(Pontiac fever)是与嗜肺军团菌和肺军团菌属感染有关的不伴有肺炎的发热性疾病。1982 年,我国南京首次证实了军团菌病,1989 年北京和 1994 年上海也出现了军团菌病例。随着认识的不断加深,人们对军团菌病的警惕性不断提高。国际上多个国家已将军团菌肺炎定为法定传染病之列。

一、病 原 学

军团菌是一种人类单核细胞和巨噬细胞内寄生菌;为需氧 G^- 杆菌,不形成芽孢,无荚膜,不易被通常的革兰染料染色,可用改良的 Dieterle 饱和银染色法或直接免疫荧光法检出。军团菌在不同生长阶段形态存在差异:在肉汤中对数生长期菌丝成团,继而呈短菌丝,最后呈杆菌状;长期培养则呈球状。在肺组织切片中,大多数细菌簇集在肺泡腔巨噬细胞的吞噬泡内,大小$(2 \sim 3) \mu m \times (0.3 \sim 0.9) \mu m$,常见 $2 \sim 20 \mu m$ 长丝状菌体,也偶见 $50 \mu m$ 线状体,两侧不平行,末端呈锥状。军团菌对生长条件有特殊要求,生长时需要 L-半胱氨酸和铁盐,目前公认的培养基为 BCYE-α 琼脂和活性炭酵母浸液琼脂,需氧、$2.5\% \sim 5.0\%$ 的 CO_2 环境、36℃是最适宜的培养条件。培养 $3 \sim 4$ 天后菌落呈灰白色,直径 $1 \sim 2mm$,湿润,有光泽。本菌喜水、存活时间长。在蒸馏水中可存活 $2 \sim 4$ 周,在自来水的龙头中可存活 1 年左右,当温度为 $31 \sim 36$℃和水中含有丰富的有机物时,可使军团菌长期存活,甚至定居。但在灭菌的自来水中不生长。

根据现代细菌学分类,嗜肺军团菌属于军团菌科,至 2004 年本属中有 48 个种和 70 个血清型,都能从环境中分离出,其中 19 种和人类疾病有关。嗜肺军团菌有 15 个血清型。血清 1 型是引起军团菌肺炎的主要病原菌,血清 2 型和 4 型也可致肺炎,血清 6 型常引起庞堤阿克热。军团病杆菌可产生 β-内酰胺酶,使该菌对青霉素及头孢菌素类抗菌药物产生抗药性。军团病杆菌的外毒素是一种溶血素,具有裂解红细胞的作用。

二、流 行 病 学

军团菌广泛存在于水和土壤等环境中,尚未证实有动物传染源。除在天然水源中存外,还可在冷、热水管道系统,如空调系统、冷却塔水中寄生。在河水、土壤、灰尘、空调冷凝水、冷却塔等环境及医院饮用水、呼吸医用设备中都曾分离出军团菌,尤其是空调设备冷却水中检出率最高。冷却塔的循环水和空调的冷凝水不仅为军团菌提供了良好的生存环境,而且提供了气溶胶的传播形式。军团菌的菌体微小,人在正常呼吸时,会将空气中含有军团菌的气溶胶吸入呼吸道内,致使军团菌有机会侵染肺泡组织和巨噬细胞,引发炎症,导致军团菌病。上海地区在 371 份空调冷却塔水样中有 185 份检出军团菌,检出率高达 49.9%。与国外空调水军团菌检出率为 30%～50% 的结果相近。

军团病大多数发生在夏秋季,气温升高可能是促进因素。军团病的易感者包括:①老人、幼儿;②嗜烟酒者;③免疫缺陷者;④透析或器官移植患者;⑤肿瘤和糖尿病患者;⑥原有肺部其他疾病的患者等。男性明显多于女性。通过对健康人群进行调查,本菌血清特异性抗体阳性者可达 10%～15%,说明本菌隐性感染者的存在。

三、感 染 诊 断

军团菌感染的临床表现主要有军团菌肺炎及庞堤阿克热两种类型。

军团菌肺炎军团菌肺炎潜伏期 2～10 天,亚急性起病。前驱症状有全身不适,食欲不振,乏力,嗜睡,畏寒,发热等。1～2天后,症状加重,50% 以上的病人体温超过 40℃,常伴寒战、头痛、胸痛。大多数患者咳嗽,初为干咳,后有脓痰或黏液痰,少数痰中带血或血痰。应用免疫抑制剂(如糖皮质激素)的病人,其肺部病变易出现空洞及肺脓肿。部分患者呼吸困难。有些患者在疾病初期有腹泻,水样便或黏液便,每日 3～4 次,或有腹痛、呕吐,也可能伴有关节痛及肢体肌肉疼痛。重症病人可有焦虑,神志不清,甚至谵妄、昏迷等中枢神经系统症状。体格检查患者呈急性病容,呼吸急促,发热,相对缓脉,胸部听诊有湿性啰音,并有肺实变体征。在病变侵及胸膜时,可有胸膜摩擦音,少数有胸腔积液体征。血常规表现为白细胞增多,少数可达 $20×10^9/L$以上。军团菌肺炎的胸部 X 线特征为肺段、肺叶实质性浸润阴影,少数为肺间质浸润影,约 1/3 有胸腔积液,少数有空洞形成,病变除有一个肺段或肺叶外,常有多部位病变。病变吸收较慢,有的可延至数个月。

本病病程早期即可发生肺外多系统受累的表现。肺外感染多因肺炎过程中菌血症播散所致,在严重军团病病人,菌血症发生率至少为 20%。肺外多系统受损可呈多种多样表现,也可出现两个或两个以上系统同时受损,不但可加重军团病的病情,更可造成治疗困难,因此遇有发热伴多系统受损者应警惕本病。

庞堤阿克热的潜伏期短,仅 1~2 天。起病急,呈一种自限性发热性疾病的经过。主要表现为恶寒、发热、头痛、肌痛、乏力、恶心和干咳等流感样症状。不发生肺炎或休克,也无肝、肾等脏器损伤。病程 1 周左右能顺利恢复。庞堤阿克热可能是由毒素引起。

虽然有观点认为嗜睡、低血钠、合并胃肠道症状等表现可提示军团菌肺炎,但由于军团菌的临床表现和 X 线所见均无特异性,所以病原微生物的实验室检查对于确诊军团菌肺炎非常重要。诊断标准:①临床表现,如发热、寒战、咳嗽、胸痛等呼吸道感染症状。②X 线胸片具有炎症阴影。③呼吸道分泌物、痰、血或胸腔积液在活性炭酵母浸液琼脂培养基(BCYE)或其他特殊培养基培养有军团菌生长。④呼吸道分泌物直接荧光法(DFA)检查阳性。⑤血间接荧光法(IFA),查前后 2 次抗体滴度呈 4 倍或以上增高,达 1:128 或以上;血试管凝集试验(TAT):测前后 2 次抗体滴度呈 4 倍或以上增高,达 1:160 或以上;微量凝集试验(MAA):测前后 2 次抗体滴度呈 4 倍或以上增高,达 1:64 或以上。凡具有①、②项,同时具有③、④、⑤项中任何一项者,诊断为军团菌肺炎。

四、治　疗

1. 抗菌治疗:首选红霉素治疗,成人给予红霉素 500mg 口服,每日 4 次;重症者开始静脉注射 1g,每 6 小时 1 次,当发热和急性症状缓解后改为口服,疗程宜 3 周以上。必要时可加服利福平 300mg,每日 2 次口服。其他治疗军团菌肺炎的药物尚有多西环素、克拉霉素,以及复方磺胺甲噁唑(复方新诺明)、四环素等。近来认为氟喹诺酮类抗菌药物也有一定疗效。

2. 在有效的抗菌治疗的同时,宜加强支持治疗。

3. 治愈标准及随访:未经治疗的军团菌肺炎患者病死率为15%～20%。予以积极治疗后,肺部阴影可在2周至数个月内吸收。临床征象消失,X线检查病变被吸收为治愈;病变未完全吸收者应随访,每2周观察症状和痰及尿的排菌情况,连续2次。

五、预防与控制措施

至今没有关于军团菌可以由人传染给人的报道,所以对军团菌病的预防应集中在控制军团菌污染源、控制气溶胶的形成、控制阿米巴等原虫的污染。

(一) 减少军团菌等水源性致病菌的暴露

医疗设施、设备和环境的使用和保管:①对雾化器及其他非关键性呼吸相关仪器清洁或消毒后用无菌水冲洗;②雾化只能用无菌水,牙科综合治疗台用水应满足饮用水标准,外科手术需要使用无菌盐水或无菌水作为冷却液或灌注液;③不要使用大容量的室内空气加湿器(产生气溶胶),除非用灭菌水,而且保证每日无菌状态;④冷却塔必须完全远离医院的进风系统,使气溶胶的量减到最低。冷却塔要安装除漂浮物,定期使用有效的杀虫剂,使冷却塔达标;⑤对于小范围供水也可在短期采用提高温度供水法,如保持器官移植及其他高危因素病区水温大于51℃,用恒温阀以防烫伤。

(二) 对患者及医护人员教育

警惕军团菌病等水源性感染,医疗机构供水系统是医院感染的潜在感染源。医生应对医院内获得性军团菌病疑似病例高度重视及熟悉疾病相关的诊治方法。严格落实相关感染控制措施,如手卫生、仪器消毒和无菌操作技术。

(三) 医院内获得性军团菌的目标性监测

1. 如有疑似病例应做相关呼吸道分泌物的培养及尿抗原检测,尤其对那些高危病人(接受骨髓移植,器官移植,长期服激素,年龄>65 岁)及慢性病人(如糖尿病,心力衰竭,COPD)。

2. 需要对有免疫抑制病人的病区进行临床疾病监测,并对高危区域的供水系统进行监测,供水系统控制军团菌采样阈值<100cfu/L。

(四) 其他

对医院供水系统进行系统消毒、局部消毒或使用 point-of-use(POU) 水过滤器,以减少医院内获得性军团菌病感染的发生。

(韩 颖)

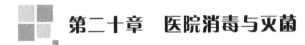

第三篇

消毒、灭菌与隔离技术

第二十章　医院消毒与灭菌

第一节　概　述

医院消毒、灭菌的作用是杀灭或清除外环境中的病原微生物,切断医院感染传播途径,是预防和控制医院感染的重要措施之一。医院应根据所涉及的具体物品性质及国家法律法规、医院规章制度,合理地选择和应用消毒、灭菌方法。

一、基本概念

(一) 消毒(disinfection)

清除或杀灭传播媒介上的病原微生物,使其达到无害化的处理。

(二) 消毒剂(disinfectant)

能杀灭传播媒介上的微生物并达到消毒要求的制剂。

1. 低效消毒剂:能杀灭细菌繁殖体和亲脂病毒的消毒制剂。

2. 中效消毒剂:能杀灭分枝杆菌、真菌、病毒及细菌繁殖体等微生物的消毒制剂。

3. 高效消毒剂:能杀灭一切细菌繁殖体(包括分枝杆菌)、病毒、真菌及其孢子等,对细菌芽孢也有一定杀灭作用的消毒制剂。

（三）灭菌（sterilization）

杀灭或清除医疗器械、器具和物品上一切微生物的处理。

1. 灭菌剂：能杀灭一切微生物（包括细菌芽孢），并达到灭菌要求的制剂。

2. 灭菌水平：杀灭一切微生物包括细菌芽孢，达到无菌保证水平。达到灭菌水平常用的方法包括热力灭菌、辐射灭菌等物理灭菌方法，以及采用环氧乙烷、过氧化氢、甲醛、戊二醛、过氧乙酸等化学灭菌剂，在规定条件下，以合适的浓度和有效的作用时间进行灭菌的方法。

（四）斯伯尔丁分类法（E. H. Spaulding classification）

1968 年，E. H. Spaulding 根据医疗器械污染后使用所致感染的危险性大小及在患者使用之间的消毒或灭菌要求，将医疗器械分 3 类，即高度危险性物品、中度危险性物品和低度危险性物品。

1. 高度危险性物品：进入人体无菌组织、器官、脉管系统，或有无菌体液从中流过的物品或接触破损皮肤、破损黏膜的物品，一旦被微生物污染，具有极高感染风险，如手术器械、穿刺针、腹腔镜、活检钳、心脏导管、植入物等。

2. 中度危险性物品：与完整黏膜相接触，而不进入人体无菌组织、器官和血流，也不接触破损皮肤、破损黏膜的物品，如胃肠道内镜、气管镜、喉镜、肛表、口表、呼吸机管道、麻醉机管道、压舌板、肛门直肠压力测量导管等。

3. 低度危险性物品：与完整皮肤接触而不与黏膜接触的器材，如听诊器、血压计袖带等；病床围栏、床面以及床头柜、被褥、墙面、地面、痰盂（杯）和便器等。

4. 高水平消毒：杀灭一切细菌繁殖体，包括分枝杆菌、病毒、真菌及其孢子和绝大多数细菌芽孢。达到高水平消毒常用的方法包括采用含氯制剂、二氧化氯、邻苯二甲醛、过氧乙酸、过氧化氢、臭氧、碘酊等以及能达到灭菌效果的化学消毒剂，在规定的条件下，以合适的浓度和有效的作用时间进行消毒的方法。

5. 中水平消毒：杀灭除细菌芽孢以外的各种病原微生物，

包括分枝杆菌。达到中水平消毒常用的方法包括采用碘类消毒剂(碘伏、氯己定碘等)、醇类和氯己定的复方、醇类和季铵盐类化合物的复方、酚类等消毒剂,在规定条件下,以合适的浓度和有效的作用时间进行消毒的方法。

6. 低水平消毒:能杀灭细菌繁殖体(分枝杆菌除外)和亲脂病毒的化学消毒方法以及通风换气、冲洗等机械除菌法,如采用季铵盐类消毒剂(苯扎溴铵等)、双胍类消毒剂(氯己定)等,在规定的条件下,以合适的浓度和有效的作用时间进行消毒的方法。

二、消毒、灭菌基本要求

1. 重复作用的诊疗器械、器具和物品,使用后应行清洁,再进行消毒灭菌。

2. 被朊毒体、气性坏疽及突发不明原因的传染病病原体污染的诊疗器械、器具和物品,应执行《医疗机构消毒技术规范》相关规定。

3. 耐热、耐湿的手术器械,应首选压力蒸汽灭菌,不应采用化学消毒剂浸泡灭菌。

4. 环境与物体表面,一般情况下先清洁,再消毒;当受到患者的血液、体液等污染时,先去除污染物,再清洁与消毒。

5. 医疗机构消毒工作中使用的消毒产品应经卫生行政部门批准或符合相应标准技术规范,并应遵循批准使用的范围、方法和注意事项。

三、消毒、灭菌方法的选择原则

(一) 根据物品污染后导致感染的风险高低选择相应的消毒或灭菌方法

1. 高度危险性物品,应采用灭菌方法处理。

2. 中度危险性物品,应采用达到中水平消毒以上效果的消毒方法。

3. 低度危险性物品,宜采用低水平消毒方法,或做清洁处理;遇有病原微生物污染时,针对所污染病原微生物的种类选择有效的消毒方法。

(二)根据物品上污染微生物的种类、数量选择消毒或灭菌方法

1. 对受到致病菌芽孢、真菌孢子、分枝杆菌和经血传播病原体(乙型肝炎病毒、丙型肝炎病毒、艾滋病病毒等)污染的物品,应采用高水平消毒或灭菌。

2. 对受到真菌、亲水病毒、螺旋体、支原体、衣原体等病原微生物污染的物品,应采用中水平以上的消毒方法。

3. 对受到一般细菌和亲脂病毒等污染的物品,应采用达到中水平或低水平的消毒方法。

4. 杀灭被有机物保护的微生物时,应加大消毒药剂的使用剂量和(或)延长消毒时间。

5. 消毒物品上微生物污染特别严重时,应加大消毒药剂的使用剂量和(或)延长消毒时间。

(三)根据消毒物品的性质选择消毒或灭菌方法

1. 耐高热、耐湿的诊疗器械、器具和物品,应首选压力蒸汽灭菌;耐热的油剂类和干粉类等应采用干热灭菌。

2. 不耐热、不耐湿的物品,宜采用低温灭菌方法,如环氧乙烷灭菌、过氧化氢低温等离子体灭菌或低温甲醛蒸气灭菌等。

3. 物体表面消毒应考虑表面性质,光滑表面宜选择合适的消毒剂擦拭或紫外线消毒器近距离照射;多孔材料表面宜采用浸泡或喷雾消毒法。

(四)职业防护

1. 应根据不同的消毒与灭菌方法,采取适宜的职业防护措施。

2. 在污染诊疗器械、器具和物品的回收、清洗等过程中,应预防发生医务人员职业暴露。

3. 处理锐利器械和用具,应采取有效防护措施,避免或减少利器伤的发生。

4. 不同消毒、灭菌方法的防护

(1)热力消毒、灭菌:操作人员接触高温物品和设备时应

使用防烫的棉手套、着长袖工装;排除压力蒸汽灭菌器蒸汽泄漏故障时应进行防护,防止皮肤的灼伤。

(2)紫外线消毒:应避免对人体的直接照射,必要时戴防护镜和穿防护服进行保护。

(3)气体化学消毒、灭菌:应预防有毒有害气体对人体的危害,使用环境应通风良好。对环氧乙烷灭菌应严防发生燃烧和爆炸。环氧乙烷、甲醛气体灭菌和臭氧消毒的工作场所,应定期监测空气中的浓度,并达到国家规定的要求。

(4)液体化学消毒、灭菌:应防止过敏及对皮肤、黏膜的损伤。

第二节　常用消毒与灭菌方法

一、压力蒸汽灭菌

是热力消毒灭菌中效果最好的一种方法,在临床应用广泛。适用于耐热、耐湿诊疗器械、器具和物品的灭菌。下排气式压力蒸汽灭菌还适用于液体的灭菌;快速压力蒸汽灭菌适用于裸露的耐热、耐湿诊疗器械、器具和物品的灭菌。压力蒸汽灭菌不适用于油类和粉剂的灭菌。

根据排放冷空气的方式和程度不同,可分为下排气式压力蒸汽灭菌器和预排气式压力蒸汽灭菌器两大类。根据灭菌时间的长短,压力蒸汽灭菌程序包括常规压力蒸汽灭菌程序和快速压力蒸汽灭菌程序。

(一)下排气压力蒸汽灭菌

下排气压力蒸汽灭菌器包括手提式压力蒸汽灭菌器和卧式压力蒸汽灭菌器等,灭菌程序一般包括前排气、灭菌、后排气和干燥等过程,具体操作方法遵循生产厂家的使用说明或指导手册。灭菌器的灭菌参数一般为温度121℃,压力102.9kPa,器械灭菌时间20分钟,敷料灭菌时间30分钟。

(二)预排气压力蒸汽灭菌

灭菌器的灭菌程序一般包括3次以上的预真空和充气等

脉动排气、灭菌、后排气和干燥等过程,具体操作方法遵循生产厂家的使用说明或指导手册。灭菌器的灭菌参数一般为温度132~134℃,压力205.8 kPa,灭菌时间4分钟。

(三)快速压力蒸汽灭菌

包括下排气、正压排气和预排气压力蒸汽灭菌。其灭菌参数如时间和温度由灭菌器性质、灭菌物品材料性质(带孔和不带孔)、是否裸露而定,见表20-1。具体操作方法遵循生产厂家的使用说明或指导手册。

表20-1 快速压力蒸汽灭菌(132~134℃)所需最短时间

物品种类	下排气		正压排气		预排气	
	灭菌温度(℃)	灭菌时间(min)	灭菌温度(℃)	灭菌时间(min)	灭菌温度(℃)	灭菌时间(min)
不带孔物品	132	3	134	3.5	132	3
带孔物品	132	10	134	3.5	132	4
不带孔+带孔物品	132	10	134	3.5	132	4

(四)注意事项

1. 每天设备运行前应进行安全检查,检查内容包括以下方面:

(1)灭菌器柜门密封圈平整无损坏,柜门安全锁扣灵活、安全有效。

(2)灭菌器压力表处在"0"的位置。

(3)由柜室排气口倒入500ml水,检查有无阻塞。

(4)关闭灭菌器柜门,通蒸汽检查有无泄漏。

(5)检查蒸汽调节阀是否灵活、准确,压力表与温度计的标示是否吻合、排气口温度计是否完好。

(6)记录打印装置处于备用状态。

(7)电源、水源、蒸汽、压缩空气等运行条件符合设备要求。

2. 灭菌前应进行灭菌器的预热。

3. 检查安全阀是否在蒸汽压力达到规定的安全限度时被冲开。

4. 灭菌包重量要求：器械包重量不宜超过 7 kg，敷料包重量不宜超过 5 kg。

5. 灭菌包体积要求：下排气压力蒸汽灭菌器不宜超过 30cm×30cm×25cm；预排气压力蒸汽灭菌器不宜超过 30cm×30cm×50cm。

6. 灭菌结束后，压力表在蒸汽排尽时应在"0"位。

7. 手提式或卧式压力蒸汽灭菌器主体与顶盖应无裂缝和变形，不应使用无排气软管或软管锈蚀的手提式压力蒸汽灭菌器。

8. 卧式压力蒸汽灭菌器输入蒸汽的压力不宜过高，夹层的温度不能高于灭菌室的温度。

9. 预排气压力蒸汽灭菌器应在每日开始灭菌运行前空载进行 B-D 试验，检测其空气排出效果。

10. 下排气、预排气压力蒸汽灭菌器的具体操作步骤、常规保养和检查措施，应遵循生产厂家的使用说明或指导手册。

11. 快速灭菌程序不应作为物品的常规灭菌程序。应急情况下使用时，只适用于灭菌裸露物品，使用卡式盒或者专用灭菌容器盛放。灭菌后的物品应尽快使用，不应储存，无有效期。

（五）压力蒸汽灭菌操作程序

包括灭菌前物品的准备、灭菌物品装载、灭菌操作、无菌物品卸载和灭菌效果的监测等步骤。具体要求遵循《WS/T310.2 医院消毒供应中心—第 2 部分：清洗消毒及灭菌技术操作规范》的要求。

二、干热灭菌

适用于耐热、不耐湿、蒸汽或气体不能穿透物品的灭菌，如玻璃、金属等医疗用品和油类、粉剂等制品的灭菌。

（一）灭菌方法

采用干热灭菌器进行灭菌，灭菌参数一般为：150℃，150 分钟;160℃,120 分钟;170℃,60 分钟;180℃,30 分钟。

（二）注意事项

1. 灭菌时灭菌物品不应与灭菌器内腔底部及四壁接触，灭菌后温度降到40℃以下再开启灭菌器柜门。

2. 灭菌物品包体积不应超过 10cm×10cm×20cm，油剂、粉剂的厚度不应超过 0.6cm，凡士林纱布条厚度不应超过 1.3cm，装载高度不应超过灭菌器内腔高度的 2/3，物品间应留有空隙。

3. 设置灭菌温度应充分考虑灭菌物品对温度的耐受力；灭菌有机物品或用纸质包装的物品时，温度应≤170℃。

4. 灭菌温度达到要求时，应打开柜体的排风装置。

5. 灭菌操作应遵循生产厂家的使用说明或指导手册。

三、环氧乙烷气体灭菌

适用于不耐热、不耐湿的诊疗器械、器具和物品的灭菌，如电子仪器、光学仪器、纸质制品、化纤制品、塑料制品、陶瓷及金属制品等诊疗用品。不适用于食品、液体、油脂类、粉剂类等灭菌。

（一）灭菌方法

1. 灭菌程序包括预热、预湿、抽真空、通入气体环氧乙烷达到预定浓度、维护灭菌时间、清除灭菌柜内环氧乙烷气体、解析灭菌物品内环氧乙烷的残留等过程。

2. 灭菌时应采用 100% 纯环氧乙烷或环氧乙烷和二氧化碳混合气体，不应使用氟利昂。

3. 应按照环氧乙烷灭菌器生产厂家的操作使用说明或指导手册，根据灭菌物品种类、包装、装载量与方式不同，选择合适的温度、浓度和时间等灭菌参数，采用新的灭菌程度、新类型诊疗器械、新包装材料使用环氧乙烷气体灭菌前，应验证灭菌效果。

4. 除金属和玻璃材质以外的灭菌物品，灭菌后应经过解析，解析时间:50℃,12 小时;60℃,8 小时;残留环氧乙烷应符合 GB/T 16886.7 的要求。解析过程应在环氧乙烷灭菌柜内继续进行,输入的空气应经过高效过滤(滤除 ≥ 0.3μm 粒子99.6% 以上),或放入专门的通风柜内,不应采用自然通风法进行解析。

（二）灭菌前物品准备与包装

1. 灭菌物品应彻底清洗干净。

2. 包装应采用专用的包装材料,包括纸、包装袋(纸袋、纸塑袋等)、非织造布、硬质容器。包装材料应分别符合国家相关规定。包装操作要求应符合 WS 310.2《医院消毒供应中心—第2部分:清洗消毒及灭菌技术操作规范》的要求。

（三）灭菌物品装载

1. 灭菌柜内装载物品周围应留有空隙,物品应放于金属网状篮筐内或金属网架上;纸塑包装应侧放。

2. 物品装载量不应超过柜内总体积的80% 。

（四）注意事项

1. 灭菌器安装应符合要求,包括通风良好,远离火源,灭菌器各侧(包括上方)应预留51cm 空间。应安装专门的排气管道,且与大楼其他排气管道完全隔离。

2. 应有专门的排气管道系统,排气管应为不通透环氧乙烷的材料如铜管等制成,垂直部分长度超过 3 m 时应加装集水器。排气管应导至室外,并于出口处反转向下;距排气口 7.6 m 范围内不应有易燃易爆物和建筑物的入风口如门或窗;排气管不应有凹陷或回圈。

3. 环氧乙烷灭菌气瓶或气罐应远离火源和静电,通风良好,无日晒,存放温度低于40℃ ,不应置于冰箱中。应严格按照国家制定的有关易燃易爆物品储存要求进行处理。

4. 每年对工作环境中环氧乙烷浓度进行监测记录。在每日 8 小时的工作中,环氧乙烷浓度 TWA(时间加权平均浓度)应不超过 $1.82mg/m^3(1×10^{-6})$ 。

5. 消毒员应经过专业知识和紧急事故处理的培训。过度接触环氧乙烷后,迅速将其移离中毒现场,立即吸入新鲜空气;皮肤接触后,用水冲洗接触处至少 15 分钟,同时脱去脏衣服,眼睛接触液态环氧乙烷或高浓度环氧乙烷气体后至少冲洗眼10分钟,并均应尽快就诊。

6. 应在环氧乙烷灭菌器内进行,灭菌器应取得卫生部消毒产品卫生许可批件。

四、过氧化氢低温等离子体灭菌

适用于不耐热、不耐湿的诊疗器械的灭菌,如电子仪器、光学仪器等诊疗器械的灭菌。不适用于布类、纸类、水、油类、粉剂等材质的灭菌。

（一）灭菌方法

1. 应在专用的过氧化氢低温等离子体灭菌器内进行,一次灭菌过程包含若干个循环周期,每个循环周期包括抽真空、过氧化氢注入、扩散、等离子化、通风5个步骤。

2. 应遵循过氧化氢低温等离子体灭菌生产厂家的操作使用说明书,根据灭菌物品种类、包装、装载量与方式不同,选择合适的灭菌程序,每种程序应满足相对应的温度、过氧化氢浓度和用量、灭菌时间等灭菌参数。

（二）注意事项

1. 灭菌物品应清洗干净、干燥。

2. 灭菌物品的包装材料应符合国家相关规定。

3. 灭菌包不应叠放,不应接触灭菌腔内壁。

4. 灭菌器应取得卫生部消毒产品卫生许可批件。

五、低温甲醛蒸气灭菌

适用于不耐湿、热的诊疗器械、器具和物品的灭菌,如电子仪器、光学仪器、管腔器械、金属器械、玻璃器皿、合成材料物品等。

（一）灭菌方法

1. 低温甲醛蒸气灭菌程序应包括:预热、预真空、排气、蒸气注入、湿化、升温,反复甲醛蒸发、注入,甲醛穿透,灭菌(在预设的压力、温度下持续一定时间),反复蒸气冲洗灭菌腔内甲醛,反复空气冲洗、干燥、冷却,恢复灭菌仓内正常压力。

2. 根据低温甲醛蒸气灭菌器的要求,采用 2% 复方甲醛溶液或福尔马林溶液(35% ~ 40% 甲醛)进行灭菌,每个循环的 2% 复方甲醛溶液或福尔马林溶液(35% ~ 40% 甲醛)用量根据装载量不同而异。灭菌参数为:温度 55 ~ 80℃,灭菌维持时间为 30 ~ 60 分钟。

（二）注意事项

1. 应采用取得卫生部消毒产品卫生许可批件的低温甲醛蒸气灭菌器,并使用专用灭菌溶液进行灭菌,不应采用自然挥发或熏蒸的灭菌方法。

2. 低温甲醛蒸气灭菌器操作者应培训上岗,并具有相应的职业防护知识和技能。

3. 低温甲醛蒸气灭菌器的安装及使用应遵循生产厂家使用说明书或指导手册,必要时应设置专用的排气系统。

4. 运行时的周围环境甲醛浓度应<0.5mg/m³,排水内的甲醛浓度应符合国家有关规定,灭菌物品上的甲醛浓度均值≤4.5μg/cm²。在灭菌器内经过甲醛残留处理的灭菌物品,取出后可直接使用。

5. 灭菌包装材料应使用与压力蒸汽灭菌法相同或专用的纸塑包装、无纺布、硬质容器,不应使用可吸附甲醛或甲醛不易穿透的材料如布类、普通纸类、聚乙烯膜、玻璃纸等。

6. 装载时,灭菌物品应摊开放置,中间留有一定的缝隙,物品表面应尽量暴露。使用纸塑包装材料时,包装应竖立,纸面对塑面依序排放。

7. 消毒后,应去除残留甲醛气体,采用抽气通风或用氨水中和法。

六、紫外线消毒

适用于室内空气和物体表面的消毒。

（一）紫外线消毒灯要求

1. 紫外线消毒灯在电压为 220 V、环境相对湿度为 60%、温度为 20℃时,辐射的 253.7nm 紫外线强度(使用中的强度)应不低于 $70\mu W/cm^2$。

2. 应定期监测消毒紫外线的辐射强度,当辐照强度低到要求值以下时,应及时更换。

3. 紫外线消毒灯的使用寿命,即由新灯的强度降低到 $70\mu W/cm^2$ 的时间(功率≥30W),或降低到原来新灯强度的 70%(功率<30W)的时间,应不低于 1000 小时。紫外线灯生产单位应提供实际使用寿命。

(二)使用方法

1. 在室内无人状态下,采用紫外线灯悬吊式或移动式直接照射消毒。灯管吊装高度距离场面 1.8 ~ 2.2m。安装紫外线灯的数量为平均≥1.5 W/m^3,照射时间≥30 分钟。

2. 采用紫外线消毒器对空气及物体表面进行消毒。其消毒方法及注意事项应遵循生产厂家的使用说明。

3. 消毒时对环境的要求:紫外线直接照射消毒空气时,关闭门窗,保持消毒空间内环境清洁、干燥。消毒空气的适宜温度 20 ~ 40℃,相对湿度低于 80% 。

(二)注意事项

1. 应保持紫外线灯表面清洁,每周用酒精布巾擦拭一次,发现灯管表面有灰尘、油污等时,应随时擦拭。

2. 用紫外线消毒室内空气时,房间内应保持清洁干燥。当温度低于 20℃或高于 40℃,相对湿度大于 60% 时,应适当延长照射时间。

3. 采用消毒物体表面时,应使消毒物品表面充分暴露于紫外线。

4. 采用消毒纸张、织物等粗糙表面时,应适当延长照射时间,且两面均应受到照射。

5. 采用紫外线杀灭被有机物保护的微生物及空气中悬浮粒子多时,应加大照射剂量。

6. 不应使紫外线光源直接照射到人。

7. 不应在易燃易爆的场所使用。

8. 紫外线强度计每年至少标定 1 次。

七、臭　氧

适用于无人状态下病房、口腔科等场所的空气消毒和物体表面的消毒。

（一）使用方法

1. 空气消毒：在封闭空间内、无人状态下，采用 $20mg/m^3$ 浓度的臭氧，作用 30 分钟，对自然菌的杀灭率达到 90% 以上。消毒后应开窗通风 ≥30 分钟，人员方可进入室内。

2. 物体表面消毒：在密闭空间内，相对湿度 ≥70%，采用 $60mg/m^3$ 浓度的臭氧，作用 60～120 分钟。

（二）注意事项

1. 有人情况下室内空气中允许臭氧浓度为 $0.16mg/m^3$。

2. 强氧化剂使用时对多种物品有损坏，包括使铜片出现绿色锈斑，橡胶老化、变色、弹性降低，织物漂白褪色等。

3. 杀菌作用受多种因素包括温度、相对湿度和有机物等的影响。

八、醛　类

（一）戊二醛

适用于不耐热诊疗器械、器具与物品的浸泡消毒与灭菌。

1. 诊疗器械、器具与物品的消毒与灭菌：将洗净、干燥的诊疗器械、器具与物品放入 2% 的碱性戊二醛溶液中完全浸没，并应去除器械表面的气泡，容器加盖，温度 20～25℃，消毒作用到产品使用说明额规定时间，灭菌作用 10 小时。无菌方式取出后用无菌水反复冲洗干净，再用无菌纱布等擦干后使用。

2. 用于内镜的消毒或灭菌应遵循国家有关要求。

3. 注意事项

（1）诊疗器械、器具与物品在消毒前应彻底清洗、干燥。新启用的诊疗器械、器具与物品先除去油污及保护膜，再用清洁剂清洗去除油脂，干燥后及时消毒或灭菌。

（2）戊二醛对人有毒性，应在通风良好的环境中使用。对皮肤和黏膜有刺激性,使用时应注意个人防护。若不慎接触,应立即用清水连续冲洗干净,必要时就医。

(3) 戊二醛不应用于物体表面的擦拭或喷雾消毒、室内空气消毒、手和皮肤黏膜的消毒。

(4) 强化酸性戊二醛使用前应先加入 pH 调节剂(碳酸氢钠),再加防锈剂(亚硝酸盐)充分混匀。

(5) 用于浸泡灭菌的容器,应洁净、密闭,使用前应先经灭菌处理。

(6) 在 20 ~ 25℃温度条件下,加入 pH 调节剂和亚硝酸钠后的戊二醛溶液连续使用时间应 ≤ 14 天。

(7) 应确保使用中戊二醛浓度符合产品使用说明的要求。

(8) 戊二醛应密封,避光,置于阴凉、干燥、通风的环境中保存。

(二) 邻苯二甲醛

适用于不耐热诊疗器械、器具与物品的浸泡消毒。

1. 使用方法:消毒的诊疗器械、器具与物品完全淹没于含量为 5.5g/L、pH 为 7.0 ~ 8.0、温度 20 ~ 25℃的邻苯二甲醛溶液中浸泡,消毒容器加盖,作用 5 ~ 12 分钟。如用于内镜的消毒应遵循国家有关要求。

2. 注意事项

(1) 诊疗器械、器具与物品消毒前应彻底清洗、干燥。新启用的诊疗器械、器具与物品先除去油污及保护膜,再用清洁剂清洗去除油脂,干燥后及时消毒。

(2) 使用时应注意通风。直接接触本品会引起眼、皮肤、消化道、呼吸道黏膜损伤。接触皮肤、黏膜会导致着色,处理时应谨慎、戴手套;当溅入眼内时应及时用水冲洗,必要时就诊。

(3) 配制使用应采用专用塑料容器。

(4) 消毒液连续使用应 ≤14 天。

(5) 应确保使用中的浓度符合产品使用说明的要求。

(6) 邻苯二甲醛应密封,避光,置于阴凉、干燥、通风的环境中保存。

九、过氧化物类

（一）过氧乙酸

适用于耐腐蚀物品、环境、室内空气等的消毒。

1. 消毒方法

（1）浸泡法：将待消毒的物品浸没于装有过氧乙酸的容器中，加盖。对一般物体表面，用 0.1% ~ 0.2%（1000 ~ 2000mg/L）过氧乙酸溶液浸泡 30 分钟；对耐腐蚀医疗器械的高水平消毒，采用 0.5%（5000mg/L）过氧乙酸冲洗作用 10 分钟，用无菌方法取出后采用无菌水冲洗干净，无菌巾擦干后使用。

（2）擦拭法：大件物品或其他不能用浸泡法消毒的物品用擦拭法消毒。消毒使用的浓度和作用时间同浸泡法。

（3）喷洒法：用于环境消毒时，用 0.2% ~ 0.4%（2000 ~ 4000mg/L）过氧乙酸溶液喷洒，作用 30 ~ 60 分钟。

（4）喷雾法：采用电动超低容量喷雾器，使用 5000mg/L 过氧乙酸溶液，按照 20 ~ 30ml/m^3 的用量进行喷雾消毒，作用 60 分钟。

（5）熏蒸法：使用 15% 过氧乙酸（7ml/m^3）加热蒸发，相对湿度 60% ~ 80%、室温熏蒸 2 小时。

2. 注意事项

（1）过氧乙酸不稳定，应储存于通风阴凉处，远离可燃物质。用前应测定有效含量，原液浓度低于 12% 时不可使用。

（2）稀释液应现用现配，使用时限 ≤24 小时。

（3）过氧乙酸对多种金属和织物有较强的腐蚀和漂白作用，金属制品与织物经浸泡消毒后，及时用符合要求的水冲洗干净。

（4）接触过氧乙酸时，应采取防护措施；不慎溅入眼内或皮肤上，应立即用大量清水冲洗。

（5）空气熏蒸消毒时，室内不应有人。

（二）过氧化氢

适用于外科伤口、皮肤黏膜冲洗消毒。

1. 消毒方法

(1) 伤口、皮肤黏膜消毒：采用 3% (30g/L) 过氧化氢冲洗、擦拭,作用 3 ~ 5 分钟。

(2) 室内空气消毒：使用气溶胶喷雾器,采用 3% (30g/L) 过氧化氢溶液,按照 20 ~ 30ml/m³ 的用量喷雾消毒,作用 60 分钟。

2. 注意事项

(1) 过氧化氢应避光、避热,室温下储存。

(2) 过氧化氢对金属有腐蚀性,对织物有漂白作用。

(3) 喷雾时应采取防护措施;谨防溅入眼内或皮肤黏膜,一旦溅上及时用清水冲洗。

(三) 二氧化氯

适用于物品、环境、物体表面及空气的消毒。

1. 消毒方法

(1) 浸泡法：将待消毒物品浸没于装有二氧化氯溶液的容器中,加盖。对细菌繁殖体污染物品的消毒,用 100 ~ 250mg/L 二氧化氯溶液浸泡 30 分钟;对肝炎病毒和结核分枝杆菌污染物品的消毒,用 500mg/L 二氧化氯溶液浸泡 30 分钟;对细菌芽孢污染物品的消毒,用 1000mg/L 二氧化氯溶液浸泡 30 分钟。

(2) 擦拭法：大件物品或其他不能用浸泡法消毒的物品用擦拭法消毒。消毒使用的浓度和作用时间同浸泡法。

(3) 喷洒法：对细菌繁殖体污染的表面,用 500mg/L 二氧化氯溶液均匀喷洒,作用 30 分钟;对肝炎病毒和结核分枝杆菌污染的表面,用 1000mg/L 二氧化氯溶液均匀喷洒,作用 60 分钟。

(4) 室内空气消毒：使用气溶胶喷雾器,采用 500mg/L 二氧化氯溶液,按照 20 ~ 30ml/m³ 的用量喷雾消毒,作用 30 ~ 60 分钟;或采用二氧化氯溶液,按照 10 ~ 20mg/m³ 加热蒸发或加激活剂熏蒸消毒。消毒剂用量、消毒时间、操作方法和注意事项等应遵循产品的使用说明。

2. 注意事项

(1) 置于干燥、通风处保存。

（2）稀释液应现配现用,使用时限≤24小时。

（3）对碳钢、铝有中度腐蚀性,对铜、不锈钢有轻度腐蚀性。金属制品经二氧化氯消毒后,应及时用符合要求的水冲洗干净、干燥。

十、含氯消毒剂

适用于物品、物体表面、分泌物、排泄物等的消毒。消毒液配制根据产品有效氯含量,按稀释定律,用蒸馏水稀释成所需浓度。

（一）消毒方法

1. 浸泡法:将待消毒的物品浸没于装有含氯消毒剂溶液的容器中,加盖。对细菌繁殖体污染物品的消毒,用含有效氯500mg/L的消毒液浸泡>10分钟,对经血传播病原体、分枝杆菌和细菌芽孢污染物品的消毒,用含有效氯2000～5000mg/L消毒液,浸泡>30分钟。

2. 擦拭法:大件物品或其他不能用浸泡消毒的物品用擦拭法消毒,消毒所用的浓度和作用时间同浸泡法。

3. 喷洒法:对一般污染的物品表面,用含有效氯400～700mg/L的消毒液均匀喷洒,作用10～30分钟;对经血传播病原体、结核分枝杆菌等污染表面的消毒,用含有效氯2000mg/L的消毒液均匀喷洒,作用>60分钟。喷洒后有强烈的刺激性气味,人员应离开现场。

4. 干粉消毒法:对分泌物、排泄物的消毒,用含氯消毒剂干粉加入分泌物、排泄物中,使有效氯含量达到10 000mg/L,搅拌后作用>2小时;对医院污水的消毒,用干粉按有效氯50mg/L用量加入污水中,并搅拌均匀,作用2小时后排放。

（二）注意事项

1. 粉剂应于阴凉处避光、防潮、密封保存;水剂应于阴凉处避光、密闭保存。使用液应现配现用,使用时限≤24小时。

2. 配制漂白粉等粉剂溶液时,应戴口罩、手套。

3. 未加防锈剂的含氯消毒剂对金属有腐蚀性,不应用于金属器械的消毒。加防锈剂的含氯消毒剂对金属器械消毒后，应用无菌蒸馏水冲洗干净，干燥后使用。

4. 对织物有腐蚀和漂白作用，不应用于有色织物的消毒。

十一、醇类消毒剂

醇类消毒剂为含乙醇、异丙醇、正丙醇或两种成分的复方制剂，适用于手、皮肤、物体表面及诊疗器械的消毒。

（一）消毒方法

1. 手消毒：使用符合国家有关规定的含醇类手消毒剂，手消毒方法遵循 WS/T 313《医务人员手卫生规范》的要求。

2. 皮肤消毒：使用70%～80%（体积比）乙醇溶液擦拭皮肤2遍，作用3分钟。

3. 物体表面的消毒：使用70%～80%（体积比）乙醇溶液擦拭物体表面2遍，作用3分钟。

4. 诊疗器具的消毒：将待消毒的物品浸没于装有 70%～80%（体积比）的乙醇溶液中消毒≥30分钟，加盖；或进行表面擦拭消毒。

（二）注意事项

1. 醇类易燃，不应有明火。

2. 不应用于被血、脓、粪便等有机物严重污染表面的消毒。

3. 用后应盖紧，密闭，置于阴凉处保存。

4. 醇类过敏者慎用。

十二、含碘类消毒剂

（一）碘伏

适用于手、皮肤、黏膜及伤口的消毒。

1. 消毒方法

（1）擦拭法：皮肤、黏膜擦拭消毒，用浸有碘伏消毒液原液的无菌棉球或其他替代物品擦拭被消毒部位。外科手消毒用碘伏消毒液原液擦拭揉搓作用至少3分钟。手术部位的皮肤消毒，用碘伏消毒液原液局部擦拭2～3遍，作用至少2分钟。

注射部位的皮肤消毒,用碘伏消毒液原液局部擦拭2遍,作用时间遵循产品的使用说明。口腔黏膜及创面消毒,用含有效碘1000~2000mg/L的碘伏擦拭,作用3~5分钟。

（2）冲洗法:对阴道黏膜创面的消毒,用含有效碘500mg/L的碘伏冲洗,作用到使用产品的规定时间。

2. 注意事项

（1）应置于阴凉处避光、防潮、密封保存。

（2）含乙醇的碘制剂消毒液不应用于黏膜和伤口的消毒。

（3）碘伏对二价金属制品有腐蚀性,不应做相应金属制品的消毒。

（4）碘过敏者慎用。

（二）碘酊

适用于注射及手术部位皮肤的消毒。

1. 消毒方法:使用碘酊原液直接涂搽注射及手术部位皮肤2遍以上,作用时间1~3分钟,待稍干后再用70%~80%（体积比）乙醇脱碘。

2. 注意事项

（1）不宜用于破损皮肤、眼及口腔黏膜的消毒。

（2）不应用于碘酊过敏者;过敏体质者慎用。

（3）应置于阴凉处避光、防潮、密封保存。

（三）复方碘伏消毒液

主要适用于医务人员的手、皮肤消毒,有些可用于黏膜消毒。应遵循卫生部消毒产品卫生许可批件规定的使用范围。

1. 含有乙醇或异丙醇的复方碘伏消毒剂可用于手、皮肤消毒,原液擦拭1~2遍,作用1~2分钟,不可用于黏膜消毒。

2. 含有氯己定的复方碘伏消毒剂,用途同普通碘伏消毒剂,应遵循该消毒剂卫生许可批件的使用说明,慎用于腹腔冲洗消毒。

十三、氯　己　定

适用于手、皮肤、黏膜的消毒。

（一）消毒方法

1. 擦拭法：手术部位及注射部位皮肤和伤口创面消毒，用有效含量≥2g/L氯己定-乙醇（70%，体积比）溶液局部擦拭2~3遍，作用时间遵循产品的使用说明；外科手消毒用有效含量≥2g/L氯己定-乙醇（70%，体积比）溶液，使用方法及作用时间应遵循产品使用说明。

2. 冲洗法：对口腔、阴道或伤口创面的消毒，用有效含量≥2g/L氯己定水溶液冲洗，作用时间遵循产品的使用说明。

（二）注意事项

不应与肥皂、洗衣粉等阴离子表面活性剂混合使用或前后使用。

十四、季铵盐类

适用于环境、物体表面、皮肤与黏膜的消毒。

（一）使用方法

1. 环境、物体表面消毒：一般用1000~2000mg/L消毒液，浸泡或擦拭消毒，作用时间15~30分钟。

2. 皮肤消毒：复方季铵盐消毒剂原液皮肤擦拭消毒，作用时间3~5分钟。

3. 黏膜消毒：采用1000~2000mg/L季铵盐消毒液，作用到产品使用说明的规定时间。

（二）注意事项

不宜与阴离子表面活性剂如肥皂、洗衣粉等使用。

十五、酸性氧化电位水

适用于消毒供应中心手工清洗后的不锈钢和其他非金属材质器械、器具和物品灭菌前的消毒、物体表面、内镜等的消毒。

（一）使用方法

1. 其主要有效成分指标要求：有效氯含量60mg/L±10mg/L，pH 2.0~3.0，氧化还原电位（ORP）≥1100mV，残留氯离子

<1000mg/L。

2. 消毒供应中心手工清洗器械灭菌前的消毒:手工清洗后的器械、器具和物品,用酸性氧化电位水流动冲洗浸泡消毒2分钟,净水冲洗30秒,取出干燥,具体方法应遵循 WS 310.2《医院消毒供应中心—第2部分:清洗消毒及灭菌技术操作规范》的要求。

3. 物体表面的消毒:洗净待消毒物体,采用酸性氧化电位水流动冲洗浸泡消毒,作用 3 ~ 5 分钟;或反复擦洗消毒 5 分钟。

4. 内镜的消毒:严格遵循国家有关规定的要求。

5. 其他方面的消毒:遵循国家有关规定及卫生部消毒产品卫生许可批件的使用说明。

(二)注意事项

1. 应先彻底清除待消毒物品上的有机物,再进行消毒处理。

2. 酸性氧化电位水对光敏感,有效氯浓度随时间延长而下降,生成后原则上应尽早使用,最好现制备现用。

3. 储存应选用避光、密闭、硬质聚氯乙烯材质制成的容器。室温下储存不超过 3 天。

4. 每次使用前,应在使用现场酸性氧化电位水出水口处,分别检测 pH、氧化还原电位和有效氯浓度。检测数值应符合指标要求。

5. 对铜、铝等非不锈钢的金属器械、器具和物品有一定的腐蚀作用,应慎用。

6. 酸性氧化电位水长时间排放可造成排水管路的腐蚀,故应每次排放后再排放少量碱性还原电位水或自来水。

十六、其他消毒灭菌方法

(一)过滤除菌

过滤除菌是将待消毒的介质,通过规定孔径的过滤材料,以物理阻留等原理,去除气体或液体中的微生物,但不能将微生物杀灭。可用于医疗机构低度危险性物品和中度危险性物品的消毒,主要用于空气净化,以及不适用于压力蒸汽灭菌的液体过滤除菌。

(二)微波消毒

微波是一种频率高、波长短、穿透性强的电磁波,一般使用的频率为2450MHz,可杀灭包括芽孢在内的所有微生物。微波可用于医疗机构低度危险性物品和中度危险性物品的消毒,如餐饮具的消毒。微波消毒的物品应浸入水中或用湿布包裹。

第三节 清洁、消毒与灭菌的效果监测

医院清洁、消毒、灭菌管理应以《医疗机构消毒技术规范》《医院感染管理办法》等相关法规为依据,结合医院实际,制定清洁、消毒与灭菌的效果监测标准化制度,规范清洁、消毒与灭菌的管理。

(一)清洗与清洁效果监测

1. 诊疗器械、器具和物品清洗的效果监测

(1)日常监测:在检查包装时进行,应目测和(或)借助带光源放大镜检查。清洗后的器械表面及其关节、齿牙应光洁、无血渍、污渍、水垢等残留物质和锈斑。

(2)定期抽查:每个月应随机至少抽查3个待灭菌包内全部物品的清洗效果,检查的方法与内容同日常监测,并记录监测结果。

(3)可采用蛋白残留测定、ATP生物荧光测定等监测清洗与清洁效果的方法及其灵敏度的要求,定期测定诊疗器械、器具和物品的蛋白残留或其清洗与清洁的效果。

2. 清洗消毒器及其效果监测

(1)日常监测:应每批次监测清洗消毒器的物理参数及运转情况,并记录。

(2)定期监测

1)对清洗消毒器的清洗效果,可每年采用清洗效果测试指示物进行监测。当清洗物品或清洗程序发生改变时,也可采

用清洗效果测试指示物进行清洗效果的监测。

2）监测方法应遵循生产厂家的使用说明或指导手册；监测结果不符合要求，清洗消毒器应停止使用。清洗效果测试指示物应符合有关标准的要求。

3）清洗消毒器新安装、更新、大修、更换清洗剂、消毒方法、改变装载方法等时，应遵循生产厂家的使用说明或指导手册进行检测，清洗消毒效果检测合格后，清洗消毒器方可使用。

（二）灭菌效果的监测

1. 压力蒸汽灭菌效果的监测：压力蒸汽灭菌效果的监测包括物理监测法、化学监测法和 B-D 测试及生物监测，应遵循 WS 310.3《医院消毒供应中心—第 3 部分：清洗消毒及灭菌效果监测标准》的要求。

（1）物理监测：内容有灭菌器号、压力、温度、时间等，每个灭菌周期均需监测，并做好记录。

（2）化学监测：分为包外、包内化学指示物监测。具体要求为灭菌包包外应有化学指示物，高度危险性物品包内应放置包内化学指示物，置于最难灭菌的部位。采用快速压力蒸汽灭菌程序灭菌时，应直接将一片包内化学指示物置于待灭菌物品旁边进行化学监测。

（3）生物监测：应每周监测 1 次。将嗜热脂肪杆菌芽孢菌片制成标准生物测试包或生物 PCD（灭菌过程挑战装置），或使用一次性标准生物测试包，对灭菌器的灭菌质量进行生物监测。标准生物监测包置于灭菌器排气口的上方或生产厂家建议的灭菌器内最难灭菌的部位，并设阳性对照和阴性对照。进行生物监测时应注意：

1）紧急情况灭菌植入型器械时，可在生物 PCD 中加用第 5 类化学指示物。第 5 类化学指示物合格可作为提前放行的标志，生物监测的结果应及时通报使用部门。

2）采用新的包装材料和方法进行灭菌时应进行生物监测。

3）小型压力蒸汽灭菌器因一般无标准生物监测包，应选择灭菌器常用的、有代表性的灭菌包制作生物测试包或生物

PCD,置于灭菌器最难灭菌的部位,且灭菌器应处于满载状态。生物测试包或生物 PCD 应侧放,体积大时可平放。

4）采用快速压力蒸汽灭菌程序灭菌时,应直接将 1 支生物指示物置于空载的灭菌器内,经一个灭菌周期后取出,规定条件下培养,观察结果。

（4）B-D 试验:专门用于预真空压力蒸汽灭菌器空气排除效果的检测,检测后,包内试纸均一致变色,灭菌器则可使用。

2. 干热灭菌的效果监测

（1）物理监测法:每灭菌批次应进行物理监测。

（2）化学监测法:每一灭菌包外应使用包外化学指示物,每一灭菌包内应使用包内化学指示物,并置于最难灭菌的部位。对于未打包的物品,应使用一个或者多个包内化学指示物,放在待灭菌物品附近进行监测,经过一个灭菌周期后取出,据其颜色的改变判断是否达到灭菌要求。

（3）生物监测法:应每周监测 1 次。按照《医疗机构消毒技术规范》的规定,采用枯草杆菌黑色变种芽孢菌片,制成标准生物测试包,置于灭菌器最难灭菌的部位,对灭菌器的灭菌质量进行生物监测,并设阳性对照和阴性对照。

3. 过氧化氢低温等离子灭菌和低温甲醛蒸气灭菌的效果监测

（1）物理检测法:每次灭菌应连续监测并记录每个灭菌周期的临界参数。灭菌参数符合灭菌器的使用说明或操作手册的要求。

（2）化学监测法:每个灭菌物品包外应使用包外化学指示物,作为灭菌过程的标志;每包内最难灭菌位置放置包内化学指示物,通过观察其颜色变化,判定其是否达到灭菌合格要求。

（3）生物监测法:应每天至少进行一次灭菌循环的生物监测,监测方法应符合《医院消毒供应中心—第 3 部分:清洗消毒与灭菌效果监测标准》的规定。

4. 环氧乙烷气体灭菌的效果监测

（1）物理监测法:每次灭菌应连续监测并记录灭菌时的温度、压力和时间等灭菌参数。灭菌参数符合灭菌器的使用说明或操作手册的要求。

（2）化学监测法：每个灭菌物品包外应使用包外化学指示物，为灭菌过程的标志；每包内最难灭菌位置放置包内化学指示物，通过观察其颜色变化，判定其是否达到灭菌合格要求。

（3）生物监测法：每灭菌批次应进行生物监测。用枯草杆菌黑色变种芽孢菌片置于常规生物测试包内，对灭菌器的灭菌质量进行生物监测，并设阳性对照和阴性对照。

5. 紫外线消毒的效果监测

（1）紫外线灯辐照度值的测定：开启紫外线灯 5 分钟后，将测定波长为 253.7nm 的紫外线辐照计探头置于被检紫外线灯下垂直距离 1m 的中央处，特殊紫外线灯在推荐使用的距离下测定，待仪表稳定后，所示数据即为该紫外线灯的辐照度值。

（2）紫外线强度照射指示卡监测法：开启紫外线灯 5 分钟后，将指示卡置于紫外线灯下垂直距离 1m 处，有图案一面朝上，照射 1 分钟，紫外线照射后，观察指示卡色块的颜色，将其与标准色块比较，读出照射强度。

（3）结果判定：普通 30W 直管型紫外线灯，新灯管的辐照强度应 $\geqslant 90\mu W/cm^2$；使用中紫外线灯辐照强度 $\geqslant 70\mu W/cm^2$ 为合格；30 W 高强度紫外线灯的辐射强度 $\geqslant 180\mu W/cm^2$ 为合格。

（三）医院环境微生物学监测

1. 手的消毒效果监测：卫生手消毒，监测的细菌菌落总数应 $\leqslant 10cfu/cm^2$；外科手消毒，监测的细菌菌落总数应 $\leqslant 5cfu/cm^2$。

2. 皮肤的消毒效果监测：皮肤消毒效果的判定标准，监测的细菌菌落总数应 $\leqslant 5cfu/cm^2$。

3. 物体表面的消毒效果监测

（1）采样时间：在消毒处理后或怀疑与医院感染暴发有关时进行采样。

（2）结果判定

1）洁净手术部（室）、其他洁净场所，非洁净手术部（室）、非洁净骨髓移植病房、产房、导管室、新生儿室、器官移植病房、烧伤病房、ICU、血液病病区等，物体表面细菌菌落总数 $\leqslant$

$5cfu/cm^2$。

2）儿科病房、母婴同室、妇产科检查室、人流室、治疗室、注射室、换药室、输血科、消毒供应中心、血液透析中心(室)、急诊室、化验室、各类普通病室、感染性疾病科门诊及其病房等，物体表面细菌菌落总数≤$10cfu/cm^2$。

4. 空气的消毒效果监测

（1）采样时间：采用洁净技术净化空气的房间，在洁净系统自净后与从事医疗活动前采样；未采用洁净技术净化空气的房间，在消毒或规定的通风换气后与从事医疗活动前采样；或怀疑与医院感染暴发有关时采样。

（2）监测方法

1）洁净手术部(室)及其他洁净用房可选择沉降法或浮游菌法，参照《GB 50333 医院洁净手术部建筑技术规范》要求进行监测。浮游菌法可选择六级撞击式空气采样器或其他经验证的空气采样器。监测时将采样器置于室内中央 0.8～1.5m 高度，按采样器使用说明书操作，每次采样时间不应超过 30 分钟。房间面积>$10 m^2$ 者，每增加 $10 m^2$ 增设一个采样点。

2）未采用洁净技术净化空气的房间采用沉降法，室内面积≤$30m^2$，设内、中、外对角线 3 点，内、外点应距墙壁 1m 处；室内面积>$30m^2$，设四角及中央五点，四角的布点位置应距墙壁 1m 处。将普通营养琼脂平皿(直径90mm)放置于各采样点，采样高度为距地面 0.8～1.5m；采样时将平皿盖打开，扣放于平皿旁，暴露规定时间后盖上平皿盖及时送检。

3）将送检平皿置 $36℃±1℃$ 恒温箱培养 48 小时，计数菌落数。若怀疑与医院感染暴发有关时，进行目标微生物的检测。

（3）结果计算：沉降法按平均每皿的菌落数报告[cfu/(皿·暴露时间)]。

浮游菌法计算公式：

$$\frac{\text{空气中菌落总数}}{(cfu/m^3)} = \frac{\text{采样器各平皿菌落数之和}(cfu)}{\text{采样速率}(L/min) \times \text{采样时间}(min)} \times 1000$$

（4）结果判定

1）洁净手术部(室)和其他洁净场所，空气中的细菌菌落总数要求应遵循《GB 50333 医院洁净手术部建筑技术规范》。

2）非洁净手术部(室)、非洁净骨髓移植病房、产房、导管室、新生儿室、器官移植病房、烧伤病房、ICU、血液病病区空气中的细菌菌落总数≤4cfu/(15min·直径9cm 平皿)。

3）儿科病房、母婴同室、妇产科检查室、人流室、治疗室、注射室、换药室、输血科、消毒供应中心、血液透析中心(室)、急诊室、化验室、各类普通病室、感染性疾病科门诊及其病房空气中的细菌菌落总数≤4cfu/(5min·直径9cm 平皿)。

（5）注意事项：采样前，关闭门、窗，在无人走动的情况下，静止 10 分钟后采样。

5. 消毒液的监测

（1）常用消毒液有效成分含量测定：库存消毒液的有效成分含量依照产品企业标准进行检测；使用中消毒液的有效浓度测定可用上述方法，也可使用经国家卫生行政部门批准的消毒液浓度纸(卡)进行监测。

（2）使用中消毒液染菌量测定

1）结果判断：使用中灭菌用消毒液无菌生长；使用中皮肤黏膜消毒液染菌量≤10cfu/ml，其他使用中消毒液菌量≤100cfu/ml。

2）注意事项：采样后 4 小时内检测。

6. 清洁用品的消毒效果监测

（1）采样时间：消毒后、使用前进行采样。

（2）采样方法：布巾、地巾等物品可用无菌的方法剪取1cm×3cm，直接投入 5ml 含相应中和剂的无菌生理盐水中，及时送检。

（3）结果判定：未检出致病菌为消毒合格。

7. 致病菌的检测：当怀疑被某致病菌污染时，或怀疑医院感染与某致病菌有关时，致病菌的检测依据污染情况进行相应指标菌的检测。检测方法参考相关标准。

（谢红艳）

第二十一章 医务人员手卫生

第一节 概 述

随着医学的发展,医院感染问题越来越引起医学界的高度重视,成为当今突出的公共卫生问题。医务人员的手经常直接或间接地与污染物品或患者接触,极易引起医院感染。所以,做好手卫生是控制医院感染最有效、最方便、最经济的方法。

一、基本概念

1. 手卫生:为医务人员洗手、卫生手消毒和外科手消毒的总称。

2. 洗手:医务人员用肥皂(皂液)和流动水洗手,去除手部皮肤污垢、碎屑和部分致病菌的过程。

3. 卫生手消毒:医务人员用速干手消毒剂揉搓双手,以减少手部暂居菌的过程。

4. 外科手消毒:外科手术前医务人员用肥皂(皂液)和流动水洗手,再用手消毒剂清除或者杀灭手部暂居菌和减少常居菌的过程。使用的手消毒剂可具有持续抗菌活性。

5. 手消毒剂:用于手部皮肤消毒,以减少手部皮肤细菌的消毒剂,如乙醇、异丙醇、氯己定、碘伏等。

6. 速干手消毒剂:含有醇类和护肤成分的手消毒剂,包括水剂、凝胶和泡沫型。

7. 免冲洗手消毒剂:主要用于外科手消毒,消毒后不需用水冲洗的手消毒剂,包括水剂、凝胶和泡沫型。

8. 手卫生设施:用于洗手与手消毒的设施,包括洗手池、水龙头、流动水、清洁剂、干手用品、手消毒剂等。

二、手卫生设施

（一）洗手与卫生手消毒设施

1. 设置流动水洗手设施。

2. 手术室、产房、导管室、层流洁净病房、骨髓移植病房、器官移植病房、ICU、新生儿室、母婴室、血液透析病房、烧伤病房、感染疾病科、口腔科、消毒供应中心等重点部门应配备非手触式水龙头。有条件的医院在诊疗区域均宜配备非手触式水龙头。

3. 应配备合格的清洁剂。

4. 应配备干手物品或者设施，避免二次污染。

5. 应配备合格的速干手消毒剂。

6. 手卫生设施的设置应方便医务人员使用。

7. 卫生手消毒剂应符合下列要求：符合国家有关规定；宜使用一次性包装；医务人员对选用的手消毒剂应有良好的接受性，手消毒剂无异味、无刺激性等。

（二）外科手消毒设施

1. 应配置洗手池。洗手池设置在手术间附近，水池大小、高矮适宜，能防止洗手水溅出，池面应光滑、无死角、易于清洁。洗手池应每日清洁与消毒。

2. 洗手池及水龙头的数量应根据手术间的数量设置，水龙头数量应不少于手术间的数量，水龙头开关应为非手触式。

3. 应配备合格的清洁剂。

4. 应配备清洁指甲用品；可配备手卫生的揉搓用品，如配备手刷，刷毛应柔软，并定期检查，及时剔除不合格手刷。

5. 手消毒剂应取得卫生部卫生许可批件，有效期内使用。

6. 手消毒剂的出液器应采用非手触式。消毒剂宜采用一次性包装，重复使用的消毒剂容器应每周清洁与消毒。

7. 应配备干手物品。干手巾应每人一用，用后清洁、灭菌；盛装消毒巾的容器应每次清洗、灭菌。

8. 应配备计时装置、洗手流程及说明图。

第二节　手卫生方法

一、洗手与卫生手消毒

（一）洗手与卫生手消毒应遵循的原则

1. 当手部有血液或其他体液等肉眼可见的污染时,应用肥皂(皂液)和流动水洗手。

2. 手部没有肉眼可见污染时,宜使用速干手消毒剂消毒双手代替洗手。

（二）医务人员应洗手或使用速干消毒剂的情况

1. 直接接触每位患者前后,从同一患者身体的污染部位移动到清洁部位时。

2. 接触患者黏膜、破损皮肤或伤口前后,接触患者的血液、体液、分泌物、排泄物、伤口敷料等之后。

3. 穿脱隔离衣前后,摘手套后。

4. 进行无菌操作,接触清洁、无菌物品之前。

5. 接触患者周围环境及物品后。

6. 处理药物或配餐前。

（三）医务人员应先洗手然后进行卫生手消毒的情况

1. 接触患者的血液、体液和分泌物以及被传染性致病微生物污染的物品后。

2. 直接为传染病患者进行检查、治疗、护理或处理传染病患者污物之后。

（四）医务人员的洗手方法(图21-1)

1. 湿手:用水打湿双手。

2. 涂皂:取适量皂液涂抹所有手部皮肤。

3. 揉搓:认真揉搓双手,步骤包括六点。

（1）掌心相对,手指并拢,相互揉搓。

（2）手心对手背沿指缝相互揉搓,交换进行。

（3）掌心相对,双手交叉指缝相互揉搓。

（4）右手握住左手大拇指旋转揉搓,交换进行。

（5）弯曲手指使关节在另一手掌心旋转揉搓,交换进行。

（6）将五个手指尖并拢放在另一手掌心旋转揉搓,交换进行。必要时增加对手腕的清洗。

4. 冲洗:用流动水冲洗、清洗双手。

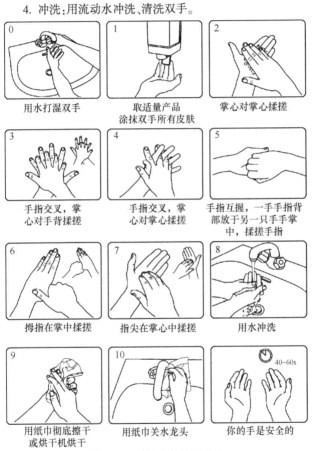

图 21-1 医务人员洗手方法

5. 干手:用纸巾或烘手机干燥双手。

6. 关水龙头:如为接触式,则干手方式应为纸巾,用纸巾关闭水龙头。

（五）卫生手消毒（图21-2）

1. 取适量的速干手消毒剂于掌心。

2. 涂抹手的所有皮肤，揉搓方法参照洗手方法中的揉搓步骤。

3. 揉搓时保证手消毒剂完全覆盖手部皮肤，直至手部干燥，使双手达到消毒目的。

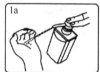
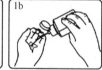
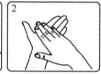

取适量产品于掌心中，并涂抹双手至所有皮肤　掌心对掌心揉搓

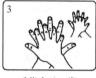

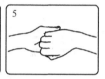

手指交叉，掌心对手背揉搓　手指交叉，掌心对掌心揉搓　手指互握，一手手指背部放于另一只手手掌中，揉搓手指

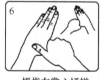
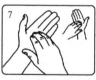
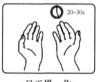

拇指在掌心揉搓　指尖在掌心中揉搓　一旦干燥，你的手是安全的

图21-2　卫生手消毒

二、外科手消毒

（一）外科手消毒应遵循的原则

1. 先洗手，后消毒。

2. 不同患者手术之间、手套破损或手被污染时，应重新进行外科手消毒。

（二）洗手方法与要求

1. 洗手之前应先摘除手部饰物，并修剪指甲，长度应不超过指尖。

2. 取适量的清洁剂清洗双手、前臂和上臂下 1/3，并认真揉搓。清洁双手时，应注意清洁指甲下的污垢和手部皮肤的皱褶处。

3. 流动水冲洗双手、前臂和上臂下 1/3。

4. 使用干手物品擦干双手、前臂和上臂下 1/3。

（三）外科手消毒方法

1. 冲洗手消毒方法：取适量的手消毒剂涂抹至双手的每个部位、前臂和上臂下 1/3，并认真揉搓 2～6 分钟，用流动水冲净双手、前臂和上臂下 1/3，无菌巾彻底擦干。流动水应达到国家规定。特殊情况水质达不到要求时，手术医师在戴手套前，应用醇类手消毒剂再消毒双手后戴手套。手消毒剂的取液量、揉搓时间及使用方法遵循产品的使用说明。

2. 免冲洗手消毒方法：取适量的免冲洗手消毒剂涂抹至双手的每个部位、前臂和上臂下 1/3，并认真揉搓直至消毒剂干燥。手消毒剂的取液量、揉搓时间及使用方法遵循产品的使用说明。

（四）注意事项

1. 不应戴假指甲，保持指甲周围组织的清洁。

2. 在整个手消毒过程中应保持双手位于胸前并高于肘部，使水由手流向肘部。

3. 洗手与消毒可使用海绵、其他揉搓用品或双手相互揉搓。

4. 术后摘除外科手套后，应用肥皂（皂液）清洁双手。

5. 用后的清洁指甲用具、揉搓用品如海绵、手刷等，应放到指定的容器中；揉搓用品应每人使用后消毒或者一次性使用；清洁指甲用品应每日清洁与消毒。

三、手卫生效果的监测

医疗机构应每季度对手术室、产房、导管室、层流洁净病房、骨髓移植病房、器官移植病房、ICU、新生儿室、母婴室、血液透析病房、烧伤病房、感染疾病科、口腔科等部门工作的医务人员手进行消毒效果的监测;当怀疑医院感染暴发与医务人员手卫生有关时,应及时进行监测,并进行相应致病性微生物的检测。手消毒效果应达到如下相应要求:卫生手消毒,监测的细菌菌落总数应≤10cfu/cm^2;外科手消毒,监测的细菌菌落总数应≤5cfu/cm^2。

(谢红艳)

第二十二章　医院隔离技术

第一节　概　　述

隔离就是采用各种方法、技术,防止病原体从患者及携带者传播给他人的措施。其目的就是切断感染链中感染源、传播途径、易感人群之间的联系,防止病原微生物在患者、医务人员及媒介物中扩散。隔离是预防医院感染的重要措施之一。20世纪后,随着人们对传染性疾病的理解更加深入,隔离预防技术逐步完善。2009年,我国卫生部发布了《医院隔离技术规范》,作为国家卫生行业标准,规定了各级各类医院隔离预防技术标准,要求针对患者诊疗、护理的隔离预防应在标准预防的基础上,基于疾病传播途径的不同,采取相应的隔离措施。

一、基本概念

（一）感染源

病原体自然生存、繁殖并排出的宿主或场所。

（二）传播途径

病原体从感染源传播到易感者的途径。

（三）易感人群

对某种疾病或传染病缺乏免疫力的人群。

（四）标准预防

针对医院所有患者和医务人员采取的一组预防感染措施。包括手卫生,根据预期可能的暴露选用手套、隔离衣、口罩、护目镜或防护面罩,以及安全注射。也包括穿戴合适的防护用品处理患者环境中污染的物品与医疗器械。

标准预防基于患者的血液、体液、分泌物(不包括汗液)、非完整皮肤和黏膜均可能含有感染性因子的原则。

（五）空气传播

带有病原微生物的微粒子（≤5μm）通过空气流动导致的疾病传播。

（六）飞沫传播

带有病原微生物的飞沫核（>5μm），在空气中短距离（1m内）移动到易感人群的口、鼻黏膜或眼结膜等导致的传播。

（七）接触传播

病原体通过手、媒介物直接或间接接触导致的传播。

（八）感染链

感染在医院内传播的3个环节，即感染源、传播途径和易感人群。

（九）个人防护用品

个人防护用品（personal protective equipment，PPE）是用于保护医务人员避免接触感染性因子的各种屏障用品。包括口罩、手套、护目镜、防护面罩、防水围裙、隔离衣、防护服等。

（十）隔离

采用各种方法、技术，防止病原体从患者及携带者传播给他人的措施。

（十一）清洁区

进行呼吸道传染病诊治的病区中不易受到患者血液、体液和病原微生物等物质污染及传染病患者不应进入的区域。包括医务人员的值班室、卫生间、男女更衣室、浴室以及储物间、配餐间等。

（十二）潜在污染区

进行呼吸道传染病诊治的病区中位于清洁区与污染区之间、有可能被患者血液、体液和病原微生物等物质污染的区域。包括医务人员的办公室、治疗室、护士站、患者用后的物品、医疗器械等的处理室、内走廊等。

（十三）污染区

进行呼吸道传染病诊治的病区中传染病患者和疑似传染

病患者接受诊疗的区域,包括被其血液、体液、分泌物、排泄物污染物品暂存和处理的场所。包括病室、处置室、污物间以及患者入院、出院处理室等。

（十四）两通道

进行呼吸道传染病诊治的病区中的医务人员通道和患者通道。医务人员通道的出入口设在清洁区一端,患者通道的出入口设在污染区一端。

（十五）缓冲间

进行呼吸道传染病诊治的病区中清洁区与潜在污染区之间、潜在污染区与污染区之间设立的两侧均有门的小室,为医务人员的准备间。

（十六）床单位消毒

对患者住院期间、出院、转院、死亡后所用的床及床周围物体表面进行的清洁与消毒。

（十七）终末消毒

传染源离开疫源地后,对疫源地进行的一次彻底的消毒,如传染病患者出院、转院或死亡后,对病室进行的最后一次消毒。

二、隔离的管理要求

1. 医院建筑布局和流程应符合医院卫生学要求,区域划分应明确、标识清楚。

2. 医院应健全隔离预防制度。

3. 隔离的实施应遵循"标准预防"和"基于疾病传播途径的预防"原则。

4. 应加强传染病患者的管理,包括隔离患者,严格执行探视制度。

5. 应采取有效措施,管理感染源、切断传播途径和保护易感人群。

6. 应加强医务人员隔离与防护知识的培训,为其提供合适、必要的防护用品,正确掌握常见传染病的传播途径、隔离方式和防护技术,熟练掌握操作规程。

7. 医务人员的手卫生应符合《WS/T 313 医务人员手卫生规范》。

8. 隔离区域的消毒应符合国家有关规定。

三、建筑布局与隔离要求

(一) 建筑分区与隔离要求

1. 医院建筑区域划分:根据患者获得感染危险性的程度,应将医院分为 4 个区域。

(1) 低危险区域:包括行政管理区、教学区、图书馆、生活服务区等。

(2) 中等危险区域:包括普通门诊、普通病房等。

(3) 高危险区域:包括感染疾病科(门诊、病房)等。

(4) 极高危险区域:包括手术室、ICU、器官移植病房等。

2. 隔离要求

(1) 应明确服务流程,保证洁、污分开,防止因人员流程、物品流程交叉导致污染。

(2) 根据建筑分区的要求,同一等级分区的科室宜相对集中,高危险区的科室宜相对独立,宜与普通病区和生活区分开。

(3) 通风系统应区域化,防止区域间空气交叉污染。

(4) 配备合适的手卫生设施。

(二) 呼吸道传染病病区的建筑布局与隔离要求

1. 用于经呼吸道传播疾病患者的隔离。

2. 建筑布局:应设在医院相对独立的区域,分为清洁区、潜在污染区和污染区,设立两通道和三区之间的缓冲间。缓冲间两侧的门不应同时开启,以减少区域之间空气流通。经空气传播疾病的隔离病区,应设置负压病室,病室的气压宜为-30Pa,缓冲间的气压宜为-15 Pa。

3. 隔离要求

(1) 应严格服务流程和三区的管理。各区之间界限清楚,标识明显。

（2）病室内应有良好的通风设施。

（3）各区应安装适量的非手触式开关的流动水洗手池。

（4）不同种类传染病患者应分室安置。

（5）疑似患者应单独安置。

（6）受条件限制的医院，同种疾病患者可安置于一室，两病床之间距离不少于1.1m。

（三）负压病室的建筑布局与隔离要求

1. 适用于经空气传播疾病患者的隔离。

2. 建筑布局：应设病室及缓冲间，通过缓冲间与病区走廊相连。病室采用负压通风，上送风、下排风；病室内送风口应远离排风口，排风口应置于病床床头附近，排风口下缘靠近地面但应高于地面10cm。门窗应保持关闭。

（1）病室送风和排风管道上宜设置压力开关型的定风量阀，使病室的送风量、排风量不受风管压力波动的影响。

（2）负压病室内应设置独立卫生间，有流动水洗手和卫浴设施。配备室内有对讲设备。

3. 隔离要求

（1）送风应经过初、中效过滤，排风应经过高效过滤处理，每小时换气6次以上。

（2）应设置压差传感器，用来检测负压值，或用来自动调节不设定风量阀的通风系统的送、排风量。病室的气压宜为30Pa，缓冲间的气压宜为-15Pa。

（3）应保障通风系统正常运转，做好设备日常保养。

（4）一间负压病室宜安排一个患者，无条件时可安排同种呼吸道感染疾病患者，并限制患者到本病室外活动。

（5）患者出院所带物品应消毒处理。

（四）普通病区的建筑布局与隔离要求

1. 建筑布局：在病区的末端，应设一间或多间隔离病室。

2. 隔离要求

（1）感染性疾病患者与非感染性疾病患者宜分室安置。

（2）受条件限制的医院，同种感染性疾病、同种病原体感染患者可安置于一室，病床间距宜大于0.8m。

（3）病情较重的患者宜单人间安置。

（4）病室床位数单排不应超过 3 床；双排不应超过 6 床。

四、医务人员防护用品的使用

合理使用口罩、手套、防护服等防护用品，正确实施手卫生，落实防护技术是有效隔离的关键环节。所有防护用品必须符合国家相关标准，在有效期内使用。

（一）口罩的使用

1. 应根据不同的操作要求选用不同种类的口罩。

2. 一般诊疗活动，可佩戴纱布口罩或外科口罩；手术室工作或护理免疫功能低下患者、进行体腔穿刺等操作时应戴外科口罩，接触经空气传播或近距离接触经飞沫传播的呼吸道传染病患者时，应戴医用防护口罩。

3. 纱布口罩应保持清洁，每天更换、清洁与消毒，遇污染时及时更换。

4. 应正确佩戴口罩。

（二）护目镜、防护面罩的使用

1. 应使用护目镜或防护面罩的情况

（1）在进行诊疗、护理操作，可能发生患者血液、体液、分泌物等喷溅时。

（2）近距离接触经飞沫传播的传染病患者时。

（3）为呼吸道传染病患者进行气管切开、气管插管等近距离操作，可能发生患者血液、体液、分泌物喷溅时，应使用全面型防护面罩。

2. 佩戴前应检查有无破损，佩戴装置有无松懈。每次使用后应清洁与消毒。

（三）手套的使用

1. 应根据不同操作的需要，选择合适种类和规格的手套。

（1）接触患者的血液、体液、分泌物、排泄物、呕吐物及污染物品时，应戴清洁手套。

（2）进行手术等无菌操作，接触患者破损皮肤、黏膜时，应戴无菌手套。

2. 应正确戴脱无菌手套。

3. 一次性手套应一次性使用。

（四）隔离衣与防护服的使用

1. 应根据诊疗工作的需要,选用隔离衣或防护服。防护服应符合 GB 19082 的规定。隔离衣应后开口,能遮盖住全部衣服和外露的皮肤。

2. 应穿隔离衣的情况

（1）接触经接触传播的感染性疾病患者如传染病患者、MDRO 感染患者等时。

（2）对患者实行保护性隔离时,如大面积烧伤患者、骨髓移植患者等患者的诊疗、护理时。

（3）可能受到患者血液、体液、分泌物、排泄物喷溅时。

3. 应穿防护服的情况

（1）临床医务人员在接触甲类或按甲类传染病管理的传染病患者时。

（2）接触经空气传播或飞沫传播的传染病患者,可能受到患者血液、体液、分泌物、排泄物喷溅时。

4. 应正确穿脱隔离衣和防护服。

（五）鞋套的使用

1. 鞋套应具有良好的防水性能,并一次性应用。

2. 从潜在污染区进入污染区时和从缓冲间进入负压病室时应穿鞋套。

3. 应在规定区域内穿鞋套,离开该区域时应及时脱掉。发现破损应及时更换。

（六）防水围裙的使用

1. 分为重复使用的围裙和一次性使用的围裙。

2. 可能受到患者的血液、体液、分泌物及其他污染物质喷溅,进行复用医疗器械的清洗时,应穿防水围裙。

3. 重复使用的围裙,每班使用后应及时清洗与消毒。遇有破损或渗透时,应及时更换。

4. 一次性使用围裙应一次性使用,受到明显污染时应及时更换。

(七) 帽子的使用

1. 分为布制帽子和一次性帽子。

2. 进入污染区和洁净环境前、进行无菌操作等时应戴帽子。

3. 被患者血液、体液污染时,应立即更换。

4. 布制帽子应保持清洁,每次或每天更换与清洁。

5. 一次性帽子应一次性使用。

第二节 不同传播途径疾病的隔离与预防

基于传播途径的隔离预防措施应全面,在标准预防的基础上,医院应根据疾病的传播途径(接触传播、飞沫传播、空气传播和其他途径传播),结合本院的实际情况,制定出操作性强、可行的隔离指导原则,提高隔离预防措施执行的依从性。隔离病室应有隔离标志,并限制人员的出入。黄色为空气传播的隔离,粉色为飞沫传播的隔离,蓝色为接触传播的隔离。

(一) 接触传播的隔离与预防

接触经接触传播疾病如肠道感染、MDRO 感染、皮肤感染等的患者,在标准预防的基础上,还应采用接触传播的隔离与预防。

1. 患者的隔离

(1) 应限制患者的活动范围。

(2) 应减少转运,如需要转运时,应采取有效措施,减少对其他患者、医务人员和环境表面的污染。

2. 医务人员的防护

(1) 接触隔离患者的血液、体液、分泌物、排泄物等物质时,应戴手套;离开隔离病室前,接触污染物品后应摘除手套,洗手和(或)手消毒。手上有伤口时应戴双层手套。

(2) 进入隔离病室,从事可能污染工作服的操作时,应穿隔离衣;离开病室前,脱下隔离衣,按要求悬挂,每天更换清洗与消毒;或使用一次性隔离衣,用后按医疗废物管理要求进行处置。接触甲类传染病应按要求穿脱防护服,离开病室前,脱去防护服,防护服按医疗废物管理要求进行处置。

（二）空气传播的隔离与预防

接触经空气传播的疾病,如肺结核、水痘等,在标准预防的基础上,还应采用空气传播的隔离与预防。

1. 患者的隔离

（1）无条件收治时,应尽快转送至有条件收治呼吸道传染病的医疗机构进行收治,并注意转运过程中医务人员的防护。

（2）当患者病情容许时,应戴外科口罩,定期更换,并限制其活动范围。

（3）应严格空气消毒。

2. 医务人员的防护

（1）应严格按照区域流程,在不同的区域穿戴不同的防护用品,离开时按要求摘脱,并正确处理使用后物品。

（2）进入确诊或可疑传染病患者房间时,应戴帽子、医用防护口罩;进行可能产生喷溅的诊疗操作时,应戴防护目镜或防护面罩,穿防护服,当接触患者及其血液、体液、分泌物、排泄物等物质时应戴手套。

（三）飞沫传播的隔离与预防

接触经飞沫传播的疾病,如百日咳、白喉、流行性感冒、病毒性腮腺炎、流行性脑脊髓膜炎等,在标准预防的基础上,还应采用飞沫传播的隔离预防。

1. 患者的隔离

（1）遵循隔离原则,对患者进行隔离与预防。

（2）应减少转运,当需要转送时,医务人员应注意防护。

（3）患者病情容许时,应戴外科口罩,并定期更换。应限制患者的活动范围。

（4）患者之间,患者与探视者之间相隔距离在1m以上,探视者应戴外科口罩。

（5）加强通风或进行空气的消毒。

2. 医务人员的防护

（1）应严格按照区域流程，在不同的区域，穿戴不同的防护用品，离开时按要求摘脱，并正确处理使用后物品。

（2）与患者近距离（1m 以内）接触，应戴帽子、医用防护口罩；进行可能产生喷溅的诊疗操作时，应戴护目镜或防护面罩，穿防护服；当接触患者及其血液、体液、分泌物、排泄物等物质时应戴手套。合理使用防护用品。

（四）急性传染性非典型肺炎、人感染高致病性禽流感的隔离

1. 患者的隔离

（1）将患者安置于有效通风的隔离病房或隔离区域内，必要时置于负压病房隔离。

（2）严格限制探视者；如需探视，探视者应正确穿戴个人防护用品，并遵守手卫生规定。

（3）限制患者活动范围，离开隔离病房或隔离区域时，应戴外科口罩。

（4）应减少转运，当需要转运时，医务人员应注意防护。

2. 医务人员防护

（1）医务人员应经过专门的培训，掌握正确的防护技术，方可进入隔离病区工作。

（2）应严格按防护规定着装。不同区域应穿不同服装，且服装颜色应有区别或有明显标志。

（3）医务人员防护用品穿脱程序

1）穿戴防护用品应遵循的程序

A. 清洁区进入潜在污染区：洗手→戴帽子→戴医用防护口罩→穿工作衣裤→换工作鞋后→进入潜在污染区。手部皮肤破损的戴乳胶手套。

B. 潜在污染区进入污染区：穿隔离衣或防护服→戴护目镜/防护面罩→戴手套→穿鞋套→进入污染区。

C. 为患者进行吸痰、气管切开、气管插管等操作，可能被患者的分泌物及体内物质喷溅的诊疗护理工作前，应戴防护面罩或全面型呼吸防护器。

2) 脱防护用品应遵循的程序

A. 医务人员离开污染区进入潜在污染区前:摘手套、消毒双手→摘护目镜/防护面罩→脱隔离衣或防护服→脱鞋套→洗手和(或)手消毒→进入潜在污染区,洗手或手消毒。

用后物品分别放置于专用污物容器内。

B. 从潜在污染区进入清洁区前:洗手和(或)手消毒→脱工作服→摘医用防护口罩→摘帽子→洗手和(或)手消毒后,进入清洁区。

C. 离开清洁区:沐浴、更衣→离开清洁区。

(4) 穿脱防护用品的注意事项

1) 医用防护口罩的效能持续应用 6~8 小时,遇污染或潮湿时应及时更换。

2) 离开隔离区前应对佩戴的眼镜进行消毒。

3) 医务人员接触多个同类传染病患者时,防护服可连续应用。

4) 接触疑似患者,防护服应每个患者之间进行更换。

5) 防护服被患者血液、体液、污物污染时,应及时更换。

6) 戴医用防护口罩或全面型呼吸防护器应进行面部密合性试验。

3. 隔离区工作的医务人员应每日监测体温两次,体温超过 37.5℃ 及时就诊。

4. 医务人员应严格执行区域划分的流程,按程序做好个人防护,方可进入病区,下班前应沐浴、更衣后,方可离开隔离区。

5. 空气与物体表面的消毒应遵循《医疗机构消毒技术规范》。

(谢红艳)

第四篇

重点部门(科室)医院
感染的预防与控制

第二十三章 消毒供应中心
医院感染的预防与控制

第一节 消毒供应中心与医院感染

消毒供应中心是指医院内承担各科室所有重复使用诊疗器械、器具和物品的清洗消毒、灭菌以及灭菌物品供应的部门。消毒供应中心无论规模大小,其工作直接影响着医疗质量、患者和医护人员的安全,与医院感染有着密切的关系。

我国对医院消毒供应工作比较重视。1988年,卫生部从行政管理角度颁布了《消毒供应室验收标准(试行)》,对解决当时医院输液热原反应和注射部位感染频发的问题发挥了积极作用。自该文件颁布20年来,社会经济快速发展,大量一次性使用无菌医疗用品应用于临床;以缩短平均住院日、降低医疗支出为目的,医院改革逐步深化,医院手术台次增加,致使医院消毒供应承担的任务发生变化,从玻璃输液瓶、玻璃注射器转化为手术及各种需要消毒/灭菌的诊疗器械,而成为医院感染控制的重要部门。为进一步规范消毒供应中心的管理,卫生部于2009年发布实施了医院消毒供应中心"新国标",即《管理规范、清洗消毒及灭菌技术操作规范、清洗消毒及灭菌效果监测标准》3 个强制性卫生行业标准(卫通〔2009〕10 号)。为此,对医院消毒供应中心的工作要求也在不断提高。

第二节　消毒供应中心的规范化

一、诊疗器械、器具和物品处理的基本原则

1. 通常情况下应遵循先清洗后消毒的处理程序。被朊病毒、气性坏疽及突发原因不明的传染病病原体污染的诊疗器械、器具和物品应按照特殊方法处理。

2. 应按照物品的危险等级,选择清洗、消毒或灭菌处理方法。

3. 清洗、消毒、灭菌效果的监测应符合规定。

4. 耐湿、耐热的器械、器具和物品,应首选物理消毒或灭菌方法。应遵循标准预防的原则进行清洗、消毒、灭菌,消毒供应中心不同区域人员防护着装要求应符合规定。

5. 设备、药械及耗材应符合国务院卫生行政部门的有关规定,其操作与使用应遵循生产厂家的使用说明或指导手册。

二、诊疗器械、器具和物品处理的操作流程

(一)回收

1. 使用者应将重复使用的诊疗器械、器具和物品与一次性使用物品分开放置;重复使用的诊疗器械、器具和物品直接置于封闭的容器中,由消毒供应中心集中回收处理;被朊病毒、气性坏疽及突发原因不明的传染病病原体污染的诊疗器械、器具和物品,使用者应双层封闭包装并标明感染性疾病名称,由消毒供应中心单独回收处理。

2. 不应在诊疗场所对污染的诊疗器械、器具和物品进行清点,采用封闭方式回收,避免反复装卸。

3. 回收工具每次使用后应清洗、消毒,干燥备用。

(二)分类

1. 应在消毒供应中心的去污区进行诊疗器械、器具和物

品的清点、核查。

2. 应根据器械物品材质、精密程度等进行分类处理。

（三）清洗

1. 清洗方法包括机械清洗和手工清洗。

2. 机械清洗适用于大部分常规器械的清洗。手工清洗适用于精密、复杂器械的清洗和有机物污染较重器械的初步处理。

3. 清洗步骤包括冲洗、洗涤、漂洗、终末漂洗。清洗操作及注意事项应符合要求。

4. 精密器械的清洗，应遵循生产厂家提供的使用说明或指导手册。

（四）消毒

1. 清洗后的器械、器具和物品应进行消毒处理。方法首选机械热力消毒，也可采用75% 乙醇、酸性氧化电位水或取得国务院卫生行政部门卫生许可批件的消毒药械进行消毒。

2. 湿热消毒方法的温度与时间应参照表 23-1 的要求。消毒后直接使用的诊疗器械、器具和物品，湿热消毒温度应 $\geq 90\,℃$，时间 ≥ 5 分钟，或 A_0 值 ≥ 3000；消毒后继续灭菌处理的，其湿热消毒温度应 $\geq 90\,℃$，时间 ≥ 1 分钟，或 A_0 值 ≥ 600。

3. 酸性氧化电位水的应用应符合要求。

表 23-1　湿热消毒的温度与时间

温度（℃）	消毒时间（min）	温度（℃）	消毒时间（min）
90	≥ 1	75	≥ 30
80	≥ 10	70	≥ 100

（五）干燥

1. 宜首选干燥设备进行干燥处理。根据器械的材质选择适宜的干燥温度，金属类干燥温度 $70 \sim 90\,℃$；塑胶类干燥温度 $65 \sim 75\,℃$。

2. 无干燥设备的及不耐热器械、器具和物品可使用消毒的低纤维絮擦布进行干燥处理。

3. 穿刺针、手术吸引头等管腔类器械,应使用压力气枪或95% 乙醇进行干燥处理。

4. 不应使用自然干燥方法进行干燥。

（六）器械检查与保养

1. 应采用目测或使用带光源放大镜对干燥后的每件器械、器具和物品进行检查。器械表面及其关节、齿牙处应光洁,无血渍、污渍、水垢等残留物质和锈斑;功能完好,无损毁。

2. 清洗质量不合格的,应重新处理;有锈迹,应除锈;器械功能损毁或锈蚀严重,应及时维修或报废。

3. 带电源器械应进行绝缘性能等安全性检查。

4. 应使用润滑剂进行器械保养。不应使用石蜡油等非水溶性的产品作为润滑剂。

（七）包装

1. 包括装配、包装、封包、注明标识等步骤。器械与敷料应分室包装。

2. 包装前应依据器械装配的技术规程或图示,核对器械的种类、规格和数量,拆卸的器械应进行组装。

3. 手术器械应摆放在篮筐或有孔的盘中进行配套包装。

4. 盘、盆、碗等器皿宜单独包装。

5. 剪刀和血管钳等轴节类器械不应完全锁扣。有盖的器皿应开盖,摆放的器皿间应用吸湿布、纱布或医用吸水纸隔开;管腔类物品应盘绕放置,保持管腔通畅;精细器械、锐器等应采取保护措施。

6. 灭菌包质量要求:器械包重量不宜超过 7kg,敷料包重量不宜超过 5kg。

7. 灭菌包体积要求:下排气压力蒸汽灭菌器不宜超过30cm×30cm×25cm;脉动预真空压力蒸汽灭菌器不宜超过30cm×30cm×50cm。

8. 包装方法及材料

（1）灭菌包装材料应符合 GB/T19633 的要求。开放式的储槽不应用于灭菌物品的包装。纺织品包装材料应一用一清洗,无污渍,灯光检查无破损。

（2）硬质容器的使用与操作,应遵循生产厂家的使用说明或指导手册。其清洗消毒应符合要求。

（3）灭菌物品包装分为闭合式包装和密封式包装。手术器械采用闭合式包装方法,应由2层包装材料分2次包装。

（4）密闭式包装如使用纸袋、纸塑袋等材料,可使用一层,适用于单独包装的器械。

9. 封包要求

（1）包外应设有灭菌化学指示物。高度危险性物品灭菌包内还应放置包内化学指示物;如果透过包装材料可直接观察包内灭菌化学指示物的颜色变化,则不放置包外灭菌化学指示物。

（2）闭合式包装应使用专用胶带,胶带长度应与灭菌包体积、重量相适宜,松紧适度。封包应严密,保持闭合完好性。

（3）纸塑袋、纸袋等密封包装其密封宽度应≥6mm,包内器械距包装袋封口处≥2.5cm。

（4）医用热封机在每日使用前应检查参数的准确性和闭合完好性。

（5）硬质容器应设置安全闭锁装置,无菌屏障完整性破坏时应可识别。

（6）灭菌物品包装的标识应注明物品名称、包装者等内容。灭菌前注明灭菌器编号、灭菌批次、灭菌日期和失效日期。标识应具有追溯性。

（八）灭菌

灭菌是杀灭或者消除传播媒介上的一切微生物,包括致病微生物和非致病性微生物,也包括细菌芽孢和真菌孢子。进入人体组织、无菌器官的医疗器械、器具和物品必须达到灭菌水平。清洗、消毒、干燥等措施都可以看作是灭菌前的准备。影响灭菌效果的因素主要包括病原体数量、种类、消毒因子(包括灭菌器械)、消毒对象、灭菌时间、实施过程等。较常使用的灭菌方法详见第二十章医院消毒与灭菌。

（九）储存

1. 灭菌后物品应分类、分架存放在无菌物品存放区。一次性使用无菌物品应去除外包装后,进入物品存放区。

2. 物品存放架或柜应距地面高度 20 ~ 25cm,离墙 5 ~ 10cm,距天花板 50cm。

3. 物品放置应固定位置,设置标识。接触无菌物品前应洗手或手消毒。

4. 消毒后直接使用的物品应干燥、包装后专架存放。

5. 无菌物品存储有效期

(1) 环境的温度、湿度达到规定时,使用纺织品材料包装的无菌物品有效期宜为 14 天;未达到环境标准时,有效期宜为 7 天。

(2) 医用一次性纸袋包装的无菌物品,有效期宜为 1 个月;使用一次性医用皱纹纸、医用无纺布包装的无菌物品,有效期宜为 6 个月;使用一次性纸塑袋包装的无菌物品,有效期宜为 6 个月。硬质容器包装的无菌物品,有效期宜为 6 个月。

(十) 无菌物品发放

1. 无菌物品发放时,应遵循先进先出的原则。

2. 发放时应确认无菌物品的有效性。植入物及植入性手术器械应在生物检测合格后方可发放。

3. 发放记录应具有可追溯性,应记录一次性使用无菌物品出库日期、名称、规格、数量、生产厂家、生产批号、灭菌日期、失效日期等。

4. 运送无菌物品的器具使用后,应清洁处理,干燥存放。

(十一) 清洗消毒及灭菌监测要求及方法

1. 通用要求

(1) 应专人负责质量监测工作。

(2) 应定期对清洁剂、消毒剂、洗涤用水、润滑剂、包装材料等进行质量检查,检查结果应符合要求。

(3) 应定期进行监测材料的质量检查,包括抽查卫生部消毒产品卫生许可批件及有效期等,检查结果应符合要求。自制测试标准包应符合《医疗机构消毒技术规范》的有关要求。

(4) 设备的维护与保养应遵循生产厂家的使用说明或指导手册,对清洗消毒器、灭菌器进行日常清洁和检查。

(5) 进行设备的检测与验证的要求

1) 清洗消毒器应遵循生产厂家的使用说明或指导手册进行校验。

2) 压力蒸汽灭菌器应每年对压力和安全阀进行检测校验。

3) 干热灭菌器应每年用多点温度检测仪对灭菌器各层内、中、外各点的温度进行物理监测。

4) 低温灭菌器应遵循生产厂家的使用说明或指导手册进行验证。

2. 清洗质量的监测

(1) 器械、器具和物品清洗质量的监测

1) 日常监测:在检查包装时进行,应目测和(或)借助带光源放大镜检查。清洗后的器械表面及其关节、齿牙应光洁,无血渍、污渍、水垢等残留物质和锈斑。

2) 定期抽查:每个月应至少随机抽查 3 ~ 5 个待灭菌包内全部物品的清洗质量,检查的内容同日常监测,并记录监测结果。

(2) 清洗消毒器及其质量的监测

1) 日常监测:应每批次监测清洗消毒器的物理参数及运转情况,并记录。

2) 定期监测:①清洗消毒器的清洗效果可每年采用清洗效果测试指示物进行监测。当清洗物品或清洗程序发生改变时,也可采用清洗效果测试指示物进行清洗效果的监测。②监测方法应遵循生产厂家的使用说明或指导手册;监测结果不符合要求,应遵循生产厂家的使用说明或指导手册进行检测,清洗消毒质量检测合格后,清洗消毒器方可使用。

3. 消毒质量的监测

(1) 湿热消毒

1) 应监测、记录每次消毒的温度与时间或 A_0 值。监测结果应符合要求。

2) 应每年检测清洗消毒器的主要性能参数。检测结果应符合生产厂家的使用说明或指导手册的要求。

（2）化学消毒：应根据消毒剂的种类特点，定期监测消毒剂的浓度、消毒时间和消毒时的温度并记录，结果应符合该消毒剂的规定。

（3）消毒效果监测：消毒后直接使用物品应每季度进行监测，监测方法及监测结果符合要求。每次检测 3～5 件有代表性的物品。

4. 灭菌质量的监测

（1）通用要求

1）对灭菌质量采用物理监测法、化学监测法和生物监测法进行，监测结果应符合本标准的要求。

2）物理监测不合格的灭菌物品不得发放，并应分析原因进行改进，直至监测结果符合要求。

3）包外化学监测不合格的灭菌物品不得发放，包内化学监测不合格的灭菌物品不得使用。并应分析原因进行改进，直至监测结果符合要求。

4）生物监测不合格时，应尽快召回上次生物监测合格以来所有尚未使用的灭菌物品，重新处理；并应分析不合格的原因，改进后，生物监测连续 3 次合格后方可使用。

5）灭菌植入型器械应每批次进行生物监测。生物监测合格后，方可发放。

6）按照灭菌装载物品的种类，可选择具有代表性的 PCD 进行灭菌效果的监测。

（2）压力蒸汽灭菌的监测

1）物理监测法：每次灭菌应连续监测并记录灭菌时的温度、压力和时间等灭菌参数。温度波动范围在±3℃内，时间满足最低灭菌时间的要求，同时应记录所有临界点的时间、温度与压力值，结果应符合灭菌的要求。

2）化学监测法：①应进行包外、包内化学指示物监测。具体要求为灭菌包包外应有化学指示物，高度危险性物品包内应放置包内化学指示物，置于最难灭菌的部位。如果透过包装材料可直接观察包内化学指示物的颜色变化，则不必放置包外化学指示物。通过观察化学指示物颜色的变化，判定是否达到灭菌合格要求。②采用快速压力蒸汽灭菌程序灭菌时,应直接将一片包内化学指示物置于待灭菌物品旁边进行化学监测。

3) 生物监测法:①应每周监测一次。②紧急情况灭菌植入型器械时,可在生物 PCD 中加入 5 类化学指示物。5 类化学指示物合格可作为提前放行的标志,生物监测的结果应及时通报使用部门。③采用新的包装材料和方法进行灭菌时应进行生物监测。④小型压力蒸汽灭菌器因一般无标准生物监测包,应选择灭菌器常用的、有代表性的灭菌制作生物测试包或生物 PCD,置于灭菌器最难灭菌的部位,且灭菌器应处于满载状态。生物测试包或生物 PCD 应侧放,体积大时可平放。⑤采用快速压力蒸汽灭菌程序灭菌时,应直接将一支生物指示物置于空载的灭菌器内,经一个灭菌周期后取出,规定条件下培养,观察结果。⑥生物监测不合格时,应尽快召回上次生物监测合格以来所有尚未使用的灭菌物品,重新处理;并应分析不合格的原因,改进后,生物监测连续 3 次合格后方可使用。

4) B-D 测试:预真空(包括脉动真空)压力蒸汽灭菌器应每日开始灭菌运行前进行 B-D 测试,B-D 测试合格后,灭菌器方可使用。B-D 测试失败,应及时查找原因进行改进,监测合格后,灭菌器方可使用。

5) 灭菌器新安装、移位和大修后的监测:应进行物理监测、化学监测和生物监测。物理监测、化学监测通过后,生物监测应空载连续监测 3 次,合格后灭菌器方可使用,监测方法应符合 GB 18278 的有关要求。对于小型压力蒸汽灭菌器,生物监测应满载连续监测 3 次,合格后灭菌器方可使用。预真空(包括脉动真空)压力蒸汽灭菌器应进行 B-D 测试并重复 3 次,连续监测合格后,灭菌器方可使用。

(3) 干热灭菌的监测

1) 物理监测法:每灭菌批次应进行物理监测。监测方法为将多点温度检测仪的多个探头分别放于灭菌器各层内、中、外各点,关好柜门,引出导线,由记录仪中观察温度上升与持续时间。温度在设定时间内均达到预置温度,则物理监测合格。

2) 化学监测法:每一灭菌包外应使用包外化学指示物,每一灭菌包内应使用包内化学指示物,并置于最难灭菌的部位。对于未打包的物品,应使用一个或者多个包内化学指示物,放在待灭菌物品附近进行监测。经过一个灭菌周期后取出,据其颜色的改变判断是否达到灭菌要求。

3) 生物监测法应每周监测 1 次。

4) 新安装、移位和大修后,应进行物理监测法、化学监测法和生物监测法监测(重复 3 次),监测合格后,灭菌器方可使用。

(4) 低温灭菌的监测:低温灭菌方法包括环氧乙烷灭菌法、过氧化氢等离子灭菌法和低温甲醛蒸气灭菌法等。

1) 通用要求:新安装、移位、大修、灭菌失败、包装材料或被灭菌物品改变,应对灭菌效果进行重新评价,包括采用物理监测法、化学监测法和生物监测法进行监测(重复 3 次),监测合格后,灭菌器方可使用。

2) 环氧乙烷灭菌的监测:①物理监测法,每次灭菌应连续监测并记录灭菌时的温度、压力和时间等灭菌参数。灭菌参数符合灭菌器的使用说明或操作手册的要求。②化学监测法,每个灭菌物品包外应使用包外化学指示物,作为灭菌过程的标志,每包内最难灭菌位置放置包内化学指示物,通过观察其颜色变化,判定其是否达到灭菌合格要求。③生物监测法,每灭菌批次应进行生物监测。

3) 过氧化氢等离子灭菌的监测:①物理监测法,每次灭菌应连续监测并记录每个灭菌周期的临界参数,如舱内压、温度、过氧化氢的浓度、电源输入和灭菌时间等灭菌参数。灭菌参数符合灭菌器的使用说明或操作手册的要求。②化学监测法,每个灭菌物品包外应使用包外化学指示物,作为灭菌过程的标志;每包内最难灭菌位置放置包内化学指示物,通过观察其颜色变化,判定其是否达到灭菌合格要求。③生物监测法,应每天至少进行一次灭菌循环的生物监测,监测方法应符合国家的有关规定。

4) 低温甲醛蒸气灭菌的监测:①物理监测法,每灭菌批次应进行物理监测。详细记录灭菌过程的参数,包括灭菌温度、湿度、压力与时间。灭菌参数符合灭菌器的使用说明或操作手册的要求。②化学监测法，每个灭菌物品包外应使用包外化学指示物，作为灭菌过程的标志；每包内最难灭菌位置放置包内化学指示物，通过观察其颜色变化，判定其是否达到灭菌合格要求。③生物监测法，应每周监测一次，监测方法应符合国家的有关规定。

5）其他低温灭菌方法的监测要求及方法应符合国家有关标准的规定。

（十二）质量控制过程的记录与可追溯要求

1. 应建立清洗、消毒、灭菌操作的过程记录，内容如下：

（1）应留存清洗消毒器和灭菌器运行参数打印资料或记录。

（2）应记录灭菌器每次运行情况，包括灭菌日期、灭菌器编号、批次号、装载的主要物品、灭菌程序号、主要运行参数、操作员签名或代号，及灭菌质量的监测结果等，并存档。

2. 应对清洗、消毒、灭菌质量的日常监测和定期监测进行记录。

3. 记录应具有可追溯性，清洗、消毒监测资料和记录的保存期应≥6个月，灭菌质量监测资料和记录的保留期应≥3年。

4. 灭菌标识的要求

（1）灭菌包外应有标识，内容包括物品名称、检查打包者姓名或编号、灭菌器编号、批次号、灭菌日期和失效日期。

（2）使用者应检查并确认包内化学指示物是否合格、器械干燥、洁净等，合格后方可使用。同时将包外标识留存或记录于手术护理记录单上。

5. 应建立持续质量改进制度及措施，发现问题及时处理，并应建立灭菌物品召回制度。

（1）生物监测不合格时，应通知使用部门停止使用，并召回上次监测合格以来尚未使用的所有灭菌物品。同时应书面报告相关管理部门，说明召回的原因。

（2）相关管理部门应通知使用部门对已使用该期间无菌物品的病人进行密切观察。

（3）检查灭菌过程的各个环节，查找灭菌失败的可能原因，并采取相应的改进措施后，重新进行生物监测，合格后该灭菌器方可正常使用。

（4）应对该事件的处理情况进行总结，并向相关管理部门汇报。

（十三）消毒供应中心不同区域人员防护着装要求（表23-2）

表23-2　消毒供应中心不同区域人员防护着装要求

区域	操作	防护着装					
		圆帽	口罩	隔离衣/防水围裙	专用鞋	手套	护目镜/面罩
病房	污染物品回收	√	△			√	
去污区	污染器械分类、核对、机械清洗装载	√	√	√	√	√	△
	手工清洗器械和用具	√	√	√	√	√	
检查、包装及灭菌区	器械检查、包装	√	△			√	△
	灭菌物品装载	√				√	
	无菌物品装载	√				√	△#
无菌物品存放区	无菌物品发放	√				√	

注：√，应使用；△，可使用；#，具有防烫功能的手套。

三、被朊病毒、气性坏疽及突发原因不明的传染病病原体污染的诊疗器械、器具和物品的处理流程

1. 朊病毒污染的处理流程

（1）疑似或确诊朊病毒感染的病人宜选用一次性诊疗器械、器具和物品，使用后应进行双层密闭封装，焚烧处理。

（2）可重复使用的污染器械、器具和物品，应先浸泡于1mol/L氢氧化钠溶液内作用60分钟，再按照标准程序处理后应用压力蒸汽灭菌，选用134~138℃,18分钟或132℃,30分钟，或121℃,60分钟。

（3）注意事项

1）使用的清洁剂、消毒剂应每次更换。

2）每次处理工作结束后，应立即消毒清洗器具，更换个人防护用品，进行洗手和手消毒。

2. 气性坏疽污染的处理流程应符合《医疗机构消毒技术规范》的规定和要求。应先采用含氯或含溴消毒剂1000~2000mg/L浸泡30~45分钟后，有明显污染物时应采用含氯消毒剂5000~10 000mg/L浸泡至少60分钟后，再按照常规处理流程进行处理。

3. 突发原因不明的传染病病原体污染的处理应符合国家当时发布的规定要求。

第三节　消毒供应中心医院感染的预防与控制措施

一、管理要求

（一）医院

1. 应采取集中管理的方式，对所有需要消毒或灭菌后重复使用的诊疗器械、器具和物品由消毒供应中心回收，集中清洗、消毒、灭菌和供应。

2. 内镜、口腔诊疗器械的清洗消毒，可以依据卫生部有关的规定进行处理，也可集中由消毒供应中心统一清洗、消毒。外来医疗器械应按照规定由消毒供应中心统一清洗、消毒、灭菌。

3. 应理顺消毒供应中心的管理体制，使其在院长或相关职能部门的直接领导下开展工作。

4. 应将消毒供应中心纳入本机构的建设规划，使之与本机构的规模、任务和发展规划相适应；将消毒供应工作管理纳入医疗质量管理,保障医疗安全。

5. 鼓励符合要求并有条件的医院消毒供应中心为附近医疗机构提供消毒供应服务。

(二)消毒供应中心

1. 应建立健全岗位职责、操作规程、消毒隔离、质量管理、监测、设备管理、器械管理(包括外来医疗器械)及职业安全防护等管理制度和突发事件的应急预案。

2. 应建立质量管理追溯制度,完善质量控制过程的相关记录,保证供应的物品安全。

3. 应建立与相关科室的联系制度

(1)主动了解各科室专业特点、常见的医院感染及原因,掌握专用器械和用品的结构、材质特点和处理要点。

(2)对科室关于灭菌物品的意见有调查、反馈,落实持续改进,并有记录。

二、人　员　要　求

1. 医院应根据消毒供应中心的工作量及各岗位需求,科学、合理配置具有职业资格的护士、消毒员和其他工作人员。

2. 消毒供应中心的工作人员应当接受与其岗位职责相应的岗位培训,正确掌握以下知识与技能:

(1)各类诊疗器械、器具和物品的清洗、消毒、灭菌的知识与技能。

(2)相关清洗、消毒、灭菌设备的操作规程。

(3)职业安全防护原则和方法。

(4)医院感染预防与控制的相关知识。

3. 应建立消毒供应中心工作人员的继续教育制度,根据专业进展开展培训,更新知识。

三、建　筑　要　求

(一)基本原则

医院消毒供应中心的新建、扩建和改建,应遵循医院感染预防与控制的原则,遵守国家法律法规对医院建筑和职业防护的相关要求,进行充分论证。

(二)基本要求

1. 消毒供应中心宜接近手术室、产房和临床科室,或与手术室有物品直接传递专用通道,不宜建在地下室或半地下室。

2. 周围环境应清洁、无污染源,区域相对独立;内部通风、采光良好。

3. 建筑面积应符合医院建设方面的有关规定,并兼顾未来发展规划的需要。

4. 建筑布局应分为辅助区域和工作区域。

(1)辅助区域包括工作人员更衣室、值班室、办公室、休息室、卫生间等。工作区域包括去污区、检查、包装及灭菌区(含独立的敷料制备或包装间)和无菌物品存放区。

(2)工作区域划分应遵循的基本原则如下:

1)物品由污到洁,不交叉、不逆流。

2)空气流向由洁到污;去污区保持相对负压,检查、包装及灭菌区保持相对正压。

(3)工作区域温度、相对湿度、机械通风的换气次数应符合表23-3要求;照明宜符合表23-4的要求。

表23-3 工作区域温度、相对湿度及机械通风换气次数要求

工作区域	温度(℃)	相对湿度(%)	换气次数(次/小时)
去污区	16 ~ 21	30 ~ 60	10
检查、包装及灭菌区	20 ~ 23	30 ~ 60	10
无菌物品存放区	低于24	低于70	4 ~ 10

(4)工作区域设计与材料要求,应符合以下要求:

1)去污区,检查、包装及灭菌区和无菌物品存放区之间应设实际屏障。

2)去污区与检查、包装及灭菌区之间应设洁、污物品传递通道;并分别设人员出入缓冲间(带)。

表23-4　工作区域照明要求

工作面/功能	最低照度(lx)	平均照度(lx)	最高照度(lx)
普通检查	500	750	1000
精细检查	1000	1500	2000
清洗池	500	750	1000
普通工作区域	200	300	500
无菌物品存放区域	200	300	500

3）缓冲间(带)应设洗手设施,采用非手触式手龙头开关。无菌物品存放区内不应设洗手池。

4）检查、包装及灭菌区的专用洁具间应采用封闭式设计。

5）工作区域的天花板、墙壁应无裂隙,不落尘,便于清洗和消毒;地面与墙面踢脚及所有阴角均应为弧形设计;电源插座应采用防水安全型;地面应防滑、易清洗、耐腐蚀;地漏应采用防返溢式;污水应集中至医院污水处理系统。

四、设备、设施

（一）清洗消毒设备及设施

医院应根据消毒供应中心的规模、任务及工作量,合理配置清洗消毒设备及配套设施。设备、设施应符合国家相关标准或规定。

1. 应配有污物回收器具、分类台、手工清洗池、压力水枪、压力气枪、超声清洗装置、干燥设备及相应清洗用品等。

2. 宜配备机械清洗消毒设备。

（二）检查、包装设备

应配有带光源放大镜的器械检查台、包装台、器械柜、敷料柜、包装材料切割机、医用热封机及清洁物品装载设备等。

（三）灭菌设备及设施

应配有压力蒸汽灭菌器和无菌物品装、卸载设备等。根据需要配备灭菌蒸汽发生器、干热灭菌和低温灭菌装置。各类灭菌设备应符合国家相关标准,并设有配套的辅助设备。

(四)储存、发放设施

应配备无菌物品存放设施及运送器具等。

(五)防护用品

1. 根据工作岗位的不同需要,应配备相应的个人防护用品,包括圆帽、口罩、隔离衣或防水围裙、手套、专用鞋、护目镜、面罩等。

2. 去污区应配置洗眼装置。

五、耗材要求

(一)清洁剂

应符合国家相关标准和规定。根据器械的材质、污染物种类,选择适宜的清洁剂。

1. 碱性清洁剂:pH≥7.5,对各种有机物有较好的去除作用,对金属腐蚀性小,不会加快返锈的现象。

2. 中性清洁剂:pH 6.5~7.5,对金属无腐蚀。

3. 酸性清洁剂:pH≤6.5,对无机固体粒子有较好的溶解去除作用,对金属物品的腐蚀性小。

4. 酶清洁剂:含酶的清洁剂,有较强的去污能力,能快速分解蛋白质等多种有机污染物。

(二)消毒剂

应选择取得卫生部颁发卫生许可批件的安全、低毒、高效的消毒剂。

(三)洗涤用水

应有冷热自来水、软水、纯化水或蒸馏水供应。自来水水质应符合规定;纯化水应符合电导率≤15μS/cm(25℃)。

(四)灭菌蒸汽用水

应为软水或纯化水。

(五)润滑剂

应为水溶性,与人体组织有较好的相容性。不破坏金属材料的透气性、机械性及其他性能。

（六）包装材料

包括硬质容器、一次性医用皱纹纸、纸塑袋、纸袋、纺织品、无纺布等应符合要求。纺织品还应符合以下要求：为非漂白织物；包布除四边外不应有缝线，不应缝补；初次使用前应高温洗涤，脱脂去浆、去色；应有使用次数的记录。

（七）消毒灭菌监测材料

应有卫生部消毒产品卫生许可批件，在有效期内使用。自制测试标准包应符合《消毒技术规范》有关要求。

六、相关部门管理职责与要求

1. 护理管理部门、医院感染管理部门、人事管理部门、设备及后勤管理等部门，应在各自职权范围内，对消毒供应中心的管理履行以下职责：

（1）根据工作量合理调配消毒供应中心的工作人员。

（2）落实岗位培训制度；将消毒供应专业知识和相关医院感染预防与控制知识纳入消毒供应中心人员的继续教育计划，并为其学习、交流创造条件。

（3）对消毒供应中心清洗、消毒、灭菌工作和质量监测进行指导和监督，定期进行检查与评价。

（4）发生可疑医疗器械所致的医源性感染时，组织、协调消毒供应中心和相关部门进行调查分析，提出改进措施。

（5）对消毒供应中心新建、改建与扩建的设计方案进行卫生学审议；对清洗、消毒与灭菌设备的配置与质量指标提出意见。

（6）负责设备购置的审核（合格证、技术参数）；建立对厂家设备安装、检修的质量审核、验收制度；专人负责消毒供应中心设备的维护和定期检修，并建立设备档案。

（7）保证消毒供应中心的水、电、压缩空气及蒸汽的供给和质量，定期进行设施、管道的维护和检修。

（8）定期对消毒供应中心所使用的各类数字仪表如压力表、温度表等进行校验，并记录备查。

2. 物资供应、教育及科研等其他部门,应在消毒供应中心主管院长或职能部门的协调下履行相关职责,保障消毒供应中心的工作需要。

（徐　敏）

第二十四章　手术室医院感染的预防与控制

第一节　手术室布局、空气净化及消毒

一、布　　局

(一)区域划分

符合功能流程和洁污分开原则。手术室分为限制区、半限制区和非限制区。限制区包括无菌手术间(设在干扰最小的区域)、一般手术间和隔离手术间(设在近限制区的入口处)、外科洗手与手消毒区(间)、无菌物品间等;半限制区包括护士站、麻醉准备室和麻醉复苏室、消毒室等;非限制区设在外侧,包括更衣室、值班室、卫生间、麻醉医师办公室、会议室、工作人员休息室及餐厅、标本间等。

(二)通道

应符合便于疏散、功能流程短捷、洁污分明的原则。

1. 单通道应具备污物可就地消毒和包装的条件。

2. 双通道洁污分开,各行其道。

3. 多通道具备对人和物均可分流的条件。中间通道一般为洁净走廊,外廊宜为清洁廊。

二、空气净化与消毒

1. 控制手术室空气环境是降低外源性感染风险的手段之一。为控制空气环境,洁净手术部洁净用房分为4级,并严格控制空气洁净级别。在动态或静态条件下,细菌浓度(沉降法细菌浓度或浮游法细菌浓度)和空气洁净度级别都必须符合分级标准。

2. 洁净手术室的分级宜符合表 24-1 的要求,洁净辅助用

房的分级宜符合表 24-2 的要求。

表 24-1 洁净手术室分级

等级	手术室名称	手术切口类别	适用手术提示
Ⅰ	特别洁净手术室	Ⅰ	关节置换手术、器官移植手术及脑外科、心脏外科和眼科等手术中的无菌手术
Ⅱ	标准洁净手术室	Ⅰ	脑外科、整形外科、泌尿外科、肝胆胰外科、骨外科和普通外科中的一类切口无菌手术
Ⅲ	一般洁净手术室	Ⅱ	普通外科(除去一类切口手术)、妇产科等手术
Ⅳ	准洁净手术室	Ⅲ	肛肠外科及污染类等手术

表 24-2 主要洁净辅助用房分级

等级	用房名称
Ⅰ	需要无菌操作的特殊实验室
Ⅱ	体外循环灌注准备室
Ⅲ	刷手间
	消毒准备室
	预麻室
	一次性药物、无菌敷料及器械与精密仪器的存放室
	护士站
	洁净走廊
	重症护理单元(ICU)
Ⅳ	恢复(麻醉苏醒)室与更衣室(二更)
	清洁走廊

3. 洁净手术室的等级标准的指标应符合表 24-3 的要求，主要洁净辅助用房的等级标准的指标应符合表 24-4 的要求。

表24-3 洁净手术室的等级标准（空态或静态）

等级	手术室名称	沉降法（浮游法）细菌最大平均浓度		表面最大染菌密度（个/cm²）	空气洁净度级别	
		手术区	周边区		手术区	周边区
Ⅰ	特别洁净手术室	0.2个/(30min·Φ90皿)(5个/m³)	0.2个/(30min·Φ90皿)(10个/m³)	5	100级	1000级
Ⅱ	标准洁净手术室	0.75个/(30min·Φ90皿)(25个/m³)	1.5个/(30min·Φ90皿)(50个/m³)	5	1000级	1000级
Ⅲ	一般洁净手术室	2个/(30min·Φ90皿)(75个/m³)	4个/(30min·Φ90皿)(150个/m³)	5	10000级	100000级
Ⅳ	准洁净手术室	5个/(30min·Φ90皿)(175个/m³)		5	300000级	

注：浮游法的细菌最大平均浓度采用括号内数值。细菌浓度是直接所测的结果，不是沉降法和浮游法互相换算的结果。
Ⅰ级眼科专用手术室周边区按10 000级要求。

表 24-4 洁净辅助用房的等级标准(空态或静态)

等级	沉降法(浮游法)细菌最大平均浓度	表面最大染菌密度(个/cm²)	空气洁净度级别
Ⅰ	局部:0.2 个/(30min·Φ90 皿)(5 个/m³) 其他区域:0.4 个/(30min·Φ90 皿)(10 个/m³)	5	局部 100 级其他区域 1000 级
Ⅱ	1.5 个/(3min·Φ90 皿)(50 个/m³)	5	10 000 级
Ⅲ	4 个/(30min·Φ90 皿)(150 个/m³)	5	100 000 级
Ⅳ	5 个/(30min·Φ90 皿)(175 个/m³)	5	300 000 级

注:浮游法的细菌最大平均浓度采用括号内数值。细菌浓度是直接所测的结果,不是沉降法和浮游法互相换算的结果。

4. 维护与保养要求

(1)空气处理机组、新风机组应定期检查,保持清洁。

(2)新风机组粗效滤网宜每 2 天清洁一次;粗效过滤器宜 1～2 个月更换一次;中效过滤器宜每周检查,3 个月更换一次;亚高效过滤器宜每年更换。发现污染和堵塞及时更换。

(3)末端高效过滤器宜每年检查一次,当阻力超过设计初阻力 160Pa 或已经使用 3 年以上时宜更换。

(4)排风机组中的中效过滤器宜每年更换,发现污染和堵塞及时更换。

(5)定期检查回风口过滤网,宜每周清洁一次,每年更换一次。如遇特殊污染,及时更换,并用消毒剂擦拭回风口内表面。

(6)设专门维护管理人员,遵循设备的使用说明进行保养与维护;并制定运行手册,有检查和记录。

第二节 手术室的无菌技术

1. 打开无菌包前先检查无菌包的灭菌标识、有效期及包装是否完整,一次性灭菌物品及气体灭菌物品使用之前应检查小包装有无破损、失效及产品有无不洁净。

2. 铺在台上的夹层包布向四周下垂,下垂部分 30cm 以内视为相对无菌区。无菌台面铺有 4 层以上的无菌单,刷手护士移动无菌台时不可手握边栏,巡回护士移动无菌台时不可手握下垂台布。

3. 手术开始后,无菌台上的一切物品不得再用于另一手术或做他用。已铺好的无菌台若 4 小时未用,应重新做灭菌处理。

4. 无菌台上摆放的无菌器具、敷料等不可伸出台缘外。湿纱布、敷料应放在无菌弯盘内,不可直接放在无菌台上。弄湿的手术衣、巾应视为已被污染,立即更换。

5. 手术进行中,所有工作人员均要严格执行无菌技术操作常规。手术人员的脐平面以下、肩部以上和背部均视为有菌区,手术器械触碰以上位置后即视为污染,必须立即更换。手术间内不得做与本次手术无关的任何活动。

6. 手术人员需要调换位置时,应稍离开手术台,背对背地进行互换,并注意不得污染手臂及无菌区域。

7. 凡已打开放在无菌台上的备用物品,不论使用与否,均不得重新放回无菌容器里,必须重新灭菌后才能再使用。器械护士不得从术者身后传递器械,巡回护士不可用手超过无菌台传递物品。

8. 手术中用过的器械要及时擦净血迹,以减少细菌污染增生。无菌台上备用的器械盖以无菌巾(特别是时间比较长的大手术),以减少灰尘污染。手术中已应用的切开胃肠腔等的刀剪应视为已污染,必须与其他器械分开,单独放置和处理。

9. 手术开始后通向室外的正门不再开启。手术间的人员应避免不必要的活动,手术的参观者要与手术区保持 30 ~ 40cm 或以上的距离。给手术者擦汗时,术者的头部应转向侧面并用湿毛巾擦。

10. 手术者手套破损时应立即更换,凡怀疑物品器械被污染时,应立即更换。

11. 为缩短手术时间,手术器械用具应使术者得心应手。

在仔细操作的基础上,手术完成得愈快愈好,因为手术后感染的发生率与手术暴露的时间密切相关。

第三节 手术室医院感染的预防与控制措施

一、日常管理

1. 手术室应设无菌手术间、一般手术间、隔离手术间;每一手术间放置一张手术台。无菌手术与污染手术分室进行,无条件时应先行无菌手术,后做污染手术,两台之间应做好环境净化和清洁消毒。

2. 手术室入口处洁污交替区域要有隔离带,接送病人应采用双车法或使用交换车。

3. 手术间只允许设置必要的器械和物品,如手术床、无影灯、器械桌、麻醉机等设施。

4. 隔离病人手术通知单上应注明隔离种类和感染诊断,在隔离手术间进行手术,严格隔离管理。

5. 手术时手术间的门窗应严密关闭,严防污染空气进入。接台手术时,两台之间应做好环境净化与消毒。

6. 落实"一日三清洁、三消毒"制度,即术前、术后清洁消毒及每日全部手术结束后清洁消毒。每周对手术间内四壁进行彻底清洁一次,每个月对全室进行卫生大清扫一次。

二、人员管理

(一)工作人员管理

1. 由工作人员通道进入,先更换鞋→进入清洁区→更衣、戴口罩、帽子→进入手术区域。帽子应将头发全部盖住,口罩应覆盖整个口鼻部,手术衣裤以不脱纤维、不落尘的材料为宜。外出接送病人,须更换外出衣、帽及外出鞋。

2. 人员的频繁流动会将大量的细菌带入手术间,因而手术间内应严格控制人流量,非手术者禁止入内。禁止患病工作人员参与手术。

3. 认真按外科刷手程序进行,严格遵守消毒灭菌制度和无菌技术操作规程。接台手术人员在两台之间要严格实行刷手、消毒手臂,更换无菌手术衣、手套。

4. 工作人员在手术过程中尽量减少活动,尤其避免大声说话、交谈、打喷嚏等,保持室内肃静和整洁。

5. 每季度对医务人员手进行微生物学监测,结果符合卫生学标准。

（二）病员管理

1. 进入手术室前应脱去鞋、袜,换穿清洁衣裤。

2. 尽量减少病人在手术台上的翻动,需要翻动时应尽量轻柔,以免带菌漂浮物沉降在手术区域。

3. 手术前护士应仔细检查病人术野皮肤是否清洁,有无红肿及皮肤损伤,一旦发现,及时与手术医师研究补救措施,必要时延期手术,以防术后感染扩散。

三、外科手消毒

（一）外科手消毒应遵循的原则

1. 先洗手,后消毒。

2. 不同患者手术之间、手套破损或手被污染时,应重新进行外科手消毒。

（二）洗手方法与要求

1. 洗手之前应先摘除手部饰物,并修剪指甲,长度应不超过指尖。

2. 取适量的清洁剂清洗双手、前臂和上臂下 1/3,并认真揉搓。清洁双手时,应注意清洁指甲下的污垢和手部皮肤的皱褶处。

3. 流动水冲洗双手、前臂和上臂下 1/3。

4. 使用干手物品擦干双手、前臂和上臂下 1/3。

（三）外科手消毒方法

1. 冲洗手消毒方法:取适量的手消毒剂涂抹至双手的每

个部位、前臂和上臂下 1/3,并认真揉搓 2~6 分钟,用流动水冲净双手、前臂和上臂下 1/3,无菌巾彻底擦干。流动水应达到规定要求。特殊情况水质达不到要求时,手术医师在戴手套前,应用醇类手消毒剂再消毒双手后戴手套。手消毒剂的取液量、揉搓时间及使用方法遵循产品的使用说明。

2. 免冲洗手消毒方法:取适量的免冲洗手消毒剂涂抹至双手的每个部位、前臂和上臂下 1/3,并认真揉搓直至消毒剂干燥。手消毒剂的取液量、揉搓时间及使用方法遵循产品的使用说明。

(四) 注意事项

1. 不应戴假指甲,保持指甲周围组织的清洁。

2. 在整个手消毒过程中应保持双手位于胸前并高于肘部,使水由手部流向肘部。

3. 洗手与消毒可使用海绵、其他揉搓用品或双手相互揉搓。

4. 术后摘除外科手套后,应用肥皂(皂液)清洁双手。

5. 用后的清洁指甲用具、揉搓用品如海绵、手刷等,应放到指定的容器中;揉搓用品应每人使用后消毒或者一次性使用;清洁指甲用品应每日清洁与消毒。

四、物品的消毒灭菌及管理

(一) 术后物品的处理

1. 器械处理原则:尽快清洁,就地密闭运送处理。清洗原则及处理程序详见《消毒供应中心的感染预防与控制》内容。

2. 敷料:普通手术用物就地密闭打包运送处理,可回收敷料送洗衣房处理,不可回收敷料按医疗废物处理。

3. 朊病毒污染物品和环境的消毒:首选一次性使用诊疗器械、器具和物品,使用后进行双层密闭封装,焚烧处理;可重复使用后的器械浸泡于 1mol/L 氢氧化钠溶液内作用 60 分钟,再清洁灭菌;地面和物体表面采用 10 000mg/L 有效氯的含氯消毒液消毒,至少作用 15 分钟。

4. 气性坏疽污染物品和环境的消毒:使用后的器械无明显污染时采用1000～2000mg/L有效氯的含氯消毒液浸泡30～45分钟,有明显污染时应采用5000～10 000mg/L有效氯的含氯消毒液浸泡≥60分钟;地面和物体表面无明显污染时采用500mg/L有效氯的含氯消毒液擦拭,有明显污染时采用1000mg/L有效氯的含氯消毒液擦拭;终末处理时采用3%过氧化氢20ml/m³喷雾或过氧化氢1g/m³加热熏蒸,或5%过氧乙酸2.5ml/m³喷雾。

(二)物品的灭菌方法

根据物品的性质选择不同的灭菌方法。

1. 金属手术器械的灭菌:首选压力蒸汽灭菌。

2. 不耐热手术用品的灭菌:近年来大量高分子材料被作为手术用品广泛应用于手术,包括心脏起搏器、人工心肺机、人工瓣膜、整复手术材料、外科手术刀具、麻醉器材、各种导管内镜等。这类用品不能采用热力灭菌,只能用低温灭菌方法,如环氧乙烷气体灭菌,过氧化氢等离子体低温灭菌,低温甲醛蒸气灭菌等。

3. 手术敷料的灭菌:除不宜用于湿热灭菌的敷料外,手术敷料首选压力蒸汽灭菌。对凡士林纱布、纱条的灭菌,采用干热灭菌,厚度不超过1.3cm,温度160℃。

(三)物品的管理

1. 无菌物品与非无菌物品严格分开放置,并注有醒目标志以免混淆。

2. 无菌物品的外包装要有灭菌标识和有效期。无菌物品必须存放于无菌敷料间,按灭菌日期先后顺序排列放置,按先后日期取用,专人负责。一次性无菌物品存放于阴凉干燥、通风良好的物架上,距地面20cm以上,距墙壁5cm以上。外包装不应进入无菌间。

3. 无菌持物钳(罐)采用压力蒸汽灭菌,每台手术用一套经灭菌的干燥持物钳(罐)。如手术时间超过,应重新更换。

4. 洗手刷一用一灭菌。

（四）手术室外来器械管理制度

1. 手术室严格控制使用外来手术器械，确需使用时，应由使用科室向医务部门提出申请，设备科招标备案并征得手术室同意后方可使用。

2. 相同器械、相同用途的器械厂家，应相对固定 1~2 家，便于使用和管理。

3. 使用外来手术器械前，厂家应对手术医生、手术室护士进行专业培训，以掌握器械的基本性能、使用方法及维护。

4. 厂商人员原则上不允许进入手术室，如为技术人员、必须现场指导器械使用时，应事先完成手术室安排的培训课程，了解手术室环境和无菌要求后，征得手术室同意，方可进入手术室，每次仅限 1 人。厂家换人时，应重新培训。

5. 厂家器械必须在手术前一天经清洗、检查、包装、灭菌处理流程后，才能进入手术室使用。如器械不能按时送到手术室，应取消当次手术。

6. 厂家器械在包装时应注明该器材的使用科室、使用时间、使用者姓名、手术名称、手术医生等，以便手术室供应部护士及时收取发放至手术间。

7. 手术室不负责保管和存储厂家手术器械，手术结束后及时填写器械清洗交接卡，经污物通道送清洗消毒室进行使用后处理，处理完毕取走。对于灭菌后未用的手术器械，必须经手术室护士长、门卫核查后方能经清洁通道带出手术室。

（五）洁净手术室的感染管理

1. 洁净区域的布局应当符合功能流程合理和洁污区域分开的原则，各区域设有缓冲区，并设有明显标识，各区域的门应当保持关闭状态，不可同时打开出、入门。

2. 洁净区域的环境卫生学管理：手术间及其他区域的墙体表面、地面和各种设施、仪器设备的表面应当按照要求进行湿式擦拭方法清洁、消毒。不同区域及不同级别净化间的清洁、消毒物品应分开使用，用于清洁消毒的拖布、抹布应当是不易掉纤维的织物材料。

3. 进入洁净区域的新设备或者需要外带的仪器、设备，应当对其进行检查,清洁处理后方可进入和使用。进入洁净区域的物品、药品应拆除外包装后进行存放;设施、设备应当进行表面的清洁处理。

4. 进入洁净区域的人员应当按照不同区域的规定更换其各自专用的工作衣、鞋、帽、口罩,工作衣帽应选择产尘少的面料。

5. 在洁净区域的工作人员和实施手术或诊疗操作的医务人员应当严格遵守无菌技术操作规程;无菌技术操作应在气流的上风侧进行,有对空气产生污染的操作选择在回风口侧进行。

（六）医院感染管理

1. 建立并落实医院感染预防与控制的相关规章制度和工作规范,并按照医院感染控制原则设置工作流程,降低发生医院感染的风险。

2. 建立有效的医院感染监测、空气质量控制、环境清洁管理、医疗设备和手术器械的清洗消毒灭菌等措施,降低发生感染的危险。

3. 手术室应当与临床科室等有关部门共同实施患者手术部位感染的预防措施,包括正确准备皮肤、有效控制血糖、合理使用抗菌药物以及预防患者在手术过程中发生低体温等。

4. 应当加强医务人员的职业卫生安全防护工作,制定具体措施,提供必要的防护用品,保障医务人员的职业安全。

5. 手术室的医疗废物管理应当按照《医疗废物管理条例》及有关规定进行分类、处理。

6. 建立健全手术室的质量控制和持续改进机制,加强质量管理和手术相关不良事件的报告、调查和分析,定期实施考核。建立手术室质量管理档案追溯制度,加强质量过程和关键环节的监督管理。

（徐　敏）

第二十五章 ICU医院感染的预防与控制

第一节 ICU医院感染的常见类型和危险因素

一、ICU医院感染的常见类型

据美国医院感染监控中心1986~1992年收集的资料,ICU中不同部位感染占医院感染的主要部分。而国内有研究报道,从感染部位来看,ICU的感染中呼吸道占77.5%,泌尿道占10.5%,外科伤口占8.7%,导管相关感染占1.2%。此研究提示呼吸道感染在ICU获得性感染中占重要地位,可能与ICU收治机械通气患者多、痰标本送检率高有关。

当前导致ICU患者发生医院感染的病原菌中以 G^- 菌为主,G^+ 菌及真菌较前有上升趋势,各种耐药菌占多数。在普通病房中尿路感染是最常见的,但在ICU最常见的医院感染为下呼吸道感染。在不同的ICU中,各种感染发生率亦有不同,1983~1989年监测发现普通病房医院感染率为11/1000床日~16/1000床日,而外科ICU(SICU)为36/1000床日~54/1000床日,内科ICU(MICU)为23/1000床日~47/1000床日,儿科ICU(PICU)14/10000床日~32/1000床日。

首先,SICU感染的发生率比MICU似乎要高,Graven及其同事亦证实了这一点。同样,成人ICU感染率要高于儿童ICU。其次,在3个ICU中,下呼吸道感染都是最常见的感染。下呼吸道感染在SICU中约占40%,MICU中占37%~54%,PICU中占20%~50%。相对于其他部位感染,肺部感染在ICU中所占比例甚高是ICU所特有的,因为呼吸窘迫及需要气管插管的病人几乎全部收入 ICU 中。住院时间不同，下呼吸道感染的发生率亦变化很大，而且研究发现有经验的护理是降低发生率的重要因素。

尽管最初源于血管置管的菌血症和感染发生率要低于下呼吸道感染，但与此种感染相关的发病率及病死率也是很高的。1982～1989 年，欧洲的一项研究发现，在 3 种 ICU 中血流感染的发生率均在增加，而且与全院范围内其发病率增加是相一致的，尽管儿科 ICU 中感染的发生率要低于 MICU 和 SICU，但其原发性菌血症和导管相关性感染的发生率却相对较高。统计发现 1988 及 1989 年，PICU 中原发性菌血症和导管相关性感染的发生率分别为 12.3% 和 14.3%，而相比之下 SICU 为 5.7% 和 6.0%，MICU 为 4.8% 和 4.3%。

总之，在不同类型的 ICU 中，医院感染的发生率相差很大，心血管监护病房感染的发生率普遍很低。而在新生儿、手术、创伤及烧伤病房，感染发生率明显升高。这说明本身的基础病变及入住的病房是 ICU 感染的重要危险因素。1992 年，西欧 17 个国家 1417 个 ICU 的调查发现，总的 ICU 医院感染的发生率为 20.6%（2064/10 038）。各个国家之间相差很大，波动范围 9.7%～31.6%。感染率高的 ICU 相对应有高的病死率。这一差异提示各个监护病房及其入住病人的不同明显超过护理质量的不同。这亦提示在比较发病率时，尤其是不同 ICU 或国家间进行比较时，应注意其病例及 ICU 的类型。

二、ICU 医院感染的危险因素

ICU 获得性感染主要与宿主的基础状况、致病菌及 ICU 的环境有关，以下将就这三方面进行讨论：

（一）宿主的防御机制

1. 机体解剖屏障受损

（1）基础疾病或药物、手术的干预可以破坏患者的自然防御机制。创伤和手术尤其是进入空腔脏器的创伤和手术破坏机体的皮肤和腔壁屏障；各种管道系统的梗阻，如支气管、胆道、输尿管和肠道等,可引起相应部位的炎症,严重时可出现坏死、穿孔、腹膜炎等;昏迷病人的误吸,可致吸入性肺炎;长期禁食和肠外营养可损伤胃肠黏膜屏障。

(2) ICU 的有创性诊断和治疗破坏机体的解剖屏障。ICU 的病人往往有一个或数个血管留置管,造成了皮肤屏障的破坏,使血流直接与外界环境相通,易产生导管相关性感染。各种插管如鼻管、胃管、导尿管、气管插管以及胸腔引流、腹腔引流、脑室引流等,都使体腔与外界之间建立了不正常的通道,为细菌的入侵开放了门户。各种内镜和其他有创性诊疗操作都是感染的促发因素。另外,预防应激性溃疡的治疗使胃酸 pH 上升而破坏了胃的化学屏障作用,从而使肠道菌群在胃内生长。

2. 免疫功能低下:ICU 的患者多患有严重的基础疾病,由于本身基础疾病或治疗的影响,患者大都免疫功能低下,表现为细胞吞噬功能、体液免疫功能、细胞免疫功能均低下。例如肿瘤病人,肿瘤细胞及放疗和抗肿瘤细胞药物化疗的影响使其免疫功能全面减退。经历大创伤的患者其抵抗力会明显下降,Schimpff 及其同事的一项研究发现,严重创伤的患者 48% 继发医院感染。而相对应的与其住院天数相同的轻微的创伤患者,其医院感染率仅为 3% 。另外 ICU 中的高龄病人亦会有不同程度的自然防御及特异性防御机制的受损。

3. 营养不良:ICU 病人由于多种因素影响,食物摄入多受限制。在一些医院的 ICU 中,营养不良的病人占 10% ~ 50% ,而营养较差的病人更是普遍,但病人在危重病的时候,代谢往往是增加的,从而更加重了营养不良。尽管营养不良的临床表现有时不明显,但它确实增加了住院天数,手术的并发症和延迟了伤口的愈合。几项研究发现,营养不良的病人易患医院感染如肺炎、尿路感染、术后伤口感染和菌血症,另一方面,有报道增加营养支持可使患者早日脱离呼吸机并改善预后。

(二) ICU 的特殊环境

在医院中,ICU 是感染的高发区。由于频繁、大量地使用广谱抗菌药物,使得 ICU 的环境中存在许多耐药菌,在危重病人入住以后,由于抵抗力的下降,易出现耐药菌的感染。另外,医疗仪器的应用也明显增加了 ICU 的感染率。欧洲 ICU 感染流行病学研究小组(EPIC)研究发现,ICU 中医疗仪器的应用与感染关系密切,他们观察了>10 000 位 ICU 病人,其中 2064 人继发医院感染,在其研究的 7 项独立危险因素中有 4 项与 ICU 中应用的仪器设备有关:中心静脉导管($OR = 1.35$)、肺动脉导管($OR = 1.2$)、尿管($OR = 1.41$)、呼吸机($OR = 1.75$)。其他危险因素为预防应激性溃疡药物的应用、入院时存在的创伤和 ICU 住院天数。ICU 住院天数是所有因素中关系最为密切的,且随天数增加,感染的发生率呈线性增高。EPIC 的资料显示,住 ICU 3~4 天者发生感染的危险性较 1~2 天者高 3 倍,住 ICU 5~6 天者感染的危险性增加到 6 倍,而住 ICU 3 周以上的患者发生感染的危险性更高达 33 倍。

(三)感染严重程度的评估

ICU 中病人往往有严重的基础疾病,防御体制常受损害,合并感染时病情更加严重。对于每个入住 ICU 的病人,都必须认真地分析其基础疾病、免疫防御体系及感染的程度。McCobe 和 Jackson 制定了一种简单的评估基础疾病严重程度的方法。他们简单地将患者的基础疾病分为 3 类:很快致命组、最终致命组和非致命组。

第二节 ICU 医院感染的病原学

一、病 原 菌

细菌、真菌和病毒都可成为 ICU 感染的病原菌。美国 NNIS 调查发现,ICU 最主要的致病菌为铜绿假单胞菌(占 13%)、金黄色葡萄球菌(占 12%)、凝固酶阴性的葡萄球菌(10%)、肠球菌(9%)、肠杆菌(8%)和假丝酵母菌(10%)。而且在 ICU 中,凝固酶阴性的葡萄球菌、金黄色葡萄球菌、假丝酵母菌、屎肠球菌、粪肠球菌、阴沟肠杆菌等的感染率有增加的趋势。

国内的研究发现,近十几年来 ICU 医院获得性感染的致病菌发生了明显变化，G^+菌及真菌的比例明显升高，G^-菌比例相应减少，少见 G^- 菌(如黄杆菌)也开始出现，而从前常见的病原菌如铜绿假单胞菌虽在 G^- 菌中仍占据主要地位，但所占比例下降。但是 MRSA、鲍曼不动杆菌等菌株的大量增加已成为目前医院感染所面临的严重问题。这一方面反映了 ICU 收治患者的危重程度增加，另一方面也对抗菌药物的应用提出了严峻的挑战。

感染的细菌可来自外界环境，也可来自患者本身口、咽部、胃肠道等存在的细菌。感染进一步发展的先决条件为定植。这一过程包括微生物对上皮细胞或黏膜细胞的黏附、增殖及在黏附部位的存留。尽管促使定植菌进一步感染的因素尚不很明确，但 50% 的 ICU 感染均为定植菌的进一步发展。细菌定植相关的因素和进一步发展为感染的因素是相似的，主要有住院时间、ICU 中治疗时间、有创伤的检查及治疗措施、抗菌药物治疗时间以及应用广谱抗菌药物对于咽喉部及肠道正常菌群的清除等。

1969 年，Johanson 报道严重疾病患者易于出现口咽部 G^-杆菌定植。1974 年，Schimp 发现在重症病人中感染的来源为内源性菌群。数项试验都证实了入住 ICU 的病人迅速出现 G^-杆菌的定植并随后发展为同一致病菌的感染。Kerver 发现 60% 机械通气的病人入住 ICU 后 5 天会出现口咽腔及下呼吸道的 ICU 获得性微生物的定植，而 10 天后 100% 病人出现定植。66% 的呼吸道感染中，感染由定植进展而来。

Flynn 前瞻性地对比研究了心脏手术和冠状血管成形术病人中的细菌定植。尽管后者只一例 G^-菌的定植，手术病人大多数定植菌为肠杆菌，与预防性的抗菌药物的应用有关，在定植的病人中 14% 发展为肠杆菌的感染，而且形态学方法证实感染的主要来源为内源性定植菌群。在另一相关性研究中发现，约 25% 定植的肠杆菌、假单胞菌及沙雷菌发展为临床感染。

ICU 病人中假丝酵母菌的感染显著增加，广谱抗菌药物的应用使得内源性定植菌易于逐渐发展为感染，已证实定植假丝酵母菌可从腹腔扩散至其他部位，最后出现假丝酵母菌血症。在外科 ICU 中,定植的假丝酵母菌发展为感染致病菌有病人特异性,且常是相同的菌株,假丝酵母菌毒力的强弱是发生感染的最强的独立危险因子。

二、病原菌的耐药性

由于频繁、大量地使用广谱抗菌药物,使得 ICU 的环境中存在许多耐药菌。现今,耐药菌的感染已成为 ICU 感染的一个突出特点。ICU 病人中分离出来的 60% 凝固酶阴性的葡萄球菌、20% 的金黄色葡萄球菌对甲氧西林是耐药的。在欧洲的 ICU 中,耐甲氧西林的葡萄球菌已占分离出总菌株的 30% 以上。在南欧,这一问题更加突出,耐药性已近警戒值≤50%。国内的调查结果发现,MRSA 感染占 ICU 获得性金黄色葡萄球感染 83%,因此如果临床考虑金黄色葡萄球感染时,应考虑为 MRSA 感染。MRSA、MRSE 出现的原因可能与下列因素有关:MRSA、MRSE 有多种耐药性的特性;临床广泛应用第三代头孢类药物,此类药物不仅对阳性菌抗菌活性弱,而且易筛选出 MRSA、MRSE;医护人员的带菌率高;MRSA、MRSE 的耐药性可被青霉素类、头孢菌素类抗菌药物所诱导。

其他的微生物如克雷伯杆菌也是很常见的耐药菌。Brun-Buission 及其同事报道了克雷伯肺炎在同一医院的 3 个 ICU 中暴发。耐药性是由质粒介导的,由头孢菌素及阿米卡星的应用增加所导致的。相似的报道还有很多。另一种增长很迅速的医院致病菌为嗜麦芽窄食单胞菌,在抵抗力下降的病人中易出现肺炎及菌血症。广谱抗菌药物的应用是此类致病菌定植及感染增加的重要原因。

Axelrod 和 Talbot 研究了医院中获得性耐庆大霉素的肠球菌的危险因子。最主要的因素为住院时间延长、抗菌药物应用的数量和时间以及入住 ICU 的时间增加。Edmond 及其同事报道了一肿瘤病房的耐万古霉素屎肠球菌的暴发流行,胃肠道定植及抗菌药物的抗厌氧菌作用的增强是导致耐万古霉素屎肠球菌发生的重要因素。DeChamps 及其同事研究了 ICU 病人中产超广谱内酰胺酶的肠杆菌的定植,6 个月内收集了 56 名入住

ICU 病人,其中 10 人出现定植或感染。定植主要与住院时间延长有关,抗菌药物治疗方案调整后,定植病人数量明显下降。有关抗菌药物的应用与耐药发生的关系曾有一个大样本的多中心试验研究(1994CDC),初步的结果显示在不同的医院中抗菌药物应用方案及耐药的发生均有着显著的差异。然而不同单位中抗菌药物应用虽变化很大,却都有很高的耐药性的发生。这提示控制耐药的发生应同时从抗菌药物的应用和感染控制措施两方面入手。医院内获得性耐超广谱 β-内酰胺类克雷伯杆菌的流行病学研究提示,要控制细菌耐药性的产生,应着重注意医院间的传播。抗菌药物的联合应用及循环使用在延缓耐药的产生方面有重要作用。必须制定 ICU 中预防性及治疗性抗菌药物应用的时间标准,采取措施充分发挥抗菌药物的作用。

第三节 ICU 医院感染的预防与控制措施

一、建筑布局

重症医学科的整体布局应该满足提供医护人员便利的观察条件和在必要时尽快接触病人的通道。使放置病床的医疗区域、医疗辅助用房区域、污物处理区域和医务人员生活辅助用房区域等有相对的独立性,以减少彼此之间的干扰和控制医院感染。装饰必须遵循不产尘、不积尘、耐腐蚀、防潮防霉、防静电、容易清洁和符合防火要求的原则。重症医学科应具备良好的通风、采光条件。医疗区域内的温度应维持在 24℃ ± 1.5℃。具备足够的非接触性洗手设施和手部消毒装置,单间每床 1 套,开放式病床至少每 2 床 1 套。有合理的包括人员流动和物流在内的医疗流向,有条件的医院可以设置不同的进出通道。应当严格限制非医务人员的探访;确需探访的,应穿隔离衣,并遵循有关医院感染预防控制的规定。对感染患者应当依据其传染途径实施相应的隔离措施,对经空气感染的患者应当安置负压病房进行隔离治疗。重症医学科每床使用面积不少于 15m²，床间距大于 1m；每个病区最少配备一个单间病房，使用面积不少于 18m²，用于收治隔离病人。

二、加强医务人员手卫生

医疗机构应当提供有效、便捷的手卫生设施，配备充足的洗手设施和速干手消毒剂，提高医务人员手卫生依从性。医务人员在直接接触患者前后、进行无菌技术操作和侵入性操作前，接触患者使用的物品或处理其分泌物、排泄物后，必须洗手或使用速干手消毒剂进行手消毒。

三、遵守无菌技术操作规程

医务人员应当严格遵守无菌技术操作规程，特别是在实施各种侵入性操作时，应当严格执行无菌技术操作和标准操作规程，避免污染，有效预防 MDRO 感染。

四、加强清洁和消毒工作

ICU 应当做好诊疗环境的清洁、消毒工作，要使用专用的抹布等物品进行清洁和消毒。对医务人员和患者频繁接触的物体表面（如心电监护仪、微量输液泵、呼吸机等医疗器械的面板或旋钮表面、听诊器、计算机键盘和鼠标、电话机、患者床栏杆和床头桌、门把手、水龙头开关等），采用适宜的消毒剂进行擦拭、消毒。被患者血液、体液污染时应当立即消毒。出现 MDRO 感染暴发或者疑似暴发时，应当增加清洁、消毒频次。在 MDRO 感染患者或定植患者诊疗过程中产生的医疗废物，应当按照医疗废物有关规定进行处置和管理。

五、严格实施隔离措施

对所有患者实施标准预防措施，对确定或高度疑似 MDRO 感染或定植者，应当在标准预防的基础上，实施接触隔离措施，预防 MDRO 传播。尽量选择单间隔离，也可以将同类

MDRO 感染患者或定植患者安置在同一房间。隔离房间应当有隔离标识。不宜将 MDRO 感染或者定植患者与留置各种管道、有开放伤口或者免疫功能低下的患者安置在同一房间。MDRO 感染或者定植患者转诊之前应当通知接诊的科室，采取相应隔离措施。没有条件实施单间隔离时，应当进行床旁隔离。

六、做好导管相关性感染的预防控制措施

ICU 应严格执行预防和控制呼吸机相关性肺炎、血管内导管所致血行感染、留置导尿管所致感染的各项措施，对感染及其高危因素实行监控。

七、合理使用抗菌药物

医务人员严格执行抗菌药物临床使用的基本原则，切实落实抗菌药物的分级管理，正确、合理地实施个体化抗菌药物给药方案，根据临床微生物检测结果，合理选择抗菌药物，避免因抗菌药物使用不当导致细菌耐药的发生。

（徐　敏）

第二十六章　新生儿病房医院感染的预防与控制

第一节　新生儿医院感染流行病学特点

近年来,随着医学诊治水平的提高,导致需要加强护理的新生儿数量逐渐增多,如体外授精技术增加了多胎妊娠的数量及由此生育的早产儿数量;高危妊娠的医疗护理技术水平的提高使得婴儿生存能力提高;更小的早产儿得以救治存活;生命救护技术更为广泛有效,使各种严重疾病的婴儿得以存活。以上原因使得需护理的新生儿数量逐渐增多,新生儿病房的住院时间逐渐延长。作为收治新生儿患者的新生儿病房,成为了医院感染的高危区。据国内相关文献报道,新生儿病房的医院感染率为 4.5% ~ 11.4% 。更有调查表明,在我国医院感染暴发事件中,新生儿医院感染暴发约占 60% 。

不同层次的医院,新生儿医院感染的发生相差很大,而且以大型医院为高。1980 ~ 1982 年,美国在所有自婴儿室出院的新生儿中,医院感染率为 1.2% (含新生儿重症监护室),而在社区医院等基层医疗机构里感染率仅为 1% 。相比之下,一些大学医疗中心的新生儿 ICU 的医院感染率则高达 24% 。有的新生儿甚至同时发生多种感染。在不同层次的医院里,主要感染性疾病的严重性有很大差别,其原因之一是高危儿多集中于 ICU;另外,还与大医院里较常实施介入性诊断和治疗操作有关。

一、感　染　源

医院内获得性感染的两个来源是内源性菌群和经解剖屏障的破口直接接种的外源性病原体。新生儿皮肤、胃肠道及呼吸道的定植,在出生后第1周内迅速产生。定植的微生物由周围环境决定。母乳喂养的健康足月儿从母体和周围环境中获得正常菌群,而在 NICU 的早产儿则倾向于被医院内的病原体定植,包括 MRCNS 和 MRSA,以及潜在的耐药 G⁻杆菌。当血管内导管或气管内插管的放置侵袭了解剖屏障时,即可促进潜伏病原体的直接入侵。

经医护人员手的间接接触传播是医院内病原体最常见的传播方式。飞沫接触传播对婴儿室和 NICU 内呼吸道病毒是重要的,器具(包括静脉输注的液体和脂肪乳剂)被细菌或真菌污染的传播也很重要。

许多分子生物技术已发展到可确定交叉传播的感染,并对 NICU 环境中致病菌与污染菌进行鉴别。多基因位点酶电泳已用于表达从持续菌血症的新生儿中分离出的 CNS 的遗传序列特征,显示与连续的血培养结果完全相同。使用同样技术,克隆的变异提示至少有些 CNS 是污染的。脉冲场梯度凝胶电泳可用于确定引起 NICU 暴发流行的 B 组链球菌和肠球菌的分子关系。其他应用技术包括:G⁻杆菌的质粒分析、金黄色葡萄球菌限制酶的 DNA 质粒分析、铜绿假单胞菌的钳位均匀电场电泳。假丝酵母菌病在 NICU 的暴发流行已通过 DNA 限制酶进行分析。在一次暴发流行中,携带同一菌种的新生儿存在地区性和时间上的关联。此外,用分子关联技术从环境来源中、护理者和患儿中再次分离出假丝酵母菌。

二、传 播 途 径

新生儿感染性疾病的传播途径,大致可分为4种,即接触传播、空气传播、共同媒介和生物媒介传播,现简要介绍如下:

(一)接触传播

接触传播又可分为直接接触传播、间接接触传播和飞沫传播。

1. 直接接触传播:此种传播过程在医院中经常存在,是医院感染不可忽视的一个渠道。例如,护理工作直接接触患者,一名护士在短期内可与几个患儿有较长时间的密切接触,从而有可能把致病的细菌丛传播至患儿。母婴之间亦可由于直接接触而传播疱疹病毒、链球菌和奈瑟淋球菌等。

2. 间接接触传播:这种传播主要是通过被污染的无生命物体引起的。例如,医院里的许多物品并非都是一次性使用的,而常用的磅秤、听诊器、保温箱内的储水槽和喷雾器等,都可能很快地被 G⁻杆菌污染。如果这些被污染的医疗器具在给患儿使用前未能予以严格而有效的灭菌或消毒,致病菌就会从这些物品传播给接触它们的患儿。

3. 飞沫传播:多表现为通过带菌者咳嗽、谈话或打喷嚏,致使有传染性的上呼吸道分泌物传播给未感染者。戴口罩有利于飞沫传播的阻断。

（二）空气传播

上呼吸道排出一些直径小于 5 μm 的颗粒。有些传染性患者喷出的飞沫在落下前,由于液体蒸发而形成了飞沫核。飞沫核很小,可在进入气流后悬浮于空气中,如结核分枝杆菌、链球菌和葡萄球菌等均可在这种比较干燥的环境中生存。这种状态就导致微生物在患者之间传播;传播同样可发生在患者(传染源)不在场的情况下。紫外线照射或空气调节器主要用于预防空气传播。

（三）共同媒介

这种传播是通过治疗用的血液制品、药品、食物或水造成的。需要从多方面采取措施才能控制这类传播,如在采血前对献血者仔细询问病史,并进行多种病原学检查;医院膳食部门对食品的储存、处理和分配要科学而稳妥。

（四）生物媒介传播

经生物媒介引起的感染扩散通常是以媒介昆虫做为中间宿主的,如由蚊传播的疟疾等。预防措施主要为切断感染环节,中止传播。

三、感染危险因素

新生儿脱离母体后,从清洁的宫腔内环境来到复杂多变的外环境，要适应呼吸、循环、消化、代谢、免疫等诸多生理功能的变化。新生儿患者存在发生医院感染的内源性危险因素，归因于非特异性和特异性免疫功能不成熟或机械屏障功能不全；也存在外源性危险因素，如侵入性操作、不合理抗菌药物的使用、延长住院时间等。

（一）内源性危险因素

1. 胎龄：早产儿免疫系统和其他各系统的发育并不像足月儿那么完善，且住院时间长，受侵入性操作机会较多，容易受到病原体侵袭。多项研究指出，胎龄越小，医院感染的危险性越高。任军红等人的研究显示，胎龄≤30周的新生儿占医院感染患儿的71.4%（$P=43.047, x^2<0.001$）。另一项对2136例新生儿患者医院感染回顾性调查研究显示，胎龄<37周的新生儿感染率（9.15%）明显高于≥37周的新生儿医院感染率（4.42%）。

2. 出生体重：出生体重是新生儿患者发生医院感染最重要的危险因素之一，医院感染危险程度与其成反比。美国国家卫生安全系统的检测数据表明，与≥2500g的新生儿相比，≤750g新生儿发生导管相关性血流感染及呼吸机相关性肺部感染率高出2～10倍。孙庆芬等人对某三级医院2010～2011年共368例住院新生儿进行主动监测，研究显示，出生体重越低者，医院感染率越高，且医院感染例次率也越高（$r=-0.374, P<0.05$）。

3. 新生儿免疫学：新生儿免疫功能低下的原因是由于在胎儿期内从母体获得的仅是某些抗体，且一直维持在较低水平。例如，由于抗体IgM分子质量大，母体不能通过胎盘传给胎儿，因而新生儿缺乏IgM；由于缺乏某些补体及备解素、粒细胞，对G^-菌的吞噬作用受到制约；新生儿血中还缺乏为单核-巨噬细胞系统吞噬细菌所必需的一些调理因子，故肝脏、脾脏从血流中清除细菌的能力不足；新生儿血中溶菌酶和白细胞对真菌的杀伤能力也较低。这些因素都影响了新生儿的非特异性免疫力。另外，新生儿对多种传染病的特异性免疫虽可从母体获得，但巨噬细胞对抗原的识别功能较差，反应迟缓，这又构成新生儿特异性免疫反应不活跃的因素之一。

4. 对抗感染的机械屏障作用:大多数胎儿在出生前都生活在无菌的环境,其体表或体内一般是无菌的。但一经娩出立即暴露于有菌的世界。新生儿在出生后 2 小时,便可在肠道内查出大肠埃希菌、肠球菌等。新生儿身体的许多部位,如脐带断面、皮肤、鼻腔和咽喉等处的细菌生长,均发生于出生后的数小时或数日之内。此时,新生儿的正常菌丛尚未完全建立,因而缺乏正常菌丛所提供的抑菌作用。有些细菌对成年人无妨或仅有很弱的致病力,而对新生儿则可造成局部或全身性感染,甚至危及生命。新生儿黏膜薄嫩易受损伤,十分细小的皮肤磨损都可能成为潜在的病原体的入侵口。脐部残端未完全闭合,离血管近,最初存在于失活的脐部组织,而后易进入血液引起感染。呼吸道黏膜纤毛运动差,清除细菌能力较低,易发生呼吸道感染。另外,胃酸、胆酸较少,杀菌能力差,同时分泌型 IgA 缺乏,易引起消化道感染。

5. 先天性疾病:新生儿若患有先天性疾病,由于生长发育异常,住院时间长,受到的诊疗操作更多,较易发生医院感染。如室间隔、房间隔缺损,动脉导管未闭等左向右分流型先天性心脏病患儿,肺部血管充血,易发生肺部感染,这与正常新生儿相比更难治愈。

6. 异常产程:孕母的许多疾病也可对新生儿或胎儿造成威胁。如孕母在分娩时发生难产、产程长或羊水早破等现象,所分娩的婴儿就易在产前或产时遇到异常的危险,临床上主要表现为窒息儿或产伤儿等。如果孕母在妊娠末期、分娩前短时间患感染性疾病如败血症、肺炎等,均可使新生儿或胎儿处于高度危险之中,从而大大增加了新生儿发生感染的机会。南京市儿童医院许植之等报道的 187 例新生儿 G^- 杆菌败血症中,有异常分娩史的新生儿有 76 例,占新生儿总数的 40.6%。

7. 高危儿增多:由于产科学和儿科学的进展,患病孕妇分娩的活婴率有了增长,使以往没有成活希望的部分新生儿获得了生机。这些新生儿多为不成熟的早产儿、小于胎龄儿、过期产儿、产伤儿或窒息儿等。随着对高危儿的医疗和护理的重视与发展,婴儿的存活率有了明显的提高。然而,许多科研资料表明,医院感染的危机与婴儿出生体重仍呈线性关系。有报道新生儿体重每低500g,医院感染的发生率约增加3%。早产儿的情况更为严重,其医院感染的发生率比足月儿高3~10倍。

(二)外源性危险因素

1. 侵入性操作:随着医学诊疗水平的提高,侵入性诊断和治疗操作逐渐增多,如气管插管、吸痰、静脉插管等。其中以机械通气导致医院感染的发生率最高。因气管插管时可将口咽部定植菌带入气管内,呼吸道黏膜的免疫屏障受到破坏,黏膜纤毛清除率降低,且机械通气过程中,并不排除呼吸机气路、管道污染,这些都是引起呼吸机相关性肺炎的重要因素。中心静脉插管是新生儿发生血流感染的一项重要危险因素,是由导管接口或出口存在的凝固酶阴性葡萄球菌等皮肤周围移行的微生物引起,这些微生物能沿着导管内外表面移行并引发血流感染。

2. 肠外营养:静脉肠外营养与新生儿凝固酶阴性葡萄球菌菌血症、假丝酵母菌菌血症和马拉色菌感染的高危险性密切相关。脂肪乳剂可通过促进亲脂性病原体的生长而增加感染风险。

3. 不合理使用抗菌药物:正确使用抗菌药物能够有效治疗感染,但是不合理使用抗菌药物则使机体正常菌群遭到破坏,造成患儿菌群失调,增加微生物感染机会,易发生肠炎、鹅口疮、尿布皮炎等。同时抗菌药物的滥用可引起细菌耐药性,给后期临床选药治疗带来困难。

4. 住院时间:住院时间的延长既是新生儿医院感染的危险因素,同时又是医院感染的直接结果。在一项病例对照研究中,产超广谱β-内酰胺酶肺炎克雷伯菌感染的婴儿比对照组的住院时间更长,与未感染的新生儿相比,感染者的住院时间也更长。

5. 病房情况:医务人员不足、患者过度拥挤与新生儿发生医院感染是相关的。如收治的新生儿人数较多,医/患比率不足。同时,病房空间有限,超过其额定容量,新生儿每床占用面积较少,床间距较窄。这种环境下,医护人员手卫生依从性和正确率并不高,空气质量较差,隔离制度得不到有效落实,难免使感染机会增加。

四、感染病原学

新生儿感染可发生于任何部位,其中以呼吸道感染、败血症、肠炎及皮肤感染较为多见。从细菌学角度看,过去以金黄色葡萄球菌最为常见,近年来呈现多元化趋势。常见的 G^+ 病原菌如凝固酶阴性葡萄球菌、金黄色葡萄球菌、溶血性链球菌、肠球菌; G^- 病原菌如肺炎克雷伯菌、大肠埃希菌、假单胞菌、鲍曼不动杆菌、枸橼酸杆菌等;真菌感染比例也有增加趋势,最常见者如白假丝酵母菌、曲霉菌等。且由于其免疫系统功能不成熟,缺乏暴露和免疫接种史,易受到病毒感染,多为呼吸道合胞病毒、流感病毒、巨细胞病毒、柯萨奇病毒、轮状病毒等。其他如衣原体、支原体感染等也可见诸报道。

第二节　常见新生儿感染性疾病

产前感染的临床表现往往在生后数小时或 48 小时内出现,症状往往较为严重。衣原体肺炎和巨细胞病毒感染在产前感染,但发病多在新生儿后期。产时感染或产后感染多于出生后 3 天发病,早期感染时症状常不典型,早产儿和低出生体重儿体温常不升,足月儿可能有发热表现。各系统疾病的临床表现也不够典型。如呼吸系统感染时不一定有咳嗽、气促,肺部不一定有啰音。腹膜炎时不一定出现腹胀、腹肌紧张,偶可表现局部腹壁红肿。泌尿系统感染也往往无特殊症状。产后感染症状出现较晚,到后期临床表现比较典型。

一、巨细胞病毒感染

巨细胞病毒通过胎盘或产道感染新生儿,可引起全身多器官功能损害。主要累及中枢神经系统、眼、肝脏,是最多见的先天性感染。90% 的感染为无症状的亚临床型,10% 为严重的巨细胞包涵体病。临床表现有呼吸窘迫、黄疸、反应性差、肝脾大、皮肤黏膜出血、中枢神经系统损害症状等,是婴儿肝炎和智力低下的重要病因。

二、新生儿败血症

新生儿败血症是指细菌进入血液循环后在其中生长繁殖,产生毒素造成的全身性感染,是新生儿尤其是早产儿较常见的疾病,也是极低出生体重儿的重要死因之一。患儿可表现为拒食、少哭、少动、精神委靡、面色不好、体温异常;重症者可出现生理性黄疸、瘀点、肝脾大、脓肿,多器官功能衰竭等。在我国,常见的病原菌以 G^+ 球菌为主,如表皮葡萄球菌、金黄色葡萄球菌。然而,由铜绿假单胞菌、真菌等引起的感染病死率更高。

三、新生儿化脓性脑膜炎

对早产、胎膜早破、产程延长、脑脊膜膨出、有皮肤窦道的新生儿要警惕脑膜炎的发生。一旦出现难以解释的体温不稳定、反应差、哭声弱、拒奶、面色欠佳时,应检查有无易激惹、易惊、尖叫、嗜睡、凝视或前囟紧张、饱满、骨缝增宽等提示颅内感染和颅内压增高的表现,颈强直、前囟膨隆不一定出现。临床以大肠埃希菌、葡萄球菌感染最为多见。

四、新生儿肺炎

产前感染以巨细胞病毒、风疹病毒较多,细菌以 B 组溶血性链球菌、肠道杆菌较多;衣原体和弓形体也较常见。出生后感染以金黄色葡萄球菌、大肠杆菌、流感病毒多见,其他如变形杆菌、肠球菌和肺炎双球菌也可引起肺炎。多重耐药性金黄色葡萄球菌、表皮葡萄球菌、肺炎克雷伯菌、铜绿假单胞菌常见,是病死率高和医院感染暴发的常见原因。

产前感染多于出生后 3 日内出现症状,症状常不典型;产时或生后感染多于出生 3 日后发病,症状较为典型。轻者仅表现为呼吸增快或轻度呼吸困难,无咳嗽。足月儿可有低热,早产儿表现为体温不升,拒食等。重症则呼吸困难明显,呻吟、口吐白沫、呼吸节律不整或呼吸暂停等呼吸系统症状;易并发心功能不全及其他各系统功能障碍等相应症状。肺部可无啰音或有呼吸音粗糙及少量细湿啰音,重症者可出现较多细湿啰音,口唇发绀、鼻翼扇动、三凹征明显,常伴有心率快、心音低钝、肢凉、肝脾肿大、肌张力改变、前囟紧张、黄疸、腹胀等多系统损害表现。

五、新生儿腹泻

感染性腹泻是新生儿常见病之一,常在新生儿病房暴发流行,较难控制。腹泻病原体可大致分为如下几类:

（一）细菌

致病性大肠杆菌和肠毒素性大肠杆菌、鼠伤寒沙门菌、金黄色葡萄球菌、铜绿假单胞菌、变形杆菌、产气肠杆菌、志贺菌等。

（二）病毒

轮状病毒、柯萨奇病毒、腺病毒、星型病毒等。

（三）其他

白假丝酵母菌多发生在使用抗菌药物后继发感染,滴虫、梨形鞭毛虫、阴性孢子虫也可引起流行性腹泻。

潜伏期2~5天,最短可只有数小时。病情轻重不一,轻型仅表现为不愿吸乳、吐乳、大便次数每日3~5次,稀薄、无脓血。重型则高热、呕吐频繁,腹泻一日十余次,大便血样,可出现脱水、酸中毒、尿少或无尿。新生儿流行性腹泻可发生于任何季节,但轮状病毒腹泻多发生在秋冬季。

六、乙型肝炎病毒感染

新生儿乙型肝炎传播途径如下:多数为分娩过程中感染来自母体的HBV;少数为经胎盘引起的宫内感染;再者即生后通过母乳、体液或密切接触发生感染。母婴传播是我国HBV传播的重要途径。

新生儿出生时多无症状,常在 1~6 个月有慢性抗原血症及转氨酶的持续性轻度增高。部分病例表现出黄疸、发热、肝大、食欲欠佳等临床症状,而后恢复或呈慢性肝炎过程。少数呈暴发型经过,黄疸出现后迅速加重,短期内可发展至肝性昏迷、出血等肝功能衰竭症状,死亡快,预后差。

七、真 菌 感 染

新生儿常见的真菌感染包括白假丝酵母菌、新型隐球菌和真菌等。

白假丝酵母菌感染常因分娩时接触产道或污染的乳具而引起。鹅口疮为较常见的新生儿假丝酵母菌感染疾病,多于产后 2 周起病,多发生在口腔唇、舌和颊黏膜,牙龈及咽喉部也可累及,局部黏膜呈红片,表面覆以大小不等的乳白色块状物,容易剥脱,剥脱后有浅表出血。一般无全身症状。皮肤假丝酵母菌病则主要发生于尿布包裹区,腋窝及颈部也可发生。

隐球菌病多因分娩时经过带菌产道而感染,也可经胎盘传播,主要侵犯中枢神经系统,引起脑膜脑炎,临床表现无特异性,病死率极高。

真菌感染可经宫内或产道感染,鼻胃管喂养是引起感染的一个重要因素。常侵袭多个脏器,以肺、脑受累为主,临床无特异症状,起病急,进展快,病死率高。

第三节 新生儿医院感染的预防与控制措施

一、建 筑 布 局

有条件的综合医院以及儿童医院、妇产医院和二级以上妇幼保健院可以设置独立的新生儿病房。新生儿科病房分医疗区和辅助区,医疗区包括普通病室、隔离病室和治疗室等,有条件的可设置早产儿病室。辅助区包括清洗消毒间、接待室、配奶间、新生儿洗澡间(区)等,有条件的可以设置哺乳室。新生儿病室的建筑布局应当符合医院感染预防与控制的有关规定，做到洁污区域分开，功能流程合理。新生儿病室床位数应当满足患儿医疗救治的需要，无陪护病室每床净使用面积不少于 $3m^3$，床间距不小于 1m。有陪护病室应当一患一房，净使用面积不低于 $12m^3$。新生儿病室应当配备必要的清洁和消毒设施，每个房间内至少设置 1 套洗手设施、干手设施或干手物品，洗手设施应当为非手触式。

二、人 员 要 求

新生儿病室应当根据床位设置配备足够数量的医师和护士，人员梯队结构合理。其中医师人数与床位数之比应当为 0.3∶1 以上，护士人数与床位数之比应当为 0.6∶1 以上。医师应当有 1 年以上儿科工作经验，并经过新生儿专业培训 6 个月以上，熟练掌握新生儿窒息复苏等基本技能和新生儿病室医院感染控制技术，具备独立处置新生儿常见疾病的基本能力。三级医院和妇幼保健院新生儿病室负责人应当由具有 3 年以上新生儿专业工作经验并具备儿科副高以上专业技术职务任职资格的医师担任；二级医院和妇幼保健院新生儿病室负责人应当由具有 3 年以上新生儿专业工作经验并具备儿科中级以上专业技术职务任职资格的医师担任。护士要相对固定，经过新生儿专业培训并考核合格，掌握新生儿常见疾病的护理技能、新生儿急救操作技术和新生儿病室医院感染控制技术。三级医院和妇幼保健院新生儿病室护理组负责人应当由具备主管护师以上专业技术职务任职资格且有 2 年以上新生儿护理工作经验的护士担任；二级医院和妇幼保健院新生儿病室护理组负责人应当由具备护师以上专业技术职务任职资格且有 2 年以上新生儿护理工作经验的护士担任。新生儿病室可根据实际需要配置其他辅助人员，经过培训并考核合格。

三、科 室 管 理

新生儿病室应当建立健全并严格执行各项规章制度、岗位职责和相关诊疗技术规范、操作流程,保证医疗质量及医疗安全。特别是应当对有感染高危因素的新生儿进行相关病原学检测,采取针对性措施,避免造成医院感染。对患具有传播可能的感染性疾病、有 MDRO 感染的新生儿,应当采取隔离措施并作标识。新生儿病室应当严格限制非工作人员进入,患感染性疾病者严禁入室。配奶间环境设施应当符合国家相关规定。配奶间工作人员应当经过消毒技术培训且符合国家相关规定。

新生儿病室应积极采取措施,对有感染高危因素的新生儿、有 MDRO 感染的新生儿进行相关病原学监测,避免造成医院感染。

对高危新生儿、传染病或疑似传染病、MDRO 感染的新生儿应当采取隔离措施并做标识。有条件者应按传染病有关规定实施单间隔离、专人护理,并采取相应消毒措施,同类病人可相对集中。所有物品必须专人专用专消毒,不得交叉使用。

四、环境管理

1. 应通过有效的空气质量控制、环境清洁管理、医疗设备和手术器械的消毒灭菌等措施,减少发生感染的危险。

2. 空气要清新与通风,每日通风不少于 2 次,每次 15~30 分钟。有条件者可使用动态空气消毒器。

3. 按照规定建立新生儿病室医院感染监测和报告制度,定期对空气、物表、医务人员手、使用中的消毒剂进行细菌学监测。监测结果不合格时,应分析原因并进行整改,如存在严重隐患,应当立即停止收治患儿,并将在院患儿转出。

4. 每日清洁拖地不少于 2 次,拖布专室专用,如疑似污染应用含氯消毒液擦拭。病室窗台、床头桌等物体表面每日擦拭 2 次,一桌一布,使用后清洗消毒晾干备用;各种仪器表面、门把手、洗手池等物体表面应每天进行清洁擦拭,如有污染随时消毒。如有 MDRO 感染患者,应增加每日清洁消毒次数。

5. 新生儿病室应当执行配奶制度,配奶间工作人员应经过消毒技术培训且符合国家相关规定。配奶间环境设施应符合国家相关规定。

6. 新生儿病室的医疗废弃物管理应当按照《医疗废物管理条例》及有关规定进行分类、处理。

五、医院感染监测

新生儿病室按照规定建立新生儿病室医院感染监控和报告制度，开展必要的环境卫生学监测和新生儿医院感染目标性监测。针对监测结果，应当进行分析并进行整改。存在严重医院感染隐患时，应当立即停止接收新患儿，并将在院患儿转出。

六、加强新生儿病室使用器械、器具及物品的管理

新生儿病室使用器械、器具及物品的管理应当遵循以下原则：

1. 手术使用的医疗器械、器具及物品必须达到灭菌标准。

2. 一次性使用的医疗器械、器具应当符合国家有关规定，不得重复使用。

3. 呼吸机湿化瓶、氧气湿化瓶、吸痰瓶应当每日更换清洗消毒，呼吸机管路消毒按照有关规定执行。

4. 蓝光箱和暖箱应当每日清洁并更换湿化液，一人用后一消毒。同一患儿长期连续使用暖箱和蓝光箱时，应当每周消毒一次，用后终末消毒。

5. 接触患儿皮肤和黏膜的器械、器具及物品应当一人一用一消毒，如雾化吸入器、面罩、氧气管、体温表、吸痰管、浴巾、浴垫等。

6. 患儿使用后的奶嘴用清水清洗干净，高温或微波消毒；奶瓶由配奶室统一回收清洗、高温或高压消毒；盛放奶瓶的容器每日必须清洁消毒；保存奶制品的冰箱要定期清洁与消毒。

7. 新生儿使用的被服、衣物等应当保持清洁，每日至少更换一次，污染后及时更换。患儿出院后床单要进行终末消毒。新生儿医务人员在诊疗过程中应当实施标准预防，并严格执行手卫生规范和无菌操作技术。发现特殊或不明原因感染患儿，要按照传染病管理有关规定实施单间隔离、专人护理，并采取

相应消毒措施。所用物品优先选择一次性物品，非一次性物品必须专人专用专消毒，不得交叉使用。

七、手卫生

医务人员在接触患儿前后均应当认真实施手卫生。诊疗和护理操作应当以先早产儿后足月儿、先非感染性患儿后感染性患儿的原则进行。接触血液、体液、分泌物、排泄物等操作时应当戴手套，操作结束后应当立即脱掉手套并洗手。

八、加强对医疗器械和设备的管理

（一）保温箱

使用中的保温箱每周要用 1 : 2000 氯己定擦洗或用紫外线照射消毒一次（每次 30 分钟）。保温箱内水槽的水和干湿温度表的水，应每日更换一次；采用灭菌蒸馏水。实践表明，长期应用保温箱的新生儿及早产儿，其感染的机会明显增加，并以铜绿假单胞菌感染为主。为此，上海市儿童医院等单位主张，保温箱内不必加水，以降低箱内空气的潮湿度，并由以往用 0.1% 苯扎溴铵（新洁尔灭）溶液消毒改用能杀灭铜绿假单胞菌的有机碘制剂 1% 碘伏溶液擦洗消毒，而且已收到良好效果。例如，在 1985 年 1~6 月，未曾在气管插管患儿分泌物中培养出铜绿假单胞菌。另外，他们通过静脉、口服及气道等途径来补充患儿所需的水分。

使用过的保温箱应把能拆下的部分全部拆下来后再认真消毒和擦洗（用灭菌蒸馏水）。

（二）呼吸器

新生儿重症监护室的主要工作多为呼吸管理，因而要求有较高的无菌条件。在使用呼吸器时，尤其要预防呼吸系统的感染。常见的感染源有吸引管、吸引用容器、气管内导管、喉头镜、加湿器、口罩及脐动脉导管等。使用中应注意以下各项：

1. 定期更换呼吸器的管道。

2. 每天更换加湿器内的灭菌蒸馏水；如有可能，容器也要定期更换。

3. 气管内导管和吸引管使用时必须保证无菌,并严格实行无菌操作。

4. 灭菌水或药液应在打开容器的当日使用;剩余部分不能留待次日再用。

5. 呼吸器线路上的过滤器应定期检查和更换。

6. 气管内的清洗液应通过细菌学方法进行检查。

7. 加湿器内的水及气管内吸引管应定期做细菌学检查,并定期监测器具的污染情况。

（三）配乳器具

母乳不足和尚无母乳者,需给予新生儿人工喂养。人工喂养用的配乳器具必须保持清洁。从配乳场所到配乳的各程序(配乳、运送、分乳、消毒、储存),以及最后送入新生儿口中,每个环节都要防止感染的发生。调乳应实施无菌操作,开始前要认真洗手。奶瓶和奶嘴刷洗干净后,应放入清水中分别煮沸15分钟及5分钟。牛奶应在冷藏设备中保管,并按时间的前后顺序使用。所需的奶应按需要量临时调配,以防牛奶变质。新生儿哺乳时颈下垫的小毛巾,应做到一次一换,并用后煮沸消毒。盛牛奶的器具需每次更换;胃管可每周更换两次,保证胃管的清洁和通畅。

九、新生儿护理

（一）皮肤护理

新生儿的皮肤柔嫩,容易发生感染及损伤,所以护理是一项细致而重要的工作。近年来,人们主张对新生儿的皮肤实行干法护理,它的做法主要是:生后即用清洁软纱布蘸温开水将全身皮肤皱褶处的血渍轻轻拭去;胎脂对皮肤具有保护作用,且可自行吸收,不必将其完全洗掉。在脐带脱落、胎脂消失前不用盆浴。换尿布时用温水清洗会阴和臀部即可。拭干后在皮肤皱褶处涂以无菌植物油。干法护理可降低新生儿皮肤感染的发生率。

（二）沐浴

在胎脂消失、脐带脱落后，新生儿（危重儿除外）应每日洗澡一次。洗澡前先调节室温，使之保持在 26～28℃。浴水温度在 38～40℃。淋浴台和洗澡池需用 0.05% 过氧乙酸溶液擦净，工作人员用此浓度的过氧乙酸溶液浸擦双手。洗澡时要注意勿使水进入新生儿口腔、眼和耳；面巾与浴布要分开使用，勿混淆。洗澡时应使用无刺激性的婴儿肥皂。对于患败血症的新生儿，体重在 2000g 以上，可用六氯酚冲洗脐部和尿布接触区域，但浓度不得超过 3%。洗澡后用柔软毛巾吸干水分，并在所有皮肤皱褶处应用经过灭菌的爽身粉均匀扑粉。这亦是预防新生儿脓疱病的重要措施。

目前，有人主张对早产儿用油浴做皮肤护理，即将消毒和灭菌的植物油蘸在柔软清洁的纱布上，轻轻擦拭全身皮肤，每日或隔日一次。由于早产儿较正常新生儿的易感性强，因而护理要格外细致：应减少不必要的触摸；切忌任意吻；对耳、鼻等部位勿做常规卷挖。

（三）脐带护理

新生儿的脐带断端是一个创面，常成为细菌入侵的门户，若护理不当可导致局部以至全身感染。包裹脐带的纱布要保持无菌和干燥，避免被大、小便沾湿和污染；发生污染时应及时更换。每日对脐带做常规处理，可用 75% 乙醇涂于断面；若脐凹处潮湿或有脓性分泌物时，还应涂以 1%～2% 甲紫（龙胆紫），并需待药液干燥后再松开手指。

（四）物品固定专用

新生儿使用的一切医疗器具，都应做好使用前的消毒灭菌工作。有条件的单位，可将医疗用品固定使用。在某些发达国家，除工作人员需认真洗手和更衣外，还要求新生儿的医疗用品，如听诊器、体温计、眼药水和橡皮膏等，固定专用；若双眼需用同一种药水，两瓶药水应标明左、右，以避免交叉感染。需要注意的是，开启的眼药水在短时间内不能用完时，应放置冰箱内低温保存，因为铜绿假单胞菌等可在水或无机盐溶液中很快繁殖。一瓶眼药水持续使用的时间以不超过1周为宜。

新生儿的体温测试,通常有肛温和腋温两种。近年来,由于使用直肠体温计造成沙门菌属感染的报道较多,采用肛温测试者正在减少。有人对新生儿腋温及肛温的测量做了调查,结果表明,在室温24℃以下时,新生儿的腋温与室温25℃以上时的肛温无显著差异。鉴于测量直肠体温不仅有引起疾病传染的危险,而且若体温计在直肠内破损并水银溢出可造成婴儿汞中毒,因此建议,除特殊病情需要测量直肠等内腔体温外,对新生儿采用腋下测温即可满足一般情况观察之需要。

十、合理使用抗菌药物

指定本病房合理使用抗菌药物制度和使用原则,避免预防性使用抗菌药物。对新生儿尽量减少联合用药,并考虑药物对新生儿肝、肾的不良反应。

有感染临床表现的新生儿需对其进行微生物培养,根据药敏试验结果合理用药。慎用广谱抗菌药物,避免滥用及频繁换药,应掌握给药方法和用药时间,感染得到控制后应尽快停药,尽量缩短用药时间,避免引起细菌耐药、菌群失调。

在微生物培养药敏结果尚未得到之前,经验性使用抗菌药物有如下建议:原则上避免使用氨基苷类及喹诺酮类药物;出生后3天内发生的新生儿肺炎,首先考虑宫内感染,病原菌以G⁻菌多见,宜选用氨苄西林或第二、三代头孢菌素治疗,但若考虑病原菌为B组溶血性链球菌或李斯特菌感染,则首选青霉素;出生3天后发生的新生儿肺炎,多数由细菌感染引起,或病毒感染后激发细菌感染,轻度肺炎一般选用青霉素类或第二代头孢菌素,对青霉素类过敏者改用红霉素;严重的医院内感染性肺炎,考虑为金黄色葡萄球菌感染时选用苯唑西林,耐甲氧西林的葡萄球菌感染选用万古霉素,考虑为铜绿假单胞菌、流感嗜血杆菌感染者,宜选用第三代头孢菌素、含酶抑制剂复合制剂、碳青霉烯类抗菌药物;婴儿腹泻除喂养不当外,常常通过经粪便传播的轮状病毒感染所致,确诊为轮状病毒性肠炎者,不推荐使用抗菌药物,注意对症处理,必要时用免乳糖奶粉喂养及口服轮状病毒免疫球蛋白,抗菌药物仅适用于侵袭性肠道细菌引起的感染,如志贺痢疾杆菌、空肠弯曲菌、沙门菌等,轻症患儿可选用小檗碱口服,重者选用第二、三代头孢菌素静脉滴注,一旦出现肠道菌群紊乱或继发真菌性肠炎,应停用抗菌药物,给予微生态制剂如双歧杆菌活菌制剂、乳酸杆菌制剂等;新生儿败血症一般选用第三代头孢菌素,考虑有耐甲氧西林金黄色葡萄球菌感染时则用万古霉素,铜绿假单胞菌选用头孢他啶,厌氧菌选用甲硝唑。

十一、预防医院感染暴发

新生儿作为易感人群,病原菌极易在其间传播,引起医院感染暴发,后果将不堪设想。因此,时刻做好预防控制工作尤为重要。

医院领导和临床医务工作者应重视这项工作。医院感染防控专职人员应与新生儿病房、产科、检验科微生物室等科室的工作人员密切合作,加强对新生儿感染病例的主动监测,将医院感染暴发控制在萌芽中。

加强临床医务人员感控知识的培训,提高对医院感染诊断鉴别的水平;患儿一旦发生医院感染,按照《医院感染管理办法》的要求,于24小时内上报给医院感染防控部门。做到早发现、早报告、早诊断、早治疗,尽早采取控制措施。

一旦发生医院感染的暴发,即3例以上医院感染暴发或5例以上疑似医院感染暴发,医院应组织与协调有关部门开展调查,采取相应控制措施;并按照《医院感染管理办法》和卫生部《医院感染暴发报告及处置管理规范》的要求进行报告。

(徐　敏　许　川)

第二十七章 血液透析中心（室）医院感染的预防与控制

第一节 概 述

血液透析是利用半透膜的原理，将患者血液和透析液同时引进透析器的内外侧，借助膜两侧的溶质梯度、渗透梯度和水压梯度，通过扩散、对流、吸附原理清除血液中有害物质和过多水分，纠正电解质和酸碱失衡，部分或完全恢复肾功能的目的，是最常用的肾脏替代治疗方法之一，也可用于治疗药物或毒物中毒等，是一种血液净化的疗法。血液透析中心是采用血液透析的方式，对因相关疾病导致慢性或急性肾功能衰竭的患者进行肾脏替代治疗的场所。

接受该治疗的患者虽存活时间延长，但出现严重并发症的报道也逐渐增多，获得性感染尤其是血源性感染发生率亦逐渐增高。血液透析患者中，感染已成为致死的主要原因之一，病死率高达 12%～38%。由于透析患者存在淋巴细胞和粒细胞功能的受损，免疫功能下降；加之大多数患者营养不良，伴随慢性贫血；另外对血管反复穿刺，血液在体外循环反复大量交换透析液、血浆和血液置换液等，使感染的机会增多，导致患者对许多病原微生物特别易感，直接影响到患者的透析质量。虽然大多数感染属内源性感染，但医源性感染仍然是一个很重要的感染途径。

医院感染控制观念淡薄和管理上存在漏洞，使血液透析极易引发经血传播疾病的感染，包括 HBV、HCV、HIV、CMV、EB病毒（EBV）、其他肝炎相关病毒及弓形体等的感染。感染不仅加重了患者的病情，降低其生存质量，而且大大降低其寿命，增加其经济负担；同时，医护人员也面临着医院感染的威胁。

血液透析所引发的感染逐渐被人们认识，国内、国外管理者也开始把它作为当今突出的公共卫生问题给予重视。

第二节 血液透析中心（室）医院感染的特点

一、血液透析中心（室）医院感染的现状

1. 病毒感染：世界各国血液透析患者 HBsAg 的阳性率分别为：美国 0.9%，日本 1.6%，巴西 10%，中国香港 10%，沙特阿拉伯 11.8%，而中国内地（部分调查）为 27.1%～55.6%，显著高于发达国家和发展中国家，其原因可能与我国人群中 HBV 感染患病率高，部分血液透析中心对血液透析中心（室）肝炎病毒传播的防范不力有关。1994 年 5 月 18 日，美国德克萨斯州某所血液透析中心 20 名患者中 14 名（70%）查出感染乙型肝炎病毒，最终通过基因测序的方法找出感染源，该患者在该中心进行 9 次血液透析治疗时未与其他患者隔离。2007 年，美国的 Kalan-tarZadeh 等报道 580 家透析中心 13 664 名患者，1590 例 HCV 抗体阳性，患病率为 12%。透析时间长，透析次数增多，感染风险就越高；有研究显示：透析 5 年以上患者 HCV 感染患病率平均为 37%，明显高于透析低于 5 年的 12%。我国对血液透析引发感染的研究始于 20 世纪 80 年代末，但缺乏全国性的调查数据。2003 年，大连市 CDC 调查血液透析患者血清样本 223 份，透析时间 1 个月至 14.5 年，透析次数 4～2600 次，检测肝功能异常者占 4.7%，乙型肝炎总感染率为 78.0%，CMV、EBV 感染率分别为 74.9% 和 73.1%，未发现 HIV 感染。盛晓华、汪年松等于 1998 年对 62 例血液透析患者进行 HCV 感染现患调查，HCV RNA 阳性率为 54.8%。北京等 4 家血液透析中心 225 例患者现患调查，HCV RNA 阳性率为 16.4%。我国曾发生过多起因血液透析引起 HCV 医院感染暴发事件。2009 年 3 月 30 日卫生部通报，山西省太原公交职工医院、山西煤炭中心医院，47 名患者在山西太原公交职工医院

进行血液透析,2008 年 12 月至 2009 年 1 月,医院对 47 名患者进行检测结果显示:20 名患者 HCV 抗体阳性;卫生部通报指出,经现场检查发现,两所医院违反了《医院感染管理办法》、《血液透析器复用操作规范》,存在血液透析患者感染丙型肝炎的隐患,主要问题包括,缺失有关医院感染管理的规章制度,重复使用一次性血液透析器,存在诸多交叉感染的隐患。2009 年 11 月,安徽省霍山县医院发生血液透析患者感染 HCV,在 58 名血透患者中,19 名患者在医院治疗期间感染 HCV,感染率为 32.7%;2009 年 12 月,安徽省安庆市宜城医院进行血液透析的 77 名患者 39 名 HCV 抗体阳性,其中 15 例确诊为医院感染。2010 年 1 月,安徽省在寿县人民医院做血透的 73 名患者中 16 人发生 HCV 感染。这些事件表明,经血传播疾病的预防与控制是血液透析治疗过程中防控医院感染的重点。

　　美国 CDC 于 1977 年颁布了第一部血液透析中心控制乙型肝炎指南,1980 年进行了修改,这对降低血液透析患者及工作人员 HBV 感染率发挥了重要作用。1982 年,美国推荐对所有易感患者和工作人员注射乙型肝炎疫苗,但是维持性血液透析患者中 HBV 和 HCV 感染的暴发不断发生,经调查发现,所推荐的感染控制措施没有被完全实施,疫苗接种情况也不乐观;出现以上情况主要是因为工作人员没有意识到问题的严重性及感染控制措施的重要性;另一方面是不清楚在普遍预防的基础上,在血液透析中心实施额外预防的必要性;还有就是工作人员认为注射乙型肝炎疫苗对于维持性血液透析患者来说,预防 HBV 感染意义不大。

　　自 1990 年以来,美国有限的研究数据报告,通过检测 HCV 抗体所估计的血液透析患者每年 HCV 感染率为 0.73%~3%,这些患者在监测期间没有输过血,也没有吸毒经历。1992~1999 年,对血液透析患者开展 HCV 抗体检测的透析中心的比例由 22% 上升到了 56%。1999 年,美国报道血液透析患者 HCV 感染患病率为 8.9%,一些中心报道的患病率甚至高于 40%。还有一些研究显示,成人中血液透析患者 HCV 抗体阳性率为 10%~36%,儿童中为 18.5%。HCV 感染是规律性血液透析患者常见的并发症,易发展至慢性肝炎甚至肝硬化,还有的可能发生肝癌,是影响血液透析患者长期存活率、生活质量及肾移植术后存活率的重要因素。

1985～1999 年,美国报道维持性血液透析患者中已明确HIV 感染的比例从 0.3% 上升到了 1.4%,主要通过血液或血液制品传播,没有血液透析中心(室)患者与患者间的传播报道。

2. 细菌感染:血液透析反复使用的血管通路是长期接受透析治疗病人的薄弱环节,自身血管内瘘很少引起感染,近年来留置中心静脉导管作为血管通路已越来越多,若导管处理不当、留置导管过久,尤其使用不带皮下隧道的单腔导管时,很容易发生感染。血管通路感染占血液透析感染人数的 30%～70%,多数由无菌技术操作不严所致。

在美国,血液透析患者的年死亡率为 23%,其中 15% 死于感染,而死于败血症的占到 10.9%。很多有关门诊透析患者细菌感染的研究显示,每个月 0.63%～1.7% 的患者发生菌血症,1.3%～7.2% 发生血管通路感染(伴或不伴菌血症)。一项有关法国 27 所血液透析中心的研究显示,230 例感染患者中,33% 为血管通路感染或菌血症。另外随着医疗机构内 MDRO 的不断增多,血液透析中心内 MDRO 感染的比例也在不断增高,严重威胁着患者的生命。

二、血液透析中心(室)医院感染相关危险因素

造成血液透析中心(室)医院感染的危险因素包括患者机体因素和医源性因素两类。

1. 患者机体因素:血液透析患者近年来不断增多、病程长、免疫功能极其低下,而且随着年龄的增长,发生感染的风险增高。另外,透析不充分使患者的食欲不佳、营养不良,易致患者消瘦、体力不佳,贫血逐渐加重,因而易于感染,而且严重贫血及营养状况差是尿毒症患者发生感染的高危因素,特别容易导致动静脉吻合口的感染和深静脉置管的感染,蛋白质营养不良者致感染的病死率占 17%;严重贫血也可直接影响血液透析患

者的免疫功能,使感染率升高。

尿毒症患者往往免疫功能异常,存在淋巴细胞和粒细胞的多方面功能紊乱。血液透析患者体内可产生一系列复杂的免疫反应,如补体、单核细胞的激活,细胞因子的合成和释放,反应活性氧、碳酰基及一氧化氮产生等,这一系列免疫反应导致对感染性疾病的易感性增加,易并发急慢性感染并发症,如致热原反应、一般细菌及真菌感染、结核感染、病毒感染等。免疫功能障碍常使得临床表现不典型,而且发展很快。此外,免疫反应的降低,也降低了疫苗的效用。

除了以上几方面,血液透析患者感染还与其他因素有关,如维生素 B_6 缺乏可影响多形核细胞的吞噬活性和淋巴细胞活性,从而诱发感染;狼疮肾炎、血管炎性肾病及肾移植后使用激素和免疫抑制剂可使机体免疫功能低下,使易感性增加;去铁胺的使用使患者对致命性毛霉菌感染的危险性增大;输血可抑制患者的免疫状态,降低淋巴细胞总数,使植物血凝素的刺激反应和混合淋巴细胞培养的反应性均降低。

2. 医源性因素

(1)建筑布局不合理:如各功能室(区)混用或交叉,三区划分不清;单位诊疗面积不足,不能保证血液透析中心(室)的良好治疗条件。

(2)医院感染管理制度不健全:目前血液透析中心(室)重技术轻管理,护士争当技术能手,忽视管理制度的落实;工作人员职责不清,忽视预见性的防范措施,医院感染的质量控制落实不到位,监督力度不足;消毒制度如对透析机、透析器、反渗机等消毒的制度不够完善。需要指出的是,透析器复用的管理方面往往没有具体的要求。

(3)消毒与隔离不到位

1)透析机未实施严格的消毒。如两透析患者之间,无论是阴性患者之间或是阳性患者之间,透析机不消毒;部分透析机使用的消毒剂浓度不够,消毒时间不够,致使不能达到消毒的要求。在透析治疗时,很多透析机的透析液是单向流动的,输入和输出管道不存在交叉现象,因此在整个透析过程中,输入管道被污染的可能性很小。但在进行透析机内部管路消毒时,透析液输入和输出管道便形成了一个环路,使消毒剂充满整个管路,循环消毒,这时如果消毒不彻底,透析液输入管道便被严重污染,比消毒前污染程度更大。因此,透析机的正确、彻底的消毒非常重要。

2）反渗水系统消毒处理不及时。水处理后到透析机间的供水系统是另一个引起污染的环节。无论是使用中央配制透析液或者终端单机配制透析液的方式,都存在一个供水系统。管道中水存留过夜,会使细菌迅速繁殖。因此,供水系统应定期消毒,并设计使消毒剂能停留足够的时间,无死腔;应在每日用完后放空存水。

3）血液透析器的重复使用,不符合《血液透析器复用操作规范》的要求,易致交叉感染。由于经济的原因和新透析器可引发首次使用综合征,透析器重复使用变得越来越广泛。美国1976年仅有18%的透析中心实行透析器重复使用,到1988年已达68%的透析中心实行重复使用,但也因此发生了多起医院感染暴发事件。感染的原因主要是消毒工作存在问题,消毒效果不可靠;使用的消毒剂不适于透析器的消毒,易破坏透析膜的完整性。

我国发生的血液透析中心（室）医院感染的暴发事件也存在透析器复用不合理的现象。主要表现为复用清洗与消毒为手工操作,难以保证清洗效果,没有采用半自动或全自动清洗消毒机;所用消毒剂不合格或不适于透析器的消毒;对消毒剂的浓度没有常规监测,存在达不到消毒浓度的现象;无人监督复用操作人员的工作是否规范,消毒员没有经过正规培训;一个患者同时存有多个透析器,存在消毒过期问题;透析器重复使用次数过多,出现破膜、漏血、漏气等现象,增加污染机会;透析器复用用水不合格,引起热原反应。另外,透析器的复用缺乏复用管理制度、复用操作流程、复用记录与登记、血液透析器整体纤维容积(total cell volume, TCV)检测、透析膜完整性试验,复用透析器的标识不规范,没有透析液的监测等。有时因标签无法辨认患者名字,出现透析器混用的现象。

4) 血液透析中心 (室)物体表面、透析机表面等消毒处理不严格,透析机的外表面消毒常被忽略。在日常工作中,工作人员手经常接触透析机操作面板,从而容易被患者的血液、体液污染,但面板的消毒往往容易被忽视,消毒不彻底,成为引起交叉感染的一个重要环节。

5) 透析液未做到无菌配制。透析液的主要成分 A 液、B 液使用与保存过程中盛装容器不密闭,开口暴露于空气中;有些医疗机构自己配制浓缩液,在配制过程中无菌操作不严格,配制所需物品达不到卫生学要求;透析用水处理流程不合理,使反渗水达不到卫生标准。这些因素最终导致透析液微生物含量超标,从而使患者发生医院感染。

(4) 医护人员无菌操作不规范:主要表现为手卫生不到位,处理两个患者之间不洗手、不更换手套或摘手套后不洗手;另外,在无菌操作过程中,由于一些原因需要接触污染的物体表面,在重新进行无菌操作前没有洗手和更换手套,导致交叉感染。血液透析患者一般需要建立血管通路,无菌操作尤其重要。中心静脉插管相关性感染是影响血管通路的严重并发症,导管留置与动静脉内瘘、血管移植相比有更高的感染率,时间延长的导管插入术、不规范的无菌操作以及透析时的频繁操作,都可增加感染的发生率。

(5) 人员培训不足:血液透析中心 (室)有其特有的操作规程和职业防护原则,为了预防与控制医院感染的发生,工作人员需要了解相关的制度、操作流程等,但是很多医疗机构不重视对人员的培训,工作人员不了解如何防控医院感染和做好自身防护,导致医院感染不断发生。

(6) 职业防护意识差,尤其是标准预防的意识薄弱:在血液透析治疗过程中,医务人员经常会暴露于患者的血液和体液,如果不注意手卫生、手套的使用,非常容易引起自身的感染,尤其是当发生锐器伤时。

(7) 其他:医院不重视对患者和医护人员进行预防性接种疫苗,如乙型肝炎疫苗等;患者卫生观念差;献血员的筛查不全面,输血及血液制品的大量使用,增加感染机会。

第三节 血液透析中心(室)医院 感染的预防与控制

一、建筑布局

血液透析中心(室)应当分为工作区域和辅助区域。工作区域包括透析治疗区、治疗室、水处理间、候诊区、接诊区、储存室、污物处理区;辅助区域包括工作人员更衣室、办公室等开展透析器复用的,还应设置复用间。每个区间标志醒目,患者与工作人员由各专用通道入室;设置普通患者血液透析区、隔离患者血液透析区;墙面地面光滑,便于清洁。

1. 有隔离间,乙型肝炎、丙型肝炎患者分区分机隔离治疗,做到专病专机,配备专门的透析操作用品车,工作人员相对固定。

2. 应设置患者(男、女)更衣室、家属候诊室、医生护士更衣室及办公室、接诊室、独立卫生间等,有条件应设置专用手术室。

3. 透析单元有合理空间:一台透析机和一台透析椅(床)为 1 个透析治疗单元,透析治疗单元的面积不小于 $3.2m^2$,透析单元之间的间隔应大于 $0.8m$。

二、工作人员要求

血液透析中心(室)应当根据透析患者的需要,配备足够数量的具有资质的医生、护士。透析室工作人员应通过专业培训,达到从事血液透析的相关条件方可上岗。血液透析室每名护士负责操作及观察的患者应相对集中且数量不得超过 4 名,这样有利于护士更好地遵从医院感染管理相关制度和流程,避免因工作繁忙而疏忽某些细节,从而达到有效预防医院感染的目的。10 台以上透析机的透析室应配专职技师 1 名。

医护人员应具备血液透析中心(室)医院感染预防与控制及环境卫生学管理方面的知识,接受相关医院感染管理知识的培训,严格执行有关制度和规范;进入血液透析中心(室)必须遵守着装要求和行为规范,并严格执行各项无菌操作,防止感染的发生。掌握标准预防的原则,并根据微生物的传播途径采取相应的隔离措施;进行透析机复用的工作人员应经过专业培训,熟练掌握操作规程,避免交叉污染和做好个人防炉。

三、医院感染控制

1. 应制定医院感染管理制度、消毒隔离制度、透析液及透析用水质量检测制度、相关诊疗技术规范和操作规程等制度。应采取有效措施保证制度的实施和严格执行,加强对新员工的培训及老员工的继续教育,不断学习和更新医院感染预防与控制知识。

2. 应建立医院感染监测制度,包括医院感染病例监测和环境卫生学监测,及时发现医院感染暴发及存在的隐患,分析原因并进行改进。

3. 应设立隔离治疗间或隔离区域,配备专门的透析操作用品车,对乙型肝炎等传染性疾病患者进行隔离透析,工作人员相对固定。

4. 医务人员进行诊疗操作时,应穿工作服、换工作鞋,严格执行无菌操作,严格按照《医务人员手卫生规范》要求,实施手卫生,以防止医院感染的发生。

5. 长期透析患者由于机体营养不良、低蛋白血症、免疫功能低下,易发生医院感染。开始血液透析前须进行经血传播病原体的筛查,如 HBV、HCV、HIV 等,并定期复查,对有传染性的HBV、HCV 等感染患者,固定床位及专机透析,采取相应的隔离消毒措施。急诊病人按传染病病人对待,专机透析。

6. 严格执行一次性使用物品的规章制度。透析器的重复使用应当遵照卫生部《血液透析器复用操作规范》的要求进行操作。

7. 医疗废物应按照《医疗废物管理条例》及有关规定进行分类和处理,废液排入污水处理系统。

四、医院感染的预防

1. 透析治疗区、治疗室等区域应当达到《医院消毒卫生标准》中规定Ⅲ类环境的要求,保持空气的流通。每次透析结束应更换床单、被单,对透析间内所有的物品表面及地面进行清洁消毒。

2. 无菌操作管理

(1) 医护人员为病人操作前、后以及离开透析中心都要进行严格洗手,严格无菌操作,操作时须戴帽子、口罩。穿刺时严格消毒,严禁在感染处穿刺。凡上下机、抽血、穿刺均应戴手套,且病人间更换手套,手套污染后及时更换。防止因医护人员的手作为传播媒介污染环境,造成交叉感染。

(2) 穿刺部位皮肤严格消毒,透析过程中穿刺部位用治疗巾覆盖,透析结束时按无菌操作进行压迫止血。

(3) 对中心静脉置管透析部位,每次透析时进行消毒并更换无菌敷料,检查有无感染征象,透析过程中导管用治疗巾覆盖,治疗后用一次性无菌帽封闭;透析时连接管路严格无菌操作。加强对血管通路的自我保护宣教,对出现发热反应的患者及时进行血培养,查找感染源,采取控制措施。有关中心静脉插管相关感染的预防可参见"血管导管相关感染的预防与控制"。

3. 透析设备的管理

(1) 血液透析机每换一个病人必须用软水清洁表面并用消毒剂擦拭消毒,注意做到彻底消毒,避免污染的手再次污染透析机表面。

(2) 每次透析治疗结束后,使用后透析机进行有效的水路消毒(具体消毒方法参见透析机的使用说明书),透析机水路中消毒液残留量必须小于允许值,如甲醛<10mg/L,过氧乙酸1μg/L,游离氯0.5mg/L。

(3) 透析管路预冲后必须2小时内使用,超过2小时没有使用应做报废处理。

4. 透析用水及透析液的要求及监测:透析用水质量是保

证透析疗效和减少并发感染的重要环节,每次4小时的血液透析治疗约消耗120L透析用水,因此透析用水质量直接影响到透析患者的治疗效果。

目前有些医疗机构自行配制浓缩液,这就要求采用符合国家药品监督管理总局规定的,符合卫生部公布的Ⅲ类医疗器械管理要求的透析粉配制透析液,A液存放时间不超过1周,浓缩B液现用现配,如剩余液体则弃之;浓缩液配制室应位于透析室清洁区内相对独立区域,周围无污染源,保持环境清洁;浓缩液配制桶须标明容量刻度,应保持配制桶和容器清洁,定期消毒。

根据设备的要求定期对水处理系统进行冲洗、消毒,定期进行水质检测,确保符合质量要求。每次消毒和冲洗后测定管路中消毒液残留量,确定在安全范围。透析用反渗水每个月进行1次细菌培养,采样部位为反渗水输水管路的末端,细菌数不能超出200cfu/ml;透析液每3个月进行1次内毒素检测,留取标本方法同细菌培养,内毒素不能超过2EU/ml。透析液的细菌、内毒素检测每台透析机至少每年检测1次。当疑有透析液污染或感染病例时,应增加采样点,如原出水口、软化水口、反渗水出口、透析液配液口等;检查结果超过规定标准值时,须再复查并分析原因进行改进。

5. 透析器复用的管理

(1) 透析器复用的基本要求

1) 一次性使用的透析器和乙型肝炎病毒标志物阳性、丙型肝炎病毒标志物阳性患者,艾滋病病毒携带者或艾滋病患者,其他可能通过血液传播传染病患者使用过的透析器以及对复用过程所使用的消毒剂过敏的患者使用过的透析器严禁复用。

2) 可复用的透析器必须经过清洗、检测、消毒处理并贴上标有患者的姓名、病历号、使用次数、每次复用日期及时间的标签,才能给同一患者使用。

3) 透析器复用必须有复用记录,包括患者姓名、性别、病案号、血液透析器型号、每次复用的日期和时间、复用次数、复用工作人员的签名或编号以及血液透析器功能和安全性测试结果。

4）复用设备必须确保以下功能：使透析器处于反超状态，能反复冲洗血室和透析液室，能完成血液透析器性能及膜的完整性试验。

5）复用用水和消毒剂符合要求。复用用水细菌水平不得超过200cfu/ml，干预限度为50cfu/ml；内毒素含量不得超过2EU/ml，干预限度为1EU/ml。当达到干预限度时，继续使用水处理系统是可以接受的，但应采取措施（如消毒水处理系统），防止系统污染进一步加重，最初应每周检测1次，连续2次检测结果符合要求后，细菌学检测每个月1次，内毒素检测每3个月至少1次。一般在血液透析器与复用系统连接处或尽可能接近此处进行水质检测。

所用化学消毒剂浓度和消毒时间必须足够，杀菌效果可靠，在透析治疗前能够完全被清除，副产品降解迅速，不污染环境，不损伤透析膜。

6）复用次数：应根据血液透析器整体纤维容积（TCV）、膜的完整性试验和外观检查来决定血液透析器可否复用，3项中有任1项不符合要求，则废弃该血液透析器。采用半自动复用程序，低通量血液透析器复用次数应不超过5次，高通量血液透析器复用次数不超过10次。采用自动复用程序，低通量血液透析器推荐复用次数不超过10次，高通量血液透析器推荐复用次数不超过20次。

（2）透析器复用的清洗与消毒程序

1）透析结束后透析器的预处理：半自动复用程序中，使用反渗水冲洗血液透析器血室8~10分钟，冲洗中可间断夹闭透析液出口。肉眼观察血液透析器有无严重凝血纤维，若凝血纤维超过15个或血液透析器头部存在凝血块，或血液透析器外壳、血液出入口和透析液出入口有裂隙，则该血液透析器应废弃。

2）透析器的运送：血液透析器应在清洁卫生的环境中运送，并立即处置。如有特殊情况，2小时内不准备处置的血液透析器可在冲洗后冷藏,但 24 小时之内必须完成血液透析器的消毒和灭菌程序。透析器复用前应该封堵各端口,在擦拭外表面后应分别按丙型肝炎阳性和阴性存放,不要混放,以降低病毒交叉感染的危险。

3) 清洗:根据透析膜性质选用不同的清洁剂。可选用 1% 次氯酸钠、3% 过氧化氢或 2.5% Renalin。次氯酸钠清洁时间应 <2 分钟,因其会破坏膜的结构,增大破膜的危险。清洁液应充满血液透析器血室,用反渗水冲洗,清洗完成后应进行透析膜完整性试验。

4) 消毒:常用消毒剂有过氧乙酸、福尔马林等。将消毒液灌入血液透析器血室和透析液室,至少应有 3 个血室容量的消毒液经过血液透析器,以保证消毒液不被水稀释,并能维持原有浓度的 90% 以上,使血液透析器的血室和透析液室达到无菌或高水平消毒水平,血液透析器血液出入口和透析液出入口均应消毒,然后盖上新的或已消毒的盖。消毒前须测试消毒剂是否达到应有的浓度水平。

消毒程序不能影响血液透析器的完整性。为防止膜损伤,不要在血液透析器内混合次氯酸钠和福尔马林等互相发生反应的物质。另外,应注意透析器外表面的消毒,应使用与血液透析器外部材料相适应的消毒剂擦拭,避免病毒存在于外表面,从而通过手进行传播。

5) 进行下一次透析治疗前的处理:血液透析器使用前须用生理盐水冲洗所有出口,血液透析器中残余消毒剂水平要求福尔马林 <5μg/L、过氧乙酸 <1μg/L、Renalin<3μg/L,血液透析器自动复用程序与半自动复用程序相似,包括反超滤冲洗、清洗、血液透析器容量及压力检测、消毒等,每种机器使用特定的清洁剂及消毒剂,具体操作程序应遵循生产厂家的使用说明。

(3) 复用间建筑布局和环境要求

1) 复用间应保持清洁卫生,通风良好。

2) 储存区:已处理的血液透析器应在指定区域内独立存放,应与待处理的血液透析器分开放置,以防混淆导致污染甚至误用。

3) 复用间应设有紧急眼部冲洗水龙头,确保复用工作人员一旦被化学物质飞溅损伤时能即刻有效地冲洗。

6. 加强医院感染预防与控制知识的培训和总结

(1) 提高血液透析中心(室)工作人员对医院感染预防和控制重要性的认识,人人参与、人人把关,是做好血液透析中心(室)医院感染预防和控制的基础。培训的内容包括手卫生、个人防护用品的正确使用,经血传播病毒、细菌和其他病原体的传播方式及相应的预防措施,血液透析中心(室)特有的感染控制措施,诊疗、护理中的感染控制技术等。

(2) 定期组织有关医院感染预防与控制方面的自查,对检查的结果进行分析总结,及时向相关人员及医院感染管理科反馈。组织讨论存在的问题,分析原因,制定有效整改措施,并且要注意整改后效果。

(3) 定期对患者及家属进行健康教育,注意讲究个人卫生,讲解保持血管通路的护理知识及预防感染的重要性及相关知识。根据血液透析患者的特点,通过各种形式,将预防感染知识有计划地向患者家属进行宣教,如注意饮食卫生及皮肤清洁,内瘘穿刺点的保护,置管后的注意事项,合理饮食,避免到人群多的场所,适当锻炼身体,防止过度劳累,提高机体抵抗力等。

7. 患者饮食护理:血液透析患者存在贫血和营养状况差,应适当增加营养,每日摄入蛋白质 $1.0 \sim 1.2 g/kg$,以优质蛋白如鸡蛋、牛奶、鱼、瘦肉为主;另外需补充维生素、钙、铁和促红细胞生成素,尽量减少输血。

8. 透析前完善传染病检测

(1) 首次透析和转入患者,透析前必须检测:乙型肝炎病毒标志物、丙型肝炎抗体、HIV、梅毒抗体。对于乙型肝炎病毒(HBV)抗原阳性、丙型肝炎病毒(HCV)抗体阳性患者应进一步行 HBV-DNA、HCV-RNA 及肝功能检测,每半年复查一次。

(2) 出现无法解释的丙氨酸转氨酶升高:立即行乙型肝炎 DNA 和丙型肝炎 RNA 病毒检测。

(3) 透析期间应定期(每6个月)对透析患者检测肝功能

（ALT/AST）。

（4）加强对肝炎病毒阳性透析患者的管理。

（5）对 HBV、HCV 阳性者的血透与一般血液透析室分开，防止交叉感染。

（6）对 HBV 阴性的血透患者应接种 HBV 疫苗。

（7）对于暴露于乙型肝炎或丙型肝炎病毒且怀疑可能感染的患者，如病毒检测阳性，在 1~3 个月后复查病毒标志物。

9. 手卫生设施及医务人员个人防护

（1）应在血液透析治疗区域内设置供医务人员手卫生的设备，包括水池、非接触式水龙头、消毒洗手液、速干手消毒剂、干手物品或设备。

（2）手卫生规范的遵守：按照手卫生规范严格进行手卫生，接触患者的血液、体液和分泌物以及被传染性致病微生物污染的物品后，直接为传染病患者进行检查、治疗、护理或处理传染患者污物之后，医务人员应先洗手，然后进行卫生手消毒。

（3）防护用品的配备及使用：应配备足够的工作人员个人防护设备，如手套、口罩、工作服等。手套、袖套、防护围裙及防护眼镜一直被认为是减少医务人员血液暴露的最主要措施之一。进行血液透析操作或接触血液、体液污染的物品时需戴手套，接装管路及穿刺均应做到一人一副手套；进行透析器复用处理时，操作者应穿戴防护手套和防护衣，应遵守感染控制预防标准；从事已知或可疑毒性或污染物溅洒的操作步骤时，应戴面罩及口罩。

（4）自身免疫：对血透室工作人员应定期进行乙型肝炎、丙型肝炎检测，乙型肝炎阴性者注射乙型肝炎疫苗，如不慎被 HBV 或 HCV 污染的锐器刺伤，具体处理程序可参见"针刺伤、锐器伤的预防与处理"中的内容。HBsAg 阳性的医护人员不宜从事血液透析工作。

（艾冬云）

第二十八章 口腔科医院感染的预防与控制

一、概　述

口腔科诊疗操作包括口腔修复、颌面外科及口腔内科等多种诊疗操作,随着现代医学的发展,口腔科诊疗操作项目越来越多,服务范围越来越广,与之相关的医院感染问题也日趋突出。感染的对象不仅仅是患者,对于长期与患者近距离接触并经常接触患者唾液、血液的口腔科医务人员来说,同样存在发生感染的危险,口腔科已成为发生医院感染的高危科室。口腔科器械种类繁多,形状复杂,使用频繁,口腔诊疗操作绝大多数在患者口腔内进行,口腔器械和医务人员的手常会被血液和唾液污染,除携带有大量细菌之外,还可能含有血源性传播病原体及其他病危因子。口腔器械和医务人员的手成为多种微生物特别是乙型肝炎病毒(HBV)、丙型肝炎病毒(HCV)、艾滋病病毒(HIV)等血液传染性疾病的传播媒介,口腔科就诊患者和医务人员为医院感染的高危人群。口腔科医院感染的预防与控制已成为口腔医学发展中的一个重大课题。据美国牙科学会报道,美国牙科医生的 HBV 感染率是一般人群的 3～6 倍,而口腔外科医生 HBV 感染率则高达 38.5%。据我国学者冷俊泰对医务人员群体调查发现,医院内医务人员血清 HBsAg 阳性率是普通人群的 3～6 倍,而口腔科医务人员中 HBsAg 阳性率则是其他科室人员的 4 倍。有报道我国口腔科器械 HBV 污染率为 5%～30%,农村诊所高达 62%;口腔科医务人员操作后,手 HBsAg 的污染率为 9.38%。

国内外医学界先后提出,如何预防与控制在口腔诊疗操作中由于口腔科设备、器械、材料等引起的医院感染。我国卫生部于 2005 年 5 月 1 日实施的《医疗机构口腔诊疗器械消毒技术操作规范》,规范了口腔诊疗操作规程和器械的清洗、消毒、灭菌技术规范及清洗、消毒、灭菌效果监测等相关内容,为有效预防和控制口腔科的医院感染起到了重要的作用。

二、口腔科医院感染的特点

（一）口腔组织的易感性

口腔环境复杂,又有适宜的温度,故适宜多种病毒、细菌及真菌寄生。

1. 细菌:口腔是全身微生物定植最密集的部位之一,种类繁多,其中细菌为主要的类型,口腔内定植的菌群中 30%～60% 为甲型溶血性链球菌、唾液链球菌,其次是消化链球菌属、消化球菌属、产黑色素普雷沃菌等厌氧菌,10%～15% 的人口腔内有白假丝酵母菌。唾液中的微生物与龈沟中的不同,每克龈沟微生物含量比等量唾液中多 100 余种,其中 70% 为厌氧菌,而唾液中几乎为需氧菌和兼性厌氧菌。另一方面,唾液中以唾液链球菌为主,而龈沟液中唾液链球菌不足 1%。

2. 病毒:存在于唾液中的病毒是导致继发感染的因子,特别是疱疹病毒、HBV 和 HIV。同时伴有呼吸道感染的患者中可有流感嗜血杆菌、结核分枝杆菌、鼻病毒、呼吸道合胞病毒、腺病毒、风疹病毒、腮腺炎病毒、柯萨奇病毒等。通过血液、体液传播的 HBV、HCV、HIV、CMV 等不仅存在于血液中,在唾液中也存在。

（二）口腔科专业特点

1. 口腔科诊疗环境的特殊性:口腔诊室是集检查、诊断、治疗为一体的空间,很多医疗机构的综合治疗台之间间距狭小,加之诊疗患者病史隐蔽,患者流动性大,有些患者除患口腔疾病外还可能患有传染病或为病原携带者,特别近年来我国 HIV 感染进入快速增长期,HIV 感染者越来越多,致使口腔科患者和医务人员更易获得感染性疾病。

2. 口腔设备、器械的特殊性

（1）口腔综合治疗台与其连接的手机、三用枪一起构成了口腔治疗的基本单位。口腔科综合治疗台内部管道系统复杂，由气路、水路、电路组成，手机构造精密、复杂，难以清洁与灭菌。因为口腔科高速手机的回吸，使正在接受治疗的患者口腔内的微生物，通过唾液、龈沟液或血液被回吸到水管内，通过水管进入口腔综合诊疗椅，在停滞的水中生存繁殖，致使整个综合治疗台的水质和气路污染，在下一患者的治疗中水又被排出，造成污染。由于水在管道中的层流现象，越靠近管壁水流越慢，在管壁处几乎静止，这就为病原微生物的定居繁殖提供了条件。经综合治疗台及手机、三用枪系统造成医院感染，是口腔治疗中特有的问题。国外曾对艾滋病患者使用过的手机进行内部检查，其阳性率为50%，对乙型肝炎病毒携带者用过的手机检查阳性率为75%~100%。

(2) 口腔器械品种繁多、体积小，结构复杂、精细、不易清洗、使用频繁，有些器械不耐高温，给消毒与灭菌工作带来一定的困难；牙用手机、三用枪、高频电刀、牙髓活力测定器、超声洁牙手柄等，均需进入患者口腔内操作，都会受到污染；拔牙钳有柄、橡之分，长短大小不等，根管扩大器细、尖、软且有螺纹，都是清洗的难点；手机结构特殊，金属结构是一层套一层，相互之间锯齿连接，钻针短小、前端为多层次锯齿状，不易清洁干净，消毒处理极为困难。口腔科专用材料中有大量成型或半成型卫生材料，如口腔种植体、印模材料、印模托盘、牙合蜡、修复体及各种类型正畸矫治器，不仅要有效消毒，有些材料要经过灭菌。加之口腔治疗中大量特殊器械（如牙钻、机头、洁治器、拔髓针等）的反复使用，极易因消毒与灭菌或预防工作中的疏忽而增加医院感染的危险性。

3. 口腔材料和药物的特殊性：在口腔内科治疗中常使用一些安抚镇痛、窝洞消毒、盖髓、失活、干髓、根管消毒等药物。这些患者共同使用的药物，在使用中反复取拿，操作中易因不慎而造成污染。虽然其中一些药物本身具有杀菌和抑菌作用，但药物的污染不容忽视。牙体、牙髓修复材料有些在使用时多需粉、液调拌，操作中容易介导医院感染。同时由于这些材料的包装过大，材料的使用时间较长，反复为多个患者使用，也易被污染而成为口腔医院感染的传播媒介。

4. 治疗过程的特殊性

(1) 口腔科的诊疗操作绝大部分在患者的口腔内进行,且大部分属有创治疗,如拔牙、根管治疗、牙周治疗、口腔额面外科手术以及病变组织的穿刺和切除等,使用器械多为尖刃的利器,都可不同程度地损伤口腔黏膜及其周围组织,造成病原微生物的定植而引起感染。在诊治过程中,综合治疗机、口腔器械、消耗材料及医务人员的手常会被患者唾液、血液污染,患有传染病的患者唾液和血液中存在大量的病原微生物,可直接污染。

(2) 口腔科高速手机在高速旋转切割龋齿时,超声洁牙,用牙钻打磨义齿及使用三用枪时,都会产生大量携带病原微生物的气雾和气沫。高速手机造成的气雾可在 1 分钟内发散细菌 1000cfu,其中 95% 的微粒直径 $<5\mu m$,三用枪用于干燥牙齿也可以造成气雾,1 分钟内可发散 72cfu 的细菌,有 65% 的微粒直径 $<5\mu m$。这些气雾悬浮于空气中,散落在医生的手上、脸上、防护面罩上以及综合治疗台上,可进入支气管直至肺泡,导致肺结核、肺炎、流感。在空调环境下,如通风条件差,许多病原菌如军团菌、真菌等在空调设备里迅速繁殖,增加了医院感染的概率。

(3) 仍有少部分医疗机构仍在使用无防回吸功能的手机。这种手机在治疗停止使用时形成负压,导致水和气回吸,可使细菌和病毒进入手机,引起患者之间的医院感染。

三、口腔科常见感染的传播途径

1. 接触传播:是口腔科医院感染的主要传播途径。

(1) 直接接触

1) 患口腔疾患的病人在诊疗过程中,其唾液、血液中的病原微生物直接污染诊室环境和医务人员的手,直接感染诊室内的其他就诊病人和医务人员。

2) 口腔治疗过程中大部分属有创治疗,如拔牙、根管治疗、牙周治疗、口腔额面外科手术等,使用的器械清洗消毒灭菌不彻底可以直接造成患者的感染。

3）使用高速手机切削时产生的碎片可飞溅，直接污染人和环境。

（2）间接接触

1）口腔科诊疗器材和诊疗的接触传播。有研究报道，治疗后牙科注射器柄被血液污染率是40%，灯柄为18%，操作后手为16%，围巾为22%，水龙头为4%。经清洁后注射器的污染率仍为10%，水龙头为2%，也有实验证实纸封的牙片可被细菌、病毒污染而引起病历、牙医和助手及其他与之接触物品污染，进而造成医院感染的发生。

2）口腔科技术人员直接接触被污染而未消毒的印模、模型，也可造成其感染。

2. 空气传播：带菌人群的流动，诊室内不洁净的空气以及空气中的污染尘埃、飞沫降落所致的诊室桌椅、诊疗台、物品及器械的污染，可造成病原微生物间接传播。病毒性疾病主要通过悬浮微粒的途径传播，而细菌性疾病则是通过接触污染物体的途径传播。

3. 水传播：包括经口腔科综合治疗台的手机供水系统污染、吸唾器未彻底清洁，诊室公用水龙头未清洁等造成的水污染，导致感染传播。

4. 医务人员的职业暴露不容忽视：污染的医疗器械不慎刺破医护人员的手指时亦可导致医护人员的感染。

5. 口腔科医患之间的双向传播：医生或患者是某种疾病的感染者或携带者，既可以由病人感染传染给医务人员，也可以由医务人员感染传染给病人，所以在口腔科诊疗活动中要实施标准预防的措施。据美国牙科协会报道，在70%已知HBV携带者的唾液中查出乙型肝炎表面抗原。口腔内HBV浓度最大的是龈沟液。在感染HIV者的唾液中也发现HIV抗原和抗体。

四、口腔科医院感染危险因素

1. 诊疗环境：布局流程不合理，区域划分不明确，诊疗区和非诊疗区，口内诊室、口外诊室、技工室没有分开，器械清洗消毒灭菌无单独的区域，治疗椅之间间距狭小，没有隔栏分隔，没有病人候诊室等，导致患者围在医生周围，加之不注重空气、物体表面的消毒及室内的通风换气，容易造成污染。

2. 规章制度不健全、操作规程不规范：我国政府和卫生行政部门已经制定多项法规及国家强制性执行的标准，但有些规定并未落实，医院感染与控制的规章制度不够健全，口腔科医务人员防控医院感染知识培训不到位，甚至有的医务人员没有进行过医院感染知识的培训，部分医务人员按自己的不良习惯进行操作，给病人带来感染的机会。

3. 器械清洗消毒灭菌不规范

（1）消毒灭菌设备配备不符合要求：由于口腔科器械的特殊性，给清洗消毒灭菌带来一定的难度，只有配备必要的清洗消毒和灭菌设施才能保证消毒灭菌效果，如超声清洗机、压力蒸汽灭菌器、酶清洁剂等，一些医疗机构对清洗消毒灭菌重视不够，投入不足，没有配备必要的清洗器械消毒灭菌设施，很难保证消毒灭菌效果。

（2）从事口腔科器械清洗、消毒和灭菌的人员缺乏必要的培训，消毒专业知识与技术缺乏，有些医疗机构没有专职的消毒人员，对消毒灭菌效果没有进行监测。

（3）口腔各类敷料的污染。口腔诊疗敷料，小至棉球、棉条、牙胶尖，大到纱布块、纸巾、毛巾等品种多样，诊疗后如回收不当或乱丢、乱放，也会使带血的棉条、棉球等污染环境，造成交叉感染。

4. 无菌观念不强：口腔科从业人员职业保护意识不强，医护人员防护意识淡漠，部分医护人员认为口腔是一个带菌环境，消毒隔离无需认真，认为口腔科操作与外科手术不一样，忽视了许多治疗措施是有创性的，对预防医院感染重视不够，无菌操作不严。

5. 口腔科一次性使用医疗用品重复使用：一次性使用注射器、镊子、治疗盘、口杯以及一次性手套等，在防止医院感染方面起到积极作用。但仍有部分医疗机构缺乏严格管理，未按照医院感染管理要求认真执行一次性使用医疗用品一次性使用的规定,包括重复使用,取出印模不做消毒直接转入下一个环节。

6. 医疗废物处理不规范:不重视医疗废物的分类,未按规范分类存放,存在混装,锐利器械未放入耐刺防渗漏的器械盒内,造成医务人员不必要的伤害。

7. 医护人员职业暴露风险意识薄弱:职业防护用品不足、措施不当,忽视诊疗病人之间的手卫生,甚至接触病人血液、体液时也不戴手套。个别医务人员对锐器伤重视不够,存有侥幸心理等,增加了血源性疾病传播的风险。

五、口腔科医院感染的预防与控制

口腔疾病发生率高,病员广泛,病情复杂,各种传染病患者无法在就诊前检出,加之口腔科组织的易感性,设备器械的特殊性,医源性感染的广泛性,为保障医疗质量和病人安全,有效预防和控制口腔科医院感染的发生,应采取以下措施。

1. 落实规范,健全制度

(1) 根据卫生部颁发的《医院感染管理办法》、《消毒技术规范》及《医疗机构口腔诊疗器械消毒技术操作规范》等文件要求,制定口腔科医院感染管理制度。

(2) 强化培训,提高认识,定期对口腔科医务人员进行医院感染预防和控制知识的培训,提高认识,增强预防和控制医院感染的自觉性,使医务人员及时正确地掌握消毒隔离、自身防护和无菌操作技术。

2. 布局合理:口腔科应合理布局、分区明确,符合卫生学的标准,能够满足诊疗工作和门腔诊疗器械清洗、消毒工作的基本需要。口腔诊疗区域和口腔诊疗器械清洗、消毒区域应当分开,口内、口外诊室分开。大诊室每台治疗椅占地面积大于 $3m^2$,两台治疗椅之间间隔 5~6m,各治疗椅之间用高约 1.60m 的隔栏分隔,防止唾液溅到他人身上,患者就诊流程力求合理。

3. 改善口腔科诊疗环境,保持室内空气流通,环境整洁。

(1) 空气清洁:可采取自然通风,简单、方便、经济、有效,易被接受使用;可置备空气净化设备,对空气进行净化。

(2) 环境清洁:诊室综合治疗椅表面、工作台面、无影灯扶手、门把手、窗台、地面等,每日工作前用清水擦拭;工作结束后用有效氯或有效溴 500 mg/L 的消毒剂擦拭物体表面和消毒地面;当环境遇有明显的污染时,则应随时进行消毒处理,以保持室内清洁。对一些容易污染、难以消毒的器械或设备表面,如灯柄、椅位开关、头托、气水枪、手机等,采用一次性覆膜更为可行,治疗完成后戴手套将覆盖物去除,减少污染。覆盖物必须具有不渗水的特性,如无渗透性的纸、铝铂或塑料膜等。

4. 器械的清洗消毒与灭菌

(1) 根据口腔诊疗器械的危险程度及材质特点,选择适宜的消毒或者灭菌方法,并遵循以下原则:

1) 进入患者口腔内的所有诊疗器械,必须达到“一人一用一消毒或者灭菌”的要求。

2) 凡接触患者伤口、破损黏膜或者进入人体无菌组织的各类口腔诊疗器械,包括牙科手机、车针、根管治疗器械、拔牙器械、手术治疗器械、牙周治疗器械、敷料等,使用前必须达到灭菌。

3) 接触患者完整黏膜、皮肤的口腔诊疗器械,包括口镜、探针、牙科镊子等口腔检查器械、各类用于辅助治疗的物理测量仪器、印模托盘、漱口杯等,使用前必须达到消毒。

4) 凡接触患者体液、血液的修复和正畸模型等物品,送技工室操作前必须消毒。

5) 牙科综合治疗台及其配套设施应每日清洁、消毒,遇污染应及时清洁、消毒。

6) 对口腔诊疗器械进行清洗、消毒或者灭菌的工作人员,在操作过程中应当做好个人防护工作。

(2) 消毒工作程序及要点

1) 口腔诊疗器械消毒工作包括清洗、器械维护与保养、消毒或者灭菌、储存等工作程序。

2) 口腔诊疗器械清洗工作要点:①口腔诊疗器械使用后,应当及时用流动水彻底清洗,其方式应当采用手工刷洗或者使用机械清洗设备进行清洗。②有条件的医院应当使用加酶洗液清洗,再用流动水冲洗干净;对结构复杂、缝隙多的器械,应当采用超声清洗。③清洗后的器械应当擦干或者采用机械设备烘干。

3)口腔诊疗器械清洗后应当对口腔器械进行维护和保养,对牙科手机和特殊的口腔器械注入适量专用润滑剂,并检查器械的使用性能。

4)根据采用的消毒与灭菌的不同方式对口腔诊疗器械进行包装,并在包装外注明消毒或灭菌日期、有效期;采用快速压力蒸汽灭菌程序灭菌器械时,可不封装包装,裸露灭菌后存放于无菌容器中备用;一经打开使用,有效期不得超过4小时。

5)牙科手机和耐湿热、需要灭菌的口腔诊疗器械,首选压力蒸汽灭菌;对不耐湿热、能够充分暴露在消毒液中的器械,应首选低温灭菌方法,无条件的医疗机构可选用化学方法进行浸泡消毒或者灭菌,在器械使用前,应当用无菌水将残留的消毒液冲洗干净。

6)每次治疗开始前和结束后及时踩脚闸冲洗管腔30秒,减少回吸污染;有条件可配备管腔防回吸装置或使用防回吸牙科手机。

7)注重 X 线摄片室的医院感染管理。工作人员给患者摄牙片应使用无菌镊,并做好手卫生,做到一用一换一洗手,以避免交叉感染。

5. 引入无菌技术:在口腔科诊疗过程中引入外科无菌技术,要求每一位医护人员时刻从预防感染的角度出发,充分认识口腔科预防医院感染的重要性,在接诊患者时,严格遵守无菌技术操作规程,防止医院感染的发生。

6. 加强手卫生:严格按照卫生部《医务人员手卫生规范》的要求,做好手卫生工作,加强手卫生知识的培训,提高口腔科医务人员手卫生的依从性。戴手套操作时,每治疗一个患者应当更换手套并洗手或者手消毒。

7. 做好一次性使用医疗用品的使用管理:随着医学的发展,很多医疗机构使用了一次性医疗用品,避免因反复使用,清洗、消毒、灭菌不达标引起的医院感染,一次性无菌医疗用品不得重复使用,并做好使用后的处理。

8. 规范医疗废物的管理:口腔诊疗过程中产生的医疗废物应当按照《医疗废物管理条例》及有关法规的规定进行处理。用于各种伤口及口腔的污染棉球、纱布切忌乱扔、乱放,一律装入医疗废物袋内,统一进行处理。

9. 开展医院感染监测:对口腔诊疗器械消毒与灭菌的效果进行监测,确保消毒、灭菌合格。灭菌效果监测采用物理监测、化学监测和生物监测。具体的监测方法和监测要求应符合 W310.1-2009《医院消毒供应中心——第 1 部分:管理规范》、W310.2-2009《医院消毒供应中心——第 2 部分:清洗消毒与灭菌技术操作流程规范》和 W310.3-2009《医院消毒供应中心——第 3 部分:清洗消毒与灭菌效果监测标准》的要求。

使用中的化学消毒剂应当定期进行浓度和微生物污染监测。

浓度监测:对于含氯消毒剂、过氧乙酸等易挥发的消毒剂应当每日监测浓度,对较稳定的消毒剂如 2% 戊二醛应当每周监测浓度。

微生物污染监测:使用中的消毒剂每季度监测一次,使用中的灭菌剂每个月监测一次。监测方法与结果应符合 GB15982《医院消毒卫生标准》的要求。

10. 卫生行政部门的监督:各级卫生行政部门应根据国家颁布的与口腔诊疗相关法律、法规、条例、规范、办法等,对辖区内开展口腔诊疗活动的所有医疗机构,包括医院、社会办医和个体诊所的口腔诊疗全过程进行监督检查和监测指导,规范诊疗行为、操作规范、消毒灭菌程序等,落实医院感染管理的各项措施,保障口腔诊疗安全。

11. 做好口腔科医务人员的职业防护:医务人员进行口腔诊疗操作时,应戴口罩、帽子,可能出现患者血液、体液喷溅时,应戴护目镜。每次操作前及操作后应严格洗手或者手消毒。

(1) 口腔职业暴露的危险因素

1) 生物因素:职业感染有关的病原微生物主要包括 HBV、

HCV、HIV等经血液传播的病毒,感染的危险与操作时间的长短有关。

2) 化学因素:① 银汞合金,调制和使用银汞合金时,汞蒸气在室温下挥发,通过呼吸道和皮肤进入人体,长期接触后引起体内汞积累,可致慢性汞中毒。②化学消毒剂,医护人员在工作中接触各种消毒剂,如过氧乙酸、戊二醛和有效氯等,对人体的皮肤、黏膜、呼吸道、神经系统均有一定程度的损害,长期接触可引起皮炎、哮喘、眼灼伤等。③口腔修复材料,口腔修复材料如含铬化合物、单体等,也会以气体或气溶胶的形式存在于空气中,修复过程中常用的喷砂机等,产生的粉尘多为石英、滑石,如长期使用,可使工作环境中的粉尘浓度增高,吸入可产生多种不良反应,如呼吸道炎症、眼结膜炎、中耳炎等,严重者可产生肺部病变。

3)物理因素:①噪声刺激,口腔临床的治疗必须借助口腔设备、器械完成。其中超声洁牙机、高速涡轮手机等设备在使用时产生的噪声会引起机体的应激反应,长期工作在>90dB的医疗环境中,可使交感神经亢进,听觉感受器产生退行性病变,导致焦躁、耳鸣、血压增高、失眠等症状。②锐器伤害,口腔科使用的锐利器械种类较多,因此锐器伤发生的概率较大,医务人员可被患者血液或唾液污染的口腔锐器不慎刺破皮肤,而导致感染机会增多。

4)环境因素:口腔诊室是集检查、诊断、治疗为一体的空间。由于口腔诊室特殊性的结构环境,导致通风受到一定影响;高速手机造成的气雾,未经消毒的修复体打磨、调合、牙洁治后机械抛光等所产生的碎屑或固有颗粒悬浮在空气中,通过空气传播,造成环境污染。

(2) 防护口腔职业暴露策略

1) 实施标准预防:口腔门诊是患者集中就医的场所,人员密集,患者就诊时其全身状况无法知晓,医师询问病史时患者也可能有所隐瞒,因此应将每个前来就诊的患者都看成潜在的感染源,即实行标准预防。

2) 强化医务人员的屏障保护:① 洗手。洗手是防止医院感染传播的重要措施。医护人员在操作前后均用肥皂或皂液和流动水洗手或手消毒,干手物品必须清洁干燥,最好使用一次性擦手纸巾。②戴手套。手套能防止皮肤与唾液、血液及黏液的直接接触。有研究表明,口腔医护人员工作时不戴手套可造成手指甲中的微生物、唾液和血液持续存在达数天。常规接诊时,要求一位患者一副手套,戴手套前应洗手,更换手套前后避免接触其他部位。③戴口罩、面罩、护目镜。口罩是防止微生物的有效屏障。口腔医护人员在为患者治疗操作中,尤其是洁治牙齿时,口罩、面罩、护目镜可隔绝洁治设备在使用时产生的气雾悬滴和牙齿的残屑、食物残垢,对病原菌有重要的物理屏障作用。要掌握口罩使用的正确方法,注意其有效时间,潮湿的口罩应立即更换。④医务人员的健康防护。定期进行体检和加强免疫,加强高危科室的管理和高危人群的预防接种,提高医务人员的机体免疫力及抗病能力。

3) 锐器伤的防护:①锐器伤的预防。制定切实可行的锐器放置、传递、使用、用后回收等规范管理流程,杜绝各环节中锐器伤害的发生。对探针、镊子在传递中,避免锐端朝向接受者;使用过的锐器要集中存放于锐器盒中。②锐器伤处理。锐器意外刺伤后,立即由近心端向远心端不断挤出血液,并用流水清洗伤口,然后进行局部的消毒处理。如为可疑患者,尽快寻求专业人士的帮助,必要时采用药物注射预防处理。③汞及化学消毒剂的防护。加强诊室的通风换气,以减少空气中汞的含量,为防止汞蒸发,储汞瓶应严密封闭;充填后剩余的银汞合金要收集在盛有饱和盐水或生油的器皿内,其深度要求 > 17cm;禁止在诊室内的饮食行为;为利于进入体内汞的排泄,建议专业医护人员多饮用牛奶、豆浆、开水等。刺激性强、易挥发的消毒剂应密闭储存,防止溅溢或外溢。

（艾冬云）

第二十九章　感染性疾病科医院感染的预防与控制

　　感染性疾病科是集中收治各类感染性疾病的部门,患者的疾病不同于其他科室患者的疾病,因为它有传染性,能在人群中传播。目前面临着新老感染性疾病的双重威胁,更有一些不明原因的感染性疾病的突然袭击,其特点是在医院内传播迅速,医务人员感染多,这给医院感染管理工作带来新的挑战。

一、感染性疾病的现状与特点

　　近年来,随着人们生活方式的改变和环境等因素的影响,有些已经得到控制、现在很少发生的感染性疾病(如结核、血吸虫病)又有抬头上升趋势,其传播途径和隔离消毒与以往有所不同。目前,艾滋病、乙型肝炎、丙型肝炎等为主要感染性疾病,病原体为病毒,传播途径为血液、体液,一旦在人体内感染,复制快、损害重要脏器、危害人类健康,特别是不明原因的感染性疾病突如其来、来势凶猛、危害大,医务人员对感染源、传播途径、隔离、防治不甚了解。

　　医务人员普遍存在以下隔离误区:①重消毒轻清洁,以往消毒隔离强调物品和环境的严格消毒,而忽略清洁的作用。②重空气消毒轻空气流通,在防治感染性疾病传播的过程中强调对环境空气的消毒,不注重病室的开窗通风,保持室内空气流通清新。③重穿隔离用品轻锐器防护,在隔离防护上遵循多年来的隔离方法,而新的感染性疾病主要通过血行传播,因此防止锐器损伤是切断感染性疾病传播给医护人员的关键。④重戴手套轻洗手,医护人员在给感染性病患者诊治时,注重戴手套操作,不能执行洗手的方法和指征。有时戴一次手套进行多例患者多次操作,且接触污染物品机会多,手套很容易破损,危害很大。

二、引起感染的因素

1. 手卫生依从性差:医务人员双手因直接接触患者或患者的分泌物、引流物、渗出物而处于暂时带菌状态,若不注意手的清洗和消毒,就可能使各种各样的病原菌在患者之间交叉传播而造成交叉感染。

2. 未严格执行消毒隔离制度:对空气环境的消毒、灭菌是预防和控制交叉感染的主要措施之一,但有少数工作人员管理意识淡漠,有章不循,概念不清,不照章办事,以致造成病菌播散。

3. 自我保护意识淡漠:有的工作人员只重视工作完成,而忽视自我保护。工作中手持无针罩的注射器面对他人或自己造成误伤,将用过的注射器或其他锐器扔入不耐刺的容器中,处理时造成刺伤。

4. 未严格执行标准预防:患者的血液、体液、分泌物、排泄物(不包括汗液)均可能具有传染性,在对患者进行诊断、治疗、护理等操作过程中,如果不戴手套和采取相应的防护措施,就有可能被感染。

5. 感染性废弃物的处理未遵循相关规定:医疗废弃物若处理不当,将引起二次感染和污染环境,对人类健康产生极大威胁,对医疗废弃物分类不重视,锐利器械未及时入利器盒,吸引器瓶内的血液不经消毒液处理,接触患者血液、体液、脓性分泌物的污物不按垃圾分类集中统一处理,以上污物处理不妥,均可造成环境污染和医院感染的发生。

三、预防与控制措施

感染性疾病科病房的医院感染控制主要有以下几方面:

1. 布局与流程:病房单独设区,有供感染病患者活动、娱乐的场所。病房内污染区、半污染区、清洁区划分明确;医务人员通道和患者通道,符合医院感染控制的要求。各病室有流动水洗手设施。

2. 不同感染病患者分开安置,不得收入同一间病室内,相同病种的患者可同住一室,每间病室不超过 4 人,床间距≥1.1m;严格隔离病室入口设缓冲间,室内设卫生间(含盥洗、浴、厕设施),卫生间有单独的出入口。

3. 制定消毒隔离制度:科内制定消毒隔离制度,严格保证清洁区不被污染,半污染区与污染区随时消毒与定期消毒,严格探视制度,对免疫力低下、老年体弱、儿童患者严禁探视。对危重患者的陪护,指导陪护采取正确的消毒隔离方法,做好自我防护,同时做好家属的卫生宣教工作,让其掌握预防传染病及消毒隔离的知识。

4. 工作人员采取标准预防措施:在诊疗、护理每个病人和接触污染物品后,应严格按照手卫生规范及时地进行洗手和消毒,必要时戴手套;为工作人员提供必备的防护用品,为就诊的呼吸道发热病人提供口罩。

5. 主要隔离预防措施

(1) 接触传播的隔离预防安排如下:①安置在单人隔离房间,无条件时可将同种病原休感染的患者安置于一室;② 限制患者的活动范围,应尽量减少对其他患者和环境表面的污染。医务人员防护隔离:①进入隔离病室接触患者,包括接触患者的血液、体液、分泌物、排泄物时,应戴手套;离开隔离病室前,接触污染物品后摘除手套,应洗手和(或)手消毒。②进入病室从事可能污染工作服的操作时,应穿隔离衣;离开病室前,脱下隔离衣,按要求悬挂,或使用一次性隔离衣,用后按医疗废物管理要求处置。③正确采集、运送和管理患者的检验标本。④患者接触的环境和使用后的物品应进行消毒处理,患者出院后进行终末消毒处理。

(2) 空气传播的隔离预防(飞沫核<5μm):如患有结核、流行性脑膜炎、腮腺炎、水痘、麻疹、肺鼠疫、肺出血热、SARS 等,应在标准预防的基础上采取空气传播的隔离预防。患者的隔离:① 应单间安置,尽可能安置在负压病房内,无条件时确诊

为相同病原体感染的患者可同住一室;②尽快转送到有条件收治的传染病医院或卫生行政部门指定的医院进行隔离、治疗,并注意转运过程中医务人员的防护;③限制传染病患者的活动范围:当患者病情允许时,应戴外科口罩;④加强病室通风及负压病房的使用管理,做好空气消毒。医务人员防护隔离:①医务人员进入确诊或可疑传染病患者房间时,应戴帽子、医用防护口罩;②进行可能产生喷溅的诊疗操作时,应穿隔离衣;③当接触患者及其血液、体液、分泌物、排泄物等物质时必须戴手套;④患者接触的环境和使用后的物品应进行消毒处理,患者出院后进行终末消毒处理。

(3) 飞沫传播的隔离预防(飞沫核>5μm):如患有百日咳、白喉、病毒性腮腺炎、脑膜炎等疾病,应在标准预防的基础上采取飞沫传播的隔离预防。患者的隔离:①可疑传染病患者安置在单人隔离病房,无条件时相同病原体感染的患者可同室安置,不同病原体感染的患者应分开安置;②患者之间、患者与探视者之间相隔空间>1m;③减少患者的活动范围,减少转运;④加强自然通风;⑤病情允许时患者应佩戴外科口罩,尤其在外出离开病房时。医务人员防护隔离:①与患者近距离(<1m)接触,需佩戴帽子与外科口罩或医用防护口罩;②进行可能产生喷溅的诊疗操作时,应穿隔离衣;③当接触患者及其血液、体液、分泌物、排泄物等物质时必须戴手套;④患者接触的环境和使用后的物品应进行消毒处理,患者出院后进行终末消毒处理。

6. 严格执行各病种消毒隔离制度:医务人员在诊查不同病种的病人间应严格洗手与手消毒;教育病人食品、物品不混用,不互串病房;病人用过的医疗器械、用品等均先消毒、后清洗,然后根据要求再消毒或灭菌。

7. 每日物体表面及地面常规用有效氯500mg/L的消毒液擦拭一次。

8. 病人的排泄物、分泌物及病房污水经专用管道排入污水站,消毒处理后排放;固体污物装医用垃圾袋焚烧处理。

9. 做好医院感染监测:每日对使用中含氯消毒液浓度进

行监测；定期对治疗室及抢救室环境、物表、医务人员手进行细菌培养；及时、准确地发现医院感染的各种趋势，如医院感染发病率趋势、病原体变异趋势、细菌耐药性趋势等，针对问题，及时改进。

（艾冬云）

第三十章 产房及母婴同室 医院感染的预防与控制

第一节 产房医院感染的预防与控制

首先描述医院获得性感染者之一是塞麦尔韦斯,他在1847年叙述发生在维也纳大学医院妇产科的医院获得性产褥热的流行。虽然在当时对于传染疾病的病因并不清楚,塞麦尔韦斯已考虑到产褥热是由于某种看不见的生物所引起的,可经工作人员的手从感染的病人传到健康的分娩妇女,特别是医师和医学生,因他们同时还做尸体检查。经应用氯化石灰水消毒双手,塞麦尔韦斯表示此方法对于预防感染的传播极为有效。

1949年前我国的产妇死亡率约为13%,其中有一半是由产褥热引起。1949年后我国全面推行了新法接生,产褥热基本上得到控制。近年来,由于大量而广泛地应用抗菌药物及新的耐药菌株不断出现,加之大量新技术,新疗法引进医院,各种监护仪、导管、插管、内镜等介入性操作大大增加了病人感染机会。因此,严格的无菌操作和感染管理是预防孕产妇及新生儿感染的关键。

一、孕产妇的易感性

产房感染有它本身的特点,即容易发生自身感染,也就是内源性感染。在正常情况下阴道是带菌的,但由于子宫颈管腺体分泌的黏液能堵塞子宫颈管,阴道内的细菌就不易进入子宫腔。然而,在待产过程中胎膜早破,羊水使原为酸性的阴道碱性化,削弱了阴道的抗菌能力。在分娩,即使是完全正常的分娩过程中,由于胎儿在经过产道时的摩擦,会阴、阴道及子宫颈等会受到多处损伤。这些伤口都可能成为细菌侵入的门户。

在胎盘剥落之后，子宫腔内不仅会出现许多创伤痕迹，而且胎盘植入处的血窦迅速被血栓堵塞，暴露在血窦口的血栓又是细菌繁殖的良好基地。手术产后，子宫腔内的创伤带入的细菌数量自然都会增加，加之血性排液留下的蜕膜小片等，更为细菌的孳生提供了营养。因此，产妇可能随时受到感染的威胁。

二、产房的感染源及传播途径

产房感染包括孕产妇、新生儿及工作人员的感染。产房感染的病原微生物种类较多，主要有厌氧性链球菌、溶血性链球菌、葡萄球菌、大肠杆菌、淋病奈瑟菌及乙型肝炎病毒、丙型肝炎病毒、柯萨奇病毒、人类免疫缺陷病毒等。这些病原微生物既可来自己感染或带菌产妇和医护人员、未消毒或灭菌不充分的医疗器具、血及血制品等外环境；也可来自孕产妇自身的正常菌群。

病原微生物可通过直接或间接接触、飞沫、空气中的浮游菌尘、输液及血液制品等途径而传播。尤其是医务人员不注意无菌操作，就会在接生、检查等操作中将病原微生物带给孕产妇。由于孕产妇免疫力下降，自身正常菌群能穿透本人的各种屏障从而发生感染。

预防感染不仅是为了保护产妇、新生儿的健康，同时也是为了防止医护人员遭受病原微生物的危害。

三、产房的感染控制

产房是胎儿脱离母体后开始单独存在的第一个外界环境。在紧张的接生甚至抢救母、婴的过程中，为了有效防止感染，产房必须从多方面考虑问题，主要应布局合理、设备先进、完善，制度严格，以及具有良好素质的医护人员。

（一）布局与设备

产房的布局应以便于工作，安全而符合隔离与无菌操作为原则，并有利于满足母婴各种医护需求为前提。产房应与手术室、母婴同室病房相邻近，环境必须清洁、安静、无污染源，并可形成便于管理的相对独立的区域。

产房内应宽敞、光线充足、空气流通、陈设简单实用,便于消毒。墙壁及屋顶无裂隙、不易落尘土。地面应光滑、物品家具摆放无死角,氧气、负压管道应靠一侧走行,不影响无菌区域。同时有良好的排水系统,便于清洗和消毒。

根据医院的规模和任务不同,产房应安装程控门,内可分设待产室、隔离待产室,正常分娩室和隔离分娩室。分娩室内每张床使用面积应不少于 $16m^2$。目前发展方向为建立家庭化产房,即待产、分娩于一室,待产床、产床于一体,由产妇的丈夫和家人陪同待产、分娩过程。产房内应有双走廊,实施清洁与污染分流处理。

产房内应严格划分非限制区、半限制区和限制区。非限制区设于产房最外侧,包括换鞋及平车入室区、更衣洗澡区、厕所、值班室、休息室等;半限制区包括办公室、待产室、器械室;限制区在内侧,包括分娩室、刷手间及无菌物品存放室等。各区之间应用门隔开或有明显标志。此外,还必须考虑下述各项必要措施:

1. 产房应备有温度及湿度控制设备。温度应保持在 24 ～ 26℃;湿度以 50%～60% 为宜,并可配备空气净化装置。

2. 刷手间应处在两个分娩室之间,内设洗手池,应安装自动净手器,备有无菌毛刷,洗手液和外科手消毒剂等。

3. 无菌物品应设立专用存放柜。

(二)产房的消毒管理制度

1. 出入产房人员管理:严格参观、实习和陪产制度,最大限度地减少人员流动,认真执行出入管理要求,是减少产房感染的重要方面。

(1) 凡是进入产房人员必须先洗手、穿隔离衣、戴帽子、口罩及穿产房专用鞋。

(2) 离开产房时,应脱去产房专用着装或换外出衣及外出鞋。

(3) 接生时应严格遵守无菌操作规程,严格刷手,穿无菌手术衣、戴无菌手套,坚决杜绝不刷手接生。

（4）收集及清洗器具人员操作时，应穿专用工作服。

（5）患呼吸道感染性疾病或皮肤有伤口者应暂调离产房工作。

（6）陪待产人员管理

1）进入产房的陪待产人员不得有任何传染病。

2）只能由一名家属进入产房陪产。

3）进入产房的陪待产人员必须更换隔离衣、拖鞋，戴帽子。

4）陪待产人员必须经过孕妇学校培训，学会有关消毒、隔离事项。

5）进入产房后听从工作人员的安排，积极配合医护人员工作。

6）产妇出产房后做终末消毒。

2. 环境的清洁卫生：严格履行消毒隔离和卫生制度，防止交叉感染。除日常清洁卫生外，每周应固定卫生日，要求达到环境整齐、无污染源、无卫生死角、空气新鲜。卫生员应专职，经培训后才能上岗，工具专用，用后清洁、消毒、晾干备用。

（1）每日接生前，必须以清洁湿抹布或浸有消毒液抹布擦拭桌、仪器和手术灯的表面。

（2）各种治疗车、病人推车等的轮子应保持干净，去除污物缠绕，平车出入产房须轧过消毒垫。

（3）接生之后应用清洁剂清洗地面，地面上若有血迹或污染，必须先清除污物，再用含氯消毒剂擦拭。

（4）刷手池应每日清洗、消毒，保持清洁。

（5）待产床、产床、平车每次使用后必须更换一切物品。污物送洗衣房清洗、消毒，并用含氯消毒剂擦拭床单位。

（6）产房须保持清洁卫生，每日紫外线消毒一次，早晚清洁整理各一次。

（7）产妇的拖鞋用后刷洗消毒；工作人员拖鞋应每日洗刷；每周一次集中所有拖鞋彻底洗刷、消毒。

（8）冲洗会阴用的便器应一用一消毒。

（三）接生中的预防措施

产房工作人员应有高度的责任心，严格的无菌观念，认真执行各项技术操作规程质量标准。医护人员应熟悉各种消毒、灭菌方法、正确配制各种消毒液、器具，做到绝对无菌以确保母婴安全。

1. 有刷手禁忌证者严禁上台。

2. 保持无菌布单及手术衣干燥，潮湿视为污染，应更换。

3. 无菌包在使用前，必须检查核对包装原样，有效日期和灭菌指示带。

4. 只有穿着无菌手术衣者才能接触手术台面的无菌区域，其他人员必须保持 30cm 以上的距离。不可越台传递器物，台上的物品不可越出台边。

5. 助产用的器械视为相对污染，必须与脐带处理的器械分开使用，严禁用侧切剪刀断脐。

6. 羊水有臭味或疑有宫腔内感染时应做培养，指导合理应用抗菌药物。

7. 台上剪刀、针头等锐器应远离新生儿，防止误伤。

8. 及时清理新生儿口腔和上呼吸道内吸入物、以防止吸入性肺炎。

9. 新生儿娩出后，应尽快与母亲皮肤接触，获得正常菌丛。

10. 及时给新生儿应用滴眼液滴眼。

11. 可重复使用的新生儿复苏设备，每次使用后均应消毒或灭菌。新生儿辐射台用后清洁消毒。

12. 接产中避免不必要的人员活动和进出。

13. 废弃的缝针、刀片等锐器，须放置于耐刺而防水的锐器盒内。

14. 重复使用的无菌布单一经打开，无论是否使用，均必须重新灭菌。一次性物品一旦开启，若未用完也视为已污染。

15. 吸引器、吸引瓶及吸引管等用完后尽快消毒、清洗、灭菌。

16. 提倡使用压力蒸汽灭菌后的干燥持物钳，并保存在灭菌后的干燥瓶罐内，每次接生使用一套无菌器械及无菌持物钳

（镊）、罐。

17. 氧气湿化瓶内每次使用前加入灭菌蒸馏水，使用后进行终末消毒，并干燥保存备用。

18. 灭菌后的物品必须在有效期内使用，产包打开超过4小时视为污染。

（四）隔离孕产妇的感染控制

凡患有或疑有传染性疾病，如 HBsAg 阳性及肝功能异常等产妇，均应收入隔离待产室待产、隔离分娩室分娩，并按隔离技术规程护理和接生。

1. 需手术产者，手术通知单上应注明隔离类别和感染疾病诊断。接送患病孕产妇时，应避免不必要的停留，术后尽快送回隔离区。

2. 一切器具、物品单独固定使用，分娩后用过的所有器具，均应清洗、打包、灭菌。布类物品均需装入隔离污物袋内，并送洗衣房进行清洗、消毒处理。

3. 助产时必须严格按隔离分娩规程操作，断脐后的新生儿应用无菌巾保护，按母婴同室隔离处理。

4. 产妇离开隔离分娩室，必须用含氯消毒液擦拭室内所有物体表面和地面，并进行空气消毒，然后通风。

5. 使用后的一次性物品，以双袋法包装后送去焚烧。胎盘做好感染标记，按感染性废物处理。

6. 患有强致病微生物感染的病产妇用过的隔离室，应严格进行终末消毒，并进行细菌学监测，达到无致病菌要求后方可使用。

第二节　母婴同室医院感染的预防与控制

保护、促进和支持母乳喂养是 1990 年联合国召开的"世界儿童问题首脑会议"提出的重要目标之一。1992 年，国务院颁发《九十年代中国儿童发展规划纲要》，要求到 2000 年以省为单位母乳喂养率达 80% 。

为了实现我国政府对国际社会的承诺及《九十年代中国儿童发展规划纲要》的目标,自1992年以来,我国开展了大规模的以促进母乳喂养、创建爱婴医院为起点的爱婴行动,更新和改变了医护人员对母乳喂养的知识、态度和行为。改革了传统的产、儿科制度,实行母婴同室、早吸吮、早开奶。因为母婴同室,可以从各方面满足新生儿生理和心理上的需要,保证按需哺乳、利于母子感情交流,便于学会护理婴儿和及早发现异常,对新生儿的身心发育具有不可取代的促进作用,但也给医院感染管理带来了新的问题。因此,为了保证母婴双方安全和健康,除了对产妇加强哺乳、育儿及预防疾病的卫生教育外,还必须施行严格的感染管理。

一、母婴同室的收护对象

1. 本院分娩的产妇及婴儿,阴道产、剖宫产均应送入母婴同室或家庭化病房。

2. 有严重并发症者,心力衰竭者暂住高危病房,待平稳后进入母婴同室病房。

3. 高危新生儿母亲不提前出院,允许进 NICU 喂奶或挤奶。

4. 新生儿病房也可实施母婴同室。

5. 婴儿不属隔离情况者要就地治疗,不离开母婴同室。

二、母-婴免疫力传递

胎儿在子宫内一般是处于无菌环境,除非发生感染,否则不与任何异物抗原接触,出生时已具免疫功能,但由于缺乏抗原刺激,尚处不活跃状态,几乎不能大量生成抗体。因此,在子宫内及出生后婴儿均依赖来自母体的免疫力,出生后随着抗原刺激,婴儿的免疫系统迅速发育。新生儿期的抗原刺激是至关重要的。

主要的刺激抗原来自肠道的正常菌群,因此,如何使新生儿建立起这一菌群是有重要意义的。

（一）母体的免疫力传给婴儿的 4 条途径

1. IgG 的跨胎盘传递。

2. 母乳的 IgA 和 IgM。

3. 通过胎盘的 T 细胞受体。

4. 排至羊水中的 IgA、IgM 及巨噬细胞。

（二）母乳中 IgA 的作用

1. 与肠道中的细菌和病毒结合，阻止其与黏膜结合，由于 IgA 不激活补体，故无炎症反应。

2. 中和毒素及毒性作用。

3. 保护正常菌群不被免疫反应杀伤。可促进母亲菌群种植到婴儿体内。

4. 中和食物中的过敏原，防止过敏反应及自身免疫疾病。

因此，要转移母亲的免疫力到婴儿，一个基本内容是婴儿一开始进入子宫外生活就应由母亲护养，婴儿应与母亲密切接触，以便母亲菌丛转给婴儿。如因某种原因母亲不能在产后立即与婴儿接触，则应由父亲替代母亲提供菌丛，因为在很大程度上父母均有，产科工作人员应切记婴儿对于母亲菌丛是有防护的，而相反对于工作人员的菌丛或医院菌丛则防护能力极小。香港的明爱医院母婴同室，由护士指导和监督产妇进行婴儿洗澡、称体重、脐带护理、扑粉和更衣等护理操作，有效地降低了新生儿室的感染发生率，也证实了上述观点。

三、母婴同室的消毒与隔离措施

除认真执行卫生部和本地区等有关消毒隔离的各项规定外，应注意做到下述各项：

1. 母婴同室每日进行室内空气消毒及上下午各开窗通风一次，每次至少 20 分钟，注意产妇及新生儿的保暖，防止感冒。

2. 接触新生儿前应用流动水肥皂洗手，或用手消毒剂消毒。

3. 不得任意将新生儿抱出室外，以防交叉感染。

4. 住院较长病人，除每日晨晚间护理外，每周进行常规床单位消毒。

5. 母婴出院后,母婴床要进行终末消毒(每组母婴床位占地面积应不少于 5.5～6.5m²)。

四、母婴同室的探视制度

1. 严格执行规定时间探视,每位产妇每次只允许一位家属探视。

2. 探视者应遵守母婴同室各项规章制度,不能随意触摸新生儿及抱新生儿外出。应鼓励父母多接触婴儿。

3. 家属有感染性疾病不予探视,有必要时在门口进行消毒。

4. 每次探视结束后,母婴同室应开窗通风,并进行相应的清洁消毒。

五、沐浴间的管理

对新生儿的皮肤护理应从出生后即开始,羊水中含有大量的 IgA 及 IgM,这与新生儿体表面一层油脂中的不饱和脂肪酸作用相结合,可以有效地防护皮肤感染以及致病菌在皮肤上种植。国外一些专家主张新生儿生后不马上洗澡,只用柔软温暖的纸巾擦掉血迹、粪迹就放母亲或父亲处直接皮肤接触。根据我国的习惯,目前新生儿出生后仍进行洗浴,因此,母婴同室病房还应设立婴儿洗澡间,并应制定一整套的消毒隔离制度。

1. 室温应保持在 24～28℃,相对湿度 50%～60% ,保持室内空气清新,注意通风。

2. 护理人员给婴儿洗澡前,应洗手,更换刷手衣、带围裙。

3. 婴儿换下衣服、包被、尿布应分别放置于固定容器内。

4. 婴儿洗澡水应为流动水,水温 38～40℃,淋浴用具每人一套,用后消毒。

5. 浴巾用后浸泡消毒、清洗、晾干、灭菌后待用。

6. 洗澡结束后整理用物,清洁地面水池,紫外线空气消毒。

第三节 产房、母婴同室的质量监测

产房、母婴同室感染管理的重点之一是对易感环节进行质量监测,其主要内容有以下几方面:

1. 严格手卫生制度,定期进行质量检测,要求达到洗后手上的细菌数不得超过 $5cfu/cm^2$,洗手后的手部无细菌生长。

2. 定期对使用中的消毒液进行浓度测定和细菌学监控,要求达到合格标准,灭菌剂应无细菌生长。

3. 敷料包和器械包尺寸合格。包布应完整、清洁、无湿包,包装外有灭菌日期及指示胶带。大、中型包中央的化学指示卡监测合格(变色均匀一致)方可使用。

4. 母婴同室每季度进行一次空气细菌培养,分娩室内的空气每个月进行一次细菌培养。

5. 母婴同室,分娩室内物体表面和医护人员的手不得检出致病菌,细菌数不得超过 $5cfu/cm^2$。每季度监测一次。

(艾冬云)

第三十一章 门、急诊医院感染的预防与控制

第一节 门诊医院感染的预防与控制

医院门诊是医院的窗口和缩影,是医院工作的重要组成部分,直接承担着来院就医者的诊断、治疗、预防和保健任务。在医疗工作中,除一小部分病情较重或复杂者需住院治疗外,绝大多数病人均在门诊进行诊治,因此与住院病人相比,门诊医疗具有病人流量大、随机性强、层次不一、病情各异、病种复杂的特点,各类急慢性感染性疾病,流行病甚至烈性传染病病人均在一般病人中间,同时候诊就医,所以病人之间、病人与健康人员之间的交叉感染机会始终存在。因此,加强医院感染的预防控制是医院门诊管理工作的一项重要任务。

一、门诊就诊流程及人员流动特点

门诊病人就诊一般要经过一个共同的流程,即分诊挂号、候诊、就诊、划价、收费和取药,并排相应次数队伍。如病人需要作有关的医技科室检查或治疗,则排队次数更多。其中挂号手续比较简单,但在时间和人流方面都比较集中;候诊和就诊一般多采用分科设置,分散到各科室;而划价收费取药则等候时间较长,人员流动也较集中,尤其二、三级综合医院实行中西药房分开设置,即中西药分开划价,从而又增加了病人的排队次数和等候时间。因此从病人就诊而言,分开取药划价、收费和取药是门诊人流组织上的重点。

来医院门诊就医的人员结构也比较复杂,除老、弱、残、儿外,就诊者所患的基础疾病不同,体质不同,年龄不同,就诊目的不同,有的患感染性疾患,有的患传染性疾病,有的是预防接

种的,有的是询医问药的,也有的是健康查体的。由于在医院这个特殊的社会环境中,病原体相对集中,如何组织好就诊者的流动,缩短在医院停留时间,减少交叉感染的环节是十分重要的。

二、门诊医院感染的预防及对策

(一)门诊的布局合理

门诊各科诊室的布局应从便于病人诊治,便于病人的疏散,尽量缩短就诊流程,减少往返途中感染机会的原则出发。

门诊大厅的挂号、取药、划价、收费、咨询等窗口的位置一定要适宜。候诊与主要干线要分清,避免出入交通与等候人流集散混杂、相互干扰。厅内光线及通风要达到医疗及卫生学要求。

各科室布局最好为尽端形式,防止病人在各科室间穿行,减少交叉感染机会,内、外、妇、产科等门诊量较大的科室不宜靠得太近,避免病人过于集中。对有特殊要求的儿科、产科、外科、急诊等科室,应尽量布置在低层。

针对儿童抵抗力差的特点,儿科应设在门诊的盲端,除了单独预诊、候诊、取药、注射、化验外,还应单独设立出入口,以减少与成年人相互感染的机会。

产科诊室也应与妇科分开,因为产科门诊主要对健康产妇进行产前、产后的检查或人流手术,所以应尽量减少孕妇与其他病人聚集的机会,分开候诊和就诊是减少交叉感染的重要措施之一。

在内科就诊区,消化科、呼吸科的病人应在相对独立的区域内就诊。尽可能与其他内科病人分开,因为消化科常有各型肝炎病人,呼吸科常有结核病病人,采取分开候诊和就诊的措施,对控制医院感染是非常必要的。

医技科室的布局以方便病人,有利于为病人服务的原则,避免交通上的干扰,减少病人与病人、病人与医务人员之间的交叉感染。

（二）加强门诊人员流动的组织

根据门诊医疗人流量大、运输频繁、洁污交互出入的特点，在建筑设计和医疗活动组织上，一切从方便病人、方便医疗出发，使病人能够在最短时间，最短距离，最快速度顺利地到达就诊或治疗科室，避免往返迂回。有资料显示：在大型综合医院的病人看病时间为 16 分钟左右，而因在挂号、咨询、候诊、划价、交费、化验、取药的时间远远大于就诊时间。在这个过程中人流密度高，空气中的微粒、灰尘、气溶胶、人表皮细胞等可通过谈话、咳嗽、喷嚏、皮屑脱落向周围空气大量散发，因此门诊人流的组织在控制医院感染中有特别重要的意义。

1. 合理安排出入口位置：二、三级综合医院应设一般出入口，如急诊出入口、儿科出入口、产科出入口、肠道及肝炎等传染病出入口，避免各类人员混杂在一起，增加感染机会。而且对于肠道、肝炎等传染性疾病，除要单独设科外，还要单独设挂号、化验、收费、取药和厕所等设施，避免长途送检和人流穿行造成流动感染。一级医院可只设一个出入口或设急诊出入口、儿科出入口，便于管理。

2. 简化就诊流程：开展计算机信息管理，实行处方内部传递，划价、收费、取药一次性办理，最大限度地减少病人在医院内的流动和等候时间。日本学者三藤宽以每名门诊病人初诊占用诊疗时间为 15 分钟，复诊超过 7 分钟，编制门诊诊疗时间表，并提出每名病人的等候时间应限制在 30 分钟之内。

3. 分散人流：开展预约挂号，有计划地分散来院就诊人流；实行分科就诊，防止病人在各临床科室间穿行，以减少交叉感染机会。

4. 建立预诊室或预诊台：预诊制度的建立可使传染病病人控制在挂号前或候诊、就诊前。儿科门诊要设立预诊室和隔离室，其他临床科室应设立预诊台。病人就诊时首先由诊护士接诊，并根据病人病情分诊至不同诊室。如发现传染病要及时与医师联系并立即转诊或指定地点隔离治疗，杜绝与其他病人接触。凡疑诊或确诊为传染病的诊室及病人所用过的物品均要做终末消毒；对确诊传染病的病人要做好登记并及时填写传染病卡片,报区疾病控制中心及卫生行政管理部门。

预诊台应定期擦拭消毒,预诊护士接触病人的物品或化验单等,应洗手或用速干手消毒剂消毒,以避免病原菌的传播。

(三)加强重点科室的管理

1. 门诊采血室、注射室:门诊采血室、注射室是病人诊断、治疗疾病的前沿,采血室是待诊病人集中的地方,注射室多是感染性病人集中的地方。同时这部分病人在此停留过程中均要接受介入性操作,因此门诊取血室、注射室预防和控制医院感染是非常重要的。

(1)采血室和注射室的设置,要有足够的空间和面积。避免高峰期人员密集导致空气质量超标,影响操作质量。

(2)保持门诊采血室、注射室的整洁,每日工作前半小时,除进行开窗通风或进行常规空气消毒外,还应进行室内地面、桌面的清洁工作。

(3)工作人员一律穿工作服,戴好口罩、帽子和手套,操作护士禁止戴戒指。

(4)操作前各项物品应按一人、一巾、一带、一针、一消毒预先备齐,并放在固定位置上。一次性注射器、输液器的小包装应随用随开,严禁预先开包,取血后及时将针头置于锐器盒内,给前一病人操作完,应及时进行手消毒后再进行下一次操作。

对于止血带的处理,罗书萍做过调查,高压灭菌后与清洁干燥后的细菌污染率均为零,且止血带为低度危险物品,只接触正常皮肤,目前尚无使用止血带引起医院感染的报道,因此可以认为止血带一般使用需清洁、干燥,感染病人用后应消毒处理。这样不仅减少浪费,还可延长止血带的使用寿命。

(5)护士在操作中一定要思想集中,严格执行无菌技术规范和各项操作规程。

(6)工作完毕后要及时清理工作台,用高效消毒剂擦拭,开窗通风半小时或用紫外线照射1小时,规范处理医疗废物。

2. 门诊化验室:主要负责门诊病人的血、尿、便三大常规。在每日就诊病人中约有 15% 的病人需要陆续集中在门诊化验室取耳血、指血或等候尿便常规化验。因此,加强门诊化验室的管理也是预防医院感染的重要环节。

(1) 室内除了保持干燥整洁外,每日工作前要常规进行空气消毒,工作台面应按常规用高效消毒剂擦拭。

(2) 门诊化验室的工作人员,工作服、帽子、口罩必须穿戴整齐,必要时戴手套。

(3) 必须使用有卫生许可证的一次性采血针,采血针的外包装必须随用随打,用后的采血针放入防刺、防漏的锐器盒内,最后统一焚烧。

(4) 化验后的血、便标本,放入医疗废物袋;尿排入下水道。

(5) 手写化验单也应尽可能地进行消毒,如使用紫外线票证消毒器、臭氧消毒器,以免病原菌污染化验单,再经工作人员及病人的手造成疾病的传播。

3. 门诊手术室:目前二、三级综合医院均开展不同范围门诊手术,既方便了部分病人就医(尤其是儿科病人),同时又降低了医疗费用。门诊手术是指在局麻下完成的手术,术后病人即可回家。在美国,50% 手术在门诊进行,除开展一些在局麻或阻滞麻醉下完成的小手术外,像一些腹腔镜下胆囊摘除术、白内障手术、关节镜手术、结肠镜手术等一些新技术的开展也在门诊进行。据国外统计,现在门诊手术例数每年以 5% 的比例递增,我国现每年门诊手术例数也在增加,但手术范围主要在眼科、耳鼻咽喉科、口腔科、妇产科、手和足部位以及包皮环切、淋巴结活检等方面。随着门诊手术的增加,术后感染控制问题变得尤为重要,尤其是切口部位的感染。虽有因术后细菌污染切口引起,但多数感染还是因术中细菌进入伤口所致。现在住院病人的手术感染率为2%～5%,改为门诊手术,感染率也应该近似。因此,门诊手术室医院感染控制工作同样重要。

(1) 门诊手术室的环境管理:门诊手术室的无菌环境要求不亚于住院手术室,医院感染控制人员必须保证门诊手术室的无菌条件和安全使用。

1) 手术室应严格区分洁净区、清洁区和污染区,凡进入手术室的人和物不允许直接从污染区未经净化就进入洁净区。流程要合理,避免人、物逆流造成交叉感染。

2)门诊手术室的设置至少两间,即清洁手术间和污染手术间,清洁手术间只安排无菌手术。对于有菌手术、感染性手术均应安排在污染手术间进行,术中用过的各种敷料,各种废弃物装入塑料袋内封闭,送至指定地点焚烧。

3)凡参加手术的医务人员必须更换手术室专用的鞋、帽、口罩、衣服等。严格遵守更衣制度。手术人员还应严格遵守外科手消毒及其他无菌制度。

4)手术病人应嘱其术前沐浴,进入手术室前必须更换清洁的鞋、帽及衣裤。

5)定期进行室内空气和物体表面的清洁卫生和消毒。

(2)工作人员的健康管理:医护人员在照顾病人时,面临自身健康受到威胁,美国每年有8700名医护人员在进行医护工作时患上乙型肝炎,200人因此死亡。医护人员患病后又可以传染给病人,因此维护医护人员的健康是十分重要的。对新来的医护人员进行体检;对长期工作的医护人员进行查体和注射乙型肝炎疫苗;对于患有各类传染性疾病、呼吸道感染或患有外伤的医护人员,应暂时调离手术室;在工作中避免医护人员被带病毒的病人血液污染。

(3)医院感染发病情况的报告:医院感染控制人员应定期监测门诊手术病人的医院感染和传染病的发病情况,及时向上级有关部门报告。感染控制人员还应报告个别的或一批可能危及公共健康的病例。

(4)手术切口的观察:在门诊手术的感染控制中,最困难的问题可能是切口感染资料的收集。1992年,Holtz 和 Wenzel 分析有关术后切口感染的12篇文章,其术后切口感染率差别很大,最低为2.5%,高的达22.3%,他们认为如果不把出院后的感染数计算在内,统计出的感染率比实际值低50%。尽管分析门诊手术的感染率困难重重,但不能因此而放弃这一努力。

4. 导管室:导管室的环境卫生和工作人员的要求与手术室一样,具体措施参照手术室管理执行。

一次性导管不得重复使用,可以重复使用的导管必须按照要求达到灭菌水平。

(四)常用诊疗器械的消毒

门诊常用的诊疗器械如听诊器、血压计袖套、诊锤等具有使用频繁、持续使用的特点,但其消毒往往不能引起应有的重视,这些诊疗器械使用后如果消毒不彻底,对病人和医务人员都是一个造成感染的潜在危险因素。

对于门诊常用诊疗器械的消毒处理程序,应根据所能造成感染的危险性加以分类,即高度危险性的物品(与破损的皮肤或黏膜密切接触,或插入体内无菌部位的物品),中度危险性物品(与健康皮肤或黏膜密切接触的器械)和低度危险性的物品(与病人接触不密切的物品)。

高度危险性的物品包括所有的外科器械、动静脉和尿道插管,也包括进入体内无菌组织的各种内镜如关节镜、腹腔镜、膀胱镜等。这些物品均应灭菌处理,首选压力蒸汽灭菌,如果物品不耐高压、高温,可用环氧乙烷或过氧化氢气体等离子体低温灭菌法灭菌。

中度危险性的物品包括:①直接或间接与健康黏膜接触的物品(呼吸器、麻醉机、胃镜、支气管纤维镜、压舌板和口腔科部分器械等),这类物品因消毒不规范,或病人自身免疫能力低下,所引起的感染现象正在引起重视;②直接或间接接触正常皮肤的物品(体温计、血压计袖带、听诊器等),这类物品与前类物品相比造成感染的机会相对少些,但美国 Sternlicht 就听诊器袖套上的细菌污染情况曾做过调查。从不同医院的 ICU、手术室、麻醉后监护室的 80 名病人使用的血压计袖套表面取样,其结果表明菌落阳性率为 98%,其中整形医院取样 17 例,100% 有细菌生长,致病菌占 71%;肿瘤医院取样 23 例,100% 有细菌生长,致病菌占 80%;对于反复交叉使用的套袖取样,92% 有致病菌。因此,常用诊疗器械在控制医院感染上是值得重视的一个传染源。不同病人反复使用同一诊疗器械,可明显地引起细菌的移植,给血压计袖套喷洒有效的消毒剂,可使细菌数明显减少,一般血压计袖套应保持清洁干燥即可,如果感染病人用后需要消毒处理。

低度危险性物品是一些与病人不直接接触的物品,如工作台地板、墙壁、家具等,危险性很低。因此,只按常规清洁即可。

（五）加强肠道门诊的管理

根据卫生部的规定,城市综合医院都需设立肠道门诊,以便及时控制痢疾、霍乱、伤寒等肠道传染病。尤其是夏季霍乱病,一旦发现要严格控制以防蔓延。肠道门诊要有单独的挂号、诊室、观察室、抢救室、化验室、收费、取药、治疗室、污洗室、厕所,医师更浴室等设施,病人就诊后直接离院,避免到其他科室串行。

（六）开展医院感染知识宣教

各医院的医院感染管理委员会除定期或不定期地举办医师、护士、技术员、医学生、后勤人员和卫生员参加的有关医院感染知识培训外,还要通过录像、录音、宣传手册、宣传板报等多种形式,向门诊病人及家属开展医院感染知识的宣教活动,使更多的人了解医院感染的预防和控制,增加病人的防病意识,以便更好地配合医院所开展的各项预防和控制医院感染的措施。

第二节　急诊科医院感染的预防与控制

一、概　述

急诊科是全院医疗服务体系的一个重要组成部分,是对急性病(高热、急腹症)、慢性病急性发作、急性外伤、急性中毒、心脏病、大出血等临床各种危、急、重症患者进行抢救与观察处理的中心。由于急诊科患者具有流动量大、随机性强、病情各异、病情复杂的特点,各种急性感染性疾病可能混在一般患者中间,交叉感染的机会始终存在。有资料报道某大型综合性教学医院的急诊内科,在2000年1月至2002年12月两年间接诊的1892例急诊患者中,有413例发生医院感染,医院感染发病率为21.8%。因此,加强急诊科医院感染管理是医院感染预防与控制的重要组成部分。

二、急诊科医院感染管理工作中的问题

急诊科人员流动量大,病种多而复杂,且多为病情紧急、危重、需要及时诊疗或抢救的患者,就诊流程因病情而异,一般程序见图31-1。

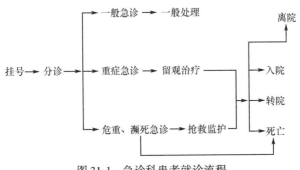

图31-1 急诊科患者就诊流程

急诊科医院感染的潜在因素较多,容易引起医院感染的发生,主要存在如下问题:

1. 急诊科的建筑布局、流程不符合卫生学要求:急诊科的污染和清洁路线不分,出入口安排不当,布局不合理等均可导致病原菌广泛传播,在急诊科的布局中,清创室或小型手术室、观察室和急诊 ICU 是存在医院感染隐患的主要场所。

急诊手术患者多为创伤外科手术,患者在无术前准备的情况下进入手术室,由于空间有限,污染清创术与相对无菌手术常在同一手术室进行,增加了交叉感染的概率。急诊患者就诊大多是不可预计的,随时就诊的可能性大,接台手术的间隔时间较短,无法进行终末消毒处理,使空气中病原微生物、尘埃增多,空气污染严重。有时急诊患者及家属异常焦急的情绪会影响医务人员,使他们在手术中的无菌观念削弱,这些无疑会增加医院感染的概率。

在急诊观察室里病种繁多,患者流量大,陪伴人员进出多,而空间有限,因此容易发生交叉感染。ICU 中急诊抢救患者多

病情危重、生命体征不稳定,部分患者伴有意识障碍,甚至出现呼吸心跳停止,在抢救患者过程中对患者进行气管插管、气管切开、留置导尿管、深静脉置管等紧急抢救技术操作时,往往忽视防治继发感染或者采取预防措施不合理,成为接受侵入性操作患者感染明显增高的主要原因。

2. 医院感染管理制度执行不严:急诊科各类仪器设备使用频繁,侵入性操作使用一次性医疗用品繁多,因个别医务人员责任心不强、无菌观念淡薄、各项技术操作不规范、不能严格执行无菌技术和消毒隔离制度等,是造成急诊科医院感染发生增多的主要原因之一。

3. 医务人员手卫生的依从性不高:医护人员手携带的细菌与医院感染密切相关。急诊环境由于其开放式的管理,24 小时全天候工作,患者病情复杂,危重患者及陪护人员多,各种潜在感染和带菌者情况不明,加上医护人员的工作量大,导致医护人员的手更加容易被污染。

急诊科洗手设施简陋,手拧式水龙头易造成洗手后的二次污染,而洗手用品的不合理配置也难以保证洗手效果,如临床洗手用肥皂多数放在洗手池旁,常处于潮湿状态,而潮湿的肥皂为细菌提供了良好的生存条件。有报道表明,急诊科医护人员常用的听诊器可能是洗手后医护人员手再污染的一个重要因素,其平均含菌量明显高于手的含菌量。

4. 急诊科预检分诊制度落实不够:急诊科部分病员病情危重、无家属陪伴等,给分诊工作带来了很大的实际困难。在急诊患者中还有一部分为传染病患者,早期症状不明显,不容易识别,极易造成医源性感染的发生。

5. 侵袭性医疗器械使用日益广泛:来急诊科救治的患者入院时,基础疾病多为危重疾病,许多患者入院后需要进行侵入性诊断与治疗操作,如气管插管、呼吸机应用、静脉穿刺、导尿、持续导尿、插管洗胃、内镜检查、胸腔和腹腔穿刺等。侵入性操作容易损伤患者的天然保护屏障,导致医院感染的发生。

6. 抗菌药物使用不合理:广谱高效抗菌药物的广泛使用是造成急诊科患者发生医院感染的重要原因之一,有时因急于预防与控制危重患者的感染,往往盲目服从于患者和家属的要求,部分医师常常使用广谱高效抗菌药物,容易使细菌产生耐药性,或者造成患者菌群失调,甚至真菌感染。

7. 医疗废物管理不规范:急诊科患者较多,难以进行彻底的消毒处理,致使医院感染菌株较为集中。在抢救过程中若不重视医疗废物分类,锐器未及时放入锐器盒,可能对工作人员造成不必要的伤害。患者的排泄物、分泌物及被污染的物品未经消毒处理即倒入下水道或垃圾站,使传染病蔓延,并可直接或间接地污染水源、食品、便器等用物及手,均可能造成二次污染和职业暴露的发生。

三、医院感染的预防与控制

急诊科由于患者流动量大、病情复杂等特点,存在交叉感染的风险较大。因此,急诊科医院感染管理应从布局流程、规章制度、环境物品的消毒灭菌、人员培训、职业防护、抗菌药物合理应用等方面入手,切实做好医院感染的预防与控制工作。

(一)布局合理,流程符合卫生学要求

医院感染建筑布局直接与医院的工作流程相关,而评价工作流程合理性的重要指标是看其建筑布局能否满足医疗工作的卫生标准,其建筑在发生医院感染的过程中能否有利于采取有效措施控制传播途径,以避免因建筑布局设计上存在的缺陷导致医院感染的播散。为此,在急诊科的改建与扩建工程中,医院感染管理委员会应当结合国家的相关标准对基本设施和工作流程进行审查,避免盲目性、随意性,给以后的医疗活动和医院感染管理带来不便。

急诊科的设置应与医院级别、功能和任务相适应,一级医院设急诊室,二、三级医院独立设置急诊科。急诊科为一级科室,是门诊的重要组成部分,应设在门诊的近处,并有明显的路标和标识,以方便和引导患者就诊。急诊科应明亮通风,候诊区宽敞,就诊流程便捷通畅,建筑格局和设施应符合医院感染管理的要求。儿科急诊应根据儿童的特点,提供适合患儿的就诊环境。

急诊科应设医疗区和支持区,二者应合理布局,有利于缩短急诊检查和抢救半径。其中医疗区包括分诊处、就诊室、治疗室、处置室、抢救室和观察室,有条件的可设急诊手术室和急诊监护室;支持区包括挂号、各类辅助检查部门、药房、收费和安全保卫等部门。

急诊科入口应通畅,设有无障碍通道,方便轮椅、平车出入,并设有救护车通道和专用停靠处;有条件的可分设急诊患者和救护车出入通道。急诊科应根据患者流量和专业特点设置观察床,收住需要留院观察的患者,观察床的数量以医院床位数2%~3%为宜。患者留观时间原则上不超过72小时。急诊科应设有专门传呼(电话、传呼、对讲机)装置。有条件的医院可建立急诊临床信息系统,为医疗、护理、感染控制、医技、保障等部门及时提供信息。

急诊诊室应靠近急诊区入口处,因有时有担架出入,外加陪同人员,诊室的大小可稍大些。诊室的数量在大型综合性医院的急诊科中,除了设有内外科诊室外,还可设有妇产科、五官科等各科诊室,可根据医院的实际需要与人力条件而定。在一般综合性医院中,可只设内外科诊室,小型医院可考虑一间大的诊室,兼作急诊室,对患者作临时处置。

急诊抢救室的位置应设在邻近急诊入口,门朝向大厅,便于将危重患者直接推至室内。急诊科抢救室应设置一定数量的抢救床,每床占地面积以 $14 \sim 16m^2$ 为宜。

急诊观察室是收治一时不能确诊病情而需要医学观察的患者。观察室是急诊室的主要组成部分,近年由于医院床位紧张,急诊科观察床位增加明显、十分拥挤。卫生部明确规定急诊科观察床的数量按医院总床位数量的5%设立。大观察室内一般设4床或6床,并单独设立隔离床或隔离观察室,以便于接纳需要隔离的或危重患者。治疗室位置一般应靠近观察室或诊室,以便于抢救患者。

(二)人员、物品的管理

1. 人员的管理:急诊科应配备足够数量、受过专门训练、掌握急诊医学的基本理论、基础知识和基本操作技能、具备独立工作能力的医护人员,且专业技术人员应相对固定,以防人员不足和流动性大,各种操作不到位而致医院感染的发生。

2. 物品的管理:急诊科的仪器设备及药品配置应齐全,并确保处于备用状态,以确保急诊救治工作及时有效开展。

(三)医院感染的预防与控制措施

1. 建立健全医院感染管理组织:根据国家卫生行政部门有关医院感染管理的具体要求,结合急诊科的工作特点,应成立由急诊科主任、护士长、监控医生和监控护士组成的医院感染监控小组,明确责任,认真履行职责。急诊科主任作为第一责任人,全面负责本科室医院感染管理的各项工作,制定医院感染相关管理制度,并组织实施;对医院感染病例及感染环节进行监测,采取有效措施,降低医院感染发病率;发现医院感染散发病例时,24 小时内报告;发现医院感染暴发时,及时报告医院感染管理部门,并积极协助调查,采取控制措施;监督指导本科室医务人员执行无菌操作技术规程和消毒隔离制度以及抗菌药物的合理应用;组织本科室进行医院感染预防控制知识培训,负责本科室医务人员的职业防护和医疗废物的管理工作等。

2. 制定并落实医院感染管理的规章制度:制度是管理的基础与保证,医院感染管理工作更是如此。遵循《医院感染管理办法》及相关法律法规的要求,结合急诊科的工作实际情况,制定相应的医院感染管理规章制度,如各类人员在医院感染管理工作中的职责,消毒隔离制度等,严格执行医院感染防控的各项制度,包括医院感染病例监测、报告,医院感染暴发及突发事件的监测、报告、调查与控制制度,一次性使用无菌医疗用品的管理制度,医务人员职业卫生防护制度,手卫生制度,无菌操作技术规范,抗菌药物合理应用管理制度,医疗废物的管理制度等。严格实行预检分诊制度,在重大抢救时,特别是突发公共卫生事件,及时报告医院感染管理部门,启动相应的医院感染处置预案,以提高医疗质量,保障患者和医务人员的安全。

3. 加强继续教育,提高医务人员医院感染的防控水平:由于现代医学科学技术的迅猛发展,各种新的急救仪器的广泛使用,使得急诊医学面临的医院感染防控较一般病房更为复杂、艰巨,加之急诊医学的特性,很多情况不容仔细准备,更增加了患者感染的风险。因此必须通过培训,使我们广大的急诊工作者时刻牢记在诊疗的同时,应注意医院感染的防控。

4. 严格无菌观念,做好消毒工作:急诊科应当建立健全消毒制度,开展消毒知识与技术的培训,使医务人员掌握消毒与灭菌的基本知识。同时严格执行国家有关规范、标准和规定,使用合格的消毒与灭菌物品,并定期开展消毒与灭菌效果监测。

5. 加强医务人员手卫生工作,提高医务人员手卫生依从性:手卫生是预防和控制医院感染、保障患者和医务人员安全最重要、最简单、最有效、最经济的措施,而手卫生工作对急诊科尤为重要。因此,应定期对急诊科工作人员开展手卫生知识培训,掌握必要的手卫生知识、正确的手卫生方法,保证洗手与手消毒达到规定的要求。同时应按照《医务人员手卫生规范》的要求,为急诊科配备非手触式水龙头开关的洗手池,充足的速干手消毒剂、干手纸巾等手卫生设施,为提高医务人员手卫生的依从性提供必要条件,使医务人员能严格按照洗手与手消毒指征、手卫生方法认真洗手或者手消毒。

6. 合理应用抗菌药物,避免和减少细菌耐药性的产生:急诊科应根据自身的特点,包括本院、本地区急诊科收治病人常见感染、常见病原体及其对抗菌药物的敏感性,结合卫生部颁布的《抗菌药物临床应用指导原则》和《卫生部办公厅关于进一步加强抗菌药物临床应用管理的通知》精神,制订适合本院急诊科特点的临床抗菌药物应用制度,并根据病原体的变迁和抗菌药物敏感性的变化,适时进行修改与调整,以达到合理使用抗菌药物、降低细菌耐药性的目的。

同时应高度重视 MDRO 的医院感染预防与控制工作,因急诊科是 MDRO 包括 RSA、VRE、产 ESBL 的细菌和 MDRAB 等聚集的场所,我们应针对 MDRO 医院感染监测、控制的各个环节,制订并落实 MDRO 医院感染管理的规章制度和有关技术操作规范,采取有效措施,预防和控制 MDRO 传播。另外应加强对上述耐药菌感染的监测,及时发现、早期诊断 MDRO 感染患者和定植患者,并根据监测结果指导临床对 MDRO 医院感染的控制工作,保障医疗安全。

7. 树立标准预防理念,积极采取有效隔离措施:急诊科医务人员不仅长期、大量、频繁地接触各种病原微生物,而且还频繁地接触各种化学药品及使用各种锐器,这些都增加了患感染性疾病的风险。2003 年 SARS 的暴发,导致许多急诊科医务人员在救治 SARS 患者的工作中发生感染,甚至付出了宝贵的生命。因此,应根据国家的相关法规,制订医院急诊科医务人员的职业卫生防护制度,并认真落实;提供合格和充足的防护用品,定期进行培训,充分掌握医院感染"标准预防"的基本原则和具体措施,并能根据情况,在必要时采取适当的额外预防措施,确保急诊科医务人员的职业安全。

(艾冬云)

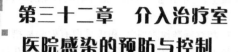

第三十二章 介入治疗室医院感染的预防与控制

介入治疗属于微创手术,但同时又是一种侵入性操作,导管器械应用种类多,增加了患者感染的机会。介入手术分为血管性和非血管性两大类,血管性手术均采用经皮穿刺血管入路,股动脉以易于穿刺且周围无重要的器官组织、安全性高、患者易于配合为最佳穿刺部位;非血管性手术则根据疾病种类和治疗方式不同,采用口腔、皮肤或阴道等入路进行治疗。血管性和非血管性手术均为侵入性操作,因消毒不严或操作不当均可增加感染的机会,如何预防和控制医院感染,提高医疗质量,是应该关注的重点问题之一。

第一节 介入性诊疗相关性感染类型

介入性诊疗相关性感染按手术操作的进入部位及与靶器官的关系,可分为下列几种类型:

1. 局部感染:即穿刺或切开部位的感染,与外科切口感染类似。主要与无菌操作不严有关。应用介入技术作感染性脓腔引流,偶尔出现引流管皮肤和皮下组织感染,可与原有感染扩散有关,不应列为医院感染。如果原发感染为医院感染,则穿刺部位感染也仅属并发症。

2. 靶器官感染:由于靶器官的血供受影响以及器械的无菌消毒不严格,引起靶器官的感染,严重时可引起脓肿。例如脾功能亢进作脾栓塞时,如果脾动脉栓塞过多,同时栓塞时使用的栓塞剂消毒不严格,将造成脾脓肿等严重的后果。另外,如果栓塞剂使用不当,可引起脏器的坏死,并发感染。有报道在对肝脏血管瘤病人作栓塞治疗时使用无水乙醇作栓塞剂,在栓塞肝固有动脉时栓塞剂反流,引起胃、十二指肠动脉及胃左动脉闭塞,造成空腔脏器穿孔,并发严重的感染,造成不良的后果。

3. 植入物感染:随着生物医学工程技术的发展,植入人工器官(如全人工心脏)或其他装置(如人工关节、左心辅助装置、人工瓣膜、心脏起搏器等)的治疗技术应用增加,植入物感染便成为医院感染的一个重要问题。目前植入技术大多仍是通过外科手术,借助介入放射学技术进行植入物置放的主要是起搏器、皮下埋入抗癌化疗灌注泵、先天性心脏病修补物等。据报道,起搏器感染发生率为 1% ~ 7%。由于植入物对维持机体功能或治疗的重要性以及其价格的昂贵,一旦发生感染,大多需要更换,难度极大。

4. 全身感染(菌血症或败血症):大多与导管污染或操作时未严格执行无菌技术有关。Shawker 等对导管导丝作细菌培养,阳性率高达 23%,4 例发生暂时性菌血症。周围静脉导管发生导管相关性感染者低于 10%。但若发生化脓性静脉炎,则病死率高达 87%。周围动脉导管插管据 7 项前瞻性研究,其细菌定植率为 0.85% ~ 20%,导管相关性菌血症发生率为 0.56% ~ 4.6%。中心静脉插管导管相关性菌血症的危险性为 0.9% ~ 8.0%,而经周围静脉进路的中心静脉插管其感染率降低,为 0.6/1000 导管日 ~ 2.0/1000 导管日。全身感染亦可以源于严重的靶器官感染或植入物感染,特别是心血管系统植入物感染。

第二节　介入性诊疗相关性感染病原学与危险因素

一、病　原　学

介入诊疗技术相关性感染的病原学研究甚少。据报道,导管相关性感染的病原体一般为:长期中心性血管导管,G$^+$细菌 60% ~ 80%,G$^-$细菌 15% ~ 25%;短期静脉输液及肺动脉插管,G$^+$细菌 40% ~ 60%,G$^-$细菌 30% ~ 40%;长期隧道埋管或粒细胞减少病人插管,G^+细菌 60% ~ 80% ,G^-细菌 20% ~ 30% 。G^+细菌以凝固酶阴性葡萄球菌、金黄色葡萄球菌及肠球菌为多见,G^-细菌以沙雷菌属、肠杆菌属、克雷伯菌属为常见。Clark 等报道 148 例接受 480 例次胆道介入治疗病人,7 例发生血流感染,其中 7 例为肠球菌属感染,胆汁培养阳性者发生血流感染危险性更高。鉴于肠球菌的多重耐药问题愈趋严重,而其发生又与头孢菌素的不合理应用有一定关系,故在胆道介入治疗中,目前使用头孢菌素预防的措施需要重新评价。此外,在介入治疗中肝炎病毒和 HIV 传播及感染的严重性亦需引起高度重视。

二、危 险 因 素

1. 宿主因素:严重基础疾病病人感染危险性增高。HIV 阳性病人经前臂中心静脉导管感染与 HIV 阴性者比较分别为 20% 与 4.9% 。病人年龄、性别是否属于危险性因素目前尚不能肯定。

2. 器材因素:导管材料、长度、留置时间和接口污染是最重要的感染危险因素。聚四氟乙烯导管的危险性高于聚乙烯导管,裹银导管虽然在减少感染危险性方面的作用尚不能肯定,但它可以降低中心静脉血栓形成和狭窄的发生率。Raad 等报道,外周导管留置时间 4 ~ 6 日感染率明显增高,局部感染率达 15% ,菌血症达 5.5% 。

3. 操作技术和护理因素:急诊介入操作较常规介入操作发生感染的危险性高,操作者的技术熟练程度和处理介入过程中紧急问题,以及是否严格执行无菌操作是十分重要的因素。术后护理亦是减少感染危险的重要方面。Mermel 等对 Swan-Ganz 导管术后感染相关因素的分析表明,当皮肤菌落 $>10^2 \text{cfu/cm}^2$ 时,术后感染的相对危险度为 5.5($P<0.01$),颈静脉插管与感染关系最大,相对危险度 4.3($P<0.01$),导管留置时间超过 3 日其相对危险度为 3.1($P<0.01$),手术室隔离措施相对危险度为 2.1($P=0.03$)。

关于靶器官和植入物感染的危险因素目前尚不了解,有待进一步研究。

第三节　介入性诊疗相关性感染的预防与控制措施

1. 参照手术室卫生标准改善介入诊疗室环境卫生状况：我国大多数医院并无专用介入诊疗室，操作系在普通X线室内进行。虽然有的X线室房屋和室内环境卫生状况尚好，但多数医院X线室的环境和卫生状况不符合介入性操作的卫生要求。应当参照手术室的卫生学标准规定介入诊疗室的基本卫生要求，如墙壁绝对不应使用墙布（纸）或木板装饰，地面也不能使用木质地板，洗手设施应按照手术室的要求配置。凡是不具备条件者，应严令禁止开展诊疗技术。目前不少区县级医院不具备条件，但都在开展介入技术，这是很危险的。

2. 加强培训，建立专业队伍：我国介入放射学发展迅速，但从事这项工作的人员水平参差不齐，来源不一，需要加强培训，包括医院感染预防与控制的课程教育。介入放射学专业人员既需要临床知识和能力的培养，又需要放射学方面比较全面的基础训练。只有建立起一支高素质的专业技术队伍，介入相关感染的预防和控制才有基础。

3. 严格消毒、灭菌和无菌操作制度：介入诊疗操作均应按手术治疗，严格执行消毒、灭菌和无菌操作制度。一次性器材应一次性使用。重复使用的器材如导管、血管鞘等都必须仔细清洗和严格灭菌。

4. 做好病人术前准备和术后护理：积极治疗病人基础疾病或合并症，如糖尿病病人应纠正血糖，维持机体内环境相对稳定。认真清洁皮肤和剃毛。术后应注意病情观察和补充足够液体。注意皮肤伤口的护理。

5. 预防性应用抗菌药物：目前尚无介入诊疗技术中预防性抗菌药物应用的详细研究，但可以参考围手术期抗菌药物使用原则。不应常规使用预防性抗菌药物。

6. 加强监测和深入研究，完善管理：介入诊疗技术是一个新的领域,其医院感染的发生发展规律目前尚少深入研究。总体上说,介入技术相关感染的发生率是低的,其预防和控制措施是否需要完全按照手术室的管理来进行还是适当放宽,但掌握在什么限度,都缺少研究资料作为制定规章制度的依据。这就需要加强监测和前瞻性深入研究,从而将管理建立在可靠和经济的基础上。

(艾冬云)

第三十三章 输血科(血库)医院感染的预防与控制

第一节 输血科(血库)医院感染的危险因素

输血科工作人员每天要直接与血液接触,常年承担着检验患者血型和交叉配血、供血的任务,其医疗安全对医院感染管理非常重要。虽然血液中心提供的血液都经过了严格的检验,运输条件也有严格的规定,但患者的血液标本大都属于生物危险品,各种病原菌,包括乙型肝炎病毒、丙型肝炎病毒、艾滋病病毒等都可经血液传播,由于当前科技水平还无法解决血液检测"窗口期"问题,因此,输血科工作人员在临床输血相溶性检测和输血过程中,存在着医源性感染的危险性,是医院感染的高危人群,必须做好普遍预防和职业暴露防护工作,输血科已成为医院感染重点监控的科室之一。

第二节 输血科(血库)医院感染的预防与控制措施

一、布局要求

应有清洁区、半清洁区和污染区。血液储存、发放处、成分室和输血治疗室设在清洁区,办公区设在半清洁区,血液检验和处置室设在污染区。

二、管理要求

1. 进入输血科的血液及试剂必须有国家卫生行政部门和

国家药品监督管理部门颁发的许可证。

2. 必须严格按卫生部颁布的《医疗机构临床用血管理办法(试行)》和《临床输血技术规范》规定的程序进行管理和操作。

3. 各区洁净度的要求:采集患者自体血、储存、发放血液应分别在Ⅱ类环境中进行。血浆置换术应在Ⅱ类环境中进行,并配备有相应的隔离、消毒(消毒有记录)设施,执行无菌操作技术。

4. 保持环境清洁,地面及物体表面每日湿式打扫。如有血液,脓液污染时,保洁人员戴好手套,先用吸湿方法(建议使用高质量纸巾)去除可见污染物,再用 500mg/L 有效氯的含氯消毒液擦拭,作用 30 分钟。用有效氯 2000mg/L 消毒液消毒处理。

5. 储血冰箱应专用于储存血液及血液成分,每周消毒 1 次,防止污染。冰箱内空气培养每个月 1 次,不得检出致病性微生物和真菌。

6. 感染病人自体采集的血液应隔离储存,并设明显标志。

7. 工作人员上岗前应注射乙型肝炎疫苗,定期检查乙型肝炎病毒抗体水平。接触血液必须戴手套,脱手套后洗手。一旦发生体表污染或锐器刺伤,应按血源传播性疾病及职业性感染的预防制度及时处理。

8. 废弃的一次性使用医疗用品、废血和血液污染物必须分类收集,并进行无害化处理。

9. 病房领取血袋必须登记、回收,回收血袋数量不得小于发放血袋数量的 90% 。

(王洪波)

第三十四章 洗衣房医院感染的预防与控制

第一节 洗衣房医院感染的危险因素

医院洗衣房承担着全院病人、工作人员和医疗业务被服、布类等物品洗涤和消毒工作,管理不善极易造成交叉感染,洗衣房工作人员被患者被服感染后成为携带者,感染周围的人或物;如果洗涤干净的被服在送回医院的环节中被携带者污染,成为新的传染源,是发生医院感染的潜在危险因素,因此洗衣房是医院感染防控工作中不可忽视的环节。

第二节 洗衣房医院感染的预防与控制措施

一、污染被服的分类及运输要求

1. 污染被服在病床边直接放入防漏污物袋;被血液或体液明显污染的被服、感染疾病科被服、确认被气性坏疽、传染性非典型肺炎、人感染高致病性禽流感、甲型 H1N1 流感以及突发原因不明传染病病原体或其他具有生物污染风险的污染织物应使用专用可溶性塑料袋,必要时可在外加套一个较为牢固的专用布袋。

2. 收集污染被服时,工作人员应穿好工作服、戴好口罩、帽子和手套。

3. 尽可能少接触和最低程度抖动污染被服,以避免污染空气和处理被服的工作人员。

4. 污染被服不应在病人治疗护理区分类或清点,应在指定地点进行,清点后及时做好消毒工作。

5. 接触污染被服后应洗手。

6. 运输污染被服不宜过满且须给予适当覆盖(密闭车),并走运送污物的电梯或通道;运送污染被服的容器应无毒、无害,便于清洁并有标识。

二、洗衣房的清洗消毒要求

1. 洗衣房布局合理,洁污分开,污染区为分检车间、去渍区、洗涤车间、传染隔离洗涤房;洁净区为烘干车间、熨烫车间、手烫车间、缝纫车间。物流由污到洁,顺行通过,不得逆行。

2. 污染被服在清洗前在洗衣房分检。分检时,应仔细检查各类织物内是否有金属等利器,防止意外伤害。

3. 被服的洗涤分为:①被套、床单、枕套及包布;②病员衣物及彩色被服;③手术服;④工作服;⑤传染病类被服;⑥妇产科及婴儿的被服。

4. 根据不同的分类严格按照:过水→排水→主洗→中速脱水→过水3次→中和→排水→进水高脱程序洗涤。

5. 有色被服和白色被服分开洗涤,洗涤过程中根据污渍的程度选择相应的洗涤时间,洗涤原材料的洗涤用量,保证被服的洗涤质量。

6. 被服、物品、环境清洗消毒措施

(1) A区消毒

1) 污衣收集袋:用500mg/L含氯消毒剂90℃以上水温煮洗30~40分钟后,清水漂净。

2) 运输工具:用500mg/L含氯消毒剂消毒水擦拭后用清水擦净,运输车箱内紫外线灯每天2~4小时消毒灭菌。

3) 分检房:每天用500mg/L含氯消毒剂擦拭所有物品及地面两次(早、晚各一次)后用清水擦拭干净,清洁渠道,无人时开启紫外线灯。

4) 除渍室:工作前后,用500mg/L含氯消毒剂擦拭室内设施、地面,并用清水擦拭干净,保持室内通风,清洁渠道。

5）洗涤设备间：工作前后，用500mg/L含氯消毒剂擦拭设备地面，用清水擦拭干净，保持洗涤设备间通风。

（2）B区消毒

1）洁净区保持清洁，上班开窗通风，清水擦拭桌椅、工作台面、地面。下班时关闭门窗，减少灰尘和风沙，地面用清水拖擦一次，每周两次用500mg/L含氯消毒剂擦拭洁净区后用清水擦拭一遍。

2）未经洗涤消毒的被服及其他物品，不得进入洁净通道及洁净区域。

3）被服消毒：①职工被服，病人被服，必须分机、分批专人专机洗涤，婴儿被服专机洗涤。②一般被服洗涤消毒（无明显污染）用500mg/L含氯消毒剂消毒水90℃，消毒洗涤材料进行煮洗30～40分钟后漂洗。③传染被服在封闭间消毒灭菌、隔离洗衣机专洗，必须用1000mg/L含氯消毒剂和消毒洗涤材料90℃以上水温煮洗40～50分钟后漂洗。④重污渍被服（血、脓、便、药水、地渍）由除渍室处理后，用传染被服洗涤方法洗涤消毒。

7. 储存：工作人员被服、病人被服、一般污染、传染性被服，洗涤消毒后应分批（类）烘干，熨烫平整，折叠存放，不得混淆，新生儿被服不得与其他被服储存。

8. 洗衣机消毒：洗涤被服完后，应用500mg/L含氯消毒剂，水温90℃以上煮洗30～40分钟消毒后清水滤净。

9. 工作人员消毒：工作前后，必须用洗手液流动水洗手（使用护套），工作时穿工作服，工作完后必须脱下工作服清洗消毒，每天一次换洗，每天下班后必须进行淋浴。

三、清洁被服储存、运送要求

1. 使用后的医用织物与洗涤后的清洁织物应有专用车辆/工具和容器运输，不得混装混运。运送使用后的医用织物与洗涤后清洁织物的专用车辆/工具和容器应有独立固定的存放区域，并有明显标识，该区域应有上、下水设施。每次运送使用后的医用织物完毕后，其专用车辆/工具和盛装容器应及时进行消毒。

2. 洗涤后清洁织物应储存在清洁干燥处,储存过程中应防止二次污染,如被污染应重新洗涤。

3. 接触传染病房被服的洗衣机及运送车应用含氯消毒剂消毒;接送车辆每天用 500mg/L 含氯消毒剂溶液擦拭一次。

(王洪波)

第三十五章 内镜中心(室)医院感染的预防与控制

第一节 常见内镜相关感染

内镜相关的感染可以分为3类:①病原体通过污染的器械从病人传播到病人(外源性感染);②在内镜操作过程中导致胃肠道腔内的病原体通过血液进入易感器官或者人工移植物造成的感染(内源性感染);③病原体在工作人员与患者之间的传播。在实际工作中很难判断病原体究竟是怎样传播的,文献报道最多的是内镜被污染后再传播给患者,对病原体的具体来源多数难以确定。内镜相关感染传播的病原可以是细菌、病毒或者真菌。

一、细菌感染

细菌感染往往比较容易发现,因为多数细菌感染潜伏期短,患者往往很快就表现出临床症状。1974～1987年,全球共报道了84例内镜导致的沙门菌感染,造成沙门菌感染的原因都是由于没有严格执行内镜清洗消毒规范所致,比如内腔管道清洗不够、消毒剂失效、消毒时间不足等。1974～1993年全球报道45例内镜相关铜绿假单胞菌感染。除内镜本身消毒不充分之外,细菌容易在潮湿之处生长往往是促进传播的重要因素。在一些病例中,与内镜相连的未充分消毒的洗涤水瓶也成为了传染源。此外,十二指肠镜的气水孔道以及抬钳器孔道未能充分清洗及干燥,也是造成经内镜逆行胰胆管造影(endoscopic retrograde cholangio-pancreatography, ERCP)时假单胞菌感染的原因。内镜清洗消毒不严格也会导致幽门螺杆菌(*Helicobacter pylori*,Hp)的感染。Fantry GT等报道,在对 Hp 阳性的患者进行内镜操作后，高达 61% 内镜被 Hp 污染，但是常规清洗消毒后可以完全去除 Hp。

二、病毒感染

明确病毒感染与内镜操作之间的关系非常困难，因为病毒感染潜伏期往往较长，或者是感染者未表现出明显症状，因此对病毒感染的确定较困难。

乙型肝炎病毒是一种对消毒剂敏感的病毒，很容易被杀灭，很少有关于内镜传播乙型肝炎的报道。Morris 等曾报道 2 例内镜传染 HBV 的病例，均与内镜消毒不充分及未进行全管道刷洗有关。在 5 项前瞻性的研究中，有 120 名患者接受内镜检查时所用的附件及内镜先前曾用于乙型肝炎病毒感染者。在随后 6 个月进行的随访中，原先乙型肝炎病毒(HBV)血清阴性的患者未出现临床或血清学上的乙型肝炎证据。在 4 项其他的前瞻性研究中，对共计 722 名 HBV 血清阴性的患者在内镜检查后进行了长达 12 个月的观察。这类人群中，乙型肝炎表面抗原(HBsAg)阳性的发生率高达 9.6%。尽管患者间的内镜操作只进行了最低限度的消毒，但仅有 3 名患者发生了血清转化，没有任何血清转化被认为与内镜操作有关，因为这些患者接受内镜检查时所用的设备先前不曾用于感染者。此外，其血清转化率低于未接受内镜检查的对照人群的血清转化率。因此，只要遵循现行的内镜清洗和消毒指南，内镜操作后乙型肝炎的传播一般不会发生或非常罕见。

HCV 感染在西方国家比较常见，因此国外对 HCV 感染非常重视。Bronowicki 等报道了 2 例患者接受结肠镜检查后感染了 HCV，而使用的肠镜此前刚好为一位 HCV 感染的患者做过检查。造成感染传播的原因可能是工作孔道清洗不够，也可能与该中心不完善的消毒技术有关，比如污染的静脉管路、注射或静脉用麻醉药物多次使用有关。如果严格执行现行的消毒规范，则可以避免 HCV 的传播。Ciancio 等在一项多中心前瞻性的组群研究中，观察了 8260 名 HCV 血清阴性并接受内镜检查的患者，所有的中心遵守了国际上普遍接受的内镜清洗和消毒指南。全部 8260 名患者,包括 912 名接受内镜检查时所用的设备先前曾用于 HCV 携带者,在其内镜检查后 6 个月进行的随访研究中,仍然表现为血清阴性。

　　内镜相关的朊病毒感染是非常严峻的问题。西方国家对疯牛病的恐慌已成为严重的社会和政治问题,经内镜传播朊病毒在理论上是可能的,幸运的是目前全世界还没有相关的病例发现。目前尚无法确定常见液体消毒剂对朊病毒的杀灭效果,因此,欧洲消化内镜学会(ESGE)建议,如有可能,避免对已知的变异克雅症(variant Creutzfeldt-Jakob disease,vCJD)患者进行内镜检查。若内镜检查不可避免,ESGE 建议使用专用于 vCJD 患者的设备;或使用接近于其使用寿命、在使用后可以销毁的设备;或将设备隔离起来,直至下一个 vCJD 患者使用。由于目前使用最广泛的液体消毒剂戊二醛有固定蛋白质的作用,因此在欧洲很多国家禁止使用戊二醛消毒内镜。

　　HIV 也是一种对消毒剂非常敏感的病毒,用清洗剂对内镜进行手工清洗,可以清除设备上 99.0% 以上的病毒,随后用戊二醛进行至少 2 分钟的消毒,可以完全清除内镜上的病毒。SARS 冠状病毒可以在肠道黏膜的淋巴组织中检测到,理论上也存在通过内镜传播的危险。有研究表明,SARS 冠状病毒对各种低水平消毒剂非常敏感,因此严格遵守现行的对内镜进行的高水平消毒规范,应当可以避免 SARS 通过内镜传播。

第二节　内镜中心(室)医院感染的预防与控制措施

　　1. 凡进入内镜室的操作人员必须穿工作服、戴工作帽及一次性手套,清洗人员还需穿防渗透围裙。操作室安装感应水龙头及干手设施,操作后脱手套,清洗双手。

　　2. 内镜室保持清洁卫生、空气流通,每日一次紫外线照射消毒,每次照射>30 分钟。

　　3. 内镜检查前患者需作乙型肝炎标志物检查,乙型肝炎、丙型肝炎等患者需安排单独内镜检查。上、下消化道内镜检查分室进行。不同部位内镜的诊疗工作应当分室进行,上、下消化道内镜诊疗工作不能分室进行的,应当分时间段进行,不同部位内镜的清洗消毒工作的设备应当分开。

4. 操作程序严格按照《内镜清洗消毒技术操作规范》进行。

凡进入人体无菌组织、器官或者经外科切口进入人体无菌腔室的内镜及附件,如腹腔镜、关节镜、脑室镜、膀胱镜、宫腔镜等必须灭菌。适于耐受高温的内镜或部件采取压力蒸汽灭菌。不适于耐受高温的各种内镜及附件采取过氧化氢低温灭菌。

凡进入人体消化道、呼吸道等与黏膜接触的内镜,如喉镜、气管镜、支气管镜、胃镜、肠镜、乙状结肠镜、直肠镜,应当按照《消毒技术规范》的要求进行高水平消毒。2%碱性戊二醛浸泡消毒时间:胃镜、肠镜、十二指肠镜浸泡不少于10分钟;支气管镜浸泡不少于20分钟;结核杆菌、其他分枝杆菌等特殊感染患者使用后的内镜须浸泡不少于45分钟。

5. 消毒内镜每天首次使用前需在消毒液中浸泡20分钟。对每位患者检查前操作者必须更换清洁手套,实行一人一口垫一治疗巾。

6. 每日诊疗工作结束,用75%乙醇对消毒后的内镜各管道进行冲洗、干燥,储存于专用洁净柜内,镜体应悬挂,弯角固定钮应置于自由位。储柜内表面应光滑、无缝隙、便于清洁,每周用含有效氯500mg/L消毒液抹布擦拭消毒一次。

7. 每日诊疗结束后必须对吸引瓶、吸引管、清洗槽、酶洗槽、冲洗槽进行清洗消毒。对清洗机的储罐及酒精罐,酶注洗管道及酒精注洗管每周进行清洗及消毒。

8. 建立内镜质量追溯制度,健全登记本。内镜清洗消毒登记内容应该包括:就诊病人姓名、使用内镜的编号、清洗时间、消毒时间以及操作人员姓名等事项。

9. 内镜消毒灭菌效果的监测

(1) 消毒剂浓度必须每日定时监测并做好记录,保证消毒效果;消毒剂使用的时间不得超过产品说明书的使用期限。

(2) 消毒后的内镜应当每季度进行生物学监测并做好监

测记录;灭菌后的内镜每个月进行生物学监测并做好监测记录。

（3）消毒后的内镜合格标准为:细菌总数<每件20cfu,不能检出致病菌;灭菌后内镜合格标准为:无菌检测合格。

（王洪波）

第三十六章 检验科医院感染的预防与控制

第一节 检验科医院感染的危险因素

一、工作环境污染

检验人员每天接触患者的血液、体液等，标本在离心操作时会形成气溶胶，标本外溢等造成空气、台面和地面的污染。

二、各种标本具有传染性

检验科汇集各类患者的血液、体液、分泌物及排泄物等各种标本，这些标本含有不同种类的病原微生物，若未加防护，长期接触带有传染性的临床标本，不仅易发生实验室获得性感染，而且检验人员被感染的概率也高。

三、个人防护不当

工作人员着装不整、操作时未戴工作帽、口罩等，特别是临检室，每天接触的患者多数有呼吸系统疾病、结核、肝炎等传染病，患者在检验窗口咳嗽、打喷嚏等都会引起空气污染，引起医务人员感染。

四、操作仪器污染

操作的仪器有的直接与标本接触，如血细胞计数仪、生化自动分析仪等。在仪器吸取标本时，容易造成仪器表面污染，离心机在离心时若试管破裂，液体外溢及其他如冰箱、培养箱、显微镜头等都可能被污染，污染的仪器不及时消毒处理也会造成检验人员感染。

五、医疗废物是重要的传染源

主要是检验后的废弃标本如血、尿;细菌室如细菌标本、培养基;生化分析仪的废物和废液等,这些医用垃圾是重要的传染源,若处理不当,极易引起医院内交叉感染。

第二节 检验科医院感染的预防与控制措施

1. 工作人员须穿工作服,戴工作帽、手套,必要时穿隔离衣、胶鞋、戴口罩。

2. 使用合格的一次性检验用品,用后进行无害化处理。

3. 严格执行无菌技术操作规程,静脉采血必须一人一针一管一巾一带;微量采血应做到一人一针一管一片;对每位病人操作前洗手或手消毒。

4. 无菌物品如棉签、棉球、纱布等及其容器应在有效期内使用,开启后使用时间不得超过 24 小时。使用后的废物应及时进行无害化处理,不得随意丢弃。

5. 各种器具应及时消毒、清洗;各种废弃标本应分类处理(焚烧、入污水池、消毒或灭菌)。

6. 检验人员结束操作后应及时进行手卫生。

7. 保持室内清洁卫生。每天对空气、各种物体表面及地面进行常规消毒。在进行各种检验时,应避免污染,在进行特殊传染病检验后,应及时进行消毒,遇有场地、工作服或体表污染时,应立即处理,防止扩散,并视污染情况向上级报告。

8. 临床实验室的医院感染管理参照检验科的管理要求。实验动物应严格管理,防止逃逸或造成人与实验动物的交叉感染;实验后的动物必须焚化或进行无害化处理。

9. 建立有效的管理程序,减少检验后样品和与样品相关的废弃物的危险性,以避免相关人员伤害。

10. 相关服务性工人按医院感染控制相关规定负责检验后样品和废弃物的集中收集和处理。感染性样品和废弃物用有

"生物危害"标识的垃圾桶、黄色专用袋存放。非感染性样品和废弃物用无"生物危害"标识的垃圾桶、黑色专用袋存放。

11. 超过保存周期的各类样品,由专人收集于黄色垃圾袋中,交由医院集中处理。

12. 各专业组/室负责人负责样品的安全保管,防止样品流失,避免导致感染。

（王洪波）

第五篇

医院感染监测

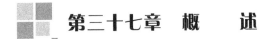

第三十七章 概 述

一、定 义

医院感染的监测为系统地、主动地、连续地观察一定人群中的医院感染发生和分布以及影响感染的各种因素。对监测资料定期地整理分析,并向有关人员和单位发送,以便采取控制行动。

上述定义包括如下含义:

(1) 监测是系统的、主动的和连续的工作,因此,要有一个长期的监测计划。

(2) 要对监测的事件(如医院感染的部位)规定简练准确的定义。

(3) 系统地收集资料。

(4) 定期汇总监测资料,使之成为具有意义的材料。

(5) 分析和解释所收集的资料。

(6) 经过汇总分析的材料,向有关人员和单位反馈或报送,使他们了解情况以便采取行动。

二、目的和意义

从定义可以看出,监测的目的是为采取行动了解情况。采取行动就是要减少各种感染的危险因素、降低医院感染率。因此,医院的监测是医院感染控制的先行。没有监测为依据的控

制行动是盲目的;只有监测而不采取控制行动是无意义、无目的的监测。这些目的包括:

1. 降低医院感染率,减少获得性医院感染的危险因素;最好是充分利用监测过程取得预期的结果,控制医院感染。

2. 提供医院感染的本底率,建立医院的医院感染发病率基线。

3. 鉴别医院感染暴发。

4. 利用资料说服医务人员遵守感染控制规范与指南。

5. 评价控制措施:不管采取什么措施,只有通过持续的监测,才能判断控制措施的效果。有的措施看起来应该是有效的,但通过检测发现是无效的,如对插尿管的病人每日进行尿道护理,预防尿路感染。

6. 满足管理者的需要:监测可以发现新的预防措施的不足,发现病人护理过程中需要改进的地方,调整和修改感染控制规范。

7. 为医院在医院感染方面受到的指控辩护:有时医院会接到病人在医院感染方面的投诉或法律指控,完整的监测资料能反映医院感染存在与否,以及是否违反相关的法律、法规、操作规范,为医院进行辩护。

8. 比较医院内部或医院之间的医院感染率:美国 CDC 的研究提示,感染率的比较有利于减少医院感染的危险因素,但这种比较需要考虑不同感染、不同症状、不同危险因素,按危险因素调整感染率。

(王洪波)

第三十八章　医院感染监测内容

医院感染监测大致分为全面综合性监测和目标性监测。

一、综合性监测

全面综合性监测是连续不断地对医院所有单位、所有病人和医务人员的所有感染部位及其有关因素进行综合性监测。通过监测可以看出各科室、病房的感染等,各部位的感染率,各种感染的易感因素,病原体及其耐药性。这种监测不仅可以提供一所医院的总体情况,而且能早期鉴别潜在的医院感染的聚集性。这种监测的不足是费用成本高和劳动强度大,所有的时间花费在收集资料和分析资料上,而在监测方面没有更多的改进,并且许多感染可能是难以预防的。主要有发病率调查和现患率调查两种监测方法。

1. 发病率调查:这一方法是对一定时期内医院感染的发生情况进行调查,是一个长期的、连续的过程,可采用前瞻性调查和回顾性调查两种方式。它可提供本底感染率以及所有感染部位和部门的资料,而且前瞻性调查能早期辨认医院感染暴发流行;但费用昂贵、费时、费力,对收集的大量数据很少有时间进行分析。发病率调查的主要计算指标是发病率。

2. 现患率调查:也称作现况调查或横断面调查。它利用普查或抽样调查的方法,收集一个特定的时间内,即在某一时点或短时间内,有关实际处于医院感染状态的病例资料,从而描述医院感染及其影响因素的关系。

现患率调查可以在很短时间内完成,节省人力、物力和实践,耗资相对较少。这种全院范围的活动,增强了临床工作人员医院感染的意识,提高了医院感染的工作透明度。定期或不定期的现患率调查,可以了解某地区医院感染情况;反复进行现患率调查可以看出医院感染的长期趋势;可用于效果评价。现患率调查主要计算现患率,以此估计发病率,由于包括新、老病例,所以总是大于发病率。现患率受病人住院日数和感染天数的影响。在小医院和小病房,病人人数太少,计算出的现患率不准确,不能进行有意义的统计学分析。

二、目标性监测

1. 从优监测:这是一种以感染的相对重要性确定优先监测的方法。感染的相对重要性从感染的发病率和病死率、住院时间、治疗费用、可防止感染的百分比等方面加以考虑。常以感染带来的经济损失的多少判定感染的相对重要性。例如,归因于医院内菌血症和肺炎的病死率在 10%~40% ,高的病死率可决定这两类感染优先控制。与之相比,尿路感染的病死率较低,尿路感染多数是可预防的,因此决定为中等优先控制。

此监测方法缺乏本底感染率,对暴发流行难以发现,可通过与全面综合性监测和轮转式监测相结合加以弥补。

2. 感染部位监测:是集中于特殊感染部位的监测,如外科手术部位、下呼吸道、泌尿道等。与优先监测不同,不需要评价感染的相对重要性。这种监测具有很好的灵活性,针对不同的部位可用不同的方法进行监测,各种监测方法可同时存在。这种监测的缺点是没有强的针对性,难以提供各医院的本底率,不便于分析各医院的情况,感染流行可能被忽视。

3. 部门监测:针对高危险的特殊科室或区域进行监测,如监护室、血液科等。这种方法将重点放在最危险的部门,对于感染控制人员不足的医院特别适用。通常,这种监测也关注感染危险不断增加的病人,如接收多种抗菌药物治疗、承受多种侵入性操作的病人。这种监测方法的缺点是监测集中在较少病人的少数部门,而全院大多数部门的医院感染问题得不到顾及。

4. 轮转监测:周期性地、有组织地在一个特殊时期监测一个特殊部门,医院的所有区域在连续的周期性时间间隔内被监测,医院的每个部门一年应被评估一次。这种监测方法比较其他的方法,有花费较少时间获得较大效果的优点,然而在没有被监测区域的流行,可能没有被发现。这一缺陷的弥补方法是对护理部门的人员加强教育,培养其对医院感染的兴趣,使之留心医院感染的潜在聚集性,减轻感染控制专职人员的压力。

5. 暴发监测:暴发监测需要留意医院工作人员报道的任何不寻常聚集。以监测资料为评价基础时,应超过医院或部门的感染率限度之上;也可以实验室的结果为基础进行评价。

三、其他的监测类型

这些监测可以看成是全面综合性监测和目标性监测的不同组合。

1. 有限度的周期性监测:这种监测主张全面综合性监测,每季度监测一次,其他时间采用目标性监测,它能减少花费在执行全面综合性监测上的时间,间歇的全面综合性监测有利于减少遗漏暴发发生的可能性,同时感染率也能在不同的机构和地区间进行比较。

2. 选择性监测:这种监测是在高危病人组合某些感染部位采取连续性监测,而其他的部门和部位采用轮转监测。这一系统包括:高流行人群中的普遍研究、前瞻性研究和低流行率中的回顾性研究。

(王洪波)

第三十九章 医院感染监测方法

医院感染监测包括资料的收集、整理、分析和解释,对预防干预措施的反馈,以及对这些干预措施进行评价。医院感染监测在医院中实施,需要建立医院感染监测系统、制订计划和监测方法。

一、医院感染监测系统

1. 良好监测系统的特征

(1) 及时、简单、灵活。能及时反映出医院感染的发生情况及变化;能及时反馈,促进各科室参与医院感染控制;能使调查方案容易实施;能根据医院情况和条件的改变而适时变化。

(2) 可接受、成本合理。

(3) 具有灵活性、一致性和专一性。

2. 监测系统的评价指标

(1) 有用性:系统是否有用,要看它能否反映医院感染的变化,能否确定优先重点防治的感染,能否对改进系统的工作资源分配作出相应的决策。

(2) 及时性、灵活性、可接受性。

(3) 成本:包括资料的收集、分析及反馈所需的直接和间接成本,并进行成本-效益分析。

(4) 代表性:可通过随机样本或部分监测人群的结果与整个人群的情况比较,以了解监测系统的代表性。

(5) 准确性:是指监测结果与实际结果符合的程度。

二、监 测 计 划

监测计划是开展任何监测项目的基础,通常是由感染控制委员会报告给医院管理部门,必须投入一定预算以支持实施。

监测计划应包括监测目的、受监测人群、监测内容、计算指标、感染类型和病例的定义以及调查项目的定义、监测频率和持续时间、资料收集的方法和人员的培训、资料分析方法（特别是对危险因素进行分层分析）、信息的反馈方式等。监测计划应向所有参加者说明。

为了便于比较，在整个监测期间对某一部分或科室的监测强度或深度应保持一致；监测的所有内容自始至终应保持一致，包括监测的定义和发病率的计算方法。应根据监测的类型合理配备调查人员。应对监测数据和过程进行定期评价和总结，以保证质量和准确性。最佳监测计划的制订和实施取决于医院自身特征、要求目标、可应用的资源和医院工作人员的支持程度。

三、监 测 方 法

1. 资料的来源：监测资料的来源很多，为保证监测治疗，需要训练有素的调查人员收集多种信息，包括以病人为基础的和以实验室为基础的信息。

以病人为基础的信息来源包括查房、医疗护理记录、实验与影像学报告、与医护人员交流讨论病例、来自其他部门（包括药房、住院部、急诊室、手术室等）的信息。还需特别注意明确具有感染危险性的器械使用或操作情况，如留置导尿、血管内插管、机械通气、手术操作；发热的记录；抗微生物药物治疗情况等。

以实验室为基础的信息来源包括细菌学、病毒学和血清学报告、细菌对抗菌药物的耐药性报告。

2. 监测的内容和病例的登记：医院感染监测的内容根据监测方法和目的不同而有所差异，通常包括监测病人的一般情况、医院感染情况、有关危险因素、病原体及病原菌的耐药情况，有时也包括抗菌药物的使用情况。在我国现行的医院感染发病率调查中，只有感染病例（分子）需填写登记表，而分母由出院人数代替，这种方式使得许多侵袭性操作缺乏分母，不能计算相应的器械相关感染率。另一种填写方式是每个被调查的病人都填写一份登记表,不论其是否发生医院感染,可得到侵袭性操作的分母,在现患率调查中通常采用的就是这种方法。随着医院网络系统的建立和电子病历的使用,各种相关数据(分母)的获得和统计更为方便和容易。

四、医院感染监测的主要计算指标

1. 医院感染发病率:是指一定时间内处于一定危险人群中新发医院感染病例的频率。

$$医院感染发病率 = \frac{同期新发医院感染病例数}{观察期间危险人群人数} \times 100\%$$

分母一般以同期出院人数代替。在医院感染监测中,有些病人发生多次或多种感染,应计算感染例次发病率,因例次发病率一般高于医院感染发病率,所以在医院感染的研究报告中应注明采用何种计算方法。

在调查医院感染发病率时,漏报感染病例是难免的,因此定期进行漏报调查是一项很重要的工作,可计算出漏报率,校正原先的发病率。

$$漏报率 = \frac{漏报病例数}{漏报病例数 + 已报病例数} \times 100\%$$

$$估计(实际)发病率 = \frac{原先报告的发病率}{1 - 漏报率} \times 100\%$$

2. 病人日医院感染发病率:病人日医院感染发病率是指单位观察时间内病人的发病率,分母通常用 100 个病人住院日或 1000 个病人住院日表示。

$$\frac{病人日医院}{感染发病率} = \frac{观察期间内医院感染新发病例数}{同期住院病人住院日期数} \times 100\% \text{ 或 } 1000‰$$

3. 医院感染罹患率:罹患率是用于衡量处于危险的人群中新发医院感染的频率,多用于小范围或短时间的暴发或流行,观察时间可以是 1 日、几日或 1 周、1 个月等,分母必须是易感人群数。

$$医院感染罹患率 = \frac{同期新发医院感染病例数}{观察期间处于危险中的人群人数} \times 100\%$$

4. 医院感染现患率：是指在一定时期内，处于一定危险人群中实际医院感染病例(新、旧病例)的百分率。

$$医院感染现患率 = \frac{同期存在的新旧医院感染病例数}{观察期间处于危险中病人数} \times 100\%$$

5. 医院感染病死率：医院感染病死率是指某种医院感染的全部病例中因该感染死亡的病例数的比值，反映了医院感染的严重程度。

$$医院感染病死率 = \frac{因该感染死亡的例数}{某种医院感染的病例数} \times 100\%$$

6. 构成比：说明某一事物内部各组成部分所占的比重或分布，常用百分数表示。

$$构成比 = \frac{某一组成部分的观察单位数}{同一事物各组成部分的观察单位总数} \times 100\%$$

五、医院感染的目标性监测

1. 外科手术后病人医院感染监测：通过对外科手术术后病人发生的所有医院感染或外科部位感染的监测，了解各类手术的医院感染发病率及危险因素，采取措施，控制手术后感染；还可计算出外科手术医生感染专率并反馈给手术医生，使医生们知道手术后病人感染的情况，从各方面寻找造成感染的原因，有效地降低手术病人医院感染率。由于每位手术医生处理的病人有不同的危险因素，发生感染的概率有高有低，必须进行调整后才能进行比较。

（1）外科手术医生感染专率

$$外科手术医生感染专率 = \frac{某医生在该时期手术后感染病例数}{某医生在某时期进行的手术病例数} \times 100\%$$

（2）危险指数：由于影响外科手术后感染的危险因素多种多样。医生之间的感染专率不能直接比较，必须进行调整。通常选用有较普遍意义的4项危险因素：手术时间、伤口清洁度、麻醉方式、急诊手术。利用打分方法反映这些危险因素所起的综合作用。

将这些分数相加就可计算出每台手术的危险指数，最低危险指数为 0,最高为 4,共分 5 等级(表 39-1)。

表 39-1 危险因素的评分标准

危险因素	手术时间(h)		伤口清洁度		麻醉方式		急诊手术	
	≤2	>2	清洁	非清洁	全麻	非全麻	是	否
评分标准	0	1	0	1	1	0	1	0

(3)不同危险指数等级的外科医生感染专率

$$危险指数等级外科医生感染专率 = \frac{某医生对某危险指数等级病人手术的感染病例数}{某医生对某危险指数等级病人手术例数} \times 100\%$$

(4)平均危险指数等级

$$平均危险指数 = \frac{(\sum 危险指数等级 \times 手术例数)}{手术例数总和}$$

(5)医生调整感染专率

$$医生调整感染专率 = \frac{某医生的感染专率}{某医生的平均危险指数等级}$$

(6)反馈方法:此专率不宜公布,可向有关人员汇报,如科主任;再由科主任向各医生通报其本人的感染专率。也可直接向各医生通报其感染专率。反馈单上可以列出该医生所在科室的平均感染专率及平均调整感染专率,让医生们知道自己在科室中的感染率水平,促使他们寻找发生感染的原因,设法杜绝感染。

2. ICU 医院感染监测:ICU 是医院感染的高危科室,有必要加强监测。

(1)监测对象:被监测的病人必须是入住 ICU 进行观察、诊断和治疗的病人;感染必须是发生在 ICU,即病人住进 ICU时,感染不存在也不处于潜伏期;ICU 病人转移到其他病房后,48 小时内确定的感染仍属 ICU 感染。

(2)监测方法

1)ICU 病人发生感染时填写"医院感染病例登记表"。

2)每个被监测的 ICU,每日填写"ICU 病人日志"。月终对其进行总结。

3) 根据 ICU 病人日志形成"ICU 月总结",它可提供处在某种危险因素的人群资料,在计算各种概率时使用(表 39-2)。

表 39-2 ICU 病人日志

日期	新住进病人数	在住病人数	留置导尿管病人数	动静脉插管病人数	使用呼吸机病人数
1					
2					
…					
…					
30					
31					
合计					

临床病情等级每个月分 4 次(每周 1 次)对当时住在 ICU 的病人按"ICU 监测病人临床病情分类标准及分值(表 39-3)"进行病情评定。在每次评定后记录各等级的病人数。

表 39-3 ICU 监测病人临床病情分类标准及分值

分类级别	分值	分类标准
A 级	1 分	只需要常规观察,而不需要加强护理和治疗(包括手术后只需观察的病人)。这类病人通常在 48 小时内从 ICU 中转出
B 级	2 分	病情稳定,但需要预防性观察,而不需要加强护理和治疗的病人,例如某些病人因需要排除心肌炎、心肌梗死以及因需要服药而在 ICU 过夜观察
C 级	3 分	病情稳定,但需要加强护理和(或)监护的病人,如昏迷病人或出现慢性肾衰竭的病人
D 级	4 分	病情稳定,但需要加强护理和治疗,并且还需要经常评价和调整治疗方案的病人。如心律不齐、糖尿病酮症酸中毒(但还未出现、DIC)

续表

分类级别	分值	分类标准
E 级	5 分	病情不稳定,而且出现昏迷或休克,需要心肺复苏或需要加强护理治疗,并且需要经常评价护理及治疗效果的病人

4)感染率的计算

$$病例感染率 = \frac{感染病人数(感染例次数)}{处在危险中的病人数} \times 100\%$$

$$病人日感染率 = \frac{感染病人数(感染例次数)}{病人日数} \times 1000‰$$

$$\begin{array}{c}尿道插管相关\\尿道感染率\end{array} = \frac{尿道插管病人中泌尿道感染人数}{病人尿道插管日数} \times 1000‰$$

$$\begin{array}{c}动静脉插管相\\关血液感染率\end{array} = \frac{动静脉插管病人中血液感染人数}{动静脉插管日数} \times 1000‰$$

$$呼吸机相关肺部感染率 = \frac{使用呼吸机病人中肺部感染人数}{呼吸机使用日数} \times 1000‰$$

5)感染率的比较:为了比较各种 ICU 的感染率,必须考虑住在 ICU 的病人病情,只有根据病情严重程度进行适当调正后,才能具备相同的基础进行比较。

每周按照"ICU 监测病人临床病情分类标准及分值"对病人进行评定,评定结果计入"ICU 月报表"中,然后计算 ICU 病人的病情平均严重程度。

$$平均病情严重程度 = \frac{每月根据临床病情分类标准评定的病人总分值}{每月参加评定的 ICU 病人总数}$$

$$调整率 = \frac{ICU \ 感染率}{平均病情严重程度}$$

(王洪波)

第六篇

医务人员的职业暴露与防护

美国于20世纪50年代就开始关注职业健康,80年代提出普遍预防,90年代进行锐器伤的报告管理,2000年将锐器伤防护纳入了法案。根据我国卫生部统计信息中心《2008年中国卫生统计年鉴》显示,在我国从事医疗卫生专业人员已达590.7万人,如果再加上其他直接或间接与患者接触的工作人员,这将是一个非常庞大的群体。由于职业的特殊性,他(她)们长期工作在医院或其他医疗、保健机构如血站等,直接或间接与患者接触,时刻面临着职业暴露与医院感染的危险。对于这一庞大的群体,如果管理不善,即有可能成为医院感染的受害者甚至是传播者。因此,如何做好医务人员的职业防护,具有非常重要的现实意义。

2002年11月至2003年6月,在我国局部地区暴发流行SARS,WHO称其为21世纪威胁人类健康的新传染病。全国累计报道本病5329例,其中医务人员969例,感染率高达18.18%。发生感染的对象主要是医生、护士及护工等相关医务人员,其中护士发生感染比例较高,如北京,早期医务人员SARS感染率中,护士占48.8%。卫生部正式公布医务人员感染率为:天津39.38%、北京25.43%、山西17.64%。此次SARS的暴发流行是以医院内传播、医务人员感染为突出特点的医院感染,医务人员如此之高的感染率,在迄今为止发生的感染性疾病中从未出现过。SARS的暴发流行,把医院感染管理工作推到了前所未有的重要地位,也把人们以往并未十分关注的医院内传播和医务人员的感染,职业暴露及职业安全问题充分展现在世人的面前,提醒我们倍加重视与防范。

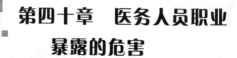

第四十章 医务人员职业暴露的危害

医务人员在繁忙的医疗、护理与转运工作中,由于职业的特殊性,几乎每天都要接触各种各样的急性或慢性患者,他们当中有的是传染性疾病患者,常常不易识别且难以防范,使得医务人员被感染的现象十分严重,如2003年我国SARS流行期间,曾发生过为抢救一名SARS患者而导致数十名医务人员被感染的现象,说明隐藏在这一表象背后的医务人员职业暴露与职业安全的问题,尚未引起足够的重视。医务人员职业暴露涉及各方面,其危害性不言而喻,归纳起来主要有以下几方面:

1. 生物性职业暴露危害性:医务人员在工作过程中因针刺伤、锐器伤、黏膜或破损的皮肤接触了患者具有传染性的血液、分泌物、排泄物等,容易引起生物性职业感染。近100年来,医学文献中证实至少有30种不同的病原体或疾病可经皮肤刺伤传播,包括细菌、病毒和寄生虫等,其中对医务人员危害最大的主要有3种病原体,即HIV,HBV和HCV。现已证实大多数职业性血源性疾病的病例几乎都是由这3种病毒所引起,此外尚有梅毒和疟疾等。血清性肝炎职业感染最先报道在20世纪40年代,主要涉及血库人员、病理学工作者和实验室人员。1984年首次报道了医务人员因针刺伤感染HIV的个案,随后相继有更多病例报道。因此,1988年美国CDC组织发布了全球防止HIV、HBV和其他血源性病原体在医疗机构传播的预防措施。丙型肝炎传播的首次报道出现在1981年文献中,直到1989年有了可检测HCV的抗体之后,人们才集中对HCV职业性传播进行研究,并认为HCV传播危险性高于HIV但低于HBV,其预防策略相同。

2. 化学性职业暴露危害性:医务人员在消毒、治疗、换药等操作过程中频繁接触各种消毒剂、清洁剂、药物及有害的物质,等容易引起各种各样的疾病。常见的有:①抗肿瘤药物。目前使用的抗肿瘤药物大多数是细胞毒制剂，具有致突变、致癌和致畸性。医务人员接触抗肿瘤药时，药物可通过呼吸道吸入含细胞毒性的气溶胶、药液接触皮肤直接吸收；沾污后经口摄入等方式进入机体。接触剂量虽小，但接触频繁会因蓄积作用产生远期影响，可引起白细胞减少、自然流产率增高，且有致癌、致畸、致突变的危险。我国赵树芬等曾对京津地区 5 家医院 590 名护士的 715 次妊娠进行分析，结果发现抗肿瘤药物接触组护士自然流产率为 13.5%，明显高于对照组自然流产率 8.6%，两组间有显著性差异。抗肿瘤药物接触组足月产（79.8%）明显低于对照组（89.6%），早产率（5.3%）及子代出生缺陷率（3.1%）明显高于对照组（2.4%，0.97%）。②清洁剂及消毒剂。医护人员在工作中接触各种清洁剂、消毒剂，轻者刺激皮肤引起接触性皮炎、鼻炎、哮喘，重者中毒或致癌。有学者对 356 名医院清洁人员的手部皮肤病做了调查，有 74 人（21%）诊断为手部湿疹；在中度及重度的 43 人中，有 31 人是做清洁工期间发病，主要变应原为镍、钴、铬和橡胶添加剂。常用消毒剂如甲醛、环氧乙烷、戊二醛、过氧乙酸、含氯消毒剂等，是空气、物品、地面等常用的挥发性消毒剂，对人体的皮肤、黏膜、呼吸道、神经系统均有一定程度的影响。研究证实极低浓度的甲醛可刺激皮肤、眼、鼻、咽喉及肺，引起变态反应、哮喘。戊二醛是内镜消毒与灭菌的常用消毒剂，但对内镜室的医务人员有过敏反应等危害，可引起鼻炎、哮喘和接触性皮炎。③麻醉剂。有学者报道美国手术室麻醉护士因慢性吸入麻醉气体氟烷、氧化亚氮致流产率高达 28%，而一般护士为 9%，女麻醉师的自然流产率为 38%，一般医师为 10%。英国、芬兰、丹麦等亦发现女麻醉师中流产率增高。还有研究发现接触麻醉剂的医务人员有肝病、肾病及维生素 B_{12} 代谢紊乱。④粉尘。牙科技师在制作假牙过程中接触矽尘、钴-铬-镍合金尘、镀尘、氧化铝尘、石棉和丙烯酸塑料等，会引起尘肺及其他职业性肺部疾病。

3. 物理性职业暴露危害性：医务人员在工作过程中接触放射线、激光和锐器等各种物理因素引起的疾病。常见的有：①辐射。有报道从事放射性诊断和治疗的医务人员因接触放射线而致恶性肿瘤、白血病、不良妊娠及放射病者比例较高。1987 年和

1997 年对全国接触 X 射线的医务人员进行了两次跟踪调查,对 2.5 万余名医用诊断 X 射线人员 1951~1985 年恶性肿瘤发病情况进行了分析,发现接触者血液中白细胞总数、中性粒细胞、淋巴细胞以及血小板计数等指标与对照组比较明显偏低。584 名接触者的染色体畸变率、畸变细胞率和总断裂率都明显高于对照组。我国外照射慢性放射病例的 87.2% 为医用诊断 X 射线人员。卫生部对 15 个省市的医院进行监测发现,医护人员接受辐射为其他行业之首,医务人员短期接触大剂量的射线,会发生急性皮肤烧伤、坏死、放射性皮炎、眼球晶状体浑浊继发白内障。长期接触小剂量的辐射,在几年甚至十几年后可能发生骨髓增殖异常、白血病、其他肿瘤、胎儿畸变等。②锐器伤。针刺伤是护理人员最常见的职业暴露,不仅会引起皮肤黏膜损伤,更危险的是感染血源性疾病。美国报道的护理针刺伤占职业暴露的 2/3,护士在职业生涯的全过程中每人平均会发生针刺伤 4.3 次。在所有注射针头刺伤事件中,54.8% 的针头已被患者的血液污染。国内毛秀英等对 1075 名临床护士发生针刺伤的情况进行回顾性问卷调查,被调查的护士中有 80.6% 发生过针刺伤,年人均为 3.5 次,其中 74.5% 是被污染针头所刺伤。1999 年对长沙市几家大医院的 441 名护理员调研中发现,在 1 年内有 83% 的护士被利器刺伤 1339 次,平均每人每年 3 次。2008 年,杨四宁等对 154 名医学生在实习期间针刺伤及锐器伤进行调查,发现有 126 名发生针刺伤和锐器伤,共 585 人次,发生率为 87.8%。据美国疾病预防控制中心监测报道,全世界每年至少有 100 万次针头损伤或者其他污染的尖锐物损伤发生在医疗保健部门,并引起 20 余种血源性疾病的传播,每年因血源性传播疾病造成医护人员死亡人数超过几百人。医务人员通过被污染的 HIV(+)针头刺破或污染伤口,传染的可能性为 0.3 %;若被乙型肝炎病毒污染的利器刺伤,感染的机会为 6%~30%。只要 0.01ml 的含有 HBV(+) 的血液进入体内,就可以感染 HBV;如被带丙型肝炎病毒污染的利器刺伤,受者有 3%~10% 的机会感染 HCV。

(赖晓全)

第四十一章 医务人员职业防护的基本原则

第一节 标准预防

由于"普遍预防"和"体内物质隔离法"不能预防经飞沫传播性疾病,而且"普遍预防"也不能防止非血源性传播疾病,为此1996年1月,美国医院感染控制行动指导委员会推出标准预防。标准预防着重强调了医务人员医院感染的职业防护。

一、标准预防的概念

1. 将所有患者的血液、体液、分泌物、排泄物均视为有传染性,需进行隔离预防。

2. 强调防止疾病从患者传染至医务人员,也强调防止疾病从医务人员传染至患者和从患者传至医务人员再传至患者的双向防护。

3. 降低医务人员与患者、患者与患者之间交叉感染的危险性。

二、标准预防的措施

1. 医务人员在接触患者的血液、体液、分泌物、排泄物及其污染物品后,不论是否戴手套,都必须立即洗手。

2. 医务人员接触患者的血液、体液、分泌物、排泄物及破损的黏膜和皮肤前均应戴手套;对同一患者既接触清洁部位,又接触污染部位时应更换手套、洗手或手消毒。

3. 与普遍预防相同,在上述物质有可能发生喷溅时应戴眼罩、口罩,并穿隔离衣或防护衣,以防止医务人员皮肤、黏膜和衣服的污染。

4. 被上述物质污染的医疗用品和仪器设备应及时进行处理，以防止病原微生物在医务人员、患者、探视者与环境之间传播。对于需重复使用的医疗仪器设备，应确保在下一患者使用之前清洁干净和消毒灭菌。

5. 医务人员在进行各项医疗操作、清洁及环境表面消毒时，应严格遵守各项操作规程。

6. 污染的物品应及时处理，避免接触患者的皮肤与黏膜，以防污染其他物品，引起微生物传播。

7. 锐器和针头应小心处置，以防针刺伤。操作时针头套不必重新套上，当必须重新套上时应运用器具而不能直接用手。针头不应用手从注射器上取下、折弯、破坏或进行其他操作。一次性使用的注射器、输液器、针头、刀片和其他锐器应置于适当防水耐刺的容器内，以便于集中销毁；需重复使用的锐利器械也应置于防水耐刺的容器内，以便于运输及再处理。

三、标准预防与普遍预防的区别

1. 普遍预防隔离的物质只包括患者的血液及部分体液（不包括患者的尿、粪便、痰、鼻分泌物、泪液及呕吐物，除非有明显的血液污染），所以在采取预防措施时容易引起混乱，因此不能防止非血源性疾病传播；而标准预防隔离的物质不仅包括患者的血液、全部体液，还包括患者的分泌物与排泄物等。

2. 普遍预防主要采取接触隔离，因此不能防止空气与飞沫传播的疾病，而标准预防的隔离措施包括接触隔离、空气隔离和飞沫隔离。

3. 普遍预防的措施主要是防止医务人员受到感染，对患者间的防护较差；而标准预防强调不仅要防止医务人员发生医院感染，同时也强调防止患者发生医院感染。

第二节　额外(基于传播途径)预防

在确保标准预防的同时，应采取额外预防的措施，额外预防措施包括：经空气传播疾病的预防、经飞沫传播疾病的预防、经接触传播疾病的预防。

一、经空气传播疾病的预防

空气传播是指病原微生物经由悬浮在空气中的微粒（≤5μm）在空气中播散，此时可发生空气传播。这种微粒能在空气中悬浮较长时间，并可随气流漂浮到较远处。通过这种方式传播的疾病包括开放性/活动性肺结核病、水痘等。

接触空气传播疾病，如肺结核、水痘、麻疹等，医务人员对经空气传播疾病的预防除标准预防外，还应使用呼吸道保护装置，同时应实施空气隔离与预防，包括：①无条件收治病人时，应尽快转送至有条件收治传染病的医院，转送过程中应注意医务人员的防护；②设立隔离室，隔离室应有隔离标志，限制患者离开隔离室，只有在十分必要下才允许离开隔离室，患者离开隔离室时，接送的医务人员需佩戴医用防护口罩或 N95 口罩；③患者或可疑传染病患者应安置在单人隔离间；④严格空气消毒；⑤医务人员严格按照区域流程，在不同区域穿戴不同的防护用品；⑥医务人员进入已诊断或怀疑为开放性肺结核或水痘等传染病隔离房间时均应戴帽子、医用防护口罩，进行可能产生喷溅的诊断操作时，应戴护目镜或防护面罩，穿隔离衣/防护服，当接触患者血液、体液、分泌物和排泄物等物质时，应戴手套。

二、经飞沫传播疾病的预防

通过飞沫传播的疾病包括百日咳、白喉、流行性感冒、病毒性腮腺炎、流行性脑脊髓膜炎等。通常情况下，当医务人员的鼻和口腔黏膜或球结膜与大的飞沫颗粒（>5μm）充分接触时，易发生飞沫传播。飞沫传播多发生于医务人员与被感染的患者近距离接触（谈话、咳嗽、打喷嚏）或进行雾化吸入、吸痰等操作时。

经飞沫传播疾病的防护除实施标准预防外，同时应实施飞沫隔离预防措施，包括：①建立隔离室，将患者置于单独的房间或同一房间内安置相同疾病感染的患者，限制患者的活动范围；②尽量减少转运，若必须转运时，医务人员应注意自我防护；

③加强通风或室内空气消毒;④加强医务人员的防护,严格按照区域流程,穿戴不同的防护用品;⑤医务人员与患者近距离(1m内)进行诊疗操作时,应戴帽子、医用防护口罩;进行可能产生喷溅的诊断操作时,应戴护目镜或防护面罩,穿隔离衣/防护服,当接触患者血液、体液、分泌物和排泄物等物质时,应戴手套。

三、经接触传播疾病的预防

接触传播指通过接触而传播的疾病,如肠道感染、MDRO感染、皮肤感染等。接触传播是医院感染主要而常见的传播途径,一般包括直接接触传播和间接接触传播。预防措施除了实施标准预防外,还应实施接触隔离预防。具体措施包括:①建立隔离室;②严格实施手卫生;③穿隔离衣;④限制患者离开隔离室,尽量减少转运,若必须转运患者时,患者及运送人员都要采取相应的措施,以防传染和扩散;⑤被患者血液、体液、分泌物、排泄物污染的复用器械,应及时清洗干净和消毒灭菌;⑥接触患者的血液、体液、分泌物、排泄物等,医务人员应戴手套,离开隔离病房前,接触传染病物品后应摘手套、洗手和手消毒,若手上有伤口时,应戴双层手套;⑦医务人员进入隔离病房从事可能污染工作服的操作时,应穿隔离衣或使用一次性隔离衣。

第三节　医务人员的一般预防措施

一、预防接种

人工免疫能提高人体的免疫水平,预防感染性疾病的发生与流行。医务人员因工作的特殊性,如常因注射被针头刺伤皮肤、吸入具有感染性的气溶胶或直接接触了传染物质等而被感染。从临床角度看,增强医务人员的免疫力是十分重要的,进行免疫接种预防是解决这一问题的重要手段。

1. 人工主动免疫:是指以免疫原物质接种人体,使人体产生特异性免疫。免疫原物质包括处理过的病原体或提炼成分及类毒素。其制剂可分为活菌(疫)苗、死菌(疫)苗、类毒素。

①活菌（疫）苗：由免疫原性强而毒力弱的活菌（病毒或立克次体）株制成，如结核、鼠疫、布鲁斯菌活菌苗、脊髓灰质炎、流感、麻疹活疫苗；②死菌（疫）苗：将免疫性强的活细菌（病毒）灭活制成，如流行性脑膜炎奈瑟菌多糖体菌苗，其免疫效果较一般菌苗好；③类毒素：是将细菌毒素加甲醛去毒，成为无毒而又保留免疫原性的制剂，如白喉、破伤风类毒素等。

2. 人工被动免疫：以含抗体的血清或其制剂接种人体，使人体获得现成的抗体而受到保护。①免疫血清：用毒素免疫动物取得的含特异性抗体的血清称抗毒素。提取出的丙种球蛋白有效免疫成分称精制抗毒素，含异种蛋白少，可减少人体的过敏反应，免疫血清主要用于治疗，也可以用于预防。②免疫球蛋白（丙种球蛋白及胎盘球蛋白）：由人血液或胎盘提取的丙种球蛋白制成。可作为麻疹、甲型肝炎易感者接触的预防，但不能预防所有传染病。③被动自动免疫：只是在有疫情时用于保护婴幼儿及体弱接触者的一种免疫方法，但只能用于少数传染病如白喉。

二、计划免疫

是根据传染病疫情监测的结果和人群免疫水平的分析，按照科学的免疫程序，有计划地使用疫苗对特定人群进行预防接种，最终达到控制和消灭传染病的目的。目前除传统的减毒活疫苗、灭活全菌苗外，可利用基因重组技术发展重组蛋白、复合疫苗等。

三、医务人员免疫接种方案

医务人员免疫接种包括应接种和特殊情况下的免疫接种方案，常见的免疫接种疫苗有：乙型肝炎重组型疫苗、麻疹活疫苗、流感疫苗、流行性腮腺炎活疫苗、风疹病毒活疫苗、水痘-带状疱疹活疫苗等。

第四节　加强医务人员医院感染管理教育与培训

医院感染管理学是一个涉及多学科、相互渗透的新兴学科领域,它的发生与发展、预防与控制始终贯穿于医疗活动的全过程。加强医务人员医院感染预防与控制的教育,不断提高医务人员的职业安全意识,强化对新发传染病的认识、重视和研究,强化标准预防,建立针刺伤、锐器伤和血液、体液接触后及时报告制度,建立健全医院感染监控系统,有效地减少和降低医务人员的医院感染。提高对突发公共卫生事件的应对能力,培养良好的社会公德、不断提高广大医务人员消毒隔离意识,规范无菌操作技术,特别是严格掌握侵入性操作,有效减少或降低医院感染的发生率。

对医务人员医院感染的预防与控制,近几年来已做了大量的工作,但由于许多主观与客观的因素,至今仍未形成有效的规范化管理,特别是缺乏应对突发公共卫生事件的能力,如SARS医院内传播导致医务人员感染,充分暴露了医疗机构缺乏应对能力,曾有专家提出"卫生管理部门应该深思","这与卫生管理体制长期重医不重防,造成传染病的管理制度长期不健全密切相关"。同时,也缺乏全面的预防控制对策,导致目前管理不严,防治措施不力,效果不佳。因此,当前迫切需要各级卫生行政主管部门和医疗机构加强医务人员医院感染管理知识的培训,加大医院感染管理学的学科建设和专题研究,不断提高临床医务人员自我防护和医院感染预防控制的意识和知识。各级医疗机构可根据本地区、本部门和医院的实际,结合国家的法律法规,制订切实可行的医务人员医院感染预防与控制指南,开展医院感染目标性监测、相关课题的研究和医院感染流行病学调查,使广大医务人员做到有章可循,有法可依,使医院感染预防与控制工作逐步迈向法制化、规范化和科学化的轨道。

(赖晓全)

第四十二章　不同传播途径疾病医务人员的防护

　　医务人员由于职业的关系,经常接触各类患者,包括传染性疾病和其他感染的患者,在进行侵入性操作过程中,也很难完全避免造成伤害。因此,医务人员是医院感染的易感人群,同时也会把感染传播给患者和其他医务人员,起到媒介作用。做好医务人员医院感染的预防与控制工作,对医务人员和患者具有双重的保护作用,无论经何种传播途径传播的疾病,医务人员的防护必须坚持和遵循标准预防原则。本章就医务人员应如何防护经呼吸道传播、经消化道传播、经接触传播和经血源性传播的疾病予以介绍。

第一节　经呼吸道传播疾病的预防

　　经呼吸道传播的疾病有肺结核、SARS、支原体肺炎、衣原体肺炎、嗜肺军团菌肺炎、流感、肺炭疽、麻疹、呼吸道合胞病毒、流行性脑脊髓膜炎、白喉、百日咳、流行性腮腺炎、风疹等。

　　接触经空气传播的疾病,如肺结核、水痘等,在标准预防的基础上,还应采用空气传播的隔离与预防。具体预防控制措施如下:①早期发现、早期诊断、早期隔离、早期治疗。②应严格按照区域流程,在不同的区域穿戴不同的防护用品,离开时按要求摘脱,并正确处理使用后物品。③进入确诊或可疑传染病患者房间时,应戴帽子、医用防护口罩;进行可能产生喷溅的诊疗操作时,应戴护目镜或防护面罩,穿隔离衣/防护服,当接触患者及其血液、体液、分泌物、排泄物等时应戴手套。④应严格空气消毒。

　　接触经飞沫传播的疾病,如百日咳、白喉、流行性感冒、病毒性腮腺炎、流行性脑脊髓膜炎等，在标准预防的基础上，还应采用飞沫传播的隔离预防。具体预防控制措施如下：①早期发现、早期诊断、早期隔离、早期治疗。②应严格按照区域流程，在不同的区域穿戴不同的防护用品，离开时按要求摘脱，并正确处理使用后物品。③与患者近距离（1m 以内）接触，应戴帽子、医用防护口罩；进行可能产生喷溅的诊疗操作时，应戴护目镜或防护面罩，穿隔离衣/防护服，当接触患者及其血液、体液、分泌物、排泄物等物质时应戴手套。④加强通风，或进行空气的消毒。

如果患者的血液、体液等不慎溅洒于皮肤或黏膜，应立即先用肥皂，再用流动水清洗污染的皮肤，反复用生理盐水冲洗黏膜。如有伤口，应在伤口旁端轻轻挤压，尽可能挤出损伤部位的血液，然后用肥皂水和流动水冲洗；禁止进行伤口部位的局部挤压。伤口冲洗后，再用消毒液如 0.5% 的碘伏或 75% 乙醇进行消毒，并包扎伤口。

第二节　经消化道传播疾病的预防

经消化道传播的疾病有甲型肝炎（hepatitis A virus，HAV）、戊型肝炎（hepatitis E virus，HEV）、幽门螺杆菌、霍乱弧菌、志贺菌、沙门菌、轮状病毒及大肠埃希菌感染等。其传播途径有：①经水传播；②经食物传播；③经接触传播；④经昆虫传播。

医务人员预防控制措施：①早期发现患者和病原携带者，及时进行隔离（单间隔离或同种病原体感染同住一室）治疗；②对与肠道传染病密切接触者，可采取医学观察、留验、检疫、给予预防接种和药物预防；③注意手卫生，接触患者的血液、体液、分泌物、排泄物等物质时，应戴手套，摘手套后洗手和手消毒；④进入隔离病室，从事可能污染工作服的操作时，应穿隔离衣，按要求悬挂，每天更换清洗与消毒；或使用一次性隔离衣，用后按照医疗废物管理要求进行处置；⑤接触甲类传染病应按要求穿脱防护服，离开病室前脱去防护服，防护服按照医疗废物管理要求进行处置;⑥医务人员保护性措施包括应加强锻炼、增强体质,有良好的生活习惯,增强抗病防病的能力;进行主动免疫(接种疫苗、菌苗等),使机体产生特异性免疫;或进行被动免疫(如注射人血丙种球蛋白),使机体获得免疫力。

如果患者的血液、体液等不慎溅洒于皮肤或黏膜,处理方法同以上所述:经呼吸道传播疾病的预防。

第三节　经接触传播疾病的预防

经接触传播的疾病有巨细胞病毒感染、疱疹病毒感染、多重耐药细菌如耐甲氧西林金黄色葡萄球菌感染等。医务人员预防控制措施:①将患者收入隔离病房或同种病原体感染患者同住一室;②注意手卫生,接触患者的血液、体液、分泌物、排泄物等物质时,应戴手套,摘手套后洗手和手消毒;③进入隔离病室,从事可能污染工作服的操作时,应穿隔离衣,按要求悬挂,每天更换清洗与消毒;或使用一次性隔离衣,用后按照医疗废物管理要求进行处置;④接触甲类传染病应按要求穿脱防护服,离开病室前,脱去防护服,防护服按照医疗废物管理要求进行处置;⑤对于常见 MDRO 感染患者,医务人员近距离操作如吸痰、插管等应戴防护镜;⑥正确处理医疗废物。

如果患者的血液、体液等不慎溅洒于皮肤或黏膜,处理方法同以上所述:经呼吸道传播疾病的预防。

第四节　经血源性传播疾病的预防

经血源性传播的疾病主要有 HBV、HCV、HIV、HDV、庚型肝炎病毒(hepatitis G virus/GB virus C,HGV)、EB 病毒感染和传染性单核细胞增多症等。其中最危险的 3 种病原体为 HIV、HBV 和 HCV。感染途径主要为:①医务人员通过医疗操作,经血与血的接触传给患者或患者传给医务人员;②医务人员被污染的针头或锐器刺伤,病原体进入血液而感染,临床多见于医护人员,尤以护士为多。血源性感染的高危人群为血液透析、器官移植、外科手术、口腔科、内镜、实验室等医务人员。

1. 医务人员保护措施:①当皮肤与血液、体液、组织液、黏膜、血制品等直接接触时,应戴手套;②当存在血液和体液飞溅、泼溅和喷溅至眼、口和其他黏膜时,应戴防护性眼罩和口罩;③在接触患者前后应洗手;④正确处理锐器;⑤不要将针头重新戴帽、折断或进行其他人工操作;⑥禁止在可能存在血液暴露的工作场所进食及吸烟或其他;⑦不得将食物和饮料存放在放置感染性材料的冰箱内;⑧凡与血液或感染性物质接触后的所有设备、环境和物体表面均应消毒;⑨离心或处理血液时如存在溅泼、飞溅或产生气溶胶危险时,应在有防护的区域内进行;⑩个人防护设施在离开工作场所时应立即除去,将所有的污染物放在特定的区域进行清洗、去污和其他处理。

2. 医务人员发生职业暴露后处理流程:发生血源性传播疾病职业暴露后,应立即实施以下局部处理措施(在发生科室完成)。①用肥皂液和流动水清洗被污染的皮肤,用生理盐水冲洗被污染的黏膜;②如有伤口,应当由近心端向远心端轻轻挤压,避免挤压伤口局部,尽可能挤出损伤处的血液,再用肥皂水和流动水进行冲洗;③受伤部位的伤口冲洗后,应当用消毒液,如用 70% 乙醇溶液或者 0.5% 聚维酮碘溶液进行消毒,并包扎伤口,被接触的黏膜,应当反复用生理盐水冲洗干净;④追踪血清学病毒抗原、抗体检测;⑤立即向科室医院感染管理小组报告→填写医务人员职业暴露卡、医务人员职业暴露情况登记表 →报告相关部门→到感染性疾病科就诊、随访和咨询。

3. 医务人员中 3 种最危险病原体职业暴露与职业防护

(1) HIV 的暴露与防护:2000 年美国 CDC 资料显示,已有 57 名医务人员被确诊感染了 HIV ,其中护士 24 名,由皮肤刺伤造成的感染 48 名,占 84.2 %,职业性暴露通过表皮损伤引起血液传播 HIV 的危险性为 0.2 % ~ 0.5 %。我国虽无职业暴露感染 HIV 的报道,但暴露屡有发生。由于从 HIV 抗体检测到报告需要一定的时间,所以在明确诊断前,可能医务人员已与患者的血液、分泌物等接触。若医务人员在工作中不重视标准预防和自身防护,执行不规范的医疗操作行为和不良个人习惯是造成职业暴露感染 HIV 的危险行为。感染大多与医务人员被沾染了艾滋病患者血的空心针头刺伤皮肤有关,其次为被沾染患者血液的设备所刺伤。被利器刺伤后获得 HIV 的风险通常<0.5%。对可能暴露于 HIV 患者血液、体液的医务人员,为了降低 HIV 传播的风险,必须接受相关预防知识与预防措施的培训,最主要的是坚持标准预防,安全使用器械,减少利器的暴露。对已发生暴露的医务人员,其局部处理措施应按照《血源性病原体职业接触防护导则》(中华人民共和国国家职业卫生标准 GBZ/T213—2008)实施,及时进行血清学监测和预防性用药。现已证实使用抗病毒转录暴露后预防措施(post-exposure prophylaxis,PEP),可降低沾染 HIV 针头刺伤后感染 HIV 的危险性。一项来自多国病例对照研究表明,PEP 使用齐多夫定(zidovudine,ZDV)可降低感染危险性超过 80%。

(2) HBV 的暴露与防护:HBV 有很高的传染性,能够传播 HBV 的机体物质有血液和血液制品、唾液、脑脊液、腹腔积液、胸腔积液、心包液、滑膜液、羊水、精液、阴道分泌物和其他含有血液的体液等。医务人员被 HBsAg 阳性患者用过的针刺伤皮肤后,在缺乏暴露后预防措施的情况下,HBV 感染的危险性为 30%,发展成急性乙型肝炎的危险性为 5%。大量的研究表明,实验室、血库和透析的工作人员中 HBV 感染率较高,其次为护士、口腔科医生、外科医生和急诊抢救人员等。

接种乙型肝炎疫苗是预防 HBV 感染最有效的预防措施,有效率为 90%~99%,该疫苗同时亦对丁型肝炎有保护作用。建议乙型肝炎表面抗原阴性的所有医务人员都要全程接种乙型肝炎疫苗。如果已知暴露来源于 HBsAg 阳性的患者,应在 24 小时内给予乙型肝炎免疫球蛋白(HBIg)注射。同时首次接种乙型肝炎疫苗。随后在 1 个月和 6 个月后再次接种疫苗。

(3) HCV 的暴露与防护:职业性血液暴露后 HCV 的平均感染率介于 HIV 和 HBV 之间。HCV 主要经血液传播,也可经性传播,但不常发生。国际上一项对感染职业性危险因素的调查发现,以前的刺伤史是唯一与感染有关的独立因素。对丙型肝炎的暴露,目前尚未建立有效的预防措施。医务人员应于暴露后 4~6 个月进行抗 HCV、丙氨酸氨基转移酶（alanine aminotransferase, ALT）检查,也可适当延长期限或追踪检查的次数。至于暴露后是否早期应用干扰素,目前尚无科学证据证实有益。

（赖晓全）

第四十三章　针刺伤、锐器伤的 预防与处理

　　针刺伤与锐器伤是一种皮肤深部的足以使受害者出血的意外伤害。据美国 CDC 报道,美国每年至少发生 100 万次针刺伤,其中 100% 与感染性血液、体液、分泌物、排泄物接触有关。美国有调查显示:440 万医务人员中每年针刺伤与锐器伤人数达 80 万人。巴基斯坦报道医务人员在预防注射中发生针刺伤率为 0.21%,我国每年各种注射 30 亿次,针刺伤与锐器伤 100 万人次左右。护士是针刺伤与锐器伤发生率最高的职业群体,多发生于回套针头或销毁注射器时,针刺伤与锐器伤已成为目前临床医务人员主要的职业伤害。

　　针刺伤与锐器伤在临床发生率极高,是直接导致医务人员发生血源性传播疾病最主要的危险因素,也是经血传播病原体的主要途径,但在我国直至今日,针刺伤与锐器伤在临床医疗、护理工作中是最常见的职业伤害与职业感染,却未引起医务人员的高度重视。由污染的针头和锐器伤造成的感染,疾病传播的概率为:HBV 6.0% ~ 30%、HCV 0.5% ~ 6.0%、HIV 0.21% ~ 0.5%。据中国台湾省调查显示:8645 名医务人员中,针刺伤和锐器伤的年发生率为 1.3 次/人和 1.21 次/人,在所有针刺伤中,54.8% 的针头已被患者的血液污染。我国调查显示,1075名医务人员中有 866 人发生过针刺伤,针刺伤率高达 80.8%。中南大学湘雅医院吴安华、任南等 2002 年调查显示,针刺伤的发生率为 82%,其中针刺伤 5 次以上者达 17.9%。华中科技大学同济医学院附属协和医院任小英、邓敏于 2002 年 1 月对 343名护理人员进行调查发现,针刺伤发生率为 88.1%,主要是在进行注射、采血、处理用过的注射器、输液器过程中发生,发生频次为 1068 次,占针刺伤总数的 62.7%。不同职称、不同操作

环节、不同科室的护理人员对针刺伤存在显著性差异，在所有针刺伤和锐器伤的发生过程中，护理人员危险比例高达96%以上，其次是医生(84.6%)和技术人员(66.8%)。最易发生针刺伤和锐器伤频率较高的科室为治疗室、急诊室、输液室、手术室和ICU等。

与锐器刺伤、针刺伤有关的操作：①将用过的锐器或注射器进行分离、浸泡和清洗时；②将针套套回针头时；③将血液或体液从一个容器转到另一个容器时；④将针头遗弃在不耐刺的容器中；⑤用注射器后未及时处理针头。

锐器伤与针刺伤的预防原则：①无论使用与否均按损伤性废物处理；②禁止手持针等锐器随意走动；③禁止将针等锐器物徒手传递；④禁止针等锐器物回帽；⑤使用者必须将用后的针等锐器物放入防水耐刺的专用利器收集盒内。

锐器伤与针刺伤的处理措施如下：

1. 皮肤若意外接触到血液或体液，应立即以肥皂和清水冲洗；若是患者的血液、体液意外进入眼、口腔，立即用大量清水或生理盐水冲洗。

2. 被血液、体液污染的针头刺伤后，用肥皂和流动水冲洗伤口，并挤出伤口局部的血液。

3. 意外受伤后应在24小时内报告有关部门并填写报表，在72小时内作HIV、HBV等的基础水平检查。

4. 可疑暴露于HBV感染的血液、体液时，视伤者的情况采取注射乙型肝炎高价免疫球蛋白和(或)乙型肝炎疫苗。

5. 可疑暴露于HCV感染的血液、体液时，尽快于暴露后做HCV抗体检查，有些专家建议暴露4~6周后检测HCV的RNA。

6. 可疑暴露于HIV感染的血液、体液时，短时间内口服抗病毒药，尽快于暴露后测HIV抗体，然后行周期性复查（如6周、12周、6个月等）。在跟踪期间，特别是在最初的6~12周，绝大部分感染者会出现症状，因此在此期间必须注意不要献血、捐赠器官及母乳喂养，过性生活时要使用避孕套。

（赖晓全）

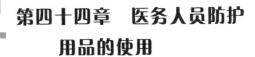

第四十四章 医务人员防护用品的使用

医务人员应正确使用医疗机构所提供的各种防护用品,这是避免职业感染的一项重要措施。因此,要求所有医务人员都必须熟练掌握各种防护用品(如口罩、隔离衣、帽子、手套等)的使用目的、穿戴指征、程序及使用方法。

第一节 口 罩

一、口罩的防护原理、分类及分级

1. 防护原理:口罩的防护功能主要基于 3 点。①过滤功能:口罩可由特殊的材质与普通棉纱织成,具有滤过作用;②吸附功能:口罩自身可具有一定的静电作用,必要时可加用静电滤网层,可将病原微生物吸附在口罩外层;③灭杀功能:口罩的材质如添加二氧化钛光媒体,则具有杀菌功能。

2. 分类:分为纱布口罩、外科口罩和医用防护口罩。

3. 分级:世界上不同的国家对口罩的分级均制订有不同的标准,我国于 2003 年 4 月 29 日发布并实施了最新国家标准《医用防护口罩技术要求》(GB190832—2003)和《普通脱脂纱布口罩》(GB190842—2003)。其中《医用防护口罩技术要求》规定,口罩滤料的颗粒过滤效率≥95% 。

二、口罩的选择

应根据不同的操作要求选用不同种类的口罩。一般诊疗活动,可佩戴纱布口罩或外科口罩;手术室工作或护理免疫功能低下患者、进行体腔穿刺等操作时,应佩戴外科口罩;接触经空气传播或近距离接触经飞沫传播的呼吸道传染病患者时,应佩戴医用防护口罩。

三、口罩的佩戴方法

(一)医用防护口罩的佩戴方法

1. 一手托住防护口罩,有鼻夹的一面背向外,如图 44-1A。

2. 将防护口罩罩住鼻、口及下巴,鼻夹部位向上紧贴面部,如图 44-1B。

3. 用另一只手将下方系带拉过头顶,放在颈后双耳下,如图 44-1C。

4. 再将上方系带拉至头顶中部,如图 44-1D。

5. 将双手指尖放在金属鼻夹上,从中间位置开始,用手指向内按鼻夹,并分别向两侧移动和按压,根据鼻梁的形状塑造鼻夹,如图 44-1E。

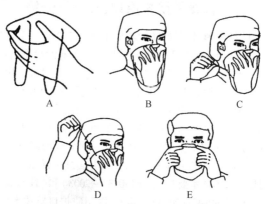

图 44-1　医用防护口罩的佩戴方法

(二)外科口罩的佩戴方法

1. 将口罩罩住鼻、口及下巴,口罩下方带于颈后,上方带系于头顶中部,如图 44-2 所示。

2. 将双手指尖放在鼻夹上,从中间位置开始,用手指向内按压,并逐步向两侧移动,根据鼻梁形状塑造鼻夹。

3. 调整系带的松紧度。

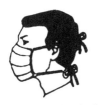

图 44-2 外科口罩的佩戴方法

四、摘口罩方法

1. 不要接触口罩前面（污染面）。

2. 先解下面的系带，再解开上面的系带，如图 44-3 所示。

3. 用手紧捏住口罩的系带丢至医疗废物容器内，如图 44-4 所示。

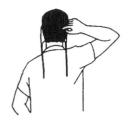 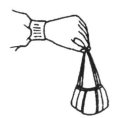

图 44-3 摘口罩方法　　图 44-4 丢弃口罩方法

五、注 意 事 项

1. 医用口罩只能一次性使用。

2. 不应一只手捏鼻夹。

3. 每次佩戴医用防护口罩进入工作区域之前，应进行密合性检查。检查方法为，将双手完全盖住防护口罩，快速地呼气，若鼻夹附近有漏气应调整鼻夹，若漏气位于四周，应调整到不漏气为止。

4. 戴上口罩后，不可悬于胸前，更不能用污染手触摸口罩，不戴时应叠好放入清洁信封内，切忌随意挂在脖子上或塞进胸前的衣襟内。

5. 离开污染区前应将口罩放入医疗废物容器内,便于集中处理;弃置口罩后须清洁双手。

6. 佩戴的口罩必须清洁、干燥,一旦发现潮湿或污染,应立即更换。

7. 口罩戴好后不要随意调整,更不要脱下后再戴上。由于口罩只是单面具有防护作用,因此不能两面交替使用,否则会将外层的病原微生物吸入人体而引发疾病。

第二节　护目镜、防护面罩

一、使用护目镜或防护面罩的情况

1. 在进行诊疗、护理操作,可能发生患者血液、体液、分泌物等喷溅时。

2. 近距离接触经飞沫传播的传染病患者时。

3. 为呼吸道传染病患者进行气管切开、气管插管等近距离操作,可能发生患者血液、体液、分泌物喷溅时,应使用全面型防护面罩。

二、护目镜或防护面罩的戴摘方法

医疗活动中使用的护目镜和防护面罩,见图44-5。

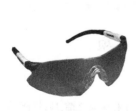
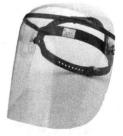

A　　　　　　　　　B

图44-5　护目镜(A)和防护面罩(B)

1. 戴护目镜或防护面罩的方法:戴上护目镜或防护面罩,

调节舒适度。如图 44-6 所示。

2. 摘护目镜或面罩的方法：捏住靠近头部或耳朵的一边摘掉，放入回收或医疗废物容器内，如图 44-7。

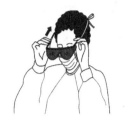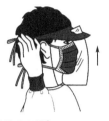

图 44-6　戴防护目镜和面罩

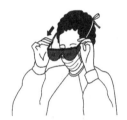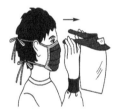

图 44-7　取防护目镜和面罩

三、注 意 事 项

1. 佩戴前应检查有无破损，佩戴装置有无松懈，每次使用后应清洁与消毒。

2. 防护镜、防护面罩应符合国家相关标准，有效期内使用。

第三节　隔 离 衣

一、应穿隔离衣的情况

1. 接触经接触传播的感染性疾病患者如 MDRO 感染患者时。

2. 对患者实行保护性隔离时，如大面积烧伤患者、骨髓移植患者等患者的诊疗、护理时。

3. 可能受到患者血液、体液、分泌物、排泄物喷溅时。

医疗活动中使用的防护服如图44-8所示,隔离衣如图44-9所示。

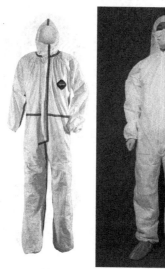

图44-8　防护服

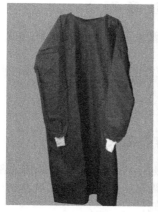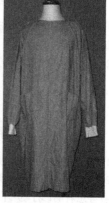

图44-9　隔离衣

二、穿脱程序

1. 穿隔离衣前戴好口罩及帽子,按下列基本程序操作(图44-10)

(1) 右手持衣领,左手伸入袖内,右手将衣领向上拉,露出左手,如图44-10A所示。

(2) 换左手持衣领,右手伸入袖内,露出右手,勿触及面部,如图44-10B所示。

(3) 两手持衣领,由领子中央顺着边缘向后系好领带,如图44-10C所示。

(4) 再扎好袖口,如图44-10D所示。

(5) 将隔离衣一边 (约在腰下5cm处)渐向前拉,见到边缘捏住,如图44-10E所示。

(6) 同法捏住另一侧边缘,如图44-10F所示。

(7) 双手在背后将衣边对齐,如图44-10G所示。

(8) 向一侧折叠,一手按住折叠处,另一手将腰带拉至背后折叠处,如图44-10H所示。

(9) 将腰带在背后交叉,回到前面将带子系好,如图44-10I所示。

2. 脱隔离衣(图44-11)

(1) 解开腰带,在前面打一活结,如图44-11A所示。

(2) 解开袖带,塞入袖拌内,充分暴露双手,进行手消毒,如图44-11B所示。

(3) 解开颈后带子,如图44-11C所示。

(4) 右手伸入左手腕部袖内,拉下袖子过手,如图44-11D所示。

(5) 用遮盖着的左手握住右手隔离衣袖子的外面,拉下右侧袖子,如图44-11E所示。

(6) 双手转换逐渐从袖管中退出,脱下隔离衣,如图44-11F所示。

(7) 左手握住领子,右手将隔离衣两边对齐,污染面向外悬挂污染区;如果悬挂污染区外,则污染面向里。

(8) 不再使用时,将脱下的隔离衣,污染面向内,卷成包裹状,丢至医疗废物容器内或放入回收袋中,如图44-11G所示。

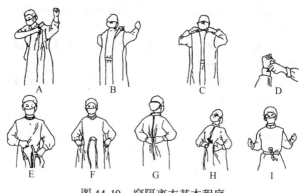

图44-10 穿隔离衣基本程序

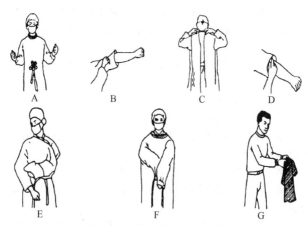

图44-11 脱隔离衣基本程序

三、注意事项

1. 隔离衣应后开口,能遮盖住全部衣服和外露的皮肤,如有破洞或潮湿应及时更换。

2. 穿脱隔离衣过程中避免污染衣领和清洁面,始终保持衣领清洁。

3. 穿好隔离衣后,限定在规定区域内进行工作,不允许进入清洁区。

4. 消毒手时不能沾湿隔离衣,隔离衣也不可触及其他物品。

5. 隔离衣每日更换1次。接触不同病种患者时应更换隔离衣。

第四节　无菌手套

一、目的与指征

应根据不同操作的需要,选择合适种类和规格的手套。接触患者的血液、体液、分泌物、排泄物、呕吐物及污染物品时,应戴清洁手套。进行手术等无菌操作、接触患者破损皮肤、黏膜时,应戴无菌手套。

二、戴、脱程序

1. 戴无菌手套方法(图 44-12)

(1)检查、核对无菌手套袋外的号码、灭菌日期。

(2)打开手套包,一手掀起口袋的开口处,如图 44-12A。

(3)另一手捏住手套翻折部分(手套内面)取出手套,对准五指戴上,如图 44-12B 所示。

(4)掀起另一只袋口,以戴着无菌手套的手指插入另一只手套的翻边内面,将手套戴好。然后将手套的翻转处套在工作衣袖外面,如图 44-12C、D 所示。

2. 脱手套的方法(图 44-13)

(1)用戴着手套的手捏住另一只手套污染面的边缘将手套脱下,如图 44-13A 所示。

(2)戴着手套的手握住脱下的手套,用脱下手套的手捏住另一只手套清洁面(内面)的边缘,将手套脱下,如图 44-13B

所示。

（3）用手捏住手套的里面丢至医疗废物容器内，如图44-13C所示。

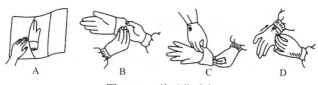

图44-12　戴无菌手套

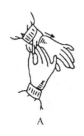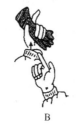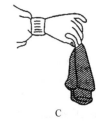

图44-13　脱无菌手套

三、注 意 事 项

1. 严格遵循无菌操作原则；戴无菌手套时，应防止手套污染。

2. 注意修剪指甲以防刺破手套，选择合适手掌大小的手套尺码。

3. 戴手套后双手应始终保持在腰部或操作台面以上视线范围的水平。如发现有破洞或可疑污染应立即更换。

4. 诊疗护理不同的患者之间应更换手套。

5. 脱手套时应翻转脱下，避免强拉。

6. 操作完成后脱去手套，应按规定程序与方法洗手，戴手套不能代替洗手，必要时进行手消毒。

（赖晓全）

参考文献

北京市血液透析质量控制和改进中心.2009.北京市血液透析质量管理规范(草案)

卜宝英,孙德俊,杨敬平.2006.呼吸机相关性肺炎的研究进展.临床肺科杂志,11(4):501

陈佰义,何礼贤,胡必杰,等.2012.中国鲍曼不动杆菌感染诊治与防控专家共识.中华医学杂志,92(2):76-85

陈灏珠.2002.实用内科学.第11版.北京:人民卫生出版社

陈萍,陈伟,刘丁.2003.医院感染学教程.北京:人民卫生出版社

陈扬,李培军,绍春岩,等.2007.医疗废物非焚烧处理技术应用障碍分析及对策探讨.有色冶金设计与研究,28(3):27-29

陈扬,王开宇,刘富强.2005.医疗废物非焚烧处理技术应用及发展趋势探讨.工程与技术,7:57-58

陈志祥,张政委,田华,等.2005.生物降解高分子材料在医药领域中的应用.化学推进剂与高分子材料,3(1):31-33

崔兰贵,张磊,朱铁梁.2009.抗菌药物滥用与医院感染管理.中华医院感染学杂志,19(15):2010-2011

戴自英,刘裕昆,汪复.1998.实用抗菌药物学.第2版.上海:上海科学技术出版社

邓国华.2005.感染性疾病诊断与诊断评析.上海:上海科学技术出版社

董磊,张辉,段美丽.2010.脓毒性休克的临床流行病学调查-1087例全国多中心临床研究.中国临床医学,17(3):436-438

段云贺.2007.输血感染性安全问题的现状与展望.河北医药,35(2):170-172

国家环境保护总局监督管理司.1992.中国环境影响评价培训教育:中国危险物品名录.北京:化学工业出版社,58

胡必杰,郭燕红,高光明,等.2010.医院感染预防与控制标准操作规程.上海:上海科学技术出版社

胡东升,常同钦.1994.医院感染基本理论与研究方法.郑州:河南人民

出版社,61-97

黄国萍.2007.新生儿医院感染的影响因素.现代预防医学,34(6):1198-1199

李家忠,李原.2009.医用高分子材料在医疗中的应用研究.中华医学实践杂志,8(5):1

李六亿,刘玉村.2010.医院感染管理学.北京:北京大学医学出版社

李清杰,刘运喜.2010.医院感染防控指南.北京:人民军医出版社

李武平.2008.临床医院感染管理与控制.西安:第四军医大学出版社

李志军,王东强,田永超.2011.德国脓毒症指南解读-关于脓毒症的预防、诊断、治疗及后续护理.中国危重症急救医学,23(5):257-263

凌如芳.2008.呼吸机相关性肺炎的研究进展.医学综述,14(5):703-705

刘兰,方旭,褚迎春,等.2008.艾滋病医院感染预防与职业防护教育.中华医院感染学杂志,18(5):658-659

刘明华,张庆玲,府伟灵.2004.呼吸机相关性肺炎的流行病学和诊断进展.中华医院感染学杂志,14(1):116-118

刘振声,金大鹏,陈增辉.2000.医院感染管理学.北京:军事医学科学出版社,244-254,295-310

罗南英,龚雅利,张晓兵.2011.血液感染病原菌的分布及耐药性分析.中国实验诊断学,15(5):893-896

邱实,李菊棠.2002.马尔尼菲青霉病.中国人兽共患病杂志,18(6):98-100

任军红,林金兰,贾会学,等.2011.新生儿ICU医院感染危险因素的调查.中华医院感染学杂志,21(12):2435-2437

申正义,田德英.2007.医院感染病学.北京:中国医药科技出版社

申正义.2007.医院感染病学.北京:中国医药科技出版社

世界卫生组织(WHO),联合国儿童基金会.1997.母乳喂养咨询培训教程.中国卫生部妇幼司译.北京:北京医科大学中国协和医科大学出版社

宋诗铎.2004.临床感染病学.天津:天津科学技术出版社

孙庆芬,顾彩霞,李曼.2011.新生儿重症监护室医院感染目标性监测.中国感染控制杂志,10(6):420-422

田建国,吴建红,李学惠.2003.综合医院急诊科患者医院感染的潜在因素调查.中华医院感染学杂志,13(4):324-326

王枢群,张邦燮.1990.医院感染学.重庆:科学技术文献出版社重庆分社,253-258,303-308

王永铭,李端.1999.临床药理学.第2版.上海:上海医科大学出版社,5-26

王羽.2000.医院感染管理办法释义及适用指南.北京:中国法制出版社,1-3

危险废物越境转移及其处置巴塞尔公约,生物医疗和卫生保健废物无害环境管理技术准则(Y1;Y3),30-31

魏镜龙,宋佩辉.2005.临床医师诊疗丛书-传染病诊疗指南.第2版.北京:科学出版社

文策尔RP.2003.医院内感染的预防与控制.李德淳等译.天津:天津科技翻译出版公司

吴彩军,刘朝霞,刘禹赓.2008.拯救脓毒症运动(SSC):2008年严重脓毒症与脓毒性休克治疗国际指南(摘译).中国医学论坛报,2008-03-06

肖永红.2009.开展细菌耐药监测促进抗菌药物合理应用.中国执业药师,6(3):3-4

徐凯峰,刘正印,李剑.2010.协和抗感染手册(上、下).沈阳:辽宁科学技术出版社

徐秀华.1997.临床医院感染学.长沙:湖南科学技术出版社

徐秀华.2005.临床医院感染学.第2版.长沙:湖南科学技术出版社

杨立新,曹艳春.2006.人体医疗废物的权利归属及其支配规则.政治与法律,(1):65-72

伊大海,王炳华,冯言,等.2007.《医疗机构口腔诊疗器械消毒技术操作规范》解读.中国实用医药,2(6):119-120

余波,张斌,黄正文.2009.几种医疗垃圾处理技术综述.广州环境科学,2:1-5

余兰,朱艳萍.2005.老年患者下呼吸道医院感染与控制对策.中华医院感染学杂志,15(10):1121-1122

曾如,钟海强,黎映静,等.2009.下呼吸道医院感染调查分析及对策.中华医院感染学杂志,19(13):1652-1653

张兵,刘坤,吕超英,等.2006.医务人员职业防护与标准预防.中国医院,10(5):13-15

张流波.2008.高值诊疗耗材复用处置.中国消毒学杂志,25(4):407-409

张晓华. 2012. 介入治疗中心的医院感染管理. 全科护理, 10(8A): 2080-2081

赵慧萍. 2008. 介入治疗患者医院感染的预防管理措施. 实用医药杂志, 25(10): 124-125

赵胜利, 黄宁生, 朱照宇. 2008. 塑料废弃物污染的综合治理研究进展. 生态环境, 17(6): 2473-2481

郑星, 丁诚, 徐方, 等. 2011. 化学性医疗废物在医疗卫生机构中处置现况调查. 中国卫生监督杂志, 18(3): 250-260

中华医学会外科学分会, 中华外科杂志编辑委员会. 2006. 围手术期预防应用抗菌药物指南. 44(23): 1594-1596

钟秀玲, 程棣妍. 1995. 现代医院感染护理学. 北京: 人民军医出版社, 158-205

周剑虹, 李晓东. 2008. 医疗废物基本特性和实验研究. 化工生产与技术, 15(3): 49-51, 54

朱士俊. 1998. 现代医院感染学. 北京: 人民军医出版社

朱学骏, 郑志忠, 王宝玺, 等. 2008. 皮肤及软组织感染诊断及治疗共识. 中国医师协会皮肤科分会

Ak O, Batirel A, Ozer S, et al. 2011. Nosocomial infections and risk factors in the intensive care unit of a teaching and research hospital: a prospective cohort study. Med Sci Monit, 17(5): 29-34

Almuneef M. 2003. Effective medical waste management: it can be done. Am J Infect Control, 31(3): 188-192

AMMI. 2008. Clinical practice guidelines for hospital-acquired pneumonia and ventilator-associated pneumonia in adults

Bode L G, Kluytmans J A, Wertheim H F, et al. 2010. Preventing surgical-site infections in nasal carriers of Staphylococcus aureus. N Engl J Med, 362(1): 9-17

Das A, Dey AK, Agarwal PK, et al. 2003. Nosocomial ocular infection - a prospective study. J Indian Med Assoc, 101(8): 490-492

Elizabeth F, Mary DM, Alexis E, et al. 2007. Ventilator-associated pneumonia in neonatal and pediatric intensive care unit patients. Clinical Microbiology Reviews, 20(3): 409-425

Finch R, Greenwood D, Norrby SR, et al. 2003. Antibiotic and Chemotherapy, Anti-infective agents and their use in therapy. 8th ed, UK: Churchill

Livingstone,48-58

Gibbs WN,Corcoran P. 1994. Blood safety in developing country. Vox Sang, 67: 377

Gold H S, Moellering R C. 1996. Antimicrobial Drug Resistance. N Engl J Med,335: 1445-1453

Haheim L L, Olsen I, Ronningen K S. 2012. Oral infection, regular alcohol drinking pattern, and myocardial infarction. Med Hypotheses, 79 (6): 725-730

Hellinger WC, Brewer NS. 1999. Carbapenems and monobactams: imipenem, meropenem, and aztreonam. Mayo Clin Proc, 74(4): 420-434

Hod EA,Brittenham GM, Billote GB. 2011. Transfusion of human volunteers with older, stored red blood cells produces extra vascular hemolysis and circulating non-transferring-bound iron. Blood,118(25): 6675-6682

Horan C, Gaynes RP, Martone WJ, et al. 1992. CDC definitions of nosoco-mial surgical site infections, 1992: a modification of CDC definitions of surgical wound infections. Am J Infect Control, 20: 271-274

Huguet P, Boulais C, Auzemery A, et al. 1995. Management of postoperative endophthalmitis epidemics in tropical areas. Report of 24 cases seen at the Tropical Ophthalmology Institute of Africa, 55(4 Pt 2): 454-456

Jung H, Lee SK, Cha SH, et al. 2009. Current bacteriology of chronic otitis media with effusion: high rate of nosocomial infection and decreased anti-biotic sensitivity. J Infect, 59(5): 308-316

Kahn S, Mangialardo Ede S, Garcia CH,et al. 2010. Oral infection control in hospitalized patients: an approach to cardiologist and intensive care units doctors. Cien Saude Colet, Suppl 1: 1819-1826

Liberti L, Tursi A, Costantina N, et al . 1994. Optimization of infectious hospital waste management in Italy. Part Ⅰ: Waste production and charac-terization study. Waste Manages, 12 (5): 373-385

Mandell GL, Bennett JE, Dolin R,Mandell. 2000. Douglas and Bennett's. Principles and Practice of Infectious Diseases. 5th ed. Pennsylvania: Churchill Livings, 253-261

Mangram AJ, Horan TC, Pearson ML, et al. 1999. Guideline for prevention of surgical site infection. Centers for Disease Control and Prevention (CDC) Hospital Infection Control Practices Advisory Committee. Am J Infect Control, 27(2): 96-134

Masterton RG, Galloway A, French G, et al. 2008. Guidelines for the management of hospital-acquired pneumonia in the UK: Report of the working party on hospital-acquired pneumonia of the British society for antimicrobial chemotherapy. Journal of Antimicrobial Chemotherapy, 62: 5-34

Michelson A, Kamp HD, Schuster B. 1991. Sinusitis in long-term intubated, intensive care patients: nasal versus oral intubation. Anaesthesist, 40(2): 100-104

Miller LA, Ratnam K, Payne DJ. 2001. Beta-lactamase-inhibitor combinations in the 21st century: current agents and new developments. Curr Opin Pharmacol, 1(5): 451-458

Murray, Nadel. 2000. Fungal Infections. Textbook of Respiratory Medicine. 3rd ed. St Louis: W. B. Saunders Company, 1108-1141

National Health care Safety Network (NHSN) Report. 2007. data summary for 2006. AJIC,35(5): 290-301

Roberts MC. 2003. Tetracycline therapy: update. Clin Infect Dis, 36 (4): 462-467

Saint S, Lipsky BA. 1999. Preventing catheter-related bacteriuria: should we? Can we? How? Arch Intern Med, 159: 800-804

Stone PW, Gupta A, Loughrey M, et al. 2002. Attibutable costs of an extended spectrum β-lactamase Klebsiella pneumoniae outbreak in a NICU (abstract)//Nashville, TN. Association for Professionals in Infection Control and Epidemiology, Inc. (APIC)

Susan T. Glassmeyeret. 2009. Disposal practices for unwanted residential medications in the United States. Environment International,35, 566-572

USA, CDC. 1981. Guideline for Prevention of Catheter-associated Tract Infection. MMWR, 53 (RR02): 1-35

USA, CDC. 2003. Guidelines for Environmental Infection Control in Health-Care Facilities

USA, CDC. 2004. Guidelines for preventing healthcare associated pneumonia, MMWR, 53 (RR03): 1-36

Wang Z, Hu S, Jiang Y, et al. 2006. Nosocomial infection in an eye hospital: incidence and occurrence patterns. Clin Experiment Ophthalmol, 34 (7): 650-653